模拟医学研究：
实践指南

Healthcare Simulation Research:
A Practical Guide

U0301040

主　编　Debra Nestel　　Joshua Hui
　　　　Kevin Kunkler　　Mark W. Scerbo
　　　　Aaron W. Calhoun

主　译　金玲艳　查　英

审　校　洪　洋　复旦大学附属上海市第五人民医院
　　　　李　力　武汉大学中南医院

译　者（按姓氏汉语拼音排序）
　　　　陈　瑜　复旦大学附属上海市第五人民医院
　　　　楚　晓　复旦大学附属上海市第五人民医院
　　　　都　勇　复旦大学附属上海市第五人民医院
　　　　顾佳宁　复旦大学附属上海市第五人民医院
　　　　金玲艳　复旦大学附属上海市第五人民医院
　　　　刘建军　复旦大学附属上海市第五人民医院
　　　　查　英　复旦大学附属上海市第五人民医院

人民卫生出版社
·北　京·

版权所有，侵权必究！

First published in English under the title
Healthcare Simulation Research: A Practical Guide
edited by Debra Nestel, Joshua Hui, Kevin Kunkler, Mark W. Scerbo and Aaron W. Calhoun
Copyright © Springer Nature Switzerland AG, 2019
This edition has been translated and published under licence from
Springer Nature Switzerland AG.

图书在版编目（CIP）数据

模拟医学研究：实践指南 /（澳）黛布拉·内斯特尔
（Debra Nestel）等主编；金玲艳，查英主译. -- 北京：
人民卫生出版社，2024. 11
　　ISBN 978-7-117-35882-8

Ⅰ. ①模… Ⅱ. ①黛… ②金… ③查… Ⅲ. ①医学
教育－教学模型－研究 Ⅳ. ①R-4

中国国家版本馆 CIP 数据核字（2024）第 028334 号

人卫智网	www.ipmph.com	医学教育、学术、考试、健康， 购书智慧智能综合服务平台
人卫官网	www.pmph.com	人卫官方资讯发布平台

图字：01-2021-6464 号

模拟医学研究：实践指南
Moni Yixue Yanjiu：Shijian Zhinan

主　　译：金玲艳　查　英
出版发行：人民卫生出版社（中继线 010-59780011）
地　　址：北京市朝阳区潘家园南里 19 号
邮　　编：100021
E - mail：pmph @ pmph.com
购书热线：010-59787592　010-59787584　010-65264830
印　　刷：上海盛通时代印刷有限公司
经　　销：新华书店
开　　本：787 × 1092　1/16　印张：28
字　　数：681 千字
版　　次：2024 年 11 月第 1 版
印　　次：2024 年 12 月第 1 次印刷
标准书号：ISBN 978-7-117-35882-8
定　　价：139.00 元
打击盗版举报电话：010-59787491　E-mail：WQ @ pmph.com
质量问题联系电话：010-59787234　E-mail：zhiliang @ pmph.com
数字融合服务电话：4001118166　E-mail：zengzhi @ pmph.com

原著者名单

Mark Adler, MD Feinberg School of Medicine，Department of Pediatrics（Emergency Medicine）and Medical Education，Northwestern University，Chicago，IL，USA
Ann & Robert H. Lurie Children's Hospital of Chicago，Chicago，IL，USA

Pamela Andreatta, EdD, PhD Uniformed Services，University of the Health Sciences，Bethesda，MD，USA

Tavis Apramian, MA, MSc, PhD Department of Family Medicine，McMaster University，Hamilton，ON，Canada

Michel Albert Audette, PhD, M. Eng, B. Eng. Department of Modeling，Simulation and Visualization Engineering，Old Dominion University，Norfolk，VA，USA

Marc Auerbach, MD, MSci Pediatrics and Emergency Medicine，Yale University School of Medicine，New Haven，CT，USA

Alexis Battista, PhD Graduate Programs in Health Professions Education，The Henry M Jackson Foundation for the Advancement of Military Medicine，Bethesda，MD，USA

Margaret Bearman, PhD Centre for Research in Assessment and Digital Learning（CRADLE），Deakin University，Docklands，VIC，Australia

Felicity Blackstock, PhD School of Science and Health，Western Sydney University，Campbelltown，NSW，Australia

John Boulet, PhD, MA, BSc Vice President，Research and Data Resources，Educational Commission for Foreign Graduates，Foundation for Advancement of International Medical Education and Research，Philadelphia，PA，USA

Birgitte Bruun, PhD Copenhagen Academy of Medical Education and Simulation（CAMES），Capital Region of Denmark，Center for Human Resources，Copenhagen，Denmark

Ryan Brydges, PhD The Wilson Centre，Toronto General Hospital，University Health Network and University of Toronto，Toronto，ON，Canada
The Allan Waters Family Simulation Centre，St. Michael's Hospital–Unity Health Toronto，Toronto，ON，Canada
Department of Medicine，University of Toronto，Toronto，ON，Canada

Aaron W. Calhoun, MD, FAAP, FSSH Department of Pediatrics，University of Louisville School of Medicine，Louisville，KY，USA

Todd P. Chang, MD, MAcM Department of Pediatric Emergency Medicine，Children's Hospital Los Angeles/University of Southern California，Los Angeles，CA，USA

Adam Cheng, MD Department of Pediatrics & Emergency Medicine，Albert Children's Hospital，University of Calgary，Calgary，AB，Canada

Jeffrey J. H. Cheung, MSc, PhD (c) The Wilson Centre, Toronto General Hospital, University Health Network and University of Toronto, Toronto, ON, Canada
Department of Medical Education, University of Illinois at Chicago College of Medicine, Chicago, IL, USA

Lou Clark PhD, MFA Hugh Downs School of Human Communication, Arizona State University, Tempe, AZ, USA

Andrew J. Collins, PhD, MSC, MA (Oxon); BA (Oxon) Department of Engineering Management and Systems Engineering, Old Dominion University, Norfolk, VA, USA

David A. Cook, MD, MHPE Mayo Clinic Multidisciplinary Simulation Center, Office of Applied Scholarship and Education Science, and Division of General Internal Medicine, Mayo Clinic College of Medicine and Science, Rochester, MN, USA

Peter Dieckmann, PhD, Dipl-Psych Copenhagen Academy of Medical Education and Simulation (CAMES), Capital Region of Denmark, Center for Human Resources, Copenhagen, Denmark
Department of Clinical Medicine, University of Copenhagen, Copenhagen, Denmark
Department of Quality and Health Technology, University of Stavanger, Stavanger, Norway

Walter J. Eppich, MD, PhD Feinberg School of Medicine, Department of Pediatrics, Division of Emergency Medicine, Ann & Robert H. Lurie Children's Hospital of Chicago, Northwestern University, Chicago, IL, USA

Rosemarie Fernandez, MD Department of Emergency Medicine and Center for Experiential Learning and Simulation, College of Medicine, University of Florida, Gainesville, FL, USA

Michael D. Fetters, MD, MPH, MA Department of Family Medicine, University of Michigan, Ann Arbor, MI, USA

Andree Gamble, MSN, RN Nursing Department, Holmesglen Institute, Southbank, VIC, Australia
Faculty of Medicine, Nursing & Health Sciences, Monash University, Clayton, VIC, Australia

James M. Gerard, MD Department of Pediatric Emergency Medicine, SSM Health Cardinal Glennon Children's Hospital/St. Louis University, St. Louis, MO, USA

Gregory E. Gilbert, EdD, MSPH, PStat® SigmaStats® Consulting, LLC, Charleston, SC, USA

Gerard J. Gormley, MB, BCh, BAO, MD, FRCGP, FHEA, DMH, PGCertMedEd Centre for Medical Education, Queen's University Belfast, Belfast, UK

Isabel T. Gross, MD, PhD, MPH Pediatrics and Emergency Medicine, Yale University
School of Medicine, New Haven, CT, USA

Timothy C. Guetterman, PhD Creighton University, Omaha, NE, USA

Rose Hatala, MD, MSc, FRCP(C) Department of Medicine, St. Paul's Hospital, The University of British Columbia, Vancouver, BC, Canada

Joshua Hui, MD, MS, MHA Emergency Medicine, Kaiser Permanente, Los Angeles Medical Center, Los Angeles, CA, USA

Jennifer L. Johnston, MB, ChB, Mphil, PhD Centre for Medical Education, Queen's University Belfast, Belfast, UK

Suzan E. Kardong-Edgren, PhD, MS, BS Center for Medical Simulation, Boston, MA, USA

Grainne P. Kearney, MRCGP, MSc Centre for Medical Education, Queen's University Belfast, Belfast, UK

Michelle A. Kelly, BSc, MN, PhD Simulation and Practice, School of Nursing, Midwifery and Paramedicine, Curtin University, Perth, WA, Australia

David O. Kessler, MD, MSc Vagelos College of Physicians & Surgeons, Department of Emergency Medicine, Columbia University, New York, NY, USA

Abigail W. Konopasky, PhD Graduate Programs in Health Professions Education, The Henry M. Jackson Foundation for the Advancement of Military Medicine, Bethesda, MD, USA

Kevin Kunkler, MD School of Medicine – Medical Education, Texas Christian University and University of North Texas Health Science Center, Fort Worth, MD, USA

Saadi Lahlou, ENSAE, PhD, HDR Department of Psychological and Behavioural Science, London School of Economics and Political Science, London, UK

James F. Leathrum, PhD, MS (Duke University), BS (Lehigh University) Department of Modeling, Simulation and Visualization Engineering, Old Dominion University, Norfolk, VA, USA

Matthew Lineberry, PhD Zamierowski Institute for Experiential Learning, University of Kansas Medical Center and Health System, Kansas City, KS, USA

Karen Livesay, PhD, MPET, GDBA, GCTertEd, RN, RM School of Health and Biomedical Sciences, RMIT University, Melbourne, VIC, Australia

Joseph O. Lopreiato, MD, MPH Uniformed Services University of the Health Sciences, Bethesda, MD, USA

Karen Mangold, MD, Med Feinberg School of Medicine, Department of Pediatrics (Emergency Medicine) and Medical Education, Northwestern University, Chicago, IL, USA
Ann & Robert H. Lurie Children's Hospital of Chicago, Chicago, IL, USA

William C. McGaghie, PhD Feinberg School of Medicine, Department of Medical Education and Northwestern Simulation, Northwestern University, Chicago, IL, USA

Lisa McKenna, PhD, MEdSt, RN, RM School of Nursing and Midwifery, La Trobe University, Melbourne, VIC, Australia

Nancy McNaughton, MEd, PhD Institute of Health Policy, Management and Evaluation, University of Toronto, Toronto, ON, Canada

Michael J. Meguerdichian, MD, MHP-Ed Department of Emergency Medicine, Harlem Hospital Center, New York, NY, USA

Roland R. Mielke, PhD Electrical Engineering, University of Wisconsin-Madison, Madison, WI, USA
Department of Modeling, Simulation and Visualization Engineering, Old Dominion University, Norfolk, VA, USA

Sharon Muret-Wagstaff, PhD, MPA Department of Surgery, Emory University School of Medicine, Atlanta, GA, USA

David J. Murray, MD Department of Anesthesiology, Washington University School of Medicine, St Louis, MO, USA

Vinay M. Nadkarni, MD, MS Department of Anesthesiology, Critical Care and Pediatrics, The Children's Hospital of Philadelphia, Perelman School of Medicine, University of Pennsylvania, Philadelphia, PA, USA

Debra Nestel, PhD, FSSH Monash Institute for Health and Clinical Education, Monash University, Clayton, VIC, Australia
Austin Hospital, Department of Surgery, Melbourne Medical School, Faculty of Medicine, Dentistry & Health Sciences, University of Melbourne, Heidelberg, VIC, Australia

Catherine F. Nicholas, EdD, MS, PA Clinical Simulation Laboratory, University of Vermont, Burlington, VT, USA

Francisco M. Olmos-Vega, MD, MHPE, PhD Department of Anesthesiology, Faculty of Medicine, Pontificia Universidad Javeriana, Bogotá, Colombia
Anesthesiology Department, Hospital Universitario San Ignacio, Bogotá, Colombia

Stephanie O'Regan, BNurs, MSHM, MHSc(Ed) Sydney Clinical Skills and Simulation Centre, Northern Sydney Local Health District, St Leonards, NSW, Australia
Faculty Medicine, Nursing and Health Sciences, Monash University, Clayton, VIC, Australia

Miguel A. Padilla, BA, MAE, PhD Department of Psychology, Old Dominion University, Norfolk, VA, USA

Mary D. Patterson, MD, MEd Department of Emergency Medicine and Center for Experiential Learning and Simulation, College of Medicine, University of Florida, Gainesville, FL, USA

Shawna J. Perry, MD, FACEP Department of Emergency Medicine, University of Florida College of Medicine – Jacksonville, Jacksonville, FL, USA

Emil R. Petrusa, PhD Department of Surgery and Learning Lab (Simulation Center), Harvard School of Medicine, Massachusetts General Hospital, Boston, MA, USA

Gabriel B. Reedy, MEd, PhD CPsychol Faculty of Life Sciences and Medicine, King's College London, London, UK

Jill S. Sanko, PhD, MS, ARNP, CHSE-A, FSSH School of Nursing and Health Studies, University of Miami, Coral Gables, FL, USA

Mark W. Scerbo, PhD Department of Psychology, Old Dominion University, Norfolk, VA, USA

Joshua M. Sherman, MD Regional Medical Director, PM Pediatrics, Los Angeles, CA, USA

Jayne Smitten, PhD, Med, CHSE-A College of Health and Society, Experiential Simulation Learning Center, Hawai'i Pacific University, Honolulu, HI, USA

Jessica Stokes-Parish, BN, MN (Adv. Prac.), GCCC(ICU), PhD (c) School of Medicine & Public Health, University of Newcastle, Callaghan, NSW, Australia

Jill Stow, RN, BEdSt, MN, PhD School of Nursing and Midwifery, Monash University, Melbourne, VIC, Australia

Karen Szauter, MD Department of Internal Medicine, Department of Educational Affairs, University of Texas Medical Branch, Galveston, TX, USA

Jo Tai, MBBS, BMedSc, PhD Centre for Research in Assessment and Digital Learning (CRADLE), Deakin University, Melbourne, VIC, Australia

Pim W. Teunissen, MD, PhD Faculty of Health Medicine and Life Sciences (FHML), Department of Educational Development and Research, School of Health Professions Education (SHE), Maastricht University, Maastricht, The Netherlands
Department of Obstetrics and Gynaecology, VU University Medical Center, Amsterdam, The Netherlands

Brent Thoma, MD, MA, MSc Department of Emergency Medicine, University of Saskatchewan, Saskatoon, SK, Canada

Christopher J. Watling, MD, MMEd, PhD, FRCP© Departments of Clinical Neurological Sciences and Oncology, Office of Postgraduate Medical Education, Schulich School of Medicine and Dentistry, Western University, London, ON, Canada

Sharon Marie Weldon, BSc, MSc, PhD Department of Education and Health, University of Greenwich, London, UK

Travis Whitfill, MPH Pediatrics and Emergency Medicine, Yale University School of Medicine, New Haven, CT, USA

Cylie M. Williams, BAppSc, MHlthSc, PhD School of Primary and Allied Health Care, Monash University, Frankston, VIC, Australia

Michelle H. Yoon, PhD University of Colorado, Superior, CO, USA

序

　　世界上任何复杂的成就在很大程度上依赖于科学研究和学术讨论的不断推进。科研可以提供支撑理论的基础，促进实践的发展，确定实施的方法和评估运用的结果。虽然研究实施团队中包含许多从事研究的学者，但还需要一些充满激情、坚持不懈的人去组织和推动科研活动的开展。模拟医学领域的很多机构，比如大学或大学的附属医院，都推荐员工开展模拟研究，但其实只有一部分人开展过真正意义的相关工作。模拟医学协会感到有必要为缺乏这方面培训或者热衷这个领域的导师们提供模拟研究方面的资源，这本《模拟医学研究：实践指南》就是这样的一种资源。事实上，这本书适合我们每一个人。它包含 48 章，基本涵盖了模拟研究的各个专题。对于初学者，可以从本书里找到从概述到细节的绝大部分内容，并且其中的大部分内容都非常基础和易于理解。而已经有这方面经验的读者也可以从书中学到对自己工作和教学有帮助的内容，并且可能会更加喜欢那些高阶章节以及少见的深奥专题。

　　虽然模拟医学领域包罗万象，但本书每一章节的内容都非常简短——基本上是这个专题的概括或者简介。因为本书的内容来自成千上万的学术论文、会议交流以及专业书籍，所以撰写的目的并不是，也不可能替代那些费尽千辛万苦获得的蕴藏在文献里的知识和技能的细节。但对于每一个主题，所对应的章节都为读者提供了一个开端。

　　用烹饪来比喻的话，我们可以将本书比喻成自助餐（类似于游轮上的大型自助餐）、多种口味的小吃店或者是比你尝过的名厨制作的美食还要美味的大餐（包含各种令人垂涎欲滴的佳肴）。同样用烹饪来比喻，我们还拥有 5 位顶级"厨艺大师"（主编）。他们的名字在模拟医学研究领域中人人皆知，他们是本书大部分章节的作者。很荣幸地告诉大家，他们大部分是我的老同事和老朋友。

　　就像没有人能够一次性品尝由数十位顶级厨师制作的不同佳肴一样，本书的真正目的也并不是让你一下子沉浸其中。相反，我希望当你听说某个知识但不太了解时可以通过它深入学习，或者遇到自己遗忘的知识时可以快速查阅并复习。马克·吐温曾说（虽然他好像从来没这样说过），"让我们陷入困境的不是无知，而是看似正确的谬误论断"。我相信，通过不断学习，我们将逐步告别无知并纠正自己的错误观点。

　　最后，我们应该对模拟医学协会表示感谢，尤其是模拟医学协会的研究委员会，感谢他们组织这项工作。同时，更要感谢为本书付出大量心血的作者们。他们精益求精地制作了一道道严谨、简洁、实用的"佳肴"，让我们心情愉悦地汲取营养。

David M. Gaba, MD

Associate Dean for Immersive and Simulation-Based Learning

Professor of Anesthesiology, Perioperative, and Pain Medicine,

Stanford School of Medicine

Stanford, CA, USA

Staff Physician and Founder, and Co-Director

Patient Simulation Center at VA Palo Alto Health Care System

Palo Alto, CA, USA

Founding Editor in Chief, Simulation in Healthcare

前言

　　本书由模拟医学研究领域国际顶级学者撰写完成。书中讨论的研究方法、研究设计和研究理论适合研究过程中的不同方面和阶段，并且每一章节的主题都经过反复推敲和精心设计，以满足不同读者的需求。无论你感兴趣的是教育、临床结果，还是评估；无论你是初学者，还是经验丰富的研究者，都可以从书中获益。对于初学者，你可以逐步深入了解这个领域；对于有经验的研究者，你可以学习高阶知识或研究范畴之外的内容。虽然书籍并不能取代导师和经验学习的作用，但我们都曾经期望在从事模拟医学研究时能有这样一本教科书可以参考和学习。作为主编，我们真诚地希望这本书能够成为模拟医学研究领域每个人的得力助手。最后，对在书籍撰写过程中给予我们帮助的同事们表达深深的感谢。

Clayton, VIC, Australia　　　　　　　　　　　　Debra Nestel

Los Angeles, CA, USA　　　　　　　　　　　　Joshua Hui

Baltimore, MD, USA　　　　　　　　　　　　Kevin Kunkler

Norfolk, VA, USA　　　　　　　　　　　　Mark W. Scerbo

Louisville, KY, USA　　　　　　　　　　　　Aaron W. Calhoun

译者序 1

随着科学技术的快速发展,近年来模拟医学在赋能医疗质量提升、保障患者安全、评估临床教学效果等方面得到广泛运用。模拟医学在我国的医学教育领域中也得到了高度的重视,越来越多的医学院校及医院建立了模拟医学教学中心、临床技能训练中心,然而高水平的模拟课程体系建设还需要在探索中不断进步。相比较而言,在模拟医学研究方面,我们的知识、实践和理论还显得相对匮乏,更需要权威的中文参考书籍用以学习与借鉴。

在当前我国医学教育进一步深化改革,通过广泛的国际交流合作,推进"全球健康"的背景下,复旦大学与哈佛医学院自 2019 年联合设立了 T2T 师资培训项目,让来自复旦大学附属医院的临床指导老师有机会接触哈佛大学一流的医学教育师资课程,交流双方的实践经验,吸收国外先进的教学理念和教学方法。其中就不乏模拟医学的设计、评估和反馈等内容。复旦大学附属上海市第五人民医院的几位译者分别参加了 2019 年和 2020 年的 2 期 T2T 师资培训项目,在课程中深受启发,对模拟医学产生浓厚兴趣。同时,其所在的模拟医学实训中心于 2020 年落成使用,各项医学培训课程陆续设计和开发。在这种教学环境的双契机下,几位参与海外师资培训的优秀教师决定将《模拟医学研究:实践指南》译成中文,希望能够为模拟医学研究者提供参考和借鉴。

《模拟医学研究:实践指南》(*Healthcare Simulation Research: A Practical Guide*)由模拟医学研究方面的国际顶尖学者共同创作,全书共分为 7 个部分 48 章。内容包含了模拟医学的方方面面,从现代模拟医学的发展史到模拟医学的最新研究,从模拟医学文献理论到定性、定量研究实践设计,从医学研究数据分析到模拟医学研究项目的管理,同时还提供了大量的模拟医学实战案例和经验分享。内容环环相扣,逐层推进,带领读者踏上自己的模拟医学研究之路。这本指南对于初学者指导性强,表述清晰易懂,容易上手实践;对于在模拟医学研究可能遇到的问题还提出了指导性的处理原则,有效地帮助教师解决模拟教学的难点。对于已有一定模拟医学教学经验的教师,这本指南提供了很多高阶的课程设计,为医学教学研究提供了深刻的见解,其中大量教学实践经验可供参考和借鉴,有力地支撑了模拟教学发展。

随着中国医疗和医学教育体制改革的深化，模拟医学研究必将逐步推广到医疗、公共卫生和医学教学诸多领域。为了在教学和教学研究工作中不断扩展全球视野，借鉴先进理念，无论你是刚刚踏上模拟医学研究行列的初学者，还是高瞻远瞩计划未来开展模拟医学研究的专家，相信这本书会给你启发与指导。

最后，感谢复旦大学附属上海市第五人民医院对模拟医学教育的关注与推动，感谢此书译者们对模拟教学的热情和付出。

桂永浩

主任医师、博士生导师
教育部临床医学专业认证工作委员会副主任委员
教育部儿科学专业教学指导委员会主任委员
上海市医学会副会长和上海市欧美同学会常务副会长
复旦大学原常务副校长兼上海医学院院长

译者序 2

　　自 20 世纪 90 年代初,模拟医学作为新兴技术被用于医学教育,经过近 30 年的快速发展,已初步形成一个全新的医学分支。特别是近年来,随着人工智能、虚拟现实、生物仿真、机器人等技术的广泛应用,模拟医学技术得以蓬勃发展。模拟医学研究内容包罗万象,从"嵌入式"模拟教学到医学教育体系的重塑,从烈性传染性疾病的管理到临床指南的规范制订,从达·芬奇机器人到自主手术系统,从研究模拟技术本身(即关于模拟)到研究如何使用模拟技术来研究其他事物(即使用模拟)。自始至终,该学科的发展和模拟医学研究密不可分。科学研究是探究新事物、新技术、深入了解客观世界之纷繁复杂的最有效方法和客观依据,同样地,模拟医学研究也是推动模拟医学持续发展的重要一环,为模拟医学提供理论基础与科学根据,明确实施方法和评估体系,从而坚实有力地支撑模拟医学学科的整体发展。

　　近几年,国内模拟医学发展迅速,在医学教育、医疗安全、疗效评估等方面得到了广泛而成功的运用。随着住院医师规范化培训的不断推进,越来越多的住院医师规范化培训基地成立了模拟医学中心,模拟医学教育也逐渐成为医学教育热点。诚然,我踏上管理岗位已有数十载,但作为从事临床一线工作的骨科医生、华山(国际)应用解剖研究与培训中心的创始人之一,我始终牵挂着医学生及年轻医师的职业发展之路,更时刻关注着医学教育的前沿动态,尤其是模拟医学的发展,并坚持用各种模拟技术助力临床医生个人能力的提升与职业视野的拓展,希望模拟医学的深入应用能为临床医学教育、医疗健康事业带来划时代的新变革与新机遇。模拟医学的问世及应用为传统的临床培训模式注入了新鲜血液,打开了医学教育的新视野。基于计算机模拟技术、数字技术与平台,通过情景模拟训练及经由模型和模拟人的实操训练,对年轻医生临床诊疗思维的有效培养以及实践操作能力的科学提升有着极大的积极影响,并将进一步帮助年轻医生快速融入临床一线工作,降低临床误诊误治的发生率。模拟医学将作为推动医学生从院校教育走向毕业后教育的重要桥梁学科,有力地支撑住院医师从理论走向实践的整体发展,切实保障医疗质量与医疗安全的进一步提升。我为近年来模拟医学领域涌现出的众多新理论、新技术、新技能倍感欣喜,对于模拟医学应用于临床医学教育的巨大前景满怀信心。

　　任何一个学科的萌芽、起步、发展和完善都需要不断地探索与创新。因此，我深切感受到推动模拟医学研究的重要性与迫切性，它将与临床研究、基础研究一样，成为模拟医学学科发展的重要基石，成为推动模拟医学前进的原动力，是实现模拟医学学科突破和跨学科融合的关键。然而，当我们面对模拟医学的广阔前景与美好未来时，却遗憾地发现，国内目前模拟医学研究领域的专业参考书籍、教材还相对较少，难以满足大量医学教育工作者、年轻临床医生以及科研工作人员的知识需求。

　　所幸，这次来自"复旦 - 哈佛大学"医学教育培训项目的一群年轻医师在复旦大学附属上海市第五人民医院教育科的带领下，将《模拟医学研究：实践指南》精心翻译成中文版。翻译团队为完成这部译著付出了大量的时间与精力。他们精益求精，力争贴近原著。该书原版由模拟医学奠基者、著名麻醉学教授、模拟医学杂志（*Simulation in Healthcare*）创刊主编、模拟医学协会（Society for Simulation in Healthcare，SSH）主席团成员、美国斯坦福大学医学院的 David M. Gaba 教授作序，由模拟医学研究领域 5 位尽人皆知的著名国际顶级学者共同撰写完成。该书几乎涵盖了模拟研究涉及的所有范畴，以文风流畅、内涵丰富、学术严谨、理解深邃、图文并茂的方式将模拟医学研究的全貌系统化地呈现在了我们眼前，该书既是初学者的随身手册，也是高级研究者的实用工具书。相信该译著将帮助我们更深入地了解国外模拟医学研究进展，从而对国内模拟医学研究、模拟医学学科发展起到重大的推动作用。

　　译者完成翻译后邀我作序，多年来，虽然我也参与了许多模拟医学研究方面的工作，但是在阅读此书稿后，译作的逻辑清晰、内容精彩、文辞精练，令我耳目一新，心中的喜悦与赞美油然而生。我欣赏辞藻的信达雅，可谓"天机云锦用在我，剪裁妙处非刀尺"；我欣赏译作的丰富内涵，"星汉灿烂，若出其里"；我更欣赏译者们的精神，"精卫衔微木，将以填沧海"。相信这部译著也将成为致力于模拟医学研究的广大读者的良师益友。

主任医师，博士生导师

上海市医学领军人才

复旦大学附属上海市第五人民医院院长

复旦大学附属华山医院副院长

复旦大学临床医学院外科学系副主任

上海市医学会骨科专科分会副主任委员

上海市医师协会骨科医师分会秘书

目录

第一部分
模拟医学研究概论

第1章 逐步成长为模拟医学研究专家

Debra Nestel　Joshua Hui　Kevin Kunkler　Mark W. Scerbo
Aaron W. Calhoun

概要

本书是国际模拟医学界广大研究学者工作的结晶。本书不仅重点聚焦于模拟这个教育方法，在内容上也详细阐述了模拟的广泛应用，涵盖了研究设计的大量方法。本书不仅适用于第一次接触模拟医学的研究人员，同时也适用于对将模拟技术或方法在常规工作外使用感兴趣的研究人员。在本章，不仅分享本书的编写起因和每个部分的主要内容，同时还介绍一些编辑和作者，最后还介绍如何逐步成长为模拟医学研究专家的一些建议。

引言

本书是国际模拟医学研究者智慧的结晶。它聚焦教育方法，并且涵盖广泛、内容翔实。无论你是初次接触模拟医学研究的研究者，还是仅对常规工作外的模拟技术或方法产生了兴趣，相信它都会将使你受益。本书将为如何逐步成长为模拟医学研究专家提供指导。

为什么要写模拟医学研究方面的书

作为编辑，我们担任过模拟医学协会（Society for Simulation in Healthcare，SSH）研究委员会的主席、联合主席和副主席。自 1994 年成立以来，这个国际专业学会就在模拟医学领域赢得了学术地位。学会的研究委员会成立于 2005 年，而我们的领导角色始于 2011 年。基

D. Nestel(✉)
Monash Institute for Health and Clinical Education，Monash University，Clayton，VIC，Australia
Austin Hospital，Department of Surgery，Melbourne Medical School，Faculty of Medicine，Dentistry & Health Sciences，University of Melbourne，Heidelberg，VIC，Australia
e-mail: debra.nestel@monash.edu; dnestel@unimelb.edu.au

J. Hui
Emergency Medicine，Kaiser Permanente，Los Angeles Medical Center，Los Angeles，CA，USA

K. Kunkler
School of Medicine – Medical Education，Texas Christian University and University of North Texas Health Science Center，Fort Worth，TX，USA
e-mail: k.kunkler@tcu.edu

M. W. Scerbo
Department of Psychology，Old Dominion University，Norfolk，VA，USA
e-mail: mscerbo@odu.edu

A. W. Calhoun
Department of Pediatrics，University of Louisville School of Medicine，Louisville，KY，USA
e-mail: Aaron.calhoun@louisville.edu

于这些角色,我们想方设法地去支持全球模拟医学界开展各种研究和学术活动,例如每年的国际模拟医学大会(International Meeting for Simulation in Healthcare,IMSH)-SSH 日程中的主要事件就是我们委员会在支持和推动。会议上,建立模拟医学研究指南的呼声仍然很高。每年该委员会不仅监督会议研究摘要的审查过程,还监督 SSH 为基础基金的竞争性投标。这些过程突出了模拟医学方法的重要性,使其成为模拟医学的重点。

而 SSH 的很多成员都有临床研究经验,并不是很容易应用于以教育为重点的领域或模拟医学的其他研究领域。为了支持委员们的这一请求,研究委员会已经采取了一些措施,而编辑本书就是推动教育资源不断增长的措施之一。

这本书是如何组织构架的

这本书由七部分组成。第一部分的引言中,我们指导读者了解模拟医学研究基本概况。第 2 章中,我们从模拟医学当代史,结合来自 3 位模拟医学领域主编的反思开始。第 3 章中,Battista 等通过提供一些研究项目的实例来说明资深的研究人员是如何完成他们的研究实践的。第 4 章中,Cheung 等提供启动研究的指南,包括如何确定一个有价值的研究方向,如何在文献中定位问题,如何构建研究框架,并提供了确定研究方向的小技巧。随后第 5 章和第 6 章分别概述了特定的模拟模式——严肃游戏和模拟现实、计算机建模及模拟概述。

第二部分(发现和利用现有文献)有 2 章。识别并认可我们感兴趣的研究课题中已知的内容是非常重要的。开始研究的过度热情可能会抑制对已有知识的彻底探索。第 7 章中 Kessler 等介绍了通过彻底搜索和回顾文献,为我们提供了一种识别感兴趣的研究领域的已知信息的有效方法。在第 8 章,Cook 分享了他系统性综述方面丰富的专业知识。

第三部分提供了模拟医学研究中的定性方法。这部分共 12 章,涵盖了定性研究的一些关键要素,以及可能应用模拟医学研究的场景。第 9 章概述了定性研究中的一些基本概念。Bearman(第 10 章)和 Smitten(第 11 章)对定性研究的关键概念做了详细解析。然后,我们介绍定性研究常用的方法。Eppich 等人介绍了深度访谈法(第 12 章),McNaughton 和 Clark 讲述了焦点小组访谈法(第 13 章)。Bruun 和 Dieckmann 介绍了一项观察性研究(第 14 章),Dieckmann 和 Lahlou 讲述了可视化方法(第 15 章)。Kelly 和 Tai 分享了定性研究的非特有的问卷调查和其他文字材料研究(第 16 章)。第 17 章,Nicholas 引导我们如何进行资料转录和数据管理。剩下的 3 章进入下一个研究阶段——数据分析。Eppich 等概述了扎根理论(第 18 章),第 19 章 Gormley 等分享了数据分析中的主题分析法,第 20 章 McKenna 等讨论了会话分析法、话语分析法、解读分析法。

第四部分介绍模拟医学研究中的定量方法,共 10 章。第 21 章,Calhoun、Hui 和 Scerbo 对定量研究进行了简要介绍,对重点概念、常见的陷阱及应用于模拟医学研究的定量方法分别作了介绍。第 22 章,Calhoun、Hui 和 Scerbo 对模拟医学研究与假设检验进行更深入的理论探索和建构。第 23 章,Mangold 和 Adler 介绍了如何定量研究设计,第 24 章,Andreatta 讨论了结果测量和研究数据。收集这些数据通常需要有效和可靠的评估工具,它的使用将在接下来的两章中讨论。第 25 章,Boulet 和 Murray 讨论了模拟医学研究中评价工具的设计、选择和应用;第 26 章,Hatala 和 Cook 深入剖析了效度和信度的重要概念。本部分的最后 4 章介绍了统计推理和分析。第 27 章,Lineberry 和 Cook 先解析了关键的统计概念和术语,然后强调初级研究者和统计学家之间清晰、开放的互动关系的重要性。接下来 3 章深入讨论了更复杂的统计问题，第 28 章，Gilbert 讨论非参数检验；第 29 章，Petrusa 介绍了数据分析中的 P 值、统计效能和效应量；第 30 章 Padilla 对更高级别的分析方法进行了介绍，比如线性模型和概化理论。

　　第五部分（讨论混合方法研究）包括 2 章。混合方法试图通过结合定性和定量两种方法更全面地解决研究问题。第 31 章 Guetterman 和 Fetters 介绍了混合方法的基本概念，并通过文献中几个相关例子探讨研究设计的注意事项。第 32 章 Sanko 和 Battista 描述了混合方法的各种数据类型，并融入研究过程中进行具体讨论。

　　虽然学习研究设计很重要，成功的研究实践还有许多其他因素需要关注。第六部分有 11 章涉及模拟医学研究的专业实践。第 33 章，Kunkler 介绍了如何撰写资助或基金项目申请书。第 34 章，Reedy 对如何撰写模拟医学研究相关伦理申请书进行了详细讨论。接下来的 3 章继续讨论如何精心准备课题研究。第 35 章，Muret-Wagstaff 和 Lopreiato 分享了模拟研究申请书的撰写策略。第 36 章，Kunkler 讨论了挑选和申请基金的方法。第 37 章，Patterson 等剖析成功申请基金的相关要素，并引用前面内容，形成一个成功申请基金的范例。第 38 章，Whitfill 等提供了建立与维护多中心模拟医学研究的实践指南。第 39 章，Nestel 等通过研究生模拟医学研究监管示例描述了研究监管的关键要素。正规研究项目管理培训通常不出现在关于研究实践的书籍中，但这正是模拟医学专业研究一个重要方面。第 40 章，Williams 和 Blackstock 总结了模拟医学研究中的项目管理方法。接下来的 2 章讨论了模拟医学研究成果推广。第 41 章 Cheng 等分享了各种各样的传播活动；第 42 章 McGaghie 分享了在同行评审的期刊上发表文章的写作指南。第 43 章 Nestel 等分享了同行评议：评审专家指引对模拟医学研究的重要作用。

　　本书的最后一部分具有很强的实践性和经验性。这部分的第 44 章中，Bearman 等研究者从社会维度对研究的通用法则进行了介绍和剖析。第 45 章，O'Regan 分享了她确定加入"研究会谈"，通过系统评价观察员在模拟教育中的作用。在第 46 章，护士 Weldon 描述了她通过与一名社会科学家合作在手术室进行研究，最终成为定性研究人员的经历。第 47 章，Gilbert 和 Calhoun 讲述了定量研究的案例。第 48 章 Stokes-Parrish 作为医学生分享了同行评审的过程。

主编是谁

　　Debra Nestel 是 SSH 研究委员会的联合主席（2014—2015 年）。她现在澳大利亚工作，是蒙纳士大学的模拟医学教授，墨尔本大学外科教育教授。她还在香港大学和伦敦帝国理工学院有学术任职。Debra 的第一学位（蒙纳士大学学士学位）是社会学，她博士学位的研究方向是如何帮助中国香港的医学生和医生以患者为中心的沟通技巧的混合教育方法研究（香港大学）。Debra 领导了一个为模拟教育者建立的国家教师发展项目，创建了模拟参与者的虚拟网站，是一个开放期刊——《模拟的发展》的创办总编辑，也是《BMJ 模拟和技术强化学习》的新总编辑。Debra 目前的研究项目主要集中在自己非常感兴趣的模拟参与者方法学的定性研究方面。

　　Mark Scerbo 是研究委员会 2013—2014 年的副主席。他目前是欧道明大学人为因素心理学的教授，是美国弗吉尼亚州诺福克的东弗吉尼亚医学院的兼职医学教授。Mark 有超过 35 年的提高用户在学术、军事和工业工作环境中表现的模拟研究和设计方面的经验。在医疗领域，他进行了急诊医学、家庭医学、介入放射学、护理学、妇产科、肿瘤科、儿科、外科、医生助理和标准化病人(standardized patients，SP)的模拟研究。除了模拟医学,他还参与模拟专业培训和教育,是欧道明大学建模与模拟指导委员会的前主席,管理和指导包括商业、计算机科学、教育、健康科学、人为因素心理学的建模和模拟认证项目在内的整个大学建模和模拟的教学问题。Mark 担任 2017 年 SSH 第二届研究峰会——超越我们的界限的主席,现任《模拟医学》的主编。

Kevin Kunkler 现任得克萨斯州基督教大学和北得克萨斯州健康大学科学中心医学院模拟教育、创新和研究执行主席。他同时也担任教授职务。Kevin 在 2015—2016 年担任模拟医学研究委员会副主席。在此之前,Kevin 在马里兰大学的内科、外科任职,后被借调到德特里克堡的美国陆军医学研究和物资司令部(Medical Research and Materiel Command，MRMC)。在 MRMC,他在远程医疗和先进技术研究中心工作 3 年,然后在模拟医学和信息科学研究项目的模拟部担任投资组合经理和联合项目委员会主席 4 年半。Kevin 在印第安纳大学医学院获得医学学位,在约翰霍普金斯大学克里奇艺术学院获得管理科学硕士学位。

Joshua Hui 是香港急诊医学学术委员会(Society of Academic Emergency Medicine，SAEM)模拟学会的前任会长,该学会成员是致力于模拟研究专业的急诊医生。Joshua 在他的任职期内以及 2017 年担任 SAEM 系统模拟共识会议的联合主席期间发起了一项新手模拟研究基金。在 SSH,Joshua 是研究委员会(2013—2014 年)和 IMSH 科学委员会的主席,启动了 SSH 新手研究基金,还担任了(美国)国防部模拟医学和训练技术部下属联合计划委员会 1 的模拟研究拨款申请的审稿人,2013—2015 年任美国紧急事务学院加州医学分会的年度主席。他也曾在中国香港医院管理局事故咨询委员会和紧急训练中心任职。Joshua 因为其在洛杉矶模拟医学研究方面的杰出工作在 2011 年获得了最佳患者安全执行项目奖,并在 2012 年获得洛杉矶委员会监事会的嘉奖,被美国急诊医学协会加州分会评为 2015 年度教育奖获奖者。他还先后获得加州大学洛杉矶分校神经科学和心理生物学专业学士学位,加州大学洛杉矶分校临床研究专业的硕士学位和加州大学旧金山分校医学管理和跨专业领导专业的硕士学位。

Aaron Calhoun 是路易斯维尔大学儿科终身副教授,诺顿儿童医院儿童重症监护中心的主治医生。Aaron 在华盛顿大学和杰斐逊学院获得生物学学士学位和社会学学士学位,在约翰霍普金斯大学医学院获得医学博士学位。Aaron 在西北大学范伯格医学院 / 儿童纪念医院普通儿科完成了住院医师培训,在哈佛大学医学院波士顿儿童医院完成了儿科重症医学专业培训。Aaron 现任诺顿儿童医院儿科评估、复苏和沟通(Simulation for Pediatric Assessment，Resuscitation，and Communication，SPARC)项目模拟教学负责人,在以模拟为基础的医学教育和模拟研究方面有丰富的经验。主要研究方向为基于模拟的评估,原位模拟模式,以及挑战模拟医学的心理和伦理问题。Aaron 以前是 IMSH 的科学内容主席,目前是 SSH 的研究委员会主席。他还担任以模拟为基础的儿科创新、研究和教育国际网络(International Network for Simulation-based Pediatric Innovation，Research and Education，INSPIRE)的联合主席,《模拟医学》(Simulation in Healthcare)杂志的副编辑,并且是国际模拟数据登记中心(ISDR)的创始成员之一。

作者是谁

该书共有来自 6 个国家的 78 位撰稿人(澳大利亚、加拿大、丹麦、荷兰、英国和美国),

有多种职业,如模拟从业人员、临床医生、研究人员和其他专家。他们在模拟医学方面有丰富的经验并慷慨分享了他们的专业知识。

发展研究专业知识

我们知道,知识本身不会带来经验的积累。在表1-1中,我们分享了开发和利用我们不同的知识轨迹的小技巧。有些想法是重叠的,来自一个关于发展研究专业知识的虚拟对话。

表1-1　关于发展模拟医学研究专业知识的建议

- "虽然成为研究界的一部分很重要,但研究方法也非常重要,它是发展模拟医学研究的基础。"
- "加入一个杂志的俱乐部。"
- "阅读,思考,讨论,执行,反思;阅读,思考,讨论,执行,反思……"
- "向不同的听众发表你的看法,然后经常总结,构架和重新构造你的想法并让它变得有意义。"
- "不要把你从事的每项研究都看作孤立事件,而是作为在模拟研究领域一个更大的对话的一部分。"
- "每个人的学习可能会带来丰硕的研究成果。"
- "参加会议,专业会议等。"
- "参加一些与你的兴趣无关的会议。"
- "阅读不同的期刊。告诉别人你在读什么书。"
- "对新的思维方式和做法保持开放态度。"
- "尽量不要重复已经发表的内容。试着提出新的研究问题或至少在前人研究的局限性方面表现更好的研究。"
- "好奇。问问题。查找相关文献看看其他人是如何回答你的问题。"
- "写信给作者,询问他们的研究,他们已学到了什么,他们还想知道什么。"
- "询问作者如果有机会再来一次,他们会如何进行研究。"
- "关注自己专业之外的东西。看看其他领域如何处理与你所关心的问题类似的问题。"
- "坚持写反省日记。"
- "再读一遍你发表的论文。"
- "在社交媒体和研究网络上找出你喜欢关注和跟随的工作的研究者——这会帮助你跟上他们做的内容,在哪里做,和谁在一起。"
- "寻找正式的研究培训。"
- "寻找一位导师和赞助商。"
- "寻求知识和领悟。"

结语

我们希望这本书为模拟医学界贡献重要的资源。我们相信当大家开始模拟医学研究的时候,大家会从这本书中获益。我们非常感谢全世界的同事们能慷慨地分享他们的知识和经验。通过编辑这本书我们也荣幸地建立了自己的研究实践网络。希望你们像我们一样喜欢这本书。

模拟医学研究当代史　第 **2** 章

Debra Nestel　Mark W. Scerbo　Suzan E. Kardong-Edgren

概要

　　本章回顾了过去 20 年间模拟研究的主要发展和里程碑。我们承认模拟在教育以外有很多应用，但这一章的重点是记录当代以教育为重点的模拟医学研究史。我们同时第一次概述了模拟在医学和护理中的主要发展史。本章还介绍了不同的模拟研究方法以及专业协会和团体在模拟医学研究传播中的重要作用。

> **实践要点**
> - 模拟医学研究于 20 世纪 90 年代出现，在 21 世纪中期开始飞速发展。
> - 模拟医学研究的发展有几个重要的里程碑，包括模拟协会和团体的发展以及同行评议期刊的出现。
> - 定性研究、混合研究（mixed methods）方法、定量研究在模拟医学研究领域具有潜在价值。
> - 在模拟医学中，研究人员和他们的对象是多种多样的，包括模拟实践者、卫生和社会护理专业人员、教育家、心理学家、社会学家、生物医学家、工程师、信息技术专家、经济学家、项目评估者、政策制定者等。

引言

　　模拟医学教育具有很悠久的历史 [1]，关于模拟医学教育的学术研究却是在最近才出现。1902 年，《英国医学杂志》发表了一篇文章，文中作者称促进支气管镜检查教育中使用模拟器为"未来"研究，并明确了先进教育技术的作用 [2]。20 世纪上半叶被 Owen（2016 年）称为模拟医学的"黑暗时代"，从 20 世纪中叶开始，模拟医学才被"重新发现" [1]。我们就是从

D. Nestel(✉)
Monash Institute for Health and Clinical Education, Monash University, Clayton, VIC, Australia
Austin Hospital, Department of Surgery, Melbourne Medical School, Faculty of Medicine, Dentistry & Health Sciences, University of Melbourne, Heidelberg, VIC, Australia
e-mail: debra.nestel@monash.edu; dnestel@unimelb.edu.au

M. W. Scerbo
Department of Psychology, Old Dominion University, Norfolk, VA, USA
e-mail: mscerbo@odu.edu

S. E. Kardong-Edgren
Center for Medical Simulation, Boston, MA, USA
e-mail: skardongedgren@harvardmedsim.org

20世纪中叶开始描述模拟医学研究的当代史。就是在最近的30年里，模拟研究迅速增长，而且是指数增长。在PubMed搜索下面的术语：模拟和患者安全、模拟和医疗，以及患者模拟，可以发现，从1980年到2018年模拟出版物出现爆发式增长（图2-1）。

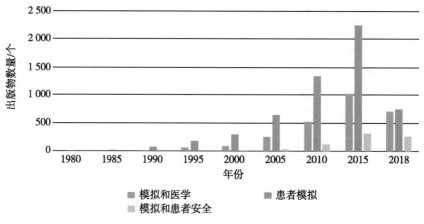

图2-1　模拟医学出版物的增长（1980—2018年）

　　根据模拟的目的、方法和情景不同，模拟医学研究形式多种多样。模拟医学研究有描述性的、实验性的、评价性的、解释性的、探索性的，也就是说具体的研究选择是由定量研究、定性研究，还是两者混合研究所决定的。研究人员和研究对象也多种多样，包括模拟从业者、健康和社会护理专业人员和教育家、心理学家、社会学家、生物医学、工程师、信息技术专家、经济学家、项目评估者、政策制定者等[3]。这一章的重点是记录当代以教育为重点的模拟医学研究史。我们第一次概述模拟在医学和护理方面的主要发展，同时也阐述了不同的模拟研究方法以及专业协会和团体在模拟医学研究传播中的重要作用。

主要发展史：医学

　　即使在21世纪初，模拟在医疗领域也被许多人视为新事物。然而随着时间的推移，大家逐渐接受模拟是培训和教育的基本方法的观念。几篇关键性文章的发表证实模拟训练的益处。在20世纪90年代末，Gaba和他的同事报道证明了模拟训练在麻醉学训练方面的优势[4, 5]。2002年Seymour和同事进行了第一个关于模拟的双盲对照实验，比较了通过传统学徒法与通过虚拟现实模拟器进行腹腔镜手术培训后的差异[6]。结果表明，与传统方法相比，使用模拟器进行训练的住院医生减少了30%的训练时间就可以进行真正腹腔镜手术，并且降低了对患者的损伤。然后，2005年Issenberg和同事们对从1969年到2003年的文献进行系统性综述，发现"高保真度"（模拟人）模拟医学教学是医学教育中一种有效的教学方法，但需要更有效的研究进一步验证[7]。作者在2010年在此综述的基础上增加了早期的研究[8]的进展结果，发表了新的综述。这是一个很有价值的报告，他们既反映了当时研究的焦点，又影响了以后的研究。他们提出"模拟医学教育的特征和最佳实践"包括以下12个环节：①反馈；②刻意练习；③课程整合；④结果测量；⑤仿真逼真度；⑥技术实现和维护；⑦精熟学习；⑧转移到实践；⑨团队训练；⑩高风险测试；⑪教师培训；⑫教育和专业背景[8]。

同样重要的是，医学界的几位领导者开始接受，传统方法向以模拟为基础培训和教育的方法转变，以降低患者的风险[9-11]。2003 年 Ziv 及其同事提出了"模拟医学培训也需要伦理"的观点[12]。

主要研究进展：护理学

2005 年美国国家护理联盟（National League for Nursing，NLN）和挪度医疗公司共同出资人 Jeffries 和 Rizzolo 开始在美国进行护理模拟教育。这项工作推动了第一次多站点的护理模拟研究，产生了推动很多未来的护理工作研究的框架[13]。随后在 2015 年出现了更先进的 NLN Jeffries 模拟理论[14]。2011 年美国护理委员会敦促他们的国家委员会提供使用护理模拟教育的证据。这就产生了一项针对美国 10 所护理院校 600 多名学生进行的 2 年以上的队列研究[15]。结果表明，运用国际护理临床模拟教学协会（International Nursing Association for Clinical Simulation in Nursing，INACSL）最佳实践标准实施高质量模拟教学，取代高达 50% 的传统临床教学时间，不会影响学生在最终全国委员会执照考试（National Council Licensure Examination，NCLEX）中的表现。并且在毕业后前 6 个月的临床表现方面，院内的培训者及招录他们的护士长，也没有发现他们与接受传统培训的其他护士有任何差异。

当代研究焦点

这本书对不同研究方法（定性研究、混合方法和定量研究）进行了探索。McGaghie 等人主张模拟医学的转化研究[16]。这个从实验室到临床概念将生物医学和临床科学联系起来。它指出，调查研究要从多个水平进行，从 T1（如衡量模拟场景中研究对象表现的研究），到 T2（如实际临床表现的研究），到 T3（如经济方面评估和可持续性的研究）[17]都需要开展。我们看到许多 T1 和 T2 水平的研究例子，并且研究人员对 T3 水平研究的兴趣也逐渐增加。

Regehr 从比模拟更广阔的视角，阐述了医学专业教育研究中有必要重新定位的两个主导地位的教育观点：①从证明到理解；②从简单到复杂[18]。在一份模拟杂志新的社论中，Nestel 提出，重视理解模拟教育为基础的复杂实践的评价性研究[3]。

模拟医学研究中专业协会的作用

20 世纪后期，出现了仅致力模拟医学的专业协会。1994 年欧洲模拟医学应用协会（Society in Europe for Simulation Applied to Medicine，SESAM）成立，不久后医学模拟协会[后更名为模拟医学协会（SSH）]在美国成立。2003 年国际护理临床模拟教学协会（INACSL）成立。此后，医学领域出现了大量服务特殊群体的组织[如国际儿科模拟协会（International Pediatric Simulation Society，IPSS）等]，不同模拟模式群体[如从事模拟参与者教育工作的群体标准化病人教育者协会（Association of Standardized Patient Educators，ASPE）]，不同国家群体（如国家协会）或者不同地理区域群体（如加州模拟联盟、维多利亚模拟联盟等）。

2006 年，SSH 出版《模拟医学》，INACSL 出版《护理专业临床模拟》。这是最早的两个仅专注于模拟医学领域的同行评议期刊[15]。此后,《模拟的进展》和《BMJ 模拟和技术增强学习》等期刊相继问世。这两种期刊与专业协会有密切联系。本来发表广泛领域建模和模拟的其他期刊也开始开设专栏介绍模拟医学领域技术和系统板块的开发(如《模拟》)。大多数这些专业协会和团体提供每年至少 1 次的年度活动,以分享相关研究(见第 41 章)。

模拟实践标准

模拟医学组织的一个重要贡献是 INACSL 在 2010 年首次发布了“模拟性能标准(Standards for Simulation Performance)”。这些标准包含了后来被称为“最佳证据”的内容,为高质量模拟教育的开展提供了指导。INACSL“最佳实践标准:模拟 ™”会按周期不断更新,并免费提供给所有人。同样,ASPE 也为模拟教育工作者发布了最佳实践标准[19]。与 INACSL 标准相关联,ASPE 标准提供了模拟教育者方法学原则的研究基础。

研究峰会

几个专业协会和团体举办过研究峰会和 / 或已确定研究议程,Nestel 和 Kelly 记录了这段历史[20]。2006 年学术急救医学协会模拟特遣部队[21]。Issenberg 和同事报道了一种 Utsein 模式的会议,旨在建立模拟医学教育的研究议程[22]。2011 年 SSH 举办了多专业和多学科专家的第一次研究峰会,回顾和讨论国内外模拟医学研究的现状,并为未来建立研究议程[23]。峰会上主要讨论的议题包括:操作性技巧、团队培训、系统设计、人与系统表现、教学设计和教学法、转化科学和患者预后、研究方法、复盘、模拟评估和专业人员的调整,模拟报告查询。峰会重申了围绕模拟医学的研究急剧增加。虽然,研究活跃状况增加当然是受欢迎的,但学术文献中报道的实践差异很大。Stefanidis 在 2012 年报告了美国外科教育协会成员在 21 世纪外科模拟研究重点是使用德尔菲研究[24]。澳大利亚模拟医学协会 2013 年也建立了研究议程[20]。在 2014 年到 2015 年的报告中,以模拟为基础的儿科创新、研究和教育国际网络(INSPIRE)将两个研究网络最终实现“通过复苏、技术能力、行为技能、复盘和模拟教育把所有进行儿科学模拟研究的研究人员聚集在一起,以塑造儿科学模拟研究的未来”。这些范围广泛的倡议存在于各个专业协会和网站中。

模拟研究报告标准

为了使医学和其他学科领域的研究实践报告更加统一,人们制订了一些指南,例如,随机试验的试验报告统一标准(Consolidated Standards of Reporting Trials,CONSORT)声明和观察性研究的加强流行病学观察性研究报告(Strengthening the Reporting of Observational Studies in Epidemiology,STROBE)的声明。2015 年的一个共识会议审查了 CONSORT 和 STROBE 指南,并引入了模拟研究的进展。这些修改过的指南标志着模拟医学研究的报告实践在标准化和改进中迈出了重要一步。他们获得了《模拟进展》《BMJ 模拟与技术加强学习》《临床护理模拟》和《模拟医学》4 个模拟医学期刊的认可,并在这 4 个期刊上第一次联合发布(见第 42 章)[25]。

模拟医学研究的新趋势

2004 年 Gaba 提出用 11 个维度来描述当时模拟医学研究的广度 [26]。Scerbo 和 Anderson 后来把这些维度组织成 3 个更高级别的分类 [27]。第一类描述了使用模拟的目的（目标、医疗领域、知识、技能、态度、患者年龄）。第二类涉及用户特征（参与单位、经验层次、医疗人员的学科、教育、培训、评估、复述或研究）。第三类涉及实施的方法（模拟或技术的类型、事件的地点、参与者从被动到身临其境的参与程度以及给出的反馈类型）。

最近发表的几篇文章证实了模拟医学研究的广阔范围。Scerbo 提供了一张图片，显示了 2013—2015 年在《模拟医学》杂志上发表的研究领域 [28]。涉及评估、教育 / 培训和技术领域的文章几乎占全部发表文章的 2/3。另外 10% 的文章涉及验证、团队、人为因素问题、模拟理论和患者安全。关于医学知识、患者预后和患者护理只占 6%。涉及不同临床专科研究的文章中的大多数内容来自麻醉学、急诊医学、全科、外科、护理、儿科、产科和妇科。3/4 的文章关注执业医师和住院医师，但较少的文章关注不同层次的学生或专家。大约 1/2 的文章是关于模拟人或物理模型模拟器的。其余内容包括标准化（模拟）研究患者、虚拟现实、混合系统或多重格式。Scerbo 得出结论，很多发表在杂志上的研究聚焦于如何利用模拟进行培训和评估，如何改进学习者的模拟经验，以及如何发展和评估新的仿真系统。他还建议文章可更多来源于模拟系统更丰富、历史更悠久的临床领域。

Nestel 于 2017 年在《模拟医学社论》上发表了主题分析文章 [29]。文章主要涉及 5 个主题，间接分析了现代模拟医学研究的意义。

1. "嵌入"模拟（在医学和其他课程中嵌入模拟是模拟跨专业实践轨迹教育和培训的一部分的研究探索方案）。

2. 临床实践指导模拟（研究针对临床实践需要改进的要素，如手册、败血症指南等）。

3. 模拟教育（研究涉及现实与学习的关系、给参与者创造心理安全的重要性、探索复盘的方法等）。

4. 研究实践（对模拟医学特别重要的方法和方法学）。

5. 团队的沟通能力和专业能力（这个主题专注于社论中提出的那些对模拟群体感兴趣的想法，比如语言偏好等）。

在护理教育方面，近 4 年发表了 3 篇主要的模拟研究综述 [30-32]。这些综述显示，随着时间的推移，研究的严谨性逐渐提高，但总体结果模棱两可。他们也指出了教育研究的现实问题，如持续缺乏资金，许多单中心组后测设计，大量无客观衡量的自陈报告评估，缺乏训练有素的评估者，学术用语不一致，缺乏对标准化报告准则的遵守。2018 年 Mariani 等 [33] 和 Cant 等 [30] 评估了发表在《临床模拟护理》杂志上并严格使用模拟研究规则 [34] 和 / 或医学教育研究学习质量工具 [35] 的研究文章。两项评估对研究的评分均从中等到高质量。总之，护理方面的研究正在蓬勃发展，在严格程度上也在提高，但是仍资金不足。需要更多地使用可靠并有效工具的多中心研究。INACSL 在其网站上发表了一份优先需要研究的清单。

检查文章中被引用的文献内容是观察模拟医学研究的广度和趋势的另一个方法。最近，Walsh 和同事发表了一篇文献计量学的综述，列举了在模拟医学领域被引用最多的 100

篇文章[36]。他们在 Scopus 和 Web 科学数据库（Clarivate Analytics，费城，PA）中搜索，但编译名单则基于 Scopus 搜索。他们发现在 2005 年之前发表的文章很少被引用。事实上，直至 2005 年在他们的前 100 篇文章中，每篇文章每年被引用的次数都不超过 10 次。正如预期的那样，综述文章中，被引用最多的是关于干预和工具发展的文章。关于主题和学科，被引用最多的文章主要涉及临床能力和护理质量，但清单上的仅有 6 篇文章被引用。其他被引用最频繁的主题有医疗培训 / 教育、外科手术、初级护理、肿瘤学、麻醉学和医患沟通。涉及技术性技能或技术和所谓的"非技术"性技能组合的文章比纯非技术性技能更常被引用。同时，物理和虚拟现实部分任务培训系统的文章、标准化或模拟患者比其他形式的模拟器更频繁地被引用了。

结语

　　Gaba 在他 2004 年的文章中预测了两种不同的未来[26]。他警告说，有一条路是悲观的，对医学群体的模拟兴趣可能会减弱。另一条路要乐观得多，他看到模拟医学培训成为一项必需培训，也是医学课程改革的驱动力。他还设想，与航空和监管机构需要基于模拟的培训标准和收集使用模拟装置的实验证据一样，公众会要求更多的医疗安全。

　　今天，有人会说我们越来越接近 Gaba 的乐观愿景。毫无疑问，模拟已经开始改变医疗培训和教育，但确实存在很长的路要走。学术文献中的医学研究越来越重要。Walsh 等人收集的被引用最多的论文已超过了 1 000 篇。针对模拟医学这个的特殊领域的新学术期刊不断涌现。然而，这种增长是当然不可能和 15 年前 Gaba 描述的在 11 个维度上的广度一致。有些临床专业仍然在模拟文献中没有体现出来。仿真技术的一些形式还没有实现。对患者预后有直接益处的模拟训练的转化研究仍然少之又少。

　　总之，研究中的这些缺口描绘了一个仍在发展和易变的学科。很明显，还有很多工作要做，但这本书为充满好奇心和有求知欲的研究者提供了一幅研究蓝图。我们希望在这本书中描述的研究方法和工具中为研究人员提供坚实的"画布"，从而创造更大的愿景。

参考文献

[1]　OWEN H. Simulation in healthcare education: an extensive history. Cham: Springer, 2016.

[2]　KILLIAN G. On direct endoscopy of the upper air passages and oesophagus; its diagnostic and therapeutic value in the search for and removal of foreign bodies. Br Med J, 1902, 2: 560-571.

[3]　NESTEL D. Open access publishing in health and social care simulation research-advances in simulation. Adv Simul, 2016, 1: 2.

[4]　GABA DM. Improving anesthesiologists' performance by simulating reality. Anesthesiology, 1992, 76(4): 491-494.

[5]　GABA DM, HOWARD SK, FLANAGAN B, et al. Assessment of clinical performance during simulated crises using both technical and behavioral ratings. Anesthesiology, 1998, 89(1): 8-18.

[6]　SEYMOUR NE, GALLAGHER AG, ROMAN AA, et al. Virtual reality training improves operating room performance: results of a randomized, double-blinded study. Ann Surg, 2002, 236: 458-464.

[7]　ISSENBERG SB, MCGAGHIE WC, PETRUSA ER, et al. Features and uses of high-fidelity medical

simulations that lead to effective learning: a BEME systematic review. Med Teach, 2005, 27(1): 10-28.

[8] MCGAGHIE WC. A critical review of simulation-based medical education research: 2003–2009. Med Educ, 2010, 44(1): 50-63.

[9] GOULD D, PATEL A, BECKER G, et al. SIR/RSNA/CIRSE joint medical simulation task force strategic plan executive summary. J Vasc Interv Radiol, 2007, 18: 953-955.

[10] HEALY GB. The college should be instrumental in adapting simulators to education. Bull Am Col Surg, 2002, 87(11): 10-11.

[11] REZNICK RK, MACRAE H. Teaching surgical skills—changes in the wind. New Engl J Med, 2006, 355(25): 2664-2669.

[12] ZIV A, WOLPE PR, SMALL SD, et al. Simulation-based medical education: an ethical imperative. Acad Med, 2003, 78(8): 783-788.

[13] JEFFRIES PR. A framework for designing, implementing, and evaluating: simulations used as teaching strategies in nursing. Nurs Ed Per, 2005, 26(2): 96-103.

[14] JEFFRIES PR. The NLN Jeffries simulation theory. Philadelphia: Wolters Kluwer, 2015.

[15] HAYDEN J, SMILEY R, ALEXANDER MA, et al. The NCSBN national simulation study: a longitudinal, randomized, controlled study replacing clinical hours with simulation in prelicensure nursing education. J Nurs Regul, 2014, 5(2 Supplement): S1-S64.

[16] MCGAGHIE WC. Evaluating the impact of simulation on translational patient outcomes. Simul Healthc, 2011, 6(Suppl): S42-47.

[17] GABA D. Expert's Corner: Research in healthcare simulation. in: PALAGANAS J, et al. Defining excellence in simulation programs. Philadelphia: Wolters Kluwer, 2015: 607.

[18] REGEHR G. It's NOT rocket science: rethinking our metaphors for research in health professions education. Med Educ, 2010, 44: 31-39.

[19] LEWIS K. The association of standardized patient educators(ASPE) standards of best practice(SOBP). Adv Simul, 2017, 2: 10.

[20] NESTEL D, KELLY M. Strategies for research in healthcare simulation. In: Nestel D, et al., editors. Healthcare simulation education: evidence, theory and practice. West Sussex: Wiley, 2018: 37-44.

[21] BOND WF. The use of simulation in emergency medicine: a research agenda. Acad Emerg Med, 2007, 14(4): 353-363.

[22] ISSENBERG SB. Setting a research agenda for simulation-based healthcare education: a synthesis of the outcome from an Utstein style meeting. Simul Healthc, 2011, 6(3): 155-167.

[23] DIECKMANN P, PHERO JC, ISSENBERG SB, et al. The first research consensus summit of the society for simulation in healthcare: conduction and a synthesis of the results. Simul Healthc, 2011, 6(Suppl): S1-9.

[24] STEFANIDIS D. Research priorities in surgical simulation for the 21st century. Am J Surg, 2012, 203(1): 49-53.

[25] CHENG A. Reporting guidelines for health care simulation research: extensions to the CONSORT and STROBE statements. Adv Simul, 2016, 1: 25.

[26] GABA DM. The future vision of simulation in health care. Qual Saf Health Care, 2004, 13(Suppl 1): i2-i10.

[27] SCERBO MW, ANDERSON BL. Medical simulation//CARAYON P. Handbook of human factors and ergonomics in health care and patient safety. 2nd ed. Boca Raton: CRC Press, 2012: 557-571.

[28] SCERBO MW. Simulation in healthcare: Growin' up. Simul Healthc, 2016, 11(4): 232-235.

[29] NESTEL D. Ten years of simulation in healthcare: a thematic analysis of editorials. Simul Healthc, 2017, 12(5): 326-331.

[30] CANT RP，LEVETT-JONES T，JAMES A. Do simulation studies measure up? A simulation study quality review. Clin Sim in Nurs，2018，21：23-39.

[31] CANTRELL MA，FRANKLIN A，LEIGHTON K，et al. The evidence in simulation-based learning experiences in nursing education and practice：an umbrella review. Clin Sim in Nurs，2016，13：634-667.

[32] DOOLEN J，MARIANI B，ATZ T，et al. High-fidelity simulation in undergraduate nursing education：a review of simulation reviews. Clin Sim in Nurs，2016，12：290-302.

[33] MARIANI B，FEY MK，GLOE D. The simulation research rubric：a pilot study evaluating published simulation studies. Clin Sim in Nurs，2018，22：1-4.

[34] FEY MK，GLOE D，MARIANI B. Assessing the quality of simulation-based research articles：a rating rubric. Clin Sim in Nurs，2015，11：496-504.

[35] REED DA，COOK DA，BECKMAN TJ，et al. Association between funding and quality of published medical education research. JAMA，2007，298：1002-1009.

[36] WALSH C，LYDON S，BYRNE D，et al. The 100 most cited papers on healthcare simulation：a bibliometric review. Simul Healthc，2018，13（3）：211-220.

模拟医学研究规划 第 **3** 章

Alexis Battista   Abigail W. Konopasky   Michelle H. Yoon

概要

本章首先介绍研究规划的定义,并描述进行研究规划所必需的一些关键组成部分。然后介绍如何选择模拟医学领域的研究规划,强调一个研究项目可能产生的不同方式(如个人或组织的兴趣、研究合作)以及当项目成熟时会如何发展和改变。本章的主要目的是让刚开始学习或正在考虑模拟医学研究的学者掌握该如何进行一项研究规划。

实践要点

- 研究规划的定义是一种有目的的、连贯一致和相互联系的调查策略。
- 研究规划的过程是随着时间的推移,从刚刚开始的一个项目逐渐更完善更细化的连续过程。
- 研究规划的核心组成部分:一个关键焦点和实现它的灵活的计划、尽心尽力的研究人员、适当的研究方法以及支持的资源网络,比如空间、材料、培训机会、操作支持、资金流和合作团队或组织。
- 研究规划可以通过个人或机构的利益、认证机构的利益或指南或研究合作来获各种资源。

引言

在模拟医学中工作的人往往是思维灵活的、有创造力和专注力的具有不断成长和发展的潜力。虽然具有这些特征的研究人员在面对不断变化的需要和要求时,很难找到时间和资源实现有目的的稳定的研究重点。然而,这些特征的确可以帮助个人、项目或组织建立和维护一个研究项目。

本章在描述研究规划时,我们计划依据研究规划的传统定义将一个具有一个或多个组件的持续研究规划 [1],逐步发展为一个有条理的研究发现结合体 [2] 或一系列有益于公共福

A. Battista(✉)· A. W. Konopasky
Graduate Programs in Health Professions Education, The Henry M. Jackson Foundation for the Advancement of Military Medicine,
Bethesda, MD, USA
e-mail: alexis.battista.ctr@usuhs.edu; abigail.konopasky.ctr@usuhs.ed

M. H. Yoon
University of Colorado, Superior, CO, USA

利的相关研究[3]。基于这些关键想法，我们将研究规划定义为：一种有目的的、连贯一致和相互联系的调查策略[2,3]。

　　本章中，我们首先描述一些研究项目所必需的关键组成部分。接下来我们重点介绍医学领域的一些研究模拟项目，突出一个研究规划可能以不同方式产生（个人或组织利益、研究合作），并随之发展而成熟。

研究规划的关键组成部分

　　在这部分的文章中，研究规划的几个核心组成部分如表 3-1 所示：①一个关键焦点和实现该焦点的灵活计划；②致力于执行该焦点的研究团队；③接近问题焦点的研究方法；④支持前三部分的网络资源。我们将在后面讨论每个组件。

表 3-1　研究规划的构成

作者	年份	关键内容
Sandelowski	1997	仔细的研究计划；理论研究之间的联系；更广泛的社会利益的目标[3]
Parse	2009	研究人员调查路线的可识别的模式[2]
Morse	2010	大型方案的目标；独立而又相互连接的项目[4]
SSHRC	2013	支持质量工作的资源（人员和资金）；通过研究团体的关联；对社会的积极影响
Taylor and Gibbs	2015	关注现实世界的话题；正式和非正式支持和协作；机构资源（如图书馆、设备、员工时间等）；研究团队培训[5]
Beck	2015	系统地规划；选择方法以解决知识差距；建立在彼此基础上的独立研究[6]

　　关键焦点和灵活的计划：模拟医学研究规划和一组普通的研究项目的区别是模拟研究规划有一个关键焦点。这个关键焦点通常聚焦于评估或治疗目标，关注社会需求或社会公益，关注文献中的缺陷，关注新的或不被理解的现象，或其他现实世界的问题，这是研究规划的主要驱动力。例如，国家护理委员会（National Council of State Boards of Nursing，NCSBN）研究规划寻求了解模拟在预许可护理教育中的用途和作用。他们首先调查了护理学校如何利用模拟，然后考虑不会对患者造成伤害或准备过渡到临床实践的情况下，是否可以在模拟替代特定场景下进行临床实践[7,8]。

　　此外，在研究规划中关注焦点的研究计划必须灵活。为达到研究目标，当情况（如资金、人员、当地项目要求）变化时，团队成员必须做好改变规划的准备（不是如果！）。这种灵活性尤其重要，当追求一个新的研究领域（或在新的背景下研究现有的主题，在许多模拟研究中是真实的），不可预料的发现可能会迫使改变原来的计划。

　　致力于执行该焦点的研究团队：研究规划通常由研究人员和从业人员组成的团队执行。通常情况下，这些团队成员可能不会使用相同的研究方法（如定量、定性、混合方法），并通常接受过不同的专业培训（如临床医生、心理学家、心理测量学家），但他们确实共同致力于执行同一研究焦点。这常使得研究规划的领导力得以拓宽或加强原始团队的网络、引进掌握研究方法、临床实践或模拟实践的专家或与其他机构的团队联系。规划的重点明确可以帮助团队实现更大的目标，同时可以创新和成长。

适用于研究焦点的数据收集和分析方法：收集哪些数据以及如何收集和分析，这些都是关键的研究设计决策。团队经常需要融合新的方法来实现他们的研究焦点，甚至可能发展出新的方法或模拟工具。模拟环境的相对新颖性和灵活性使团队可以尝试各种收集和分析数据的方法（如模拟器结果数据、视频分析、书面或口头评估），但这些必须根据项目的研究重点进行选择。例如，如果重点是提高复苏过程中团队领导能力的技能，针对参与者和临床团队成员间相互作用的分析要适当，从而判断哪些个人的领导技能需要改善；最终在接下来的研究中检验新设计的提高领导技能的干预措施是否可以被客观结构化临床考试（Objective Structured Clinical Examinations，OSCE）更好地检测。

不断增长的资源

制订研究规划是一个及时性要求很高的过程，这意味着，虽然研究团队已经为接下来的研究制订了规划，但是这些规划会随着每项研究结果的发现和资源不断及时改变。因此，研究项目的关键组成部分需要不断增长的资源网络的支撑：团队成员的培训和可利用时间、空间和材料、技术的获得、机构内部和外部的资助、研究和模拟方面的专业组织以及社区间的联系。图 3-1 中的模型强调重点和计划、研究团队及研究方法之间的相互关系，所有这一切都需要众多资源支持，以便于研究者开展研究工作。

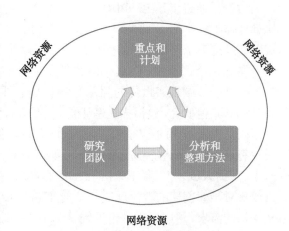

图 3-1　模拟研究中创建程序的模型

建立网络的基础设施对一个模拟研究计划的长期成功至关重要。在早期，这可能是一个由共同研究焦点的不同的独立机构构成的连接松散的团队。这些单独的研究很可能会根据当地机构的资源得出主要结论，并享有区域和地方组织的资源。通过努力、时间和运气获得资金资助，随着项目的进展，逐步将基础设施正规化或集中化，以便研究团队和一两个机构或组织一起工作。在这个阶段，机构可能变得更积极，可能促进项目的重点成为他们的核心任务之一。无论研究规划的立足点是什么，团队成员必须考虑在给定的可用资源条件下，研究水平（研究数量、规模和类型及其相互关系）是可持续的。

除了网络资源的发展，研究计划也是反射性的，也就是说他们响应众多驱动力，同时又对未来研究产生影响。这些驱动力包括研究个体持续很长时间研究兴趣、研究机构的需求、认证机构的承诺。下面的模拟研究过程的例子将重点介绍驱动力的范围。模拟研究人员，如 Hunt、Draycott 和 Brydges，将在下面讨论的他们研究。他们以个人的身份投入模拟研究工作，也借助其他资源，如认证机构对高质量以及安全的教育机会的渴望，当地组织对提高患者护理质量和安全的需求，以及越来越多的研究人员寻求探索模拟环境所获得的机会。人们最终认识到，这些驱动力可以帮助模拟研究人员形成和制订一个可持续的研究计划。

模拟医学的研究规划

基于模拟的研究（simulation-based research，SBR）给具有上述组成部分的研究规划提供了许多例子：由一个多元化的团队共享的焦点、灵活地采用各种方法、解决现实世界的临床问题的网络资源的支持。

例如，Hunt 寻求在临床环境中改善医疗机构的表现和儿科复苏事件的管理（如心肺、创伤复苏）。为了实现这个更大的目标，Hunt 和团队利用模拟去研究医护人员的行为和表现，并进行了一系列相互关联的研究[9, 10]。他们利用模拟作为提高住院医师心跳呼吸骤停救治表现的一种教育方法[11, 12]，使用模拟进行基于临床环境下研究复苏事件的评估和评价工具（assessment tools）的开发、测试和改进（与 E·Hunt 的个人沟通，2018）。

随着时间的推移，Hunt 和同事的研究规划日趋成熟，他们的努力对以模拟为基础的儿科创新、研究和教育国际网络（INSPIRE）研究规划的形成均起到了重要的作用，这些将在后面讨论。通过组建 INSPIRE 合作团队，研究人员加强了跨越不同领域研究队伍的建设，比如人体工程学[13]。此外，通过形成 INSPIRE，他们的网络资源得以加强，包括"获得基金资助和维持多个正在进行的项目的能力建设"[13]。

在另一个例子中，Draycott 的研究项目聚焦于提高多学科小组对母亲和新生儿的照护——这是一个现实世界的问题！针对这个研究重点，Draycott 进行一系列以这两项研究为基础的其他研究，包括描述基于仿真的学习活动发展和执行的研究、仿真器设计的改进、用于跟踪患者培训的影响的控制面板的开发。例如，在 20 世纪 90 年代末，Draycott 注意到很少有培训项目能够轻易地提供学习如何应对产科紧急情况的多专业团队学习（如助产士、医生、辅助人员）[14]。鉴于此，Draycott 和同事们开发和实施了包括"紧急演练"在内的课程，以改进对子痫前期的救治反应[14]。他们进一步实现并开发一个模拟器，可以满足多学科团队培训的需求，可以提供力量反馈检测，如分娩时的产力[15]。随后，Draycott 和同事们还尝试测量和评估他们的培训项目对临床环境中母亲和婴儿预后的影响[16]。

另一种研究规划突出了研究的可识别模式。Brydges 的研究计划重点是探讨训练活动是如何影响医疗人员的专业表现的。Brydges 和同事们通过优化模拟训练环境，进行如何管理和指导个人学习策略的研究。Brydges 和同事采用包括综述和定性、定量和混合方法在内的多种研究方法检测基于模拟的教学设计的效果[17]。此外，许多研究在理论上是相关的，通常都是来源于自我调节学习（self-regulated learning）的社会认知理论[18]，是检验构建临床技能实践的有效方法[19, 20]。

尽管这些例子代表了模拟医学研究中选定的方案，它们例证了本章前面概述的许多主要特征，包括专注于现实世界的问题，以目标为导向而不是专注于方法，代表多样化研究团队，吸引网络资源以继续和扩大工作。此外，尽管这些例子展示了成熟的研究项目，它们也提示个人的研究兴趣随着时间的推移能够获得进展和成长。

认证机构指导研究规划和研究重点：除了地方和历史因素，认证机构也指导和影响着研究规划。例如国家护理委员会（NCSBN）进行了一系列研究，来制订美国护理教育中使用模拟的准则和政策。该研究规划第一阶段，通过对 1 060 名持证前护理人员的调查，了解美国护理学校如何使用模拟[7]。这项调查的结果引出了第二阶段的纵向随机化对照试验，以确定模拟和基于模拟的学习（simulation-based learning，SBL）可以替代 25%～50% 的临床轮转的效果，而不会对常用能力测量产生不利影响（如知识评估、临床能力分级、考试通过率）。第三阶段针对跟随临床工作的学生检测使用模拟时间代替临床时间的长期影响，这一研究的结果产生了使用模拟代替临床轮转的监管建议，开发、运用和支持高质量模拟护理教育的指南 [21]。

　　研究联盟和学习网络指导研究规划和研究重点：研究联盟和学习网络也指导着研究规划。例如，以模拟为基础的儿科创新、研究和教育国际网络（INSPIRE）于 2011 年进行了一项多中心以协同模拟为主的研究，以发展模拟研究的实践社团；到 2017 年，它已经有来自全世界的 268 个成员组织和 688 个多学科个人成员 [13]。除了支持和提供研究重点的指南，该组织还通过各种会议为成员提供支持。

结语

　　在本章中，我们描述了研究规划几个关键的组成部分（比如，围绕一个中心重点的规划、忠诚的团队、灵活和及时调整的方法和资源网络），并提供了模拟医学领域内研究规划的例子，有些可通过学习网络或专业组织来协调。我们还讨论了一些研究项目如何发展成熟，强调如何看待研究项目从早期阶段到成熟阶段的连续过程。在接下来的章节，我们将帮助你形成自己的研究规划（如第 4 章，选择你的研究主题），帮助你探索不同的研究方法（如定性、定量、混合方法），这可以帮助实现你的研究目标，并提供进行多站点研究的策略（第 39 章）。

参考文献

[1] Social Sciences and Humanities Research Council of Canada. Framing our direction. http://www.sshrccrsh. gc.ca/about-au_sujet/publications/framing_our_direction_e.pdf.

[2] RIZZO PARSE R. Knowledge development and programs of research. Nurs Sci Q, 2009, 22（1）: 5-6 [2018-05-14]. http://journals. sagepub.com/doi/10.1177/0894318408327291.

[3] SANDELOWSKI MJ. Completing a qualitative project. JANICE M. MORSE, editor. Thousand Oaks: SAGE Publications, 1997: 211-226.

[4] MORSE JM. What happened to research programs? Qual Health Res, 2010, 20（2）: 147. http://journals. sagepub. com/doi/10.1177/1049732309356288.

[5] CLELAND J, DURNING SJ. Researching medical education. Chichester: John Wiley & Sons, 2015.

[6] TATANO BECK C. Developing a program of research in nursing. 1st ed. Springer Publishing Company, 2015. http://www.springerpub.com/developing-a-program-of-research-in-nursing.html.

[7] HAYDEN J. Use of simulation in nursing education: national survey results. J Nurs Regul, 2010, 1（3）: 52-57. https://www.sciencedirect.com/science/article/pii/ S2155825615303355.

[8] HAYDEN J, SMILEY. MA-J of N, 2014 undefined. Supplement: the NCSBN national simulation study: a longitudinal, randomized, controlled study replacing clinical hours with simulation in prelicensure. mtcahn. http://mtcahn.org/wp-content/uploads/2015/12/JNR_Simulation_Supplement-2015.pdf.

[9] SHILKOFSKI NA, NELSON KL, HUNT EA. Recognition and treatment of unstable supraventricular

Tachycardia by pediatric residents in a simulation scenario. Simul Healthc J Soc Simul Healthc, 2008, 3 (1):
4-9. https://insights.ovid.com/crossref ?an=01266021-200800310-00002.

[10] HUNT E, WALKER A, SHAFFNER D, et al. Simulation of in-hospital pediatric medical emergencies and
cardiopulmonary arrests: highlighting the importance of the first 5 minutes. Pediatrics, 2008, 121 (1): e34-
43. http://pediatrics. aappublications.org/content/121/1/e34.short.

[11] NELSON KL, SHILKOFSKI NA, HAGGERTY JA, et al. The use of cognitive aids during simulated
pediatric cardiopulmonary arrests. Simul Healthc J Soc Simul Healthc, 2008, 3 (3): 138-145. https://
insights.ovid.com/crossr ef?an=01266021-200800330-00003.

[12] HUNT EA, DUVAL-ARNOULD JM, NELSON-MCMILLAN KL, et al. Pediatric resident resuscitation
skills improve after "rapid cycle deliberate practice" training. Theatr Res Int, 2014, 85 (7): 945-951. http://
www. ncbi.nlm.nih.gov/pubmed/24607871.

[13] CHENG A, AUERBACH M, CALHOUN A, et al. Building a community of practice for researchers: the
international network for simulation-based pediatric innovation, research and education. Simul Healthc,
2018, 13 (3s suppl 1): s28-s34. http://www.ncbi.nlm.nih.gov/pubmed/29117090.

[14] DRAYCOTT T, BROAD G, CHIDLEY K. The development of an eclampsia box and fire drill. Br J
Midwifery, 2000, 8 (1): 26-30. http://www.magonlinelibrary.com/doi/10.12968/bjom.2000.8.1.8195.

[15] CROFTS JF, ATTILAKOS G, READ M, et al. Shoulder dystocia training using a new birth training
mannequin. BJOG AnInt J Obstet Gynaecol, 2005, 112 (7): 997-999. http://doi.wiley.com/10.1111/j.1471-
0528.2005.00559.x.

[16] DRAYCOTT TJ, CROFTS JF, ASH JP, et al. Improving neonatal outcome through practical shoulder
dystocia training. Obstet Gynecol, 2008, 112 (1): 14-20. http://content.wkhealth.com/linkback/openurl?sid=
WKPT LP: landingpage&an=00006250-200807000-00006.

[17] COOK DA, HAMSTRA SJ, BRYDGES R, et al. Comparative effectiveness of instructional design features
in simulation-based education: systematic review and meta-analysis. Med Teach, 2013, 35 (1): e867-898.
http://www.tandfonline.com/doi/full/10.3109/0142159X.2012.714886.

[18] BRYDGES R, MANZONE J, SHANKS D, et al. Self-regulated learning in simulation-based training:
a systematic review and meta-analysis. Med Educ, 2015, 49 (4): 368-378. http://doi.wiley.com/10.1111/
medu.12649.

[19] BRYDGES R, CARNAHAN H, SAFIR O, et al. How effective is self-guided learning of clinical technical
skills? It's all about process. Med Educ, 2009, 43 (6): 507-515. http://doi.wiley.com/10.1111/j.1365-
2923.2009.03329.x.

[20] BRYDGES R, NAIR P, MA I, et al. Directed self-regulated learning versus instructor-regulated
learning in simulation training. Med Educ, 2012, 46 (7): 648-656. http://doi.wiley.com/10.1111/j.1365-
2923.2012.04268.x.

[21] ALEXANDER M, DURHAM CF, HOOPER JI, et al. NCSBN simulation guidelines for prelicensure
nursing programs. J Nurs Regul, 2015, 6 (3): 39-42. https://www.sciencedirect.com/science/article/pii/
S2155825615307833.

开始你的研究： 第**4**章
研究方向→理论学习→研究问题

Jeffrey J. H. Cheung   Tavis Apramian   Ryan Brydges

概要

本章将逐步带领你在基于模拟的教育中开始一个有意义的研究项目。我们将向你展示如何开始研究工作，如何像一个首席研究员一样思考研究项目，而不是枯燥地提供一张进行研究的清单。开展一项高质量的研究需要付出的时间以及需要获得的协助远比绝大多数人预期的要多。对于刚开始阅读本章的新手研究人员，我们建议在你成为首席研究员之前，首先应以合作研究者的身份，在你同事的帮助下开展有影响力的研究。我们强调运用理论指导项目研究，这将为你长期的研究生涯奠定坚实基础。我们认为，关注理论有助于将研究项目提炼为建立在现有方法学和方法基础上的一系列研究问题，从而获得有意义的研究结果。我们坚信，使用理论指导可以确保单个研究项目的发现可以超越其原始信息，为研究人员和教育工作者提供有意义的见解。我们也承认使用理论指导面临的挑战，并注意到建立一个在理论和临床教育方面拥有必要的资源、时间和专业知识的强大且全面的研究团队的必要性。

实践要点

- 首先确定一个你感兴趣的研究方向，找出文献中这方面研究的空白，并找到一个能够阐明填补这个空白重要性的切入点。
- 考虑一项超越填补当地教育空白的研究，并设法加入已有的相关研究交流，而不是自己组建。
- 提高理论指导水平，可帮助将你的研究项目转化为一个有意义的研究问题，使得研究成果更有可能让你和其他学者受益。

J. J. H. Cheung(✉)
The Wilson Centre, Toronto General Hospital, University Health Network and University of Toronto, Toronto, ON, Canada
Department of Medical Education, University of Illinois at Chicago College of Medicine, Chicago, IL, USA

T. Apramian
Department of Family Medicine, McMaster University, Hamilton, ON, Canada
e-mail: tavis.apramian@schulich.uwo.ca

R. Brydges
The Wilson Centre, Toronto General Hospital, University Health Network and University of Toronto, Toronto, ON, Canada
The Allan Waters Family Simulation Centre, St. Michael's Hospital – Unity Health Toronto, Toronto, ON, Canada
Department of Medicine, University of Toronto, Toronto, ON, Canada
e-mail: ryan.brydges@utoronto.ca

- 一旦你确定了合适的指导理论,根据此理论相关研究传统确定的方法学和方法也将会是合适的。
- 记住,科学研究是一项团队运动。寻找其他有专业知识、时间和兴趣的研究人员来帮你完成项目,也是研究计划中的重要一环。

引言

在医疗卫生学术领域,研究论文、摘要、模拟场景、课程计划、教案、评价工具等的持续更新需要使得人们工作压力始终很大。大多数情况下,压力来源于填补课程、管理、评价和考核方面的空白要求。"我们没有用于解决____问题的____,你为什么不造一个呢?"(请在空白处随意填写与你的背景相关的内容;我们相信你可以!)。尽管从当前的教育项目中"寻找一个问题甲,造一个工具乙"的憧憬很诱人,我们还是希望你能忍住这种冲动,转而先考虑如何进行高质量的研究。只追求项目数量的研究并不能造就高质量的研究项目。有助于你填补所在机构的研究空白的工作当然是一项重要的工作,但对你所处的机构之外的其他人,这种工作并不总是有意义的。我们认为,一个有意义的研究项目需要的不仅是能填补空白,而且是在只有理论指导从头到尾融入研究过程时才能实现的填补空白。

无论你是模拟医学研究方面的初学者还是专家,本章均可为你开始研究项目提供指导。首先,我们通过讲述和分析一个人的研究故事的过程来展示"问题 - 空白 - 挂钩"启发式方法(problem-gap-hook heuristic)[1]的思考结构。然后,我们重点讲述理论如何指导研究项目的开始、改进和跟进。最后,我们以使用模拟医学进行研究时实际需要考虑的内容作为结束。

"问题 - 空白 - 挂钩"启发式方法

"问题 - 空白 - 挂钩"启发式方法是一种旨在将论点提炼成一种引人注目的叙述格式[1]的写作工具。许多研究项目都是从一个问题开始的。我们建议你思考一些自己感到好奇或厌烦的问题,它们往往来自你见到的患者接受的治疗或者学习者获得临床技能的过程。当然合适的问题需要通过观察和反思才可以得到。评估人员可以观察到,当评估利害关系风险较大时,学员在模拟中的表现通常会下降。一名研究生可能会注意到很少有学员会去使用 24 小时模拟室。一名教育者在模拟课程之后的反馈中可能会受到抵制。选择一个具有个人意义的研究问题通常会引发一大堆相关问题:为什么会存在这个问题,以前有人解决过这个问题吗,这是一个可以解决的问题吗?

在确定了最初的问题之后,你必须对与想到的问题相关文献进行检索和评估。其他人有注意到你确定的问题吗?都在哪里研究过?是用什么语言来描述这个问题的?这一评估有助于确定问题的当前研究进展情况,并发现如何研究这个问题上的许多空白。为了确保评估的全面性,我们建议与图书管理员一起优化搜索策略,与消息灵通的同事一起确定关键的研究人员和文章。

当然并不是所有的问题都是好的研究问题,好的研究问题需要一个有意义的研究空白,需要有关联性（存在解释为什么的可能性）。"在此背景下，以前没有人研究过这个问题"作为基础要求是必要的，但并不充分。一个好的关联性还需要解释为什么这项研究发现很重要，为什么需要填补这项空白。通过对问题本身、患者治愈效果、教育政策的潜在变化、社会成本或其他明确的影响进行更深入了解，应确保研究问题和潜在的发现与人们的生活相关。你必须考虑到你的研究发现将在文献中引出多么有意义的对话。

像所有启发式的方法一样，"问题 - 空白 - 挂钩"启发式方法是有用的，但不是全能的。它提供的框架可以帮助你克服任何研究项目开始时的惰性。除了框架之外，你还需要丰富的知识和理解，而这些只能经过时间和思考获得。对于新手研究人员，我们建议与知识渊博的同行和研究导师合作，他们可以帮助指导项目，同时也为你提供了一个积累知识和了解研究领域的机会。接下来，我们将重点阐述理论对于形成和提炼研究问题的重要性，以及对于帮助建立一个超越你最初研究项目的长期研究路线的重要性。

用理论提炼你的问题

什么是理论

理论可被认为是一种世界观。理论既能阐明理解上的差距，又能帮助我们依据对世界运行方式的预测或解释来组织我们的思考和行动。依据对知识本质的理解以及世界中哪些可以被认知、哪些不能被认知的观点，形成多种多样的理论学派（如认识论和本体论）。本章我们不讨论这些理论学派的细微差别，只关注理论对医学教育中科学探究的价值，以及在研究项目之初就使用理论指导的重要性和提升理论能力所需的努力。除了我们在这里的介绍外，其他章也涉及理论概述及其在医学教育研究中的价值 [2-6]（可参见第 23 章）。

为什么要使用理论指导

通过理论，你最初的观察和反思可以提炼成一个需要被解决的有意义的问题，更具体地说，提炼成一个研究问题。阅读与你问题相关文献论述可以提供一些指导，但这还不足以解决问题。例如，你可能希望在模拟汇报期间研究关于提供有效反馈的问题，但是，这样的问题可能意味着大量的潜在空白和研究问题需要解决。针对一个具体而有影响力的研究问题你需要认识到，你面临的问题远比你第一眼看到的要多得多。在整个反馈和模拟汇报过程中，存在着一个超出你预设和观察的现象或结构世界等待着你去破译。

你需要积极地形成自己的理论以便从学科的角度探索并解决问题，否则你可能会错过问题的解决办法。探索不同的理论视角会让你接触到更多你的研究可能需要的"理论学派"。例如，从认知心理学理论的角度来看，你可能倾向于从受训者的认知过程（如记忆、决策或情感）的层面来考察反馈对学习的影响。例如：根据所选择的专业理论，你可以考虑教师反馈的内容（如可信度、经验水平、与受训者的关系）是如何影响这些认知过程，进而影响学员学习效果的。在这些可能的场景中，理论通过提供一种用于识别、定义的语言和逻辑结构，从而对研究问题的解释和研究过程进行指导、形成关于此问题的认知结构。在此过程中，理论通过将你的问题与已建立的假设和哲学联系起来，使结构清晰可见，并提供了一条可以超越你问题的背景局限性的研究和探索的路线。正是这个过程使理论成为研究人员工具箱中最强大的工具！

此外，理论有助于将你的研究成果与你和其他研究人员都可以利用的已有成果联系起来形成一组常见的"问题—空白—挂钩"。在交流工作时，理论也为交谈提供了一种共同的语言。无理论指导的研究项目常在文献体系中造成混乱，他们解释不了在自己学术背景下的研究发现是如何与另一位来自不同学术背景的学者的研究发现联系在一起的。从这个角度看，理论是科学交流和新知识集体建构的更高维度的力量，可以让彼此更好地融合在一起。

选择一个理论

对于新手来说，如何选择一种合适的理论来指导你的研究，可能是整个研究中最具挑战性的方面。因为没有任何一本教科书列出你研究问题适合选择哪一种理论。你首先需要投入时间和努力记录下关于你的问题的文献综述中，其他作者在研究早期问题时选择的理论。这些理论有可能在文献正文中被明确说明并引用，也可能是隐含在作者的研究过程中。这就要求你在众多参考文献里仔细辨别搜寻。花费这些时间和努力是值得的，它将为你在将来的研究中节省时间、减少困惑。

关于如何选择合适的理论，Hodges 和 Kuper[5] 提供了一些提示以帮助研究者考虑合适的理论适用范围和学派。就理论适用范围而言，他们建议考虑是否要研究个人的态度、想法或行为（即微观层面）、两个或两个以上的人之间的互动（即中等层面）或社会结构和制度（即宏观层面）。对于理论学派来说，他们建议考虑如何才能最好地研究你选择的理论适用范围。研究微观层面可能需要"生物科学理论"（如压力反应的神经生理学理论），研究中等层面可能需要"学习理论"（如医学专业人员如何通过协作学习的情境学习理论），研究宏观层面可能需要"社会文化理论"（如理解权力等级如何通过学习影响工作场所的批判理论）。尽管这些理论群体之间的区别可以重叠，也确实重叠，但通过描述你需要的理论，并实质上缩小理论的选择范围，思考问题适用的理论范围和流派将有助于制订你的研究计划。

让我们以一个未充分利用 24 小时模拟室来学习床边程序的问题为例，看看该如何选择合适的理论。首先，你可以先将你的范围放在微观层面，阅读关于模拟的程序技能培训、独立实践和个人学习成果相关内容的文献资料。你会发现几篇描述了自学的缺点、认为需要教师指导的文章。通过对参考章节的详细查阅，你可以发现争论的根源来自教育心理学领域，因此可以将你潜在的理论选择定位于 Hodges 和 Kuper[5] 所称的生物科学理论学派之中。该文献描述了没有"直接指导（由了解材料的教师组织和提供的教育）"的学习者所面临的挑战增加了，从而提供了具体的假设来解释为什么自学可能产生较差的学习结果。然而，你的搜索也会发现有些研究人员使用"自我调节学习"和"发现学习（discovery learning）"等术语描述论证，当设计合理时自我学习是有效的。哈哈！也许这些都没有错，也许你可以将这些教育原则都融入你关于模拟教室的设计中，以促成更有效的学习成果。到这里，你的问题已经发生转变，你现在有丰富的证据基础和一套理论来帮助你优化你的学员独立学习的成果。这个例子强调了当你在寻找合适的理论时可能遇到对问题的不同思考方式。

构建你自己的理论滤镜

就像选择你的研究问题一样，对合适理论的选择往往具有明显的个人喜好。你看待和理解自己的研究问题的方式是由你关于世界如何运作的个人世界观所决定，这些个人世界观将影响你研究问题背后结构的理论（选择）。那些研究基于模拟的程序技能的人可能会发现运动技能习得理论很有吸引力，而那些研究任务汇报过程的人可能会被交流理论所吸引。在研究项目中，理论并没有"对"或"错"之分，只有是不是最适合帮助你将研究问题的区别。通常，研究人员选择的理论是他们从上司或信任的同事那里继承的。但做出这个决定需要广泛的调查和许多尝试，更重要的是要令人信服地捍卫这个决定。

有时，你观察、改造和思考世界的滤镜是含蓄的。每个人都是不自觉地通过理论来运作的。每天，人们都会通过一个由个人历史经验决定的理论视角，过滤来自世界的信息。职场经验通常形成了你个人理论的核心。然而，个人理论只能把你的研究带到目前阶段。为了让你的研究与他人联系起来，你需要做一些艰巨的工作来挖掘你的隐含假设，然后将你的个人理论与已有的理论进行对比。

尽管理论是进行有意义研究的重要组成部分，但它本身是不够的。深刻而全面地理解困扰临床培训和教育的临床背景和问题，就需要你对此问题仔细观察和反思。关键的挑战在于如何协调和统一理论知识和你（或你的同事）的临床知识以及经验之间的语言表达。这个交集被称为巴斯德象限（Pasteur's quadrant）[7]，是研究人员在理论和应用方面做出成绩的地方。这种使用启发式思维的基础研究方法旨在产生有助于基本理解的实际发现（如巴氏杀菌法的发现促进了对微生物学的基本理解）。这种研究与纯粹只追求基本理解的基础研究形成鲜明对比，而后者的研究只为了公用事业。我们认为，针对巴斯德象限的研究在促进医学教育、模拟和专业实操方面的实际需求和理论标准提升均有巨大潜力。

从研究方向到研究问题的反复循环

回顾你的理论新视角将有助于把你的研究方向转化为一系列科研问题，也可以帮助你重新构思整体的研究方向。在 24 小时模拟教室中，最初给你留下印象的可能是自学能力差的问题，实际上可能是教员没有为受训者行为方式树立好样板的问题。进一步的理论探索可能会凸显学员与同龄人教员配对、利用同龄人辅助学习的潜在益处。同龄人教员更容易考虑到受训者的职业成长过程，并据此调整模拟培训，提升模拟培训效果。当你用理论思考这个世界时，研究方向转化为科研问题的可能性就会出现。而当你通过多个理论思考时，你可能在必要的反复迭代过程中感受到研究方向中的不适合与不确定，从而帮助你将研究方向转化为最优的一系列科研问题。

将你的研究方向提炼成研究问题

在理论的指导下，确定完你的研究方向后，紧接着你需要准备明确你的研究方向应该转化为什么研究问题。具有不同理论视角的研究者探索相似的研究方向也会提出不同的科研问题。例如，根据反馈在获得心理运动技能中的重要性，研究者可能会问"什么是可用的监督水平（即学生收到反馈多少）与在 24 小时模拟教室介入治疗的学习之间的关系？"其实这个问题就得出了一个实验研究设计成熟的科研问题。另一方面，根据学习者自主性和职业认同的理论，第二位研究者可能会问"当使用 24 小时模拟教室时，受训者如何实现概念化独立学习？"其实这个问题就得出了一个定性研究成熟的科研问题。这两个问题对应的方法和格式取决于该理论的研究传统。关于不同研究传统是如何与不同研究问题相关联的摘要参见 Ringsted 等人的指南 [8]。

　　然而,对于什么构成了一个"好"的科研问题,并没有硬性规定。对于提出一个研究问题,更重要的是,你的项目是如何有助于理解结构和现象的理论趋势的。换言之,一定要经常反思,你的研究问题是否解决了一个超越你自己问题背景的具有普遍价值的问题(也就是说,我是加入并参与大家的问题交流,还是只局限在自言自语地说着问题)。

研究理论决定研究方法

　　当你的科研问题变得足够具体和翔实时,解决方法和方法学就会自然而然地浮现。在你选择研究方法之前,必须先要确定你的研究理论、并形成你需要解决的问题。没有确定理论前盲目地选择研究方法,会让你得出许多无意义的数据或者难以解释的数据。可通过一些探索性的研究来帮助提高你对研究项目的理解能力,从而帮助你选择合适的研究理论和研究方法。我们经常看到许多研究人员在大量未经修改的数据前不知所措。其原因就是,使用研究方法而没有理论基础的研究经常最终会成为一个探索孤岛,飘荡在现有的理论体之外,没有描绘它们相对于其他工作的相对位置的理论。例如,你可以通过开发一种用于改进 24 小时模拟室使用的方法,从而帮助你在科研中获得成功;但是如果你的方法没有一个理论框架,就很难确定导致你改善结果的具体因素是什么,其他人想要在他们的机构复制同样的效果就会觉得很困难,这样的改进方法就显得意义不大。你的改进方法有效是因为你的导师和受训者关系很好,还是因为你的研究机构重视自主学习?也许是你的课程体系起了作用,又或者是模拟室离受训者休息的地方很近?总之,没有理论就无法解释这些因素。因此,我们强烈建议避免形成探索孤岛,应该通过建立一个在理论上有依据的科研问题,然后规划你的项目路线。对有无理论的研究历程的详细总结参见图 4-1。

计划性地思考研究问题

　　你的理论视角也有助于带你走上一条富有成效的研究之路。在研究人员职业生涯的早期阶段,经常见到针对一个人的情况开展许多不连贯的互不相关的研究项目。相反,有计划性的研究(programmatic rescarch)则是一个从研究方向到理论学习再到新的研究问题提出的迭代过程。你可以通过理论指导把你的研究项目转化为一个最初的科研问题,也可以通过理论指导确定研究计划、适用方法学和方法。一旦完成了研究计划,你就可以使用理论来解释研究结果,并衍生出更多相关的科研问题。这一系列科研问题都通过有意义的方式将它们与最初的问题联系起来(这就是"挂钩"很重要的原因)。Battista 等人在上一章详尽阐述了研究方案,并提供了在模拟医学中使用研究人员的示例。

如何实现连锁式研究项目

　　正如我们反复指出的,你必须首先进行关于模拟医学、医学专业教育以及相关学科(如教育心理学、社会科学)文献的广泛阅读。这样广泛的搜索和阅读有时会让人觉得没有效率,所以你需要找到有见识、有经验的同事和合作者,把你的想法准确表达出来,从而获得针对性的指导和意见反馈。为了找到他们,你可以参加一些当地机构、国家组织或国际学术会议提供的研究技能课程(例如,由欧洲医学教育协会提供的医学教育研究高级技能培训)。

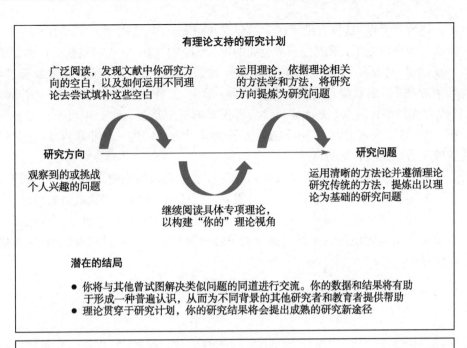

图 4-1 有理论支持和无理论支持的研究历程

另一种更有条理、更耗时的途径是正式的研究生培训。这样的强化训练可以缩短你阅读、思考、提炼问题的时间，并在一个知识渊博的学者群体中打磨你的理论视角。不同理论视角会告诉你不同的理论盲点，这将有助于你在今后的项目中选择最合适的理论，并形成你的科研问题。这种理论视角的灵活选择是随着时间的推移逐渐积累的，而且这种灵活性既需要思维的全面性能力，也需要通过专业培训形成的专业思维能力。

无论是通过你的同事，还是正式的培训，都要密切关注你所选领域中使用的通用语言（其他人都在使用的术语和理论）。使用适当的语言有助于你融入更专业的对话，避免陷入目前众多的其他方向模拟医学研究文献中。此外，灵活使用语言表达可以帮你根据不同的受众修正表达的侧重点,这将有助于在学术会议和融资机构中展示你的研究工作。

在开始你的项目之前,须进行一次全面的审计、评估,以确定成功完成项目所需的资源和技能。在这里,你必须明确一些棘手的问题,比如:谁来协调这个项目并继续推进项目?数据将如何收集、由谁收集?如何分配模拟器、学生、工作人员的项目权限?需要购买设备、软件或者支付给评分员、统计员和参与者报酬的资金是否充足?项目是否需要伦理审查?选择一个项目,完成时间、兴趣和技能的全面审计评估。这一步非常重要,但是经常被忽视或者被认为是显而易见的。

另一个需要关注的关键领域是伦理研究实践,包括获得研究伦理认可和日常研究伦理保障。在项目早期阶段,我们建议审查项目需要的资格,讨论每个团队成员的角色、职责和承担的项目工作的资格是否满足需要,避免以后产生不愉快的更替事件。大多数学术中心都将拥有就研究伦理问题提供更详细指导的足够资源(这些通常可以在网上和通过机构授权的培训获得)。

结论

尽管我们让你不断地问“为什么”,并建议你具体找出问题,但是我们并不知道开展一个高质量的研究项目的确切方法。作为模拟医学研究人员,我们的经验促使我们注意到,我们领域(以及更广泛的医学专业教育研究领域)面临的一个重大挑战是理论导向研究的缺乏。然而,在模拟领域文献中,只有少数文章涉及作者参与理论指导上和连锁式思考上的构想,而不仅局限在他们特定的模拟器、临床技能、环境或区域。我们希望你有帮助提高模拟医学研究的质量、完整性和严谨性的热情与动力。记住,理论是第一位的,接下来才是你的研究问题、方法学,最后是你特定项目的方法。我们坚信博览群书的力量、让自己充满好奇心、保持最初对理论的质疑,以及乐于智力冒险和学术合作的精神。通过精心计划和良好的执行力,对协会贡献自己的力量,锻炼自己对“发表”的热情。当陷入文献综述的深渊或闯进看似无穷无尽的理论“沼泽”时,请记住这些智慧的话:一个计划仔细、周详的项目让人事半功倍,而一个计划漏洞百出的项目实际上会让人事倍功半。

参考文献

[1] LINGARD L. The writer's craft. Perspect Med Educ, 2015, 4(2): 79-80. https://doi.org/10.1007/s40037-015-0176-x.

[2] BEARMAN M, NESTEL D, MCNAUGHTON N. Theories informing healthcare simulation practice. Healthcare Simul Educ, 2017. https://doi.org/10.1002/9781119061656.ch2.

[3] BORDAGE G. Conceptual frameworks to illuminate and magnify. Med Educ, 2009, 43(4): 312-319. https://doi.org/10.1111/j.1365-2923.2009.03295.x.

[4] BORDAGE G, LINEBERRY M, YUDKOWSKY R. Conceptual frameworks to guide research and development in health professions education. Acad Med, 2016, 91(12): e2. https://doi.org/10.1097/ACM.0000000000001409.

[5] HODGES BD, KUPER A. Theory and practice in the design and conduct of graduate medical education. Acad Med, 2012, 87(1): 25-33. https://doi.org/10.1097/ACM.0b013e318238e069.

[6]　NESTEL D，BEARMAN M. Theory and simulation-based education：definitions，worldviews and applications. Clin Simul Nurs，2015，11（8）：349-354. https://doi.org/10.1016/j.ecns.2015.05.013.

[7]　STOKES DE. Pasteur's quadrant：basic science and technological innovation. Washington，DC：Brookings Institution Press，1997.

[8]　RINGSTED C，HODGES B，SCHERPBIER A. The research compass：an introduction to research in medical education. AMEE guide no. 56. Med Teach，2011，33（9）：695-709.

第5章　严肃游戏和模拟现实概述

Todd P. Chang　Joshua M. Sherman　James M. Gerard

概要

　　严肃游戏和虚拟现实（serious games and virtual reality）在模拟医学中的质量和普及性正在加速发展，各种各样技术创新的飞速发展正在超越医学研究团队评估其干预效果的能力或它们在研究环境中模拟的运用。本章力求突出使用严肃游戏和虚拟现实（virtual reality，VR）不同于医学虚拟研究的其他模拟模式，比如模拟人，模拟/标准化病人等的独特优势和挑战。首先，我们定义了关于严肃游戏概念的术语，包括通过提出医学研究中的重要问题以回答虚拟运用的优点和缺点。其次，我们提供了适用于严肃游戏或VR研究的最佳模型的见解。最后，我们为研究人员描述了整合研究方法的发展过程。

> **实践要点**
>
> - 基于屏幕的模拟（screen-based simulation，SBS）是由使用计算机或移动设备屏幕或虚拟现实耳机等任何数字模拟构成的。
> - 无论是开发、运用还是研究数据收集，严肃游戏和虚拟现实相对于基于模拟人的模拟有着明显的优势和缺点。
> - 严肃游戏和虚拟现实中的数据收集程序在软件开发过程中必须内置。

引言

　　严肃游戏的定义方式虽然多种多样，但最好可以被描述为具有教育、训练和提供信息功能的游戏，而不仅是娱乐游戏[1]。严肃游戏可有广泛的应用领域（如军队、政府、教育、企业和医疗）。人们曾做过许多尝试来定义游戏的构成，以了解游戏如何促进学习。模拟的特

T. P. Chang(✉)
Department of Pediatric Emergency Medicine, Children's Hospital, Los Angeles/University of Southern California, Los Angeles, CA, USA
e-mail: tochang@chla.usc.edu

J. M. Sherman
Regional Medical Director, PM Pediatrics, Los Angeles, CA, USA

J. M. Gerard
Department of Pediatric Emergency Medicine, SSM Health
Cardinal Glennon Children's Hospital/St. Louis University,
St. Louis, MO, USA
e-mail: gerardjm@slu.edu

性将其定义为严肃游戏，包括 Bedwell 等所描述的概念分类，如评估、冲突、控制、环境、规则、目标、幻想和沉浸感 [2]。并不是所有严肃游戏都需要屏幕或电，如棋盘和纸牌游戏的便利学习也是一种严肃游戏。

　　虚拟现实（VR）是一种通过由计算机提供的视觉和声音等感官刺激体验的人工现实，由环境中一个人的行动决定接下来会发生什么。虚拟现实随着技术的指数增长不断改变。在过去，虚拟现实是通过比如第一人称视频游戏电脑化身的眼睛，来描述一种环境或情况。然而，随着硬件技术的改进，医疗 VR 的类型和机会也在增加。值得注意的是，VR 在数字图像、文本或一个人的真实环境的叠加显示器等方面都不同于增强现实。VR 具有将真实环境完全拒之门外，完全身临其境的体验能力，这样 VR 和增强现实两者形成了鲜明对比。增强现实技术将不在本章讨论。

　　基于屏幕的模拟（SBS）是一种模拟形式，其中一个或多个场景通过数字方式呈现屏幕表面 [3]。这包括虚拟患者、虚拟世界和虚拟训练器。用户从选择菜单选择下一步或测试，来与游戏相互作用。作为模拟的其他形式，SBS 为用户提供安全的体验学习和评估场所。SBS包括严肃游戏和虚拟现实，但并非所有 SBS 都需要游戏元素或游戏机制。示例见图 5-1、图 5-2 和图 5-3。

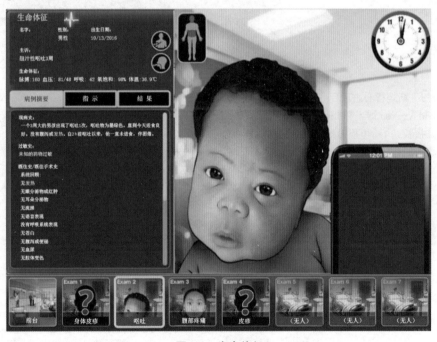

图 5-1　生命体征

　　3D VR 或头戴式 VR（3D virtual reality/head mounted virtual reality）指的是使用护目镜 / 头戴式设备，如 Oculus Rift（Oculus VR，LLC，Menlo Park，CA）、HTC Vive（HTC Corporation，Xindian City，Taipei）、Gear VR（Samsung，Ridgefield Park，NJ）或谷歌 Cardboard（Google，Mountainview，CA）创建一个完全沉浸式 360° 环境，用虚拟环境替代视听现实。其中很多定义可以指同一产品。尽管并非所有 VR 体验都是游戏，严肃游戏可能会使用 VR 耳机。VR 模拟的例子如图 5-3 和 5-4 所示。

图 5-2　儿童复苏模拟器

图片由 James Gerar 医生和 BreakAway 游戏有限公司提供并授权。

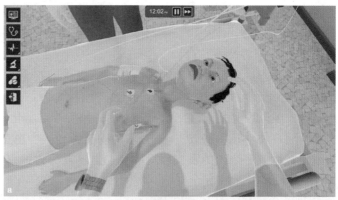

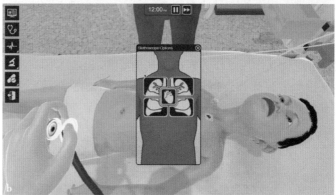

图 5-3　斯坦福心脏项目

图片由 David Axelrod 博士和 Lighthaus 公司提供并授权，由斯坦福 Bettylrene Moore 儿童心脏中心和脸书视觉公司提供资金支持。

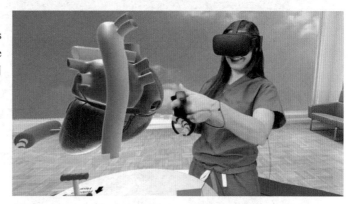

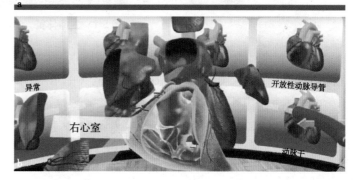

图 5-4　Oculus CHLA 视觉虚拟现实项目
图片由 Joshua Sherman 医生、Todd P Chang 医生、MAcM 医学博士、a.i.Solve 有限公司、BioFlightVR 和脸书视觉公司提供并授权。

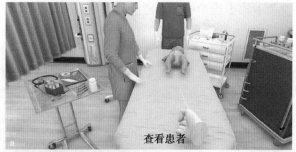

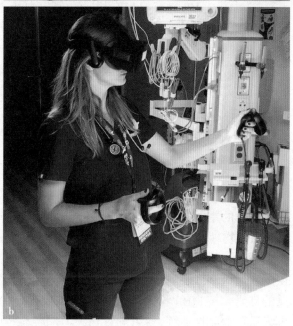

优点和缺点

　　基于屏幕的模拟（SBS）相对于其他模拟形式有 5 个主要优点，对医学研究人员都很有用。文献中所述的优点是：标准化、可携带、可分发、异步性和数据跟踪[4, 5]。因为 SBS 基本上是预先确定的计算机算法；根据定义，它为每个用户提供标准化。尽管可以根据不同水平的玩家专业知识来做一些适应性修改，处于相同的水平的每个用户将体验相同的模拟与相同选项。可携带、可分发是相似的概念。SBS 可以使用移动设备、平板电脑、笔记本电脑或 VR 头戴式耳机等常见物品。可携带性指的是具有移动能力的硬件或专有设备可以轻松跨越医疗领域或机构，从而减少设备安装和旅行。类似的，可分发是指无论是通过专有网络还是世界万维网，软件通过硬件（如闪存驱动器）或者在线被复制的能力。与基于模拟人的模拟相比，可携带、可分发的结合减少了进行多中心试验的许多障碍。可携带、可分发都允许非同步模拟地使用，即使没有主持人或讲师立即出现，模拟也可运用。例如，基于模拟人的模拟（MBS）需要技术人员、同伴和 / 或主持人在模拟的时候进行复盘，这默认是同步的。由主持人主持的复盘在 MBS 中是标准且普遍存在的，但在 SBS 中却没有这样的标准，因为它自身可以非同步的完成。当然，无论在操作者旁边，还是线上远程，能有一位主持人或者复盘者同步给予指导可能会有益处。但是，可以发生在不同时间和地点的非同步复盘也有自身优势，操作者可以在自己最方便的时候根据自身情况进行练习和提高。值得注意的是，SBS、严肃游戏和 VR 这些较新形态的模拟根本问题是：复盘的最佳结构和格式是什么。

SBS 还具有内置的数据跟踪，用户的所有操作（是否通过键盘、鼠标、控制器或 VR 头部运动进行输入）都被软件使用非常精确的时间戳进行记录。被跟踪的数据种类繁多，而且建议研究人员挑选出最有意义的数据来回答他们的研究问题，而不是探求所有的数据。这些工作数据可以很容易和客观地跟踪并存储以供实时或未来的综述和评估用。

3D 头戴式 VR 具有与 SBS 相同的优势，加上 360°全沉浸感，能删除可能分散注意力的选择菜单，其运用将大有前途。大多数 SBS 使用下拉菜单项目来选择和推进场景。在虚拟现实中，这些选择和互动可以通过现实动作进行，如指向、抓住，或仅盯着一个选择的项目。例如，虚拟急救车可以通过操作者亲自打开的抽屉来选择相应医疗物资。换句话说，就是精心制作的虚拟现实环境允许用户在虚拟环境中选择一个虚拟项目，不需要下拉菜单。此外，3D 头戴 VR 可以通过硬件进行自动跟踪注视模式。研究人员希望纳入目光追踪作为一种情境意识或注意力和焦点的措施的测量方法，在 3D 头戴 VR 虚拟现实环境中可以更容易地做到这一点。

缺点

SBS 的主要缺点是内在技术的局限性和选择性保真度。选择性保真度是指 SBS 在提高最大的物理的、功能的、心理的等保真度的局限性 [6]。VR 和 SBS 具有难以置信的视觉优势，甚至是听觉逼真度，但是触觉逼真度仍然处在初级阶段。换句话说，SBS 技术使其能提供的物理逼真度有局限性。提供对医疗器械的现实触感，尤其对人体来说，仍然是一个艰巨的挑战。与 MBS 相比，SBS 和 3D 头戴 VR 中缺乏潜在触觉，目前这显著的局限性让它不太适合程序性训练、练习和评估。但随着科技的进步，不久的将来这一局限性很可能得以减少。在 SBS 和严肃游戏中使用屏幕的局限性是那些基于屏幕的模拟可能会限制和影响心理逼真度。3D 头戴 VR 使得沉浸感水平提高考虑到 360°，也提高了 VR 体验中的互动性质。最后，使用多个菜单、下拉菜单、基于计算机的交互也可能影响功能逼真度，SBS 这样的交互给人的感觉是做作或乏味。

开发 SBS 和 3D 头戴 VR 前期成本高，开发时间长，这往往是研究中限制速度的一个步骤。主题专家和研究人员必须与开发人员和程序员一起工作，这是昂贵的和耗时的。将此与基于模拟人的模拟对比，一旦购买模拟人后，研究人员无需工程技能可立即开始场景。尽管空间和人力资源是模拟人的成本问题，但熟练的模拟者可以解决这个问题。而对于 SBS，如果没有模块或产品，它就无法工作 [3, 4]。本质上，研究的质量完全取决于开发商；因为经费问题或时间限制，即使合同协议仍然存在（严肃游戏或 VR 研究时是必需的），最终产品可能会和研究预期的不一样。

与大多数技术一样，SBS 和 3D 头戴 VR 都会受到技术问题的影响，比如故障、速度变慢甚至完全停电。而模拟人也依靠计算机化部件和连接，通过使用其他模拟人、改进工具或修改场景来减轻系统关机导致的问题。互联网连接也是一个争论点，如果没有无线网络（wi-fi），完全依赖无线网络的严肃游戏或 VR 作为一个严重的问题将变得完全无用。多人游戏或 SBS 特别需要强效的网络连接。对于 3D 头戴 VR 出现前的传统 SBS，鉴于其模拟时的 2D 特性及缺乏完全的沉浸感，人们一直对它限制的功能保真性问题存在担忧。

研究模型

与其他模拟方法一样，基于模拟的游戏和虚拟现实主要有两种研究类型：评估 VR 作为一种培训方法的仿真效果的研究（如以模拟为主体）和将 VR 仿真技术作为调查方法的研究（如模拟作为环境）[7]。

一旦开发，初步研究应收集支持游戏或 VR 作为目标群体的评估和 / 或培训工具的有效性的证据。非比较性研究有助于评估游戏和游戏得分作为内容、内部结构和判别能力 [8]。进一步的细节见第 26 章。我们对评估技术本身（作为有效性实验）进行了区分，这不同于评估学习系统中插入严肃游戏或 VR 后产生的教育效果。后面是模拟作为研究主题的一个例子。

模拟作为研究主体

研究游戏或 VR 的预期目标通常是确定游戏的教育效果。当设计一项研究为这一目的时，应考虑若干因素。不过，总体来说，有很好的证据支持模拟教学作为一种培训方法的有效性。严肃游戏或 VR 工具的教育价值不能被假设，尤其是高阶结局，其随着行为或患者结果的变化而变化。生产高仿真度的 VR 模拟具有挑战性和经常受到预算限制等因素和技术局限性的影响。这些因素可能减少游戏或 VR 模拟对教育的作用。

Cook 和 Beckman 强调了随机化后测设计的优势，如果有足够的数量和随机性，这一设计非常适合这种类型游戏研究 [9]。在较小的单中心队列中，随机 Pre-post 研究可能更合适。更大样本量和多中心研究可利用可移植性、分布性和异步性可实现这一要求。比较性研究可评估从游戏中学习与从传统培训方法中学习的区别。这些研究也可能有助于探索如何最好地将游戏纳入现有的培训课程。

模拟环境用作实验环境

在这类分析中，模拟环境被用作实验模型，以研究其对人和系统性能的影响 [7]。游戏和 VR 可能比任何其他类型的模拟都允许标准化和可复制的场景，因此有助于研究广泛的表现影响因素，包括个人和团队表现、环境影响以及技术、系统和患者因素。基于模拟人的模拟例子包括比较在标准化气道上插管设备的测试结果 [10]，或记录不同设备之间的护理差异 [11]。由于选择性的保真度，验证对于这些平台做出适用于现实世界的临床相关结论至关重要。使用严肃游戏和 VR 作为环境来检验专业行为或安全威胁的研究在文献中是罕见的。例如，严肃游戏在灾难分类管理 [12] 和儿科复苏管理 [13] 中的教育有效性证据正在显现。

由于模拟是作为一种对环境需要很高的理想度来将发现推广到现实世界中，因此严肃的游戏和 VR 开发对于制造完美的临床环境来说可能会特别昂贵和耗时。虽然设计高仿真度的限制，从多人游戏到模拟临床环境，有越来越多的资源可以防止从头开始。但是，对于人体解剖、医院架构，甚至设备、医疗人员模型、程序行为、词汇或动作等资产，都有开放源代码和可购买的资源。例子包括应用研究协会的 BioGears 和 Kitware 脉冲生理引擎。

游戏 / 虚拟现实的唯一变量

严肃游戏可以捕捉精确的数据,包括在游戏中执行的动作和动作的时间。基于网络的游戏(web-based games)还可以为研究人员提供系统范围的数据,包括诸如网络协议(internet protocol,IP)地址、用户 ID、登录和注销时间等信息。对于多人游戏,可以跟踪玩家之间的交互和交互时间。通过记录玩家在游戏过程中的行为和路径,研究者可以更好地评价玩家的决策过程和反应时间,这一过程可以作为严肃游戏学习评价的基础。研究者也许能够通过玩家的行为和选择更好地理解学习者的想法。在医疗之外用来描述这种数据收集的理论结构被称为信息跟踪[14]。Loh 等人描述了一个深思熟虑的数据跟踪框架,它不仅揭示了目标的完成情况,还揭示了学习者达到目标的过程和动作。它倾向于回答关于"为什么""在何时""在何地""如何发生"等问题,但往往不需要回答"为什么",而"为什么"则需要在复盘时进行解答[14]。

游戏 /VR 的数据采集方法

用于游戏 / 虚拟现实分析的数据收集方法可以分为两类:原位和非原位。原位收集发生在游戏本身(如记录游戏事件),而异地收集是在游戏之外收集的数据(如游戏后调查)。

原位数据收集:大多数游戏引擎都有或可以与数据收集引擎(data collection engine,DCE)进行交互,该引擎允许轻松获取游戏中的事件(如玩家点击的评估和治疗、玩家通过用户界面选择的药物剂量和液体等)。DCE 可以提供详细和概要的数据,供玩家、教育者和研究人员在游戏结束后使用。

在某些情况下,游戏研究人员可能希望远程查看实际的游戏或赛后的游戏。屏幕录制有几个选项。有许多软件程序是为录制电脑屏幕视频而设计的。然而,研究人员应该意识到,同时使用屏幕记录器可能会降低游戏速度,除非运行在具有高处理速度和图形容量的计算机上。录制游戏的另一种方法是使用高清多媒体接口(high-definition multimedia interface,HDMI)——克隆盒。这些设备可以捕获屏幕视频和音频,并将它们传输到远程监视器或存储设备,而不会降低游戏速度。

异地数据收集:在新游戏 /VR 的初始开发和 β 测试期间,开发者通常希望评估玩家对游戏的满意度。为可用性测试开发了许多基于调查的工具。大量的基于调查的可用性测试工具已经开发出来。这些包括系统可用性量表(system usability scale,SUS)[15]、软件可用性测量目录(software usability measurement inventory,SUMI)[16],以及用户相互满意度问卷(questionnaire for user interaction satisfaction,QUIS)[17]。

实践方面: 发展阶段

主题专家(subject matter expert,SME)必须与开发团队紧密合作。无论严肃游戏或 VR 被用作教育干预或调查方法[7],开发都必须关注教育或评估目标。开发人员通常强调物理仿真度,而不是功能仿真度,尽管教育模拟中的证据强调后者(特别是在预算有重大限制的情况下)[18]。随着广泛可用的生理学引擎(ARA BioGears、Kitware PULSE 和 HumMOD 等,如上所述）的出现，可以在降低编程成本的情况下最大限度发挥生理反应的功能仿真度。然而，SME必须特别注意高水平和低水平主体在模拟环境中可能预期采取的广泛行动。这些还包括无论是在游戏时间的和实时的深思熟虑下，调整生理时间和治疗变化。由于每个开发团队都有可能对用户行为做出假设，因此开发团队可能从其与 SME 的频繁沟通后的调整工作中获益。

我们强调研究数据计划必须在开发工作之前准备好。这还包括如何将数据传输给研究人员的计划，并且必须考虑到游戏中的性能数据是否需要安全的数据传输（例如，数据将储存在哪里以及它们可以复制到哪里？）。伦理机构和审查委员会可能对数据的存储方式有额外的限制，特别是如果存储是基于云的，并且数据中包含受保护的医疗信息（protected healthcare information，PHI）。受到额外隐私和保密性问题的影响，需要告知用户其在工作场所如何使用数据。

数据收集和过滤必须从一开始就集成到所有游戏和 VR 中，因为大量的内存和处理用于保存和处理精细数据。数据的管理方式必须达成一致。例如，当测量模拟医疗活动中常见的持续时间（如胸部按压时间）时，开发人员将需要明确开始时间和结束时间，特别是当场景使用强大支链逻辑和条件事件时。大多数开发人员使用 *.csv 格式的压缩文件将通用格式数据转化为电子表格类型数据，但通常需要在分析和显示给用户之前对数据进行汇总或清理。明确说明研究结果变量及其分析方法的计划将有助于开发人员获得适当的数据。另一个例子是，在 VR 中捕捉凝视数据是可能实现的，但在游戏过程中需要额外的编程和强大的处理器能力来记录。

VR 或游戏中的数据收集取决于互动性和所涉及的硬件。独立的 VR 设备（Oculus Go、Samsung Gear VR 等）可以记录 3 个自由度的位置，但没有其他位置数据。本书出版时的全VR 设备（Oculus Rift S，HTC Vive Pro）可以记录受试者在所有 6 个自由度下的位置和潜在的注视模式。使用自己控制器的 VR 或严肃游戏可以记录动作的时间和模式，包括犹豫、不动作，甚至紧急状态（如果一个键或按钮被反复快速按下）。开发人员通常使用这些类型的实时数据来进一步模拟或游戏，但记录这些以后使用的数据是内存和处理器密集型的，应该提前计划。如果开发人员在没有 SME 和研究专家介入的情况下，不了解研究问题和所需变量的结果的状况下，不可能知道哪些数据要优先保存和导出。

实施阶段

使用游戏或 VR 进行的研究不同于简单地要求参与者使用软件，建议考虑几个实现过程中的因素。由于游戏或 VR 要求参与者立即学习新技能，其中包括他们可能不熟悉的游戏机制（如命令、按钮、规则），因此内部存在构念无关变异（construct-irrelevant variance）问题 [19]。也就是说，他们在游戏或 VR 中的表现（甚至他们的使用频率）可能会部分受到他们所在平台中的设施和技能的影响。在 K-12 游戏中，构念无关变异是众所周知的 [20]，但在模拟医学中很少涉及。构念无关变异的来源包括打字速度和技能、设备质量（如劣质扬声器与耳机）、对控制板的熟悉程度、对常见游戏机制的熟悉程度，甚至对快速移动的 VR 眩晕。

为了解释在严肃游戏和 VR 研究中的构念无关变异，我们强烈建议构建一个教程，让用户沉浸在最佳性能所必需的特定控件和游戏机制中，最好不要暗示在适当的游戏或 VR 中引入的内容。我们还建议收集教程性能数据，既可以将环境中的熟悉程度量化为数据分析中的协变量，也可以记录连续教程中的改进，使得研究中的构念无关变异主动最小化。为此，如果研究需要游戏或 VR 的多个播放，那么简单地玩游戏就有可能提高性能，因为它们的控制和环境设施将逐渐改善，形成一种称为"遗留效应"的成熟偏差。可用统计方法来衡量和解释结转效应[21]；然而，如果游戏内容的顺序可以像在交叉研究中那样在更大的样本中随机化，也可以减少遗留偏差。

由于严肃游戏和 VR 允许在边远地区（包括参与者自己的家）进行研究活动，研究活动发生的物理环境可能会有所不同，从而增加了另一个构念无关变异来源。物理环境包括占地面积（特别是 VR）、干扰物（附加人员、其他电子设备、宠物）、屏幕大小和自己机器的处理速度等。网速也可能影响游戏性能。可能有必要通过使用更受控的和一致的设置完成研究来标准化物理环境。

分析和传播阶段

许多医疗游戏和 VR 研究共同的结果变量可以包括所有级别的评估，如满意度、知识、行为，甚至与患者相关的结果。收集游戏数据的魅力在于大量可用的行为和性能数据，包括行动时间、做出的选择或选择方式，甚至是暂停或不活动时间，这可能表示不行动、犹豫或优柔寡断。与任何基于模拟的研究一样，研究问题和方法必须在最终产品开发和实现之前被明确。

必须仔细解释比赛的表现。例如，根据游戏机制，长菜单屏幕的导航可能会合成一个时间到关键动作变量。或者，如果游戏在屏幕上提前出现，则提前"结束"游戏的特定支链逻辑，可能不允许参与者演示其所有累积的知识或性能。建立游戏表现与临床表现的相关性研究，为使用游戏或 VR 的有效性提供了证据，往往是开发医疗游戏或 VR 的前哨研究计划。

内容和使用的有效性证据引起了各方的兴趣。游戏开发人员和硬件开发人员通常缺乏非娱乐产品的数据，医疗机构内的任何有效证据都可以将他们的产品与竞争对手区分开来。在将游戏或 VR 应用到本已繁忙的课程中之前，健康教育工作者也会对有效性证据感兴趣。医疗网络和患者安全倡导者会像当初对待模拟一样重视游戏和 VR 的有效性证据，以发现潜在的安全威胁。最后，赞助这些系统开发的资助者和组织也应该认识到这些游戏的价值定位，因为医疗游戏和 VR 并不像娱乐游戏那样具有同样的盈利潜力。

结语

严肃游戏和 VR 是强大的工具，用于模拟医学研究时有明显的优势和劣势。无论模拟作为干预还是作为环境，建议研究者根据模拟仿真度和研究结果选择相适应的模拟方式（如严肃游戏 vs. VR vs. 人体模型）。性能数据捕获的独特元素包括开发用于现场数据捕获的信息跟踪、异步复盘和已在非医学文献中验证的特定用户界面调查。由于严肃游戏和 VR 都需要重要的前期开发，SME 和研究人员应与开发人员密切合作，以促进成功的数据捕获和分析。

参考文献

[1]　SUSI T, JOHANNESSON M, BACKLUND P. Serious games – an overview. New York: Springer, 2015.

[2]　BEDWELL WL, PAVLAS D, HEYNE K, et al. Toward a taxonomy linking game attributes to learning: an

empirical study. Simul Gaming，2012，43（6）：729-760.

[3] CHANG T，PUSIC MV，GERARD JL. Screen-based simulation and virtual reality//CHENG A，GRANT VJ. Comprehensive healthcare simulation – pediatrics. 1st ed. Cham：Springer International Publishing，2016：686.

[4] CHANG TP，WEINER D. Screen-based simulation and virtual reality for pediatric emergency medicine. Clin Pediatr Emerg Med，2016，17（3）：224-230.

[5] ELLAWAY R. Reflecting on multimedia design principles in medical education. Med Educ，2011，45：766-767.

[6] CURTIS MT，DIAZGRANADOS D，FELDMAN M. Judicious use of simulation technology in continuing medical education. J Contin Educ Health Prof，2012，32（4）：255-260.

[7] CHENG A，AUERBACH M，HUNT EA，et al. Designing and conducting simulation-based research. Pediatrics，2014，133（6）：1091-1101.

[8] COOK D，BECKMAN TJ. Current concepts in validity and reliability for psychometric instruments：theory and application. Amer J Med，2006，119（166）：e7-e16.

[9] COOK DA，BECKMAN TJ. Reflections on experimental research in medical education. Adv Health Sci Educ Theory Pract，2010，15（3）：455-464.

[10] FONTE M，OULEGO-ERROZ I，NADKARNI L，et al. A randomized comparison of the GlideScope videolaryngoscope to the standard laryngoscopy for intubation by pediatric residents in simulated easy and difficult infant airway scenarios. Pediatr Emerg Care，2012，7（5）：398-402.

[11] KESSLER DO，WALSH B，WHITFILL T，et al. Disparities in adherence to pediatric sepsis guidelines across a spectrum of emergency depart- ments：a multicenter，cross-sectional observational in situ simulation study. J Emerg Med，2016，50（3）：403-415. e401-403.

[12] CICERO MX，WHITFILL T，MUNJAL K，et al. 60 seconds to survival：a pilot study of a disaster triage video game for prehospital providers. Am J Disaster Med，2017，12（2）：75-83.

[13] GERARD JM，SCALZO AJ，BORGMAN MA，et al. Validity evidence for a serious game to assess performance on critical pediatric emergency medicine scenarios. Simul Healthc，2018，13：168-180.

[14] LOH CS，ANANTACHAI A，BYUN J，et al. Assessing what players learned in serious games：in situ data collection，information trails，and quantitative analysis. 10th International Conference on Computer Games：AI，Animation，Mobile，Educational & Serious Games（CGAMES 2007），2007，9.

[15] BROOKE JSUS. a 'quick and dirty' usability scale//JORDAN P，THOMAS B，MCCLELLAND IL，et al. Usability evaluation in industry. Boca Raton：CRC Press，1996：189-194.

[16] KIRAKOWSKI J，CORBETT M. SUMI：The software usability measurement inventory. Br J Educ Technol，1993，24（3）：210-212.

[17] CHIN JP，DIEHL VA，NORMAN KL. Development of an instrument measuring user satisfaction of the human-computer interface//Association for computing machinery. Proceedings of the SIGCHI Conference on Human Factors in Computing Systems，Washington，DC，USA，1988：213-218.

[18] NORMAN G，DORE K，GRIERSON L. The minimal relationship between simulation fidelity and transfer of learning. Med Educ，2012，46（7）：636-647.

[19] DOWNING SM. Threats to the validity of locally developed multiple-choice tests in medical education：construct-irrelevant variance and construct underrepresentation. Adv Health Sci Educ Theory Pract，2002，7（3）：235-241.

[20] KERR D. Using data mining results to improve educational video game design. J Educ Data Min，2015，7（3）：1-17.

[21] CLEOPHAS TJ. Interaction in crossover studies：a modified analysis with more sensitivity. J Clin Pharmacol，1994，34（3）：236-241.

第6章 计算机建模和模拟概述

Roland R. Mielke   James F. Leathrum   Andrew J. Collins
Michel Albert Audette

概要

科学研究包括对观察到的现象进行理论公式的表达，以及通过实验来检验和发展这些理论。在过去的 20 年里，计算机建模与模拟（computational modeling and simulation，M&S）已被公认为科学研究的第三个支柱，因为它提供了超出我们正常理解范畴的额外的见解，而这些见解往往是仅通过理论和实验分析不可能获得的。本章旨在探讨如何在系统级医学研究中应用计算机建模与模拟，并为一些应用提出使用指南。医学研究建模常用的方法有两种：系统动力学模型（system dynamics model）和基于代理的模型。本章中描述了这两种方法在医学研究中的应用、设计了蒙特卡洛模拟（Monte Carlo simulation）、连续模拟和离散事件模拟 3 种模拟模型，并说明了 3 种模型的使用条件。本章通过一个流行病学案例详细说明计算机建模与模拟在研究过程中的应用方法。

实践要点

- 有 3 种主要的模拟模式：蒙特卡洛模拟、连续模拟和离散事件模拟，也可以结合任何两种模式进行混合模拟。
- 蒙特卡洛模拟范式是指用于模拟静态、随机系统模型的方法，其中系统行为用概率表示。
- 连续模拟范式是指用于模拟动态、连续状态、时间驱动的系统模型的方法。
- 离散事件模拟范式是指用于模拟动态、离散状态、事件驱动系统模型（如排队模型）的方法。
- 建模方法包括系统动力学模型和基于代理的模型；这两种方法经常用于复杂的医学系统，包括本章流行病学应用调查。

R. R. Mielke
Electrical Engineering, University of Wisconsin-Madison, Madison, WI, USA
Department of Modeling, Simulation and Visualization Engineering, Old Dominion University, Norfolk, VA, USA
e-mail: rmielke@odu.edu

J. F. Leathrum · M. A. Audette(✉)
Department of Modeling, Simulation and Visualization Engineering, Old Dominion University, Norfolk, VA, USA
e-mail: jleathru@odu.edu; maudette@odu.edu

A. J. Collins
Department of Engineering Management and Systems Engineering, Old Dominion University, Norfolk, VA, USA

引言

　　长期以来，计算机建模与模拟一直被用于医学教育和培训。大多数医生都熟悉使用可视化模型和模拟以及模拟教学应用程序来提升教学效果。他们还熟悉使用任务训练器、医学模拟人和沉浸式交互虚拟现实进行训练，从而通过提高受训者的可靠性来控制表现的可变性（即最小化误差）。然而，使用计算机建模与模拟作为支持和加强医学研究的科研方法，对医学从业者来说是比较新且不太熟悉的。本章的重点是解释计算机建模与模拟如何在系统级医学研究中进行使用，并为其使用提供一些实用指南。

　　计算机建模与模拟是指使用模型和模拟以及相关的分析、可视化和验证／确认技术进行模拟研究。模拟研究的主题通常被描述为一个由一系列组件组合的系统。这些组件共同作用于执行任何单个组件都不可能执行的功能。作为模拟研究对象的系统称为模拟世界（系统）。模型是模拟对象在模拟世界（系统）的数学或逻辑表示形式。模型的选择必须考虑模拟的相关特性和需要通过模拟解决的问题。模拟是执行模型的过程。模拟方法的选择取决于模型的数学特性。

　　纵观计算机建模与模拟历史，它一直都被视为众多学科及其应用领域的重要研究工具。在大多数领域中，研究通常是通过一系列阶段分别进行，包括理解、预测和控制[1]。初始阶段用于理解事件或对象之间的相互关系。对事件或对象之间相互关系的理解是建模者开始进行预测的基础，并最终确定研究主题的因果机制。最后，通过得出的因果机制成果帮助用户控制事件和对象按预设方向发展。随着这些阶段的进展，研究从基础水平转向更实用的水平。例如，人类基因组计划（human genome project）是为了了解人类染色体 DNA 的完整序列。对人类基因组的了解有助于对基因变异做出预测，并可在基因或分子水平上实现更可靠的医学诊断和治疗。

　　计算机建模与模拟与研究的各个阶段都密切相关。在更基本的层面上，研究是以理论为指导的。模型是用于表示理论的具有明确竞争理论、基本假设的特定实例。同样，模拟也被用来研究在各种条件下研究主题的预测，或者根据实际情况对已有理论进行验证。在应用的层面上，模拟也用于控制事件和对象按预设方向发展。以实物模型或原型的形式进行的模拟可用于创建产品和系统用于需求、规格和客户满意度的预测。

　　以上对研究过程的简单描述强调了计算机建模与模拟的三个重要方面。第一，计算机建模与模拟与研究过程的所有阶段都密切相关。它是用来提炼世界的因果机制，并以此帮助我们了解世界、改造世界。第二，强调了计算机建模与模拟可应用于个人研究的任何领域，生物学家、化学家、社会学家、经济学家和历史学家都可以利用其来帮助确定研究问题、指导实验开展以及进行理论评估，丰富各自的知识体系。第三，强调了计算机建模与模拟在基础研究和应用研究中的不同作用。在基础研究中，计算机建模与模拟更多地被用作研究工具，而在应用研究中，它要么被用来帮助创新产品，要么本身就是产品。

　　接下来本章分四部分进一步介绍计算机建模与模拟在医学教学研究中的应用。在第一部分中，我们重点关注模拟范式，依据模型模拟的相关的系统不同，确定了 3 种模拟模型。在第二部分中，我们选择了两种常用的建模方法：系统动力学模型和基于代理的模型。在第三部分中，具体介绍了计算机建模与模拟在医学研究中的应用示例。通过用不同的建模方法和模拟方法对同一个流行病学问题进行研究，说明计算机建模与模拟中必须考虑的一些实际问题。在最后的结论部分，指出在医学研究中应用计算机建模与模拟所面临的几个挑战，并对这些挑战进行了简要的讨论。

模拟方法

在这一部分中，我们确定了 3 种模拟范式：蒙特卡洛模拟、连续模拟和离散事件模拟，并对选择适当模拟范式的过程进行讨论。模拟范式的选择主要取决于要模拟的模型的特征。模型的函数的数学性质定义了模型特征（model characteristics）。每一个模拟范例都为用于具有这些系统特性（system characteristics）的特定组合的模型而设计。第四种模拟方法为混合模拟，是指利用两个或多个模拟范式来模拟单个模拟世界（系统）模型的模拟方法。

系统特性

模型的数学表示通常用函数的定义来表示[2]。函数是由输入集 X、输出集 Y 和对应规则 Γ 三部分组成的数学结构。输入集 X 由一组系统输入组成 $[x(t) \in X]$、输出集 Y 由系统输出组成 $[y(t) \in Y]$、对应规则 Γ 为所有集内输入到输出的映射，表示为 $\Gamma: X \rightarrow Y$ 或 $\Gamma\{x(t)\} = y(t)$。时间 t_0 时刻的系统状态 $q(t_0)$ 是描述 t_0 时刻的系统的最简函数形式，$t \geq t_0$ 的系统输出由 $t \geq t_0$ 的系统输入和系统的最简函数形式唯一确定。系统的状态空间 Q 是系统状态的所有可能值的集合。

系统特性指基于模型函数表示的数学特性的所有包含的、互斥的概念对。这些概念的定义如下所示。

- 静态系统或动态系统：如果 t_i 时刻的系统输出仅依赖于 t_i 时刻的系统输入，则该系统称为静态系统（static system）。如果 t_i 时刻的系统输出与 $t \leq t_i$ 的系统输入均有关，则该系统称为动态系统（dynamic system）。动态系统称为有记忆的系统，而静态系统称为没有记忆的系统。t_i 时刻的静态系统的输出仅取决于 t_i 时刻系统的输入。t_i 时刻的动态系统的输出由 t_i 时刻系统的输入和 t_i 时刻前系统的状态共同确定。

- 确定系统或随机系统：确定系统是指在确定条件下所有系统输出完全确定的系统。随机系统（stochastic system）是在确定条件下一个或多个系统输出具有不确定性或可变性的系统，系统输出被描述为一个随机过程，通过一个概率函数来描述系统行为。

- 连续状态系统（continuous-state system）或离散状态系统（discrete-state systems）：连续状态系统是一个系统，其中状态空间 Q 由假定实值连续的元素 $q(t)$ 组成；即 $q(t) \in R$（R 为实数集）。连续状态系统的例子包括许多物理系统，其系统变量（位置、速度、大小）具有实数值。离散状态系统的状态空间 Q 仅由假设离散值的元素 $q(t)$ 组成；即 I（I 为整数集）。离散状态系统的例子包括许多服务系统，其中系统变量（人员计数、资源计数、部件计数）均是非连续的整数值。

- 事件驱动系统（event-driven systems）或时间驱动系统（time-driven systems）：在离散状态系统中，当系统的输入值从一个离散值瞬间变为另一个离散值时，系统状态变化过程是非连续变化的，而只在不同的时刻发生改变。每个系统状态转换都确定关联一个事件，因而我们可将系统状态转换归因于某些事件的发生，此处事件是一种特定的瞬时动作，它会导致系统状态转换。我们把具有这种行为的系统称为事件驱动的系统。在连续状态系统中，系统状态通常是通过求解系统的微分方程表示来获得的。在这样的系统中，系统状态变化可能仅仅因为时间的推移而发生，即使系统没有输入或输入改变。我们把具有这种行为的系统称为时间驱动的系统。

模拟范式的定义

模拟模型的方法称为模拟范式，本章介绍蒙特卡洛模拟范式、连续模拟范式、离散事件模拟范式 3 种。模拟范式的选择是取决于用于表示模拟对象（模拟世界）的模型的系统特性。依据模型函数表示的数学性质不同，分为 3 种模拟范式，定义如下：

- 蒙特卡洛模拟范式：是指用于模拟静态随机系统模型的方法，其中系统行为用概率函数表示。基本模型通常是随机实验和相关概率空间。
- 连续模拟范式：是指用于模拟动态、连续状态、时间驱动系统模型的方法。基本模型通常是一组描述模拟对象行为的微分方程。模拟输出往往是某个模拟状态变量的时间轨迹。模拟方法为确定系统初始状态、对很小时间变量增量的微分方程进行反复求解。这种范式通常用于自然系统研究，系统行为可很好地表示为微分方程。
- 离散事件模拟范式（discrete event simulation paradigm）：是指用于模拟动态、离散状态、事件驱动系统的模型的方法。底层模型通常是离散事件系统[2]（如排队模型、状态自动机模型、Petri 网络模型或事件图模型）。模拟输出通常是在事件驱动时刻评估的一系列状态变量值。模拟方法为确定系统初始状态、在每次事件发生时重复更新系统状态。使用事件调度策略进行事件管理，并在每个事件发生时更新事件调度策略的未来事件列表。这个范式通常用于服务系统，系统行为可与事件描述很好关联起来。

模拟范式选择过程如图 6-1 所示。图中可以清楚地看到，模拟对象的模型一旦构建完成，用于模拟该模型的模拟范式也就随之被确定了。然而，通常在决定开发模拟对象模型时存在一些灵活性，因此选择模拟范式时需要依据模拟对象自身性质确定一些变化因素。

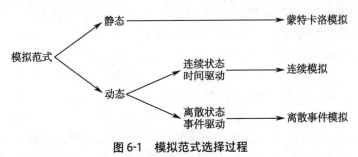

图 6-1　模拟范式选择过程

第四种模拟范式有时称混合模拟范式（hybrid simulation paradigm），指同时使用 2 个或 2 个以上模拟范式来模拟单个模型的模拟方法。例如，混合模拟范式可用于模拟在两种不同模式下运行的连续状态、时间驱动模型。离散事件系统模型（discrete event system model）可用于模拟系统运行模式改变的系统，而连续模拟模型（continuous simulation model）可用不同的连续模拟模型表示两种模式下的系统运行。在模拟人体生理模型时，很容易出现运行模式改变的系统。

选择建模的方法

构建模型的方法有很多种，任何计算机建模与模拟项目的早期挑战之一就是选择合适的建模方法。虽然项目是独特的，但下列指导原则对于所有项目均适用。研究的出发点始终是对模拟的详细调查和研究目标的列举，也就是识别关于模拟研究要解决的问题模拟的问题。首先必须对模拟对象进行建模，将相关的模拟对象的特性足够的分辨率（满足解决研究问题的细节要求）包含在模型中。如果能构建该模型，并属于在 3 种模拟范式中的 1 种时，接下来的工作就会非常方便，有用来模拟模型的明确程序和一系列可用的建模与模拟工具或环境。如果模型特性不符合这 3 种模拟范式之一，则必须为该模型制订独特的模拟方法。

在这一部分中，我们介绍了两种建模方法：系统动力学模型和基于代理的模型。这两种方法经常被用来描述复杂的医学系统，分别提供了一个互不相同的系统运行视角。这 2 种建模方法都适用于动态系统，分别适用于连续仿真模型或离散事件仿真模型。在本章的第三部分，医学应用示例中，2 种建模方法都适用于解决流行病学问题。系统动力学模型可发展为连续仿真模型，而基于代理的模型则发展为离散事件仿真模型。

系统动力学模型

系统动力学模型由 2 个部分组成，即存量（stock）和流量图以及因果循环图。存量是随着时间的推移因流入而积累并因流出而耗尽的一些数量，存量只能由流量改变。因此，存量可以被视为流量随时间的整合，流入增加累积存量，流出从累积存量中减去。表示库存水平的变量通常包括系统动态模型的状态变量。因果循环图是显示不同系统变量和参数如何相互关联的图表。该图由表示变量或参数的节点和表示节点之间关系的边组成。正标记边表示增强关系，而负标记边表示抑制关系。在系统动力学中，因果循环图用于显示系统状态变量和参数如何影响存量的流入率和流出率。系统动力学模型定义了一组描述建模系统动态行为的状态变量方程。理想情况下，模型状态变量和参数的选择应与模拟对象的具体特征匹配。具体例子我们将在下一节的图 6-3 中进行讲述。

系统动力学在模拟医学研究中有着大量广泛的应用。在医学领域，内容涵盖了疾病和药物滥用的流行病学、医疗能力分析和优化以及在诊所和急救设施中的患者流量研究。疾病流行病学研究的例子包括以预防和康复对公共卫生成本的影响为中心的心脏病和糖尿病研究[3]。此外，还有针对艾滋病病毒 / 艾滋病的模拟研究，以揭示它流行的病毒学和行为学特征，同时以简单的图形模式[4]描述其产生的后果，以及抗逆转录病毒疗法（antiretroviral therapy）[5]产生的影响。还有一些模拟模型用于评估筛查和疫苗接种活动对人乳头状瘤病毒的可能效果以及对宫颈癌的影响[6]。最近的药物滥用流行病学研究主要集中在可卡因和海洛因滥用上。例如，通过系统动力学模型再现了 15 年间可卡因使用（cocaine use）和供应的各种国家指标数据，并对实际潜在流行率进行了详细估计[7]。病房床位数和门诊流量的研究包括对急诊室的优化研究[8]，具体可通过使用系统动力学模型研究需求模式、资源配置、医院流程和床位数量之间的相互作用进行优化。研究发现,对患者护理产生少许延误虽不可避免,但通过有选择地增加单位内资源以减少延误往往是可实现的。

基于代理的模型

基于代理的模型[9]包含 3 个组件:代理、环境和一组代理关系或交互关系。代理是自包含的、自治的对象或表示模拟对象组成部分的参与者。代理具有表示与其他代理通信或对环境感知的输入量,并生成表示与其他代理的通信或与环境交互作用的输出量。代理通常可实现某个目标或完成某些任务,并且具备随着时间推移优化改进,以提高实现目标的能力。环境可以是一个简单的平面网格或立体晶格结构,用于表示一个代理相对于其他代理的逻辑关系位置信息,也由能够表示可能影响代理行为的环境数据的复杂动态模型构成。任何基于代理的模型的核心都是代理与其他代理以及与环境交互的规则。这些相互作用通常是与它们的近邻在局部空间水平上进行着的"近视"的相互作用,而这些代理也可以通过其他环境(如社交网络)实现相互作用。这些交互作用可能是代理间直接交换信息,也可能是代理周围众多的邻居共同间接决定模型动作。

基于代理的模型是许多代理的组合,它们之间相互交互并与环境交互,可以导致模拟过程中发生紧急情况。基于代理的模型是通过定义的代理交互在微观层面开发的,但通过对代理集体行为的观察,来实现在宏观层次上的洞察。基于代理模型的一个关键属性是,即使是相对简单的代理交互规则也会导致高度复杂的集体代理行为。基于代理模型的另一个优点是它们能够适应代理的异质性(heterogeneity)。代理的异质性是指代理各自具有不同的特征。它们可能从不同的条件开始,可能具有不同的容忍度,也可能会有不同的反应。将异质的代理合并到基于代理的模型中,可以让建模者的建模更能代表自然界中存在的巨大的多样性。

基于代理的建模本质上是一种决策支持的建模方法,通常用于构建和测试理论,并提供对复杂系统行为的洞察。在生物科学领域中,基于代理的模型被用来模拟细胞的行为和相互作用[10]、人类免疫系统的运行机制[11]以及疾病的传播过程[12]。基于代理的流行病模型和传染病大流行模型(agent-based epidemic and pandemic model)可以结合空间和社交网络拓扑来模拟人们的日常活动和交往。模拟的重点是了解可能导致流行病的条件并确定缓解疾病流行的措施。基于代理的建模是利用医学大数据分析医疗卫生决策对公众的影响的一种方法,特别适合使用活体试验评估政策不切实际、成本高昂或不道德的情况。基于代理的模型和模拟使研究人员能够模拟大量自治和异构种群进行实验,以观察出现了什么现象,并构建关于这些现象的理论。

医学应用的模拟实例

疾病传播研究提供了选择病例的丰富的样本库,说明了选择建模方法在计算机建模与模拟(M&S)中的重要性。在本节中,我们分别用系统动力学建模方法和基于代理的建模方法构建流行病学模型,以此证明,建模方法的选择直接影响到研究问题解决的程度和模拟得到的信息的使用效果。

依据对模拟对象的理解深浅差异，Heath 等人[13] 提出了 3 种不同描述层次的模型，分别为发生器模型、中介模型和预测模型。发生器模型（generator model）是在对模拟对象理解有限的情况下构建的模型，主要用于确定给定的概念模型 / 理论是否能够表征模拟对象的待观察行为。中介模型（mediator model）是一种建立在对模拟对象中等水平理解基础上的模型，主要用于建立模型表现模拟对象的能力并洞察模拟对象的特性和行为。预测模型（forecasting model）是在充分理解模拟对象的基础上构建起来的一种模型，可用来估计或预测模拟对象在各种运行条件和环境下的行为。为模拟对象构建概念模型的第一步是选择模型方法。模型方法的选择通常取决于模型构建者对模拟对象的理解水平。务必要认识到，选择的模型方法合适与否直接影响到我们能如何使用模拟结果。

流行病学建模的系统动力学方法

模拟传染病在人群中传播的一种基本的系统动力学方法被称为分区建模（compartmental modeling）。在这种方法中，人群被划分成不同的分区或亚组，模型被设计用来显示每个亚组的人群是如何随着疾病的进展而变化的。5 种不同的比较模型如图 6-2 所示，图中每个框代表一个人群分区，而分区变量表示该分区的人群。模型的选择以是否最好地代表正在研究的具体疾病为准。对于某些疾病，如流行性腮腺炎，当易感人群的成员与感染人群的成员接触时，易感人群的成员会转变为感染人群的成员。感染人群的成员最终转移到痊愈的人群，最终人群中不能再感染疾病。这个模型被称为 SIR 模型。其他疾病，如链球菌性咽喉炎，不会给予那些恢复的人免疫力，从而将那些感染后恢复的人送回易感人群。这个模型被称为 SIS 模型。婴儿通过母系免疫对麻疹等疾病获得了免疫力，这些婴儿直到脱离母体免疫阶段才迁往易感人群。这个模型称为 MSIR 模型。还有一个模型将感染人群细分出暴露人群，在暴露人群中，成员已暴露于感染者，但尚无传染性。暴露人群的成员最终会转移到感染人群。这个模型被称为 SEIR 模型。其他分区将感染人群分为一个具有感染性但没有症状的亚组和一个具有感染性并显示疾病正常症状的亚组，这个模型被称为 SIcIR 模

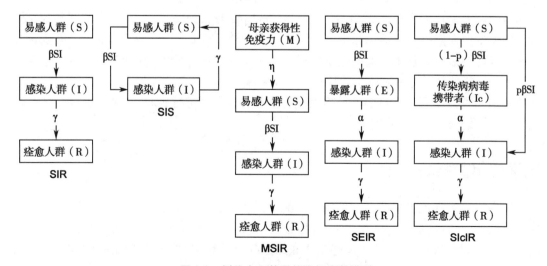

图 6-2 划分人口普通的流行病学模型

型；伤寒玛丽（伤寒超级传染者）是传染病病毒携带者（具有感染性但没有症状的亚组）中的一个典型例子。有趣的是，在基于代理（病原体）的流行病学模型中，同样的分区定义可用于描述作为代理模型（病原体）的个体的不同状态。

我们以 SIR 系统动力学模型为例，图 6-2 所示的分区人群图为数据流图。将与人口亚群和分区人群间人口流动率相关的因果关系、感染率常数 b 和恢复率常数 k 的流量参数加入数据流图中，形成系统动力学模型。通过该模型构建状态变量方程，得到 3 个一阶微分方程，来表示人口亚群的时间变化率。完整的系统动力学模型如图 6-3 所示，包括了由此产生的模型微分方程。

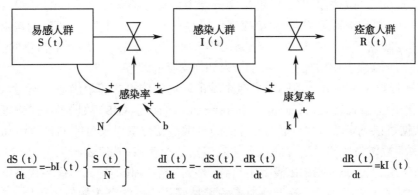

$$\frac{dS(t)}{dt} = -bI(t)\left\{\frac{S(t)}{N}\right\} \qquad \frac{dI(t)}{dt} = -\frac{dS(t)}{dt} - \frac{dR(t)}{dt} \qquad \frac{dR(t)}{dt} = kI(t)$$

图 6-3　SIR 示例的完整系统动力学模型

利用连续模拟范式对 SIR 模型进行模拟。我们将人口 N=S+I+R 设为 790 万人，并假设人口 N 在模拟期间保持 790 万人不变。同时假设最初感染人群有 10 人、恢复人群没有人、其余人群均为易感人群。感染率常数 b 设为每个感染者每天感染 0.5 个接触者，恢复率常数 k 设为每天感染者中恢复比例为 0.33、模拟运行总时长为 150d，模拟结果如图 6-4 所示。

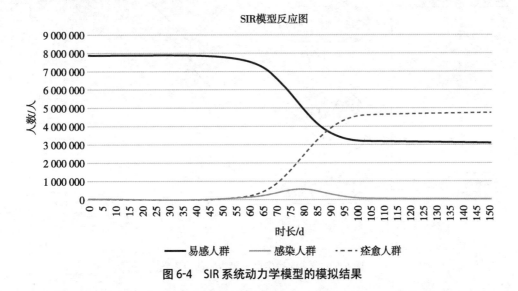

图 6-4　SIR 系统动力学模型的模拟结果

SIR 系统动力学模型（SIR system dynamics model）的模拟结果清楚地显示了：随着传染病的发展，划分的亚组人群是如何随时间变化的。该模型有助于研究初始亚组人群分布、感染率常数 b 和恢复率常数 k 的变化随着时间是如何影响疾病的传播以及疾病生命周期中的亚组人群变化的。但这个模型并不包含关于感染者和易感者之间身体互动是如何影响疾病传播和疾病暴发最终严重程度的相关信息。如果研究的目的是确定减轻疾病传播的方法，那么感染者和易感者之间身体互动是如何影响疾病传播和疾病暴发最终严重程度的相关信息将是必不可少的。

基于代理的流行病学建模方法

基于代理的建模方法提供了以更高辨析能力调查传染病传播原因的可能。我们使用 SIR 系统动力学模型进行的调查表明，疾病传播并不由亚组人群大小决定，而是由感染个体和易感个体之间相互作用决定的。由于基于代理的模型是在个人层面上构建的，因此这种建模方法有助于在模型中增加更多关于个人如何交互的细节。

文献[14]提出了一种流行性腮腺炎在小城市环境中传播的基于代理的模型。在该模型中，使用了地理信息系统（geographical information system，GIS）数据来加强代理环境的定义，这些数据可以确定个人居住位置、可能的日常活动位置以及可能的日常活动方式。个人在模型中即被作为代理。代理的状态信息包括活动状态（其值表示工作/学习、休闲、通勤）和疾病状态（其值取自 SEIR 模型中易感、暴露、感染和恢复）。当这些状态信息与地理信息系统的信息相结合时，就等于增加了关于易感和感染的个体如何进行接触的可观的、详细的信息。描述疾病传播感染规则的流程图（图 6-5）确定了易感个体何时与感染个体接触，然后根据该位置的当时人口密度进行感染率常数调整。

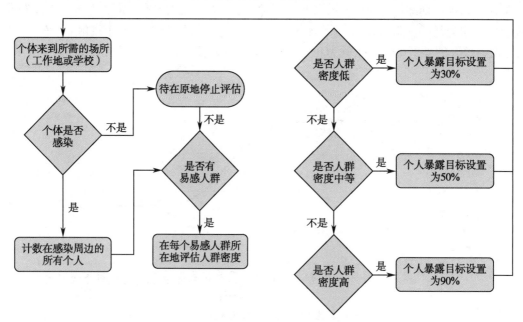

图 6-5　描述疾病传播感染规则的流程图

该模型的初始状态为 1 000 人分布在其城市地区的家中，假设其中 999 人开始处于易感状态，1 人开始处于感染状态。利用离散事件模拟范式对模型进行模拟，并将 4 个亚组人群的大小作为模拟输出。按此初始状态模型模拟后的模拟输出如图 6-6 所示。该模型可用于研究个体的日常行为如何影响疾病传播。

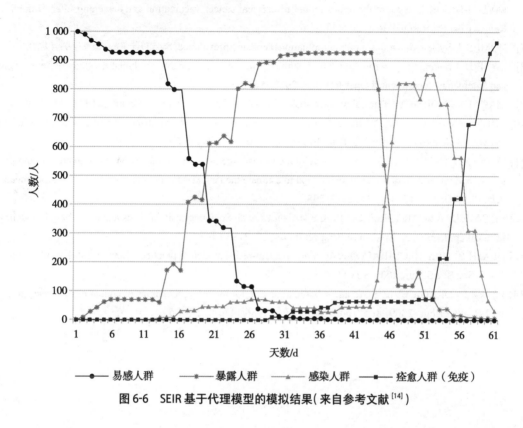

图 6-6　SEIR 基于代理模型的模拟结果（来自参考文献[14]）

结语

在本章中，我们简要概述了如何用计算机建模与模拟帮助医学研究。我们特别描述了两种常用于医学研究的建模方法：系统动力学模型和基于代理的模型。我们还通过在流行病学领域使用这些模型的例子证明了选择适当模型的重要性，也就是一个模型应有足够的信息分辨率以确保解决关于模拟对象的问题。

参考文献

[1] MIELKE RR，SCERBO MW，GAUBATZ KT，et al. A multidisciplinary model for M&S graduate education. Int J Simul Process Model，2009，5：3-13.

[2] CASSANDRAS CG，LAFORTUNE S. Introduction to discrete event systems. 2nd ed. New York：Springer，2008.

[3] LUGINBUHL W. Prevention and rehabilitation as a means of cost-containment：the example of myocardial infarction. J Public Health Policy，1981，1（2）：1103-1115.

[4] ROBERTS C. Modelling the epidemiological consequences of HIV infection and AIDS：a contribution from operations research. J Oper Res Soc，1990，41：273-289.

[5]   DANGERFIELD B. Model based scenarios for the epidemiology of HIV/AIDS: the consequences of highly active antiretroviral therapy. Syst Dyn Rev, 2001, 17: 119-150.

[6]   KIVUTI-BITOK L. System dynamics model of cervical cancer vaccination and screening interventions in Kenya. Cost Eff Resour Alloc, 2014, 12: 26.

[7]   HOMER J. System dynamics modeling of national cocaine prevalence. Syst Dyn Rev, 1993, 9: 49-78.

[8]   LANE D. Looking in the wrong place for healthcare improvements: a system dynamics study of an accident and emergency department. J Oper Res Soc, 2000, 51: 518-531.

[9]   MACAL C, NORTH M. Tutorial on agent-based modelling and simulation. J Simul, 2010, 4: 151-162.

[10] THORNE B, BAILEY A, PEIRCE S. Combining experiments with multi-cell agent-based modeling to study biological tissue patterning. Brief Bioinform, 2007, 8(4): 245-257.

[11] TONG X, CHEN J, MIAO H, et al. Development of an agent-based model (ABM) to simulate the immune system and integration of a regression method to estimate the key ABM parameters by fitting the experimental data. PLoS One, 2015, 10(11): e0141295.

[12] EL-SAYED A, SCARBOROUGH P, SEEMANN L, et al. Social network analysis and agent-based modeling in social epidemiology. Epidemiol Perspect Innov, 2012, 9(1): 1.

[13] HEATH B, HILL R, CIARALLO F. A survey of agent-based modeling practices (January 1998 to July 2008). J Artif Soc Soc Simul, 2009, 12(4): 9.

[14] PEREZ L, DRAGICEVIC S. An agent-based approach for modeling dynamics of contagious disease spread. Int J Health Geogr, 2009, 8: 50. https://doi.org/10.1186/1476-072X-8-50.

第二部分
发现和利用现有文献

第7章　检索、回顾和报告模拟医学研究

David O. Kessler　Marc Auerbach　Todd P. Chang

概要

在开始任何研究项目时,一个重要的步骤就是对文献进行彻底回顾。作为一个独立研究领域,模拟医学在过去 10 年里已逐渐成为成熟的研究领域。该领域许多研究区域的基础概念经常可以在其他学科的期刊上找到。因此,在调查可能有助于当前研究问题的文献时,采用广泛的检索策略(search strategy)就显得尤为重要。在本章中,我们将讨论如何寻找和批判性地评价模拟医学领域的文献。

> **实践要点**
> - 对模拟医学主题进行文献检索是开展研究必不可少的第一步。
> - 模拟医学的文献检索包括临床主题、模拟过程和模拟模式领域的查询。
> - 批判性评估模拟医学研究需要考虑个人研究的有效性、结果、相关性和普遍性。
> - 报告指南可以帮助对其他研究进行批判性评价,并有助于新研究的发展和传播。

引言

解释一些人搜索关于模拟中某个主题文献的原因有很多。其中之一就是,可能为了尝试启动一个新的教育项目,研究一个特殊的临床或安全问题,开发一种新技术或者设计一项研究来检验上述任何一种假设。在开始一个新的项目或研究项目之前,学习和探索已有的研究成果是一个重要的步骤。由于模拟医学领域相对新颖,许多理论概念起源于其他领域,如心理学、人类工程学或教育学。查找所有相关文献就需要跨领域查找。类似"任务报告"等模拟中的某些方法学概念出现在航空、军事甚至工程行业等非医学领域的文献中就

D. O. Kessler
Vagelos College of Physicians & Surgeons, Department of Emergency Medicine, Columbia University, New York, NY, USA
e-mail: dk2592@cumc.columbia.edu

M. Auerbach
Pediatrics and Emergency Medicine, Yale University School of Medicine, New Haven, CT, USA
e-mail: marc.auerbach@yale.edu

T. P. Chang(✉)
Department of Pediatric Emergency Medicine, Children's Hospital, Los Angeles/University of Southern California, Los Angeles, CA, USA
e-mail: tochang@chla.usc.edu

比在模拟医学领域中多得多。为了充分利用这些文献，模拟专家和研究人员应该首先确定进行搜索时应该包含哪些非医学领域。这个过程可指导模拟专家和研究人员确定最有助于回答研究问题的特定的策略。即使是为了"跟上"当前科研前沿，熟悉如何发现与你的领域密切相关的文献并进行批判性评价也是一项有用的技能。本章指明了发现和利用现有文献是形成调查和发展专业知识的初步步骤。在研究领域内具有一定水平的评审或同行评议专家书面或其他形式的各种媒介作品，我们视作文献、纳入文献检索范围。

编写文献综述

针对模拟有关的现象或解答特定的研究问题时，文献综述（literature review）可对一系列有针对性的资料进行归纳整理。文献综述可以是涉及整个相关领域的，也可以是针对其中某些具体方面的。虽然分析师和具有图书馆学专业知识的人非常有助于你生成详尽的文献综述，但大多数文献查找都可在电子或在线数据库上通过相关搜索词独自完成。

在新领域进行第一次文献检索时，首先应考虑检索的层次性，例如进行 meta 分析、系统性综述（systematic reviews）这种更大的、全面的检索还是局限在某个确定范围内检索。检索的层次性将提供一个预先策划的文献景观。所有综述文章都有参考文献说明，以便针对某些论述进行更详细的研究。当深入探索一个模拟研究领域时，随机对照试验（randomized controlled trial，RCT）、观察试验和试点研究均可用于查找特定的同行评审手稿。案例报告或模拟场景的描述以及给编辑的信件虽然影响较小，但可能也是有价值的。证据力度的划分符合临床研究中常用的层次结构，同时也符合模拟研究[1]。图 7-1 展示了模拟学术研究证据力度划分，相应示例可见表 7-1。尽管这些研究的类型划分在模拟研究中可能并不完全正确，但该框架为所报告的研究结果的证据力度划分提供了指导。

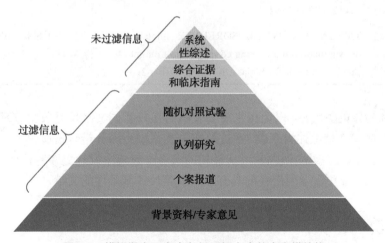

图 7-1　模拟学术研究中各级证据力度的金字塔结构

文献综述主要有两种类型：横向文献综述（horizontal literature review）和纵向文献综述（vertical literature review）。横向文献综述是浅而广的，此类文献综述试图获得一个快速的、全局式的文献视角，其中学术文章或章节是通过一系列特定的关键词检索在确定的某些数据库中收集整理而成。由于检索数据库经常更新，因此所有检索都应详细记录日期 / 时间、

表 7-1 证据示例金字塔

证据级别	参考文献	概要
meta 分析或系统性综述	KHAN R, PLAHOURAS J, JOHNSTON BC, et al. Virtual reality simulation training for health professions trainees in gastrointestinal endoscopy. Cochrane Database Syst Rev, 2018, 8: CD008237.	研究的数量很少,但虚拟现实似乎是对标准模拟实践的补充。因为证据不足,建议使用虚拟现实替代其他模拟模式
综合证据/临床指南/范围综述	WILLIAMS B, REDDY P, MARSHALL S, et al. Simulation and mental health outcomes: a scoping review. Adv Simul(Lond), 2017, 2: 2.	一个 5 阶段范围确定方法发现了 48 篇文章揭示的多种基于模拟的教育方法;没有患者结果报告
随机对照试验	CHENG A, DUFF JP, KESSLER D, et al. Optimizing CPR performance with CPR coaching for pediatric cardiac arrest: a randomized simulation-based clinical trial. Resuscitation, 2018, 132: 33-40.	心肺复苏小组被随机分配到有训练有素的心肺复苏教练和没有心肺复苏教练的两个小组,在模拟复苏过程中确定心肺复苏质量。结果显示心肺复苏教练提高了整体心肺复苏质量
队列研究/观察性研究/准实验研究	AUERBACH M, WHITFILL T, GAWEL M, et al. Differences in the Quality of Pediatric Resuscitative Care Across a Spectrum of Emergency Departments. JAMA Pediatr, 2016, 170(10): 987-994.	一项前瞻性队列研究评估多种类型急诊团队在儿科模拟紧急情况的差异。研究发现儿科和普通急诊团队的表现有差异
病例报道/随访时间研究	MCLAUGHLIN CM, WIECK MM, BARIN EN, et al. Impact of simulation-based training on perceived provider confidence in acute multidisciplinary pediatric trauma resuscitation. Pediatr Surg Int, 2018, 34(12): 1353-1362.	自信随着创伤模拟时间的推移而提高
病例报告/技术报告	TJOFLÅT I, VÅGA BB, SØREIDE E. Implementing simulation in a nursing education programme: a case report from Tanzania. Adv Simul, 2017, 2: 17.	详细描述了模拟操作,包括结构、内容和评价

数据库来源和检索的关键词,以免将来更新文献时出现相同文献反复收集整理的问题。纵向文献综述以横向文献综述为基础,通过对相关文献做更深分析解析所得。一旦发现一些有前景、有潜力的文献,纵向回顾就可从最初的参考文献集中发现更多有价值的文献;这使得我们可以深入研究更古老但潜在的具有强大前瞻性或基础性的文献。

按类别检索

基于模拟的研究的报告指南尽管可通过在标题或摘要中搜索"模拟"一词进行检索[2],但仅用这个关键词搜索将不足以缩小检索范围。检索应该从代表下述 3 种研究现象之一的关键词或短语开始。

第一种是通过主题(subject matter)检索,例子包括实际的临床情况(如"心搏骤停")、临床治疗(如"膝关节镜检查")或现象(如"大量伤亡")等。大多数模拟建模都力求在不同程度上复制真实的医疗状况，检索的主题应该从模拟对象开始。使用这种方法的检索结果通常包含了非模拟性文献，这有助于对主题本身进行综述回顾。

第二种检索查询（search inquiry）是基于进程的查询。通常使用"团队合作""响应时间""决策"等技能或行为关键词来寻找与临床方案无关的进程文献，可检索到大量非模拟文献，也可检索到不同专业或学科的相关文献。这样的检索有利于对一个过程进行真正的跨学科研究。例如，在研究心搏骤停情况下的团队合作表现之前进行文献回顾时，最初检索关键词"团队合作"可能会得到关于手术室、分娩、重症护理和院前护理的文献，可能形成与人为因素的角度、安全措施的描述或实际模拟场景有关的文献集。

第三种检索是通过特定方式进行检索，如将关键词指定为"模拟人""严肃游戏"或"模拟患者"。这种检索策略能获得仅限于该方式的模拟经验方面的有用文献，并可能显示不常考虑的广泛可能性和用途。重要的是要注意国际拼写惯例的差异（例如，manikin 和 mannequin），并注意随着时间的推移所使用术语的变化（例如，从 standardized patient 到 simulated patient 的转变）。检索这些概述特定模态（specific modality）具体应用的技术文章特别适用于这种方法。

文献来源

在文献检索过程中，选择检索查询的数据库至关重要。不同的数据库都有一个各不相同的特定的学术著作主题。例如，Cochrane 数据库（https://www.cochranelibrary.com/）存有许多关于各种医学内容的大规模系统性综述。PubMed 是一个由美国国家医学图书馆和美国国立卫生研究院（National Institute of Health，NIH）主办，用于检索医疗领域的临床和基础科学研究的可检索数据库（https://www.ncbi.nlm.nih.gov/pubmed/）。尽管心理学、工程学和模拟领域的研究都在这个数据库中有体现，但 PubMed 并不是这些领域所有出版物的详尽来源。对模拟研究联盟有用的其他数据库包括 ERIC 一个包含教育领域学术出版物的数据库，以及 PsycInfo 一个关于心理学研究和发现的数据库。当研究模拟作为一种教育手段或者模拟用于研究人类行为时，都很适合通过这两个数据库收集文献。在工程（IEEE）或生物医学工程学等技术领域还有其他数据库。与学科无关的元数据库包括"知识之网"（Web of Knowledge）和"谷歌学术"（Google Scholar），它们虽然全面但信息过于庞杂。

鉴于模拟作为一个相对新颖的学术领域，所感兴趣的内容有可能在文献综述中没有很好地体现。而这恰好为模拟研究人员提供了一个填补空白的机会。模拟研究人员可通过进行范围界定来回顾或系统性回顾，并将此空白内容作为基础文献发表。如何做到这一点的更多细节将在本书继续讲述。

证据的综合与评价

在进行文献综述之前，从综述中确定综述目的是很重要的。如果目的是出版类似系统性综述的手稿，那么文献检索和分析的严谨程度要远高于为研究项目提供基础和／或以未发表的格式总结当前证据。研究的批判性评价（critical appraisal of research）是通过系统性思考证据的有效性、结果性、相关性和概括性对证据进行评估和解释的过程。以下与研究方法相关的既定指南可用于支持评估研究,随机试验——CONSORT、观察研究——STROBE、定性研究——COREQ 以及与研究主题相关的指南(健康专业教育——MERSQI[3]、质量改进——SQUIRE)。

当作者打算采用系统性综述或者 meta 分析发表研究结果时,他们应该参考以下领域的最佳实践结果(Cochrane、RISMA、BEME)。越来越多的指南正被填充到 EQUATOR 的一个存储库中。

指南可用来帮助描述执行和汇报研究的最佳实践。在一个像模拟领域一样相对"年轻"的研究领域,文章的质量和对这些指南的遵从性可能会有所不同。评估证明研究结果是如何影响医学实践的研究的质量的既定方法学有多种(GRADE——建议评估、开发和评价的分级)。

基于模拟研究的报告指南

基于模拟的研究的独特性突出了研究报告清晰、简明的重要性。2016 年,4 家模拟期刊发布了第一份基于模拟的报告指南,旨在介绍推荐用于随机试验和观察研究报告的模拟特殊元素。其中包括 *Simulation in Healthcare*,*Advances in Simulation*,*Clinical Simulation in Nursing* 和 *The British Medical Journal Simulation & Technology-Enhanced Learning journals*[2]。作者强调,对于模拟在研究中的作用需要透明,如果模拟作为研究的主题或作为研究的调查方法,其在研究中的作用则需要清晰。

模拟作为研究对象往往建立在心理学、教育学和其他学科所描述的理论基础上。对作者来说,描述这一理论基础很重要。在这种类型的模拟研究中,测量通常依赖于对环境的详细描述和对培训者以及参与研究的评分者的培训。模拟作为一种研究方法的一个主要优势是能实现临床事件的复现性和标准化。这就要求作者对模拟和评估方法进行详细的描述,包括模拟器、场景、评估工具和数据收集方法。在描述评估方法时,作者应提供证据,以支持该评估该方法在模拟工作背景下的有效性论证[4]。模拟是在临床环境还是在模拟中心进行也必须详细描述清楚。参与者先前的模拟经验可能会影响他们在研究中的真实表现,因此在报告关注人群时,描述清楚参与者先前是否有模拟经验就很重要,还应清楚描述如何对参与者进行模拟器、环境和设备培训的详细信息。由于语言使用的限制,提供这些细节往往需要使用补遗或在线工作补充。最后,应提供基于模拟结果的局限性以及模拟结果与患者结局 / 可推广性的关系。

未来应该迭代更新这些指南,并且需要为基于模拟的研究创建与其他现有指南相似的扩展。

结语

最后,对以最流行的循证的方式优化模拟活动和 / 或模拟研究来说,研究和利用现有文献非常重要。了解如何和何处搜寻学术出版物、进行批判性的文献评估并通过标准化的报告方法来传播自己的学术活动,将有助于研究人员向着获得更好的科研证据和最好的科研实践方法不断前进。

参考文献

[1]　BURNS PB，ROHRICH RJ，CHUNG KC. The levels of evidence and their role in evidence-based medicine. Plast Reconstr Surg，2011，128（1）：305-310.

[2]　CHENG A. Reporting guidelines for health care simulation research：extensions to the CONSORT and STROBE statements. Adv Simul，2016，1：25.

[3]　REED DA. Association between funding and quality of published medical education research. JAMA，2007，298（9）：1002-1009.

[4]　COOK D，HATALA R. Validation of educational assessments：a primer for simulation and beyond. Adv Simul，2016，1：31.

第8章　系统和非系统性综述：选择一种方法

David A. Cook

概要

　　系统性综述和目的性（非系统性）综述在综合分析论著研究结果方面发挥了非常有价值且互补的作用。系统性综述使用严格的方法筛选文章和提取数据，以便于对限定的研究领域进行集中、深入地综合分析，但也会排除一些在预设范围之外有潜在预见性等的好文章。目的性综述为更深入地研究科研问题和探寻新观点提供了灵活性，但无法用全面的视角看待问题。本章回顾了每种方法的优缺点，并提出了一些研究中可能会遇到的具体问题，以帮助研究人员从这些方法中进行选择。本文还描述了定量综述（quantitative synthesis）和叙述性综述（narrative synthesis）的不同方法，包括 meta 分析。

> **实践要点**
>
> - 系统性和目的性（非系统的）综述发挥了非常有价值且互补的作用。
> - 缜密的证据综合可以说是任何综述最重要的部分；定量研究和叙述研究同样适用。
> - 选择综述方法时，研究者可能会问：这篇综述的目的是什么？文献的研究现状是什么？哪方面局限性更重要？

　　近年来，医疗教育方面的研究增长迅速，随之而来的是对各个独立论著结果进行综述的需求也越来越大。研究型综述（通常被称为"综述文章"）至少有两个不同又互补的目的：它们对某一已知的主题提供了一个简洁的总结，并强调了我们对其了解存在的差距，而意识到差距也会让我们在今后的研究中给予更多的关注。

　　不同标签适用于不同"类型"的综述，包括系统性综述、叙述性综述、批评性综述、概况性综述、现实性综述、速览性综述和前沿性综述。事实上，一项研究描述了 14 种不同的综述类型 [1]。然而，我发现这种分类方式在实践中很难准确地进行区分，不仅因为这种分类没有普遍接受的定义，而且因为这种分类界定会导致不同类别之间有重叠。例如，前面提到的 14 种综述类型中有 9 种是"系统性"综述的变体（如定性系统综述、速览性综述和系统化综述）。

　　我更喜欢一种更简单的方法，将文章归类为系统的或非系统的（或者使用一个不那么主观的术语"目的性的"）。如后文所述，"系统的"综述在选择文章和提取数据时使用了一种

D. A. Cook(✉)

Mayo Clinic Multidisciplinary Simulation Center, Office of Applied Scholarship and Education Science, and Division of General Internal Medicine, Mayo Clinic College of Medicine and Science, Rochester, MN, USA

e-mail: cook.david33@mayo.edu

定义了的可重复的方法。目的性综述则采用更有策略性和适应性的方法选择文章和提取数据。一些研究者贬低目的性（非系统性）综述，而另一些则批评系统性综述。然而，我认为系统性和目的性综述各有优缺点，具体哪种更适用，取决于研究者的研究目的或研究问题。另一个区分综述类型的特征是，它们在综合原始数据结果时使用的研究方法是定量研究还是定性研究；与文章选择和数据提取方法不同相比，这些区别就更加模糊。

本章的目的是为读者（即可能成为综述文章作者的人）提供指导，指导他们如何根据自己的研究目的选择综述类型和方法。我将强调系统性综述和目的性综述在概念上的根本区别，提出 3 个问题来引导选择综述类型，描述数据综合的方法，并阐述规划综述的七步法，重点是与所有综述类型相关的原则。我还将简要介绍 3 种既包含系统性综述要素又包含目的性综述要素的综述类型，即现实性综述 [2]、概况性综述 [3, 4] 和前沿性综述。

系统性和目的性综述的优势和局限性

系统性综述使用预先定义的标准纳入研究，并试图从每项研究中提取相同的信息，这通常包括对研究方法学质量的正式评估。他们经常（但并不总是）使用定量方法进行综述，这可能也包括 meta 分析。系统方法可以确定出一个与研究问题相关的研究项目的完整列表，并且提炼出每项研究中大概的重要信息。如果做得好的话，它可以界定出所选主题的研究现状。它也有助于发现研究空白（例如，在已发现的研究中明显缺乏的人群或干预措施），描述各项研究在方法上的优势和不足，并避免只选择支持作者先入为主的立场的研究可能产生的偏见。从理论上讲，这种系统方法可以让其他研究者复制出相同的研究结果并得出类似的结论。然而，由于依赖于特定的搜索策略和特定的纳入标准，系统性综述无法追寻那些有广泛相关性和潜在洞察力的，但严格来说不属于预定范围的研究结果和观点。它们往往被认为是狭隘的、枯燥无味的，脱离了日常生活的复杂综述。系统性综述就像灯塔，它投射出一道强大的光束，照亮了预期的研究领域，却让海洋的其他部分处于黑暗之中。此外，系统性综述也不是没有偏倚的，每次综述都涉及无数的判定，包括范围、搜索策略、纳入标准、选择提取的数据、提取过程和结果呈现。

目的性综述允许研究者针对某一主题进行广泛思考，借鉴本领域和其他领域（如卫生专业以外）的研究、框架和理念，从而获得系统性综述永远无法获得的深刻见解。策略性地选择文章，不受系统性综述的规则约束，可以进一步允许研究人员追求在综述过程中意外出现的想法和发现，并纳入各种不同的研究方法。不一致的结果可以用来发现新的见解。目的性综述并不是全面定义当前的证据状况（什么有效），而是倾向于关注影响更深远的问题，同时就为什么这样做及如何做提出新的见解。但是，不能保证所引用的文章代表了对该问题的均衡观点；有的内容可能会在不经意间被遗漏，甚至被故意忽略。目的性综述就像是一盏泛光灯，照亮了光源附近的大片区域，却遗漏了更远处可能重要的区域。

系统性综述和目的性综述的优势和局限性与定量和定性研究相似 [5]。定量研究和系统性综述都倾向于大样本（人体或研究），并强调系统抽样。为了最大限度地减少误差，研究人员希望所有的受试者 / 研究尽可能地相似，而差异则被视为误差，在可能的情况下被平均化。相比之下，定性研究和目的性综述都强调有目的地迭代抽样，这种抽样方法会形成新的见解，但同时也会被新的见解固化。这些方法强调整合多种来源的信息（三角互证），而不是大量抽样。主题/研究总体之间的差异被视为发现新见解的机会，常常通过扩展数据收集和纳入新的主题/研究来实现。定量和定性研究方法被普遍认为是互补的，系统和目的性综述也是如此。

特殊综述子类型

现实性综述和概况性综述

现实性[2]和概况性[3,4]综述近年来受到越来越多的关注和使用。每一种综述都采用了一种系统的、非线性的方法进行文章筛选和数据综合，可以被视为系统性综述的一种。但它们值得特别关注，因为它们有不同的目的和明确的方法，并且有些方法与目的性评价有相同之处。

现实性综述（realist review）被介绍为"为复杂的政策干预设计的一种新的系统性综述方法"[2]。现实性的方法也非常适合教学活动，因为教学活动是典型的复杂活动。现实性综述试图阐明特定干预或现象的理论基础，特别强调背景的影响（即什么有效，对谁有效，在什么样的背景下有效以及为什么有效）。它们是系统性的，因为它们使用严格、透明和可复制的方法来搜索和综合文献。然而，现实性综述明确涉及对相关理论的搜索，并使用这些理论来解释所发现的证据。此外，检索策略和筛选标准通常在综述过程中不断变化，并且可以包括目的性元素[2]。

概况性综述（scoping reviews）旨在全面概述该领域的文献。他们也系统地使用严格的、可重复的方法。然而，与传统的系统性综述（检索方案、纳入标准、数据提取项和数据分析大部分是预先计划的）不同，每一部分通常是在概况性综述的过程中逐步形成的。作者预先确定综述的范围，并为每个组成部分界定了初步标准，但随着对该领域了解的加深，作者会对每个部分进行补充和调整。概况性综述可以报告也可以不报告任何研究的实际结果，有时还会纳入非论著的研究文献，如社论和其他综述。一份完善的概况性综述将确定和分类关键术语、概念、干预措施、结果以及该领域现有的研究设计，从而为未来的研究人员和综述人员提供指导。

前沿性综述

前沿性综述（state-of-the-art reviews）是对该领域当前工作进行分析，通常使用特定（最近）日期作为纳入标准（如上一个完整年份或过去5年）。在其他方面，它们可以采用任何其他综述类型的方法，并有相应的优点和缺点。其主要优势是强调近期工作，这对于快速发展的领域尤为重要。

综合证据的选择

所有文献综述都会从已确定的出版物提取某种证据，如数字数据、统计测试结果或主题。有效综合这些证据可以说是任何综述中最重要的部分。我认为应该将综述的方法与综述的"类型"分开，因为无论是系统性还是目的性综述都可以适当使用多种方法来综合和报告它们的研究结果。事实上，由于文本报告和数据可视化与综合过程密不可分，因此合成方法的数量本质上是无限的。然而，从广义上讲，综合方法可以看作是定量方法和定性方法，前者以数字形式呈现结果，后者以叙述（文字）形式呈现结果。无论是定量的还是定性的，数据综合都是一门艺术，它要求综述作者设身处地为读者着想，预测和回答他们的问题，并提供相关的、简单的、自圆其说的摘要和可视化的支持数据。

定量综述包括 meta 分析和各种其他报告与整合数字数据的方法。meta 分析，简单地说，它是一种统计技术，它可以对多个研究的结果进行平均（"汇总"），并估算出研究间差异（异质性或不一致性）的大小，这些差异可能预示着干预措施、参与者、环境、结果的测量或研究设计存在重要区别。meta 分析也可以用来检验，并且有可能解释如上所述的不一致的情况。尽管 meta 分析和系统性综述通常被认为是可以互换的，但实际上它们是不同的。许多系统性综述（可能占大多数）使用非 meta 分析方法来综述结果。相反，meta 分析原则上可以应用于任何类型的综述；不过，meta 分析却很少用于有目的性综述，因为大多数研究者认为，没有对所有研究进行系统性分析，所得出的结果可能会产生误导（也就是说，如果遗漏了任何相关研究，汇总出的"最佳效果估计"将是不准确的）。经常会出现这样的问题：使用 meta 分析汇总这些结果是否合适？答案总是取决于提出的问题；对不同人群（如医学生还是住院医师）、干预措施、结果和研究设计进行汇总可能合适，也可能不合适，这取决于得出的数字是否有意义，是否有助于回答问题。正如之前所说，"进行 meta 分析最具挑战性的方面是确定最初的研究是否针对一个共同的问题或框架。不一致研究结果有助于确定这一点，但归根结底，这是一个概念上的决定，而不是一个数字上决定"[6]。执行 meta 分析确实需要掌握统计技术，但更重要的是要知道需要什么样的分析来支持有意义和实用的信息。

对于系统性综述和目的性综述，非 meta 分析的数字综述可以使用各种表格、图形和文本，在不使用汇总的情况下有效地报告数字数据。然而，这种报告应强调效果的大小，而不是统计检验的结果。不同研究设计的效果大小，包括原始或标准化的分数差异相关系数或回归系数以及优势比。只报告统计测试的结果（例如，"三项研究发现了具有统计学意义的益处。"），即所谓的纯粹"计票"，至少有两个原因说明它是有缺陷的。首先，"计票"忽略了产生效果的大小：如果样本量很小，一个大的显著性差异可能是无意义的，而如果样本量很大，即使是很小的差异也可以达到统计学意义。其次，它依赖于一个固定的统计学差异（P 阈值为 0.05，虽然常用，但实际上是可任意决定的）。

大多数综述，包括系统性综述甚至 meta 分析至少采用了一些定性（陈述性）综合的某些特征。叙述综合过程是一项艰苦的工作！除了"计票"之外，综述者不可以描述"一连串的文献"，即依次描述每项研究的结果，只进行最小化的整合。相反，一个好的综述首先要对研究结果进行解释和整合，以便得出一个"底线"信息，这包括优势、劣势、差异性和证据间的差距，以及潜在的调节因素，如人口、研究设计和背景因素；然后报告这一消息，以及支持这一信息的证据的简明摘要。陈述性综合对于数字数据和定性数据均适用。

采用哪种综述方法

决定采用哪种类型的综述取决于至少 3 个问题的回答。

第一，通常是最重要的，综述的目的是什么？传统的系统性综述针对的是某一特定领域内的重点问题。他们试图提供该领域内当前证据的全面概括，包括对"是否有效"的底线评估。他们通常会发现缺乏证据的领域，如相应研究太少或现有研究存在缺陷。目的性综述倾向于解决更广泛、更深远和不太明确的问题。他们试图整合跨领域的研究成果，除了简单的"是否有效"外，常常还会关注"为什么有效或如何有效？"同样，他们也会发现需要研究的领域，但通常会将这些领域界定为主题上的不足，而不是研究数量或质量上的限制。有些目的性综述甚至会重新定义问题本身，重新聚焦或界定我们对该领域的理解和研究重点。概况性综述旨在对特定领域已发表的文献进行概括。现实性综述旨在了解所选干预的理论基础，重点是背景互动（什么有效、对谁有效、在什么背景下有效）。

第二，目前的文献状况如何？当然，回答这个问题是进行综述的原因之一；但研究者应该对答案有一定的了解。如果有大量的研究，尤其是如果这些研究是高质量的，并／或针对的问题非常相似（如相同类型干预措施或相同人群），那么使用系统性综述对这些研究进行全面罗列和定量综合可能是合理的。相反，如果相关研究很少，或者现有研究涉及大量方法、参与者、干预措施或问题，那么目的性综述可能更为合适。在这种情况下，目的性综述可以让研究人员能够在这几项研究之外，发现其他领域中所做的工作，或针对其他问题（即使不是直接相关，但阐明相同主题）所做的工作。当然，我们也可以对极少量的研究进行系统性综述，或者对有大量证据的研究进行目的性综述。如果此研究领域的状况（词汇、理论、干预措施、结果和总体证据量）确实是未知的，那么选择概况性综述是有帮助的。一个现实性综述需要少量的研究来探索可能的背景互动，并对基础理论进行有意义的评估。

第三，哪种方法的限制条件影响更重要？系统性综述受到综述者先入为主的观念（偏见）的限制，这些观念可能体现在纳入标准、选择提取的数据、纳入和提取的过程、结果的呈现和最终结论等方面。遵守方案会阻碍综述人员追寻超出问题范围和纳入标准的有趣发现。大多数系统性综述无法兼顾社会干预和互动的复杂性。最后，许多读者对系统性综述天真地隐性信任，也可以被视为一种限制。相比之下，目的性综述在纳入标准和数据提取方面受到明显的主观影响，但至少它避免了任何客观性的伪装[7]。它们还避免了遵守方案的限制，并且更容易适应复杂性。概况性综述的局限性在于对研究质量的评估不全面，对证据的综合也有限。现实性综述的局限性在于缺乏定量综合，以及在确定相关理论和论著研究时表现的主观性。最后，目的性综述和现实性综述都要求综述人员对主题有相当深入的了解（即有目的地确定相关研究、理论和概念框架），而在系统性综述和概况性综述中，这种了解可以在综述过程中逐渐形成。

选择综述方法主要取决于预获得新信息的需求。信息以及这些需求是可以预见的（例如，如果目的是对当前证据进行定量总结，那么可能需要进行 meta 分析）。然而，在许多情况下，理想的综述方法是在综述者不断积累数据，以及对如何最好地分享他们发现的见解进行思考的过程中逐渐形成的。例如，数据可能根本不支持计划的 meta 分析，或者对于陈述性综述，可能需要添加数字数据的图形来进行补充。在计划阶段构思暂定的综述方法时，我通常会写出结果部分的粗略草稿，包括绘制关键表格和草图。

在做出这些决定时，需要考虑这两个经常被提及的因素：时间和团队规模。所有这些类型的综述，要想做好都需要投入大量时间；它们都不应被视为"发表论文的快车道"。时间更多取决于所综述的文献数量，而不是综述类型本身。所有这些类型的综述都需要团队合作；在进行高质量综述时，至少需要两名综述人员，而且通常还需要更多，以避免系统性偏差，最大限度地减少随机误差，深化见解，加强解释，并分配工作量。

规划综述七步法

最后，我将根据我之前概述的要点[8]，与大家分享规划任何类型综述的7个小技巧。

澄清问题

所有的研究项目都是从一个明确的问题或目的开始的，文献综述也不例外。如上所述，问题可以千差万别，有的侧重于发现问题，有的侧重于澄清理论，有的侧重于检验理论，有的侧重于量化影响，有的则侧重于描绘该领域的现状。借鉴最早论著研究提出的框架[9]，综述的目的"可分为描述（历史性概述或描述性概述）、论证（综合证据以确定现状，并弱化对概念框架的参考）或澄清（综合证据以了解机制，找出差距，并建立一个概念框架）"[8]。尽管所有这些目的都有优点，但澄清研究往往比描述或论证更能增进我们的理解[9]。

选择符合问题的方法

一旦确定了问题，综述人员必须选择最适合回答该问题的综述类型。如上所述，这些决策围绕着系统性方法和目的性方法去识别研究和提取数据，以及定量方法和定性方法去综合数据。

计划防御方法

理想情况下，综述人员将制订并遵循实施综述的书面计划。计划采用的方法将取决于问题和选择的综述类型。系统评价的方法已经在书籍[10, 11]、期刊[12, 13]和在线资源[14, 15]中描述过，《系统综述和meta分析首选报告项目》（Preferred Reporting Items for Systematic Reviews and Meta-Analyses，PRISMA）[16]等报告指南也强调了重要的方法学注意事项。此外，还概述了概况性综述[3, 4]和现实性综述[2, 17]的准则。相比之下，目的性综述更具灵活性，因此没有通用的标准。然而，高质量的定性研究原则也可为进行高质量的定性文献综述提供指导；这些原则包括明确目的、识别研究者的假设和观点（反身性）、研究团队合作、有目的地取样、特意转换角度的深思熟虑地严谨分析，以及详细地提供支持和反驳底线信息的证据（"丰富的描述"）。

划分阶段

与论著研究一样，引言部分应通过总结相关文献为综述做好准备，以证明对该主题进行综述的必要性，并阐明相关的理论和框架。在证明必要性时，综述人员应强调以往相关综述的优点和不足，而不是引用论著研究，因为相关论著通常会在综述中被识别，然后在结果中被引用。以往综述中的不足之处不一定是由于方法上的缺陷，也可能是因范围、年龄、类型和综合方法的差异造成的。引言部分应阐明这些不足如何在我们的理解中留下一个重要的空白，以及拟开展的综述将如何填补这一空白。

组织和解释以共享清晰的信息

审稿人通常将工作重点放在识别和选择研究以及从中提取信息上。然而，将这些研究结果有效地综合为有意义、有充分依据的信息同样重要，而且往往更具挑战性。综述方法是实现这一目标的重要手段。综述者通常把工作重点集中在识别和筛选研究以及从中提取信息上。然而，将这些研究结果有效地综合成一个有意义、有充分证据的信息同样重要，而且往往更具挑战性。一篇综述的好坏取决于它所传达的底线信息；而综合方法则是实现这一目标的至关重要的手段。

评估研究质量并探讨对评审结论的影响

根据综述问题和范围的不同，收集和综述证据可能有多种形式——随机研究、非随机研究、相关研究、调查、评估验证研究以及各种形式的定性研究。每一个研究设计都有"最佳实践"的特点，如果遵循这些特点，就会增强我们对研究结果的信心。从数据综合中得出结论时，应考虑这些特征。学习质量评估是大多数传统系统性综述的一个正式组成部分；在所有其他综述类型中，质量评估也应该同样彻底充分实施，尽管可能不太正式。重要的是，仅仅描述或列举各种设计特点（正如我经常看到的那样）是不够的。相反，某项研究的优缺点会决定综述结果对综述底线结论的影响程度。最后，虽然许多研究设计都制订了方法质量核查表，但在进行整合时，应强调的是具体的设计特征（如随机化、失访、盲法评估）而不是质量总分。对于不同的综述，一个设计特征相对于另一种设计特征的重要性可能会有所不同；我们不鼓励生搬硬套的"一刀切"方法[18]。

完成报告

综述者必须完整、透明地报告他们所做的工作和发现的问题。在报告采用方法时，综述者应该详细描述他们所做的工作以及他们面临的关键决定。任何综述类型都没有"标准程序"，任何事情都不能也不应该想当然。在报告研究结果时，他们应详细描述综述的过程（如纳入或提取研究结果时评价者间一致性、考虑和纳入研究的来源和数量，或在解释结果时考虑的概念框架）以及纳入研究的方法和结果。报告指南（不要与方法质量评估工具相混淆），如用于系统性[16]、现实性[17]和概况性[3，4]综述的指南，如果有的话，可以再提醒综述者要报告哪些信息。综述方法以及论著研究的数量、质量和相关性方面存在的局限性都会影响综述结果。正如上文所述，应承认这些局限性，并在撰写综述时考虑到这些局限性。

参考文献

[1] GRANT MJ, BOOTH A. A typology of reviews: an analysis of 14 review types and associated methodologies. Health Inf Libr J, 2009, 26（2）: 91-108.

[2] PAWSON R, GREENHALGH T, HARVEY G, et al. Realist review – a new method of systematic review designed for complex policy interventions. J Health Serv Res Policy, 2005, 10（Suppl 1）: 21-34.

[3] ARKSEY H, O'MALLEY L. Scoping studies: towards a methodological framework. Int J Soc Res Methodol, 2005, 8: 19-32.

[4] LEVAC D, COLQUHOUN H, O'BRIEN KK. Scoping studies: advancing the methodology. Implement Sci, 2010, 5: 69.

[5] COOK DA. Narrowing the focus and broadening horizons: complementary roles for nonsystematic and systematic reviews. Adv Health Sci Educ Theory Pract, 2008, 13（4）: 391-395.

[6]   COOK DA. Randomized controlled trials and meta-analysis in medical education: what role do they play? Med Teach, 2012, 34(6): 468-473.

[7]   EVA KW. On the limits of systematicity. Med Educ, 2008, 42(9): 852-853.

[8]   COOK DA. Tips for a great review article: crossing methodological boundaries. Med Educ, 2016, 50 (4): 384-387.

[9]   COOK DA, BORDAGE G, SCHMIDT HG. Description, justification, and clarification: a framework for classifying the purposes of research in medical education. Med Educ, 2008, 42(2): 128-133.

[10] COOPER H, HEDGES LV, VALENTINE JC. The handbook of research synthesis. 2nd ed. New York: Russell Sage Foundation, 2009.

[11] HIGGINS JPT, GREEN S. Cochrane handbook for systematic reviews of interventions. Chichester: Wiley-Blackwell, 2008.

[12] COOK DA, WEST CP. Conducting systematic reviews in medical education: a stepwise approach. Med Educ, 2012, 46(10): 943-952.

[13] COOK DJ, MULROW CD, HAYNES RB. Systematic reviews: synthesis of best evidence for clinical decisions. Ann Intern Med. 1997, 126(5): 376-380.

[14] HIGGINS JPT, GREEN S. Cochrane handbook for systematic reviews of interventions 5.1.0. [2018-03-31]. http://handbook-5-1.cochrane.org/.

[15] Campbell Collaboration. Campbell Collaboration Resource Center. [2018-03-31] https://campbellcollaboration. org/research-resources/research-for-resources.html.

[16] MOHER D, LIBERATI A, TETZLAFF J, et al. Preferred reporting items for systematic reviews and meta-analyses: The PRISMA statement. Ann Intern Med, 2009, 151(4): 264-269.

[17] WONG G, GREENHALGH T, WESTHORP G, et al. RAMESES publication standards: realist syntheses. BMC Med, 2013, 11: 21.

[18] MONTORI VM, SWIONTKOWSKI MF, COOK DJ. Methodologic issues in systematic reviews and meta-analyses. Clin Orthop Relat Res, 2003(413): 43-54.

第三部分
模拟医学研究中的定性方法

第9章 模拟医学定性研究概述

Debra Nestel　Aaron W. Calhoun

概要

在这一章中，我们将通过已发表的模拟医学方面的文献，介绍和阐述定性研究的特点。同时，对定性研究领域的关键概念进行简要介绍，对常用术语进行描述和解释。定性研究绝大部分关注的是社会现象，因此研究对象都直接或间接与人群相关，这说明定性研究都涉及具体的伦理问题。我们了解研究者大都来自临床，仅受过生物医学或定性研究方面的培训，在定性研究方面可能会遇到许多问题。因此，我们将这部分内容进行了结构化的划分，便于读者查阅，并分享了一些有帮助的资源。

实践要点

- 定性研究的主要研究对象是人群，提出"怎么样及为什么"（how and why）的问题。
- 定性研究人员认为存在参与者和研究人员构建的多重现实与真相。
- 定性研究中的数据往往是文本——访谈，焦点小组或一般会话（如模拟后复盘）产生的转录文件。但是，也可以是视觉数据（如仿真情境）。
- 定性研究人员要练习与研究关注点，研究参与者和研究过程的自反性。

引言

定性方法学，是主要收集和分析人群资料的研究方法，是模拟领域非常新的研究方法。过去，模拟医学领域的许多研究是定量研究，主要用于分析模拟在医疗差错[1]和危急处理评估[2]等方面的作用。然而，有些问题，尤其是"怎么样"或者"为什么"这类社会问题，定量方法无法探究。定性研究就是针对此类问题的研究方法。

在这一章，我们将运用文献中的例子，介绍定性研究中的关键概念，阐述定性研究的关

D. Nestel(⊠)
Monash Institute for Health and Clinical Education, Monash University, Clayton, VIC, Australia
Austin Hospital, Department of Surgery, Melbourne Medical School, Faculty of Medicine, Dentistry & Health Sciences, University of Melbourne, Heidelberg, VIC, Australia
e-mail: debra.nestel@monash.edu; dnestel@unimelb.edu.au

A. W. Calhoun
Department of Pediatrics, University of Louisville, School of Medicine, Louisville, KY, USA
e-mail: aaron.calhoun@louisville.edu

键术语并将针对实际运用中可能遇到的包括伦理等主要问题展开讨论。本章的最后是针对其余部分归纳的简单纲要。

定性研究的关键概念

本体论和认识论

定性研究和定量研究的本质区别是本体论和认识论，如果这两个概念搞不清楚很难进行后续学习。两者之间一个简单的区别就是，本体论揭示真实世界的本质，而认识论揭示自然规律或本质，以及这些本质的意义和我们如何去总结出这些规律。大部分有生物医学教育背景的医务工作者，在这类问题上往往持有实证主义或者后实证主义态度。顺便说一下，实证主义（positivism）是指用客观的态度审视现实和知识（换句话说就是，事物或理论客观存在，是我们揭示或发现了它），并且运用科学方法进行验证。相反，许多定性研究是用构建主义视角阐述问题。构建主义，认为现实和知识是人类思维构建出来的，换句话说，许多现象或知识并不是没有被揭示，而是人类没有深入探究去构建。由于许多来自临床的研究者都持有实证主义态度，定性研究的后续内容对他们而言可能很新奇。然而，我们仍然希望能继续读下去，因为定性研究更有利于我们理解蕴含在教育和模拟活动中的社会现象。值得注意的是，这两种方法在理解问题方面并不互相排斥，可能还互为补充，关键取决于研究的领域或问题的提出方式。Bunniss 和 Kelly（2010 年）对这些与医学教育相关的概念做了很好的阐述 [3]。

定性研究的特征

Flick（2014 年）总结了定性研究的四大特征：①方法和理论的适当性；②参与者视角的多样性；③研究者和研究的自反性；④研究方法的多样性 [4]。下面我们简要逐一讲述。在后续的学习过程中，我们要始终牢记，定性研究专注于保留事物所有内在复杂性的前提下研究现象，而定量研究则往往采用还原论方法，尽量控制研究参数和调试外部条件。

方法和理论的适当性

定性研究通常用于回答"怎么样""为什么"或者"是什么"这类的问题，而不是只能用"是"或"否"回答的疑问性问题。进一步说，定性研究的目的是深入理解社会现象的复杂性。大家一致认为定性研究的参数不可以被控制，开展的研究最好或者说只能在要研究的现象本身的背景条件下实施。这也说明数据的来源可能是随意谈话（如团队沉浸式模拟之前的谈话），也可能是有针对性的访谈或者焦点小组（如与培训和受训相关的培训者和 / 或受训者）访谈。谈话内容经过转录后成为分析数据。另一部分来源主要包括直接观察得来的视觉数据和 / 或训练中收集到的数字数据（如团队沉浸式模拟），以及文档资料和其他途径获取的资料（如反思性著作，法规政策和其他场景获得的资料）。研究方法，要根据研究目的仔细斟酌后选择，并且提取的数据应当能体现受试对象的真实想法和感受，而不是仅根据研究者的意愿进行提取和转录。因此，对于定性研究，开放性的调查问卷更有价值，而封闭式或者预设答案（研究者根据自己的想法预设选项）的问卷可能不太合适。但是也必须指出，如果在调查问卷中简单地提出一些开放性问题,由于研究对象的反馈没有针对性或者情境化,可能并不能获得高质量的研究数据。

参与者视角的多样性

在定性研究中,研究者研究的对象是参与者的想法、情感、价值观和人生经历。研究者不仅要意识到个体之间的差异,并且要重视和探寻这些差异。应该为获得个体化的数据而开心而不是将这些差异最小化。这反映了定性研究的本体论观点,与认可仅存在一个普遍现实的实证主义和后实证主义观点不同,它尊重的是多重经验现实的存在。也就是说,定性研究的差异来源于采样形式的不同,而不是用定量研究中的随机化获得的。我们将在下面的抽样部分再介绍相关内容。

研究者和研究的自反性

"自反性(reflexivity)是一种系统地参与知识体系建构过程的态度,尤其对于研究者,应该在研究过程的每一步都进行自我反思和总结[5]"。在定性研究中,研究者带着自己的立场解读数据,这说明定性研究带有主观性。虽然这不可避免(在许多方面还有它的优点),但是定性研究还是非常重要,因为研究者是基于自己的科研工作提出的自身观点。因此,在研究过程中,自反性让研究团队不断反思自己的想法、情感、价值观以及对研究过程中的感触,并且这些反思本身也被转录提取为研究数据。实际上,这也促使研究者们在整个研究过程中要时时记录自己的感触和想法。这些过程包括想法观念的产生过程,文献检索和阅读过程,研究设计过程,数据收集(如访谈时),数据转录,数据分析(个人和团队分析)过程,以及结果的选择和汇报过程。每个项目都建立一个用日期备注的分条目的反思日记或日志是一个很好的方法。它不仅利于总结和提取数据,而且有助于核查信息。此外,自反性在文章中必须明确强调。后面还会再次介绍这方面内容。

研究方法的多样性

如果你读过定性研究的引言部分,你会发现定性研究的分类有多种不同类型。这可能会让这个领域的初学者有些糊涂。因此,我们提供了几个由杰出研究学者和方法学家——Creswell、Poth(2019 年)[6] 和 Flick(2014 年)[4] 创作的几个典范。表 9-1 列出了他们提出的定性研究方法的分类。

表 9-1 来自 Creswell 和 Poth[6] 及 Flick[4] 的定性研究方法分类

分类	定义
叙述研究	"'叙事'可能是正在研究的现象,如对疾病的叙述;也可能是研究中使用的方法,如分析所讲故事的程序"[6]。讲述故事的背景也很重要。叙述可以从现有文本中提取,也可以为特定的研究目的而收集
扎根理论	"这种方法背后的基本思想是理论应该从经验材料及其分析中发展出来"[4]。"扎根理论研究是超越描述性广告式地不断推动,来产生或发现一个理论,一个过程或行动[6] 的'统一的理论解释'[7]",所发展的理论是基于或源自数据,即来自参与者的经验。见第 18 章
民族方法学	"民族方法学感兴趣的是分析人们用来以有意义和有序的方式组织日常生活的方法——他们如何使日常生活发挥作用。基本方法是观察世俗或机构惯例的一部分……"[4]

续表

分类	定义
民族志	民族志关注的是整个文化共享群体。"……通常它很大,涉及许多随着时间的推移进行交互的人……""……研究人员描述和解释文化共享群体的价值观、行为、信仰和语言的共享和学习模式"[6, 8]
现象学	尝试向所有参与者描述正在研究的现象的共同含义。它试图"将个人经历凝练成对普遍本质的描述"[6]
案例研究	"……案例研究是涉及在现实生活、当代背景或环境中对一个(或多个)案例进行的研究[9]。这个案例可能是一个社区、一个关系、一个决策过程或一个特定的项目。"[6]
诠释学方法	"研究人文学科文本的解释。诠释学解释力求对文本的意义做出有效的解释。强调文本中含义的多样性,以及解释者对文本主题的预知。"[4]

定性研究中的关键概念

在这一章里,我们无法详细阐述定性研究中的所有关键概念。我们选择了 4 个(编码 / 分类 / 主题、抽样、三角互证、饱和 / 充分性)进行介绍和讨论,并将其他可能遇到的概念列在框 9-1 中。我们还为愿意深入学习的读者提供了相关建议。最后,我们再次郑重提出决定定性研究质量的关键是可信。

框 9-1　定性研究中的关键术语

类别(categories):来自数据初步分析的代码随后被排列成包含关键特征的类别。

代码:"从语音或书面材料转录文件中识别到的可以作为重要概念标签的词"[10]。创建代码通常是归纳分析中的第一级分析。在演绎或先验分析中,会在分析前,基于正在研究的理论 / 概念创建一个代码簿。

方便抽样(convenience sampling):这种抽样方法通常在定性研究中报告,并反映了参与者参与的非概率性(即非随机性),被选择抽样是因为他们的可访问性以及与研究人员的接近程度。

数据饱和度(data saturation):是指"达到没有新的观察或见解产生的点"[10]。饱和度的重要性和决定性是定性研究人员之间有争议的话题。

数据充分性:这一短语越来越多地用于报告研究人员对为有意义的解释而收集的数据量的满意度。

扎根理论(grounded theory, GT):是一种社会科学研究的系统方法,旨在探索创建一种基于原始数据或从原始数据中归纳得出的理论。它有着悠久而充满争议的历史。Charmaz(2008 年)提供了一种当代建构主义扎根理论(constructivist grounded theory, CGT)的方法,强调了研究人员与数据的关系。用她的话说,CGT"……从经验世界开始,随着事件的展开和知识的积累,建立对它的归纳理解"[23]。

成员检查(member checking):是指研究内容(如转录文件)发送给参与者以供他们检查内容的准确性和含义(受访者 / 参与者验证)的过程。与研究参与者分享最终的分析结果是成员检查的另一个重要方面。这可以采用对话或书面的形式完成。

备忘录(memo):"在研究过程中记录想法、问题、关系、结果等的文件。在扎根理论研究中,备忘录是发展理论的基石"[4]。

方法学:是指能够定位研究人员的工作,影响研究问题的措辞、参与者的选择、数据收集技术、分析操作以及团队成员资格等的框架。研究人员寻求在他们的研究项目中协调所有这些元素,以获得各方面的一致性或方法上的连贯性。

方法:是指用于收集数据的技术(如半结构化焦点小组、观察等)。

目的抽样："以特意的方式而不是随机的方式选择参与者样本。这可以包括典型案例的抽样、特殊案例的抽样或具有代表性特征的参与者抽样"[10]。

定性内容分析（qualitative content analysis, QCA）：Hsieh 和 Shannon（2005 年）描述了 3 种不同的定性内容分析方法——常规、定向和总结。前两种方法类似于主题分析（见下文），而第三种方法是主题/代码枚举发生的一个重要区别点[24]。

自反性："一种研究概念，指研究人员在积极共同构建他们想要研究的情况时产生的内在认知。它还包括可以使用这些见解来理解或解释数据"[4]。

敏感概念（sensitizing concepts）：是影响研究人员进行研究设计、实施、分析和结果报告的想法、概念或理论。"提出方向性的概念，给予处理相关事务时的一般意义上的指导"[4]。

立场：与自反性类似，立场是研究人员声明他们对于所调查主题的立场（即他们的立场）。

主题分析（thematic analysis）：是文本数据分析的一种常见形式。"一种在与研究问题相关的数据集中识别主题和意义模式的方法；可能是最广泛使用的数据分析定性方法，但直到最近才被'标记'为特定方法"[25]。

主题："从数据中产生的连贯的主题"[10]。

理论抽样："扎根理论研究的抽样程序，根据案例、组或材料与所发展的理论的相关性及在收集和分析一定数量的案例获得相关知识的背景下对研究对象进行抽样"[4]。

理论框架：研究的理论基础（如认知负荷理论、专业理论等）。它也可能指方法学（见上文）。

三角验证："不同方法、理论、数据和/或研究人员在研究一个问题时的组合"[4]。

可信度（trustworthiness）："对应于数据的有效性或可信性。可以使用多种方法来建立可信度，包括三角验证、参与者检查和抽样程序的严格性"[10]。

编码/分类/主题

如前所述，定性研究主要研究的是记录参与者真实想法和体验的描述性数据。因此，经典的方法是从分析获取的与参与者相关的书面材料（单一的或一系列的）入手。熟悉这些材料后，研究者将备注或者提取那些可能有研究意义的内容，并且为了便于查阅进行简单标记。我们可以把这些标记称为代码（code）。分析师的目的是产生足够的代码形成文本资料。随着分析的逐步深入，分析师通常会发现，这些代码往往可以归类。因此，这些又反过来引导研究者思考形成这些数据的深层次的因素。当这些因素，按照相关主题进行表述时，我们称之为"主题"[6]。当上面的表述看上去像线性相关时，我们会郑重地提出，这个过程是迭代的。新的归类或主题分类将促使我们对转录的文本资料的某些方面进行再次编码[6]。这个迭代过程是定性研究方法的精髓部分。

抽样

虽然定性研究可能采用与定量研究相似的随机抽样方法，但绝大部分研究还是采用目的性抽样或理论抽样（theoretical sampling）方法。换句话说，参与者的选择是依据他/她是否有研究相关的经历。如果研究者采用了目的性抽样或者理论性抽样（purposeful/theoretical sampling），那么他需要明确阐述为什么选择这些参与者，你是如何知晓他/她有相关经历的。例如，Krogh 等（2016 年）在研究中描述了他们是如何实施立意抽样（purposive sampling）的，通过国家教职工发展计划相关专家联名推荐产生的研究参与者（见框 9-1）[11]。另一种常用方法是方便抽样，也就是说，之所以选择这些参与者，因为抽样时他们恰巧可以方便快捷地入组。还有一种抽样方法称为滚雪球抽样（snowball sampling）法，它是指第一个参与者入组后，根据研究内容会向研究者推荐自认为可能对相关问题更有见解的人入组，以此类推。最后，抽样还有可能在数据分析开始后进行，目的是获得肯定 / 否定结论的数据，或者分析时发现需要抽样的其他情况。

我们必须指出，所有这些抽样方法的抽样过程，都是特意设计的，而不是随机或者概率事件。在定性研究中，抽样的代表性并不像定量研究那么重要，因为定性研究认可的是多重现实，因此每个人只能代表自身[10]，无法代表他人。对于定性研究，往往无法提前确定需要纳入的参与者的确切人数，因为定性研究中没有类似于定量研究中常用的检验效能和样本量计算的参数。最后，决定抽样质量的关键是研究问题与抽样方法的匹配，而不是最终研究纳入的参与者数量或者统计方法的多样性。

三角互证

三角互证是一个重要概念，它是指运用不同的元素（如数据来源、分析师等）来支撑或验证相互的发现。三角互证理念认为没有任何一个单一的数据来源能够揭示所有的现实情况。一种方法是通过分析不同来源类型的数据（如访谈数据、观察性数据、文档资料等）进行相互验证。另一种方法，可以采用不同的分析专家或者编码人员对数据分析的结论进行相互验证，即不同资历的研究者针对同一问题给出了相同答案。三角互证的结论往往受到研究"资源"的影响，因为无论是不同的数据来源，多种研究方法，还是多位分析人员均需要额外的时间、经费以及研究者自身的投入。

饱和性

还有一个值得探讨的概念是数据的饱和性。饱和性，简单地说，就是研究总结的理论或结论是在数据分析时再也无法获得可挖掘的信息时得出的。一个常见的疑问就是，是不是最少数量的数据点集（如面谈、焦点小组、文档资料等）都进行了分析才可以称为饱和。这是源于对饱和性这个术语的误解，因为大家都认为即使样本量足够大也绝不会完全饱和，而是越来越接近饱和状态（定量研究的术语）。事实上，比整体数据点集数量更重要的是，在最终研究成果发表时数据的饱和性能够有效支撑得出的结论。另一个可替换的术语是：充分性。充分性这个概念越来越多地被用于反映研究者对数据收集和分析的自信。换句话说，充分性就是研究者有足够的自信表明他们通过收集和分析了足够的数据才得出那些有意义的解释。饱和性这个话题在文献里是有争议的。Saunders 等（2018 年）对定性研究中饱和性的概念和运用提出了有价值的建议[12]。

定性研究的质量

熟悉定量研究的研究者们刚开始可能会感觉把控定性研究质量是个挑战。这是因为定性研究与定量研究的研究目的不同。虽然参数控制是定量研究的一个重要目标,但是在定性研究里却根本不需要。Guba(1981年)直接参照定性研究中的效度、信度、普遍性及客观性构建了4个类似的定义用于评判定性研究的整体质量 [13]。然而,也有部分定性研究者不赞同这种做法,因为他们感觉这样做会让定性研究变得更像定量研究,因此可能会忽视对定性研究内在主观性的质量评判。然而,鉴于可能许多模拟医学的研究者都有定量研究的经验,在刚刚开始定性研究时,我们采用这种方法,让他们慢慢转换。

这4个架构由 Guba 提出并由 Shenton(2004年)发表(表9-2)。总结一下,可信度(credibility)常用于评价内部效度(internal validity);可转移性常用于评价外部效度(external validation)或普遍性(generalizability);可靠性(dependability)常用于评价研究的可靠性(reliability);而确认性(confirmability)常用于评价客观性(objectivity) [14, 15]。4个架构一起评估则可以提示定性研究的质量,即研究的可信度(credibility)。在表9-2中,我们汇总了 Shenton 的工作,希望分享的这些策略能帮助研究者达到预期的研究质量。除了上述标准之外,Patton(2002年)认为研究者的可信度(researcher credibility)除了有赖于他/她所受的相关培训、研究经历以及之前的研究工作情况,还有赖于研究的整体哲学观 [14]。

表 9-2　在定性研究中确保质量和可信度的方法

质量	策略
可信度	确保研究方法非常适合你的学习目的
	熟悉你将开展的研究的群体文化
	使用适合研究目的的抽样方法
	使用方法、参与者、研究地点及研究人员的三角验证
	采用技术来促进研究参与者的诚实和/或自然主义行为
	在数据收集中使用迭代提问
	在数据中寻找否定的或不确定的例子
	在整个研究过程中练习个人和团队反思
	邀请同行评审研究过程(在伦理允许的情况下)
	报告开展此研究的能力和经验
	提供数据收集者对数据的核查报告——"参与者验证"(如谈话的转录)和分析(如针对对话或书面记录的分析)
	分享对正在研究的现象的详细描述的例子(这些是详细的个人描述)
	将先前研究中的发现作为展开讨论的一部分
可转移性	提供背景数据以确立研究背景和所研究现象的详细描述,便于进行比较
可靠性	使用"重叠方法"(例如,视觉数据——观察,文本数据——自然对话;访谈等)
	提供研究描述的详细信息,以便能够重复你的工作
可确认性	使用方法、参与者、研究地点及研究人员的三角验证
	提供关于正在研究的现象的信念和假设(立场)的陈述
	声明研究方法的缺点或局限性及其潜在影响
	提供研究描述的详细信息,以便检查研究结果的完整性
	使用图表展示整个研究过程的"审计追踪"
	邀请同行评审研究过程(在伦理允许的情况下)

注:改编自 Patton [14];一些项目针对不同的质量类型有所重复。

　　当然还有其他评判方法，一个比较被认可的方法是 Flick（2014 年）提出的"八大问题法"。我们将相关内容列在表 9-3 的第一栏中[4]。每一个问题都利用已发表的关注模拟医学人员兴趣点的研究进行了解答。第一篇文章是由 Krogh 等依据复盘专家经验总结的复盘方法[11]，而第二篇文章则讲述了如何运用框架结构来了解学员对于模拟人意外死亡的反应[16]。顺便说一下，这一章节里的每篇文章的每位作者都是这个方面的资深专家，建议读者们精读，并且把表 9-3 作为自己深入学习的指引。

表 9-3　通过两项研究阐述定性研究指南

比较项	文章 1	文章 2
作者	Krogh, Bearman, Nestel[11]	McBride, Schinasi, Moga, Tripathy, Calhoun[16]
文章题目	"Thinking on your feet" – a qualitative study of debriefing practice（"随机应变"——一项复盘实践的定性研究）	Death of a simulated pediatric patient: Toward a more robust theoretical framework（模拟患儿的死亡：迈向更健全的理论框架）
期刊	Advances in simulation	Simulation in healthcare
1. 发现的问题是什么，具体研究项目的研究问题又是什么	本研究旨在探索那些专家复盘者自我报告的练习方法。在总结了目前关于复盘练习的研究后，作者认为，尽管有很多关于理想复盘的理论研究，但我们并不了解复盘者在复盘时实际做了什么。Q："在基于人体模型的沉浸式模拟之后，专家复盘者的复盘实践是什么？"	本研究旨在探索和进一步开发一个框架（本身通过定性方法生成），以了解学习者对意外人体模型死亡的反应 Q："在故意排除模拟人死亡情境的机构中培训的个体会如何看待意外的模拟人死亡？"
2. 研究是如何计划的；应用或构建了哪种设计	该研究是对 24 名同行提名的"专家"复盘者进行的访谈研究。作者报告说："研究人员作为积极的解释者，对数据进行了归纳分析，并持续关注研究人员自己先入为主的认知以及自身的背景情况。"尽管参与者的抽样很复杂，但作者报告了明确的纳入标准	这项研究包含 6 个由医生和护士组成的焦点小组。焦点小组以半脚本形式进行。小组参与者的组成有明确的标准
3. 定性研究作为本研究方法的充分性如何	定性方法是合适的，因为它是对实践的探索性研究。在这项研究之后，可以使用定量研究设计来衡量这些做法的流行程度	鉴于研究人员希望探索和更好地模拟复杂的社会现象，定性方法是合适的。最终模型中的个体关系可以后期运用定量方法进行检验
4. 研究的方式是否符合伦理	该研究的参与者的招募和选择是符合伦理的。伦理问题可能包括研究团队和研究参与者之间感知权力差异的不同。一些研究参与者可能因为参与了国家政府资助的项目而感到有义务参与。采访是由第一作者进行的，第一作者（当时）对参与者来说基本上是未知的。提名过程也可能导致一些参与者感到被无助地评判。然而，只有研究团队才知道被提名者名单	该研究参与者的招募和选择是符合伦理的。伦理问题包括可能引发应激反应。参与完全是自愿的，因此可以取消

续表

比较项	文章 1	文章 2
5. 研究的理论视角是什么	该研究在方法上是解释主义的，并使用了主题分析	本研究采用建构主义扎根理论方法。该研究被设计为 Tripathy 等人（2016 年）之前的研究延伸的下一阶段。创建了一个理论框架，用于概念化无法解释的模拟人死亡。然而，在分析的初始阶段故意不引用该模型
6. 结果的呈现及其产生方式是否使研究的实施方法和结果的产生对读者来说是透明的	访谈主题指南作为附录包含在内。一位研究人员根据录音对专业转录文件进行核查。文中描述了 4 个分析步骤：①开发编码框架（归纳）；②在更深层次对"实践"和"专长培养"的更高阶主题进行了分析；③使用步骤 2 中确定的 36 个代码对所有转录文件进行了重新分析；④还再次对数据进行进一步的严格审查。作者使用了 NVivo。结果被呈现为 4 个主题。提供了转录内容示例对主题和子主题进行了说明	该研究清楚地展示了所使用的分析过程。分析步骤包括：①在不参考初始框架的情况下通过独立分析开发初始代码；②这些代码的后续三角验证和整合，再次独立于初始框架；③将最终代码与原始 Tripathy 框架进行比较；④将新数据整合到框架开发中。使用 Microsoft Word 进行编码。结果以 7 个主题排列成一个大型模型。提供了转录内容示例对主题进行了说明
7. 设计和方法对研究问题的适用程度如何	研究设计和方法适合研究课题。然而，替代方法可能包括可以观察专家实际是如何复盘的，真正都做了些什么，而不是听他们说自己做了什么。录制复盘过程的数字文件，然后请他们与研究人员一起观看视频并对自己正在做的事情进行解释也可能会很有帮助	研究设计和方法适合所研究的问题。然而，没有根据结果从进一步的焦点小组中收集到额外的信息，从而限制了分析迭代的次数。因此，该框架可能会需要进一步的修改
8. 是否提出了任何"可推广性"*的主张以及它们是如何实现的	作者报告了专家复盘实践的一致性。作者使用一种理论——"实践发展三角形"来解释研究结果的意义。作者写道："像这样的定性研究取决于研究人员在提取和解释数据时的方法和先备观点。与所有其他解释性定性研究一样，这些结果在定量意义上是不可重复或不可推广的，但我们广泛样本的共性表明，这些发现可能与其他基于模拟的教育背景是有相关性的"	作者报告了他们获得的主题与最初的 Tripathy 框架中存在的主题之间的大规模一致性，但只能从他们研究的特定人群中获得的主题除外。作者指出，该模型可以很好地推广到经验丰富的儿科临床医生（构成研究人群），但也需要适当地避免超出此范围的泛化

*Flick 使用术语"可推广性"，而 Shanton 中 Patton 则提出"可转移性"。

实际问题

随着本章接近尾声，我们将指出在进行定性研究时出现的几个实际问题。首先，我们将列举一些可能唯一适用于定性研究的伦理问题。然后，我们介绍可以帮助研究人员的潜在有价值的软件包，并讨论与文章撰写准备和发表相关的问题。最后，我们讨论新手研究人员可能会面临的几个实际挑战。

定性研究的伦理问题

我们都知道，定性研究绝大部分是研究社会现象问题，因此研究对象通常是人。这说明每项定性研究都涉及重要的伦理问题。这个话题的更多细节我们将在 34 章进行阐述，在这一章里我们仅讨论几个定性研究特有的问题。

首先，作为研究社会现象的一种方法，定性研究可以用于反映人们的情感应激体验。在我们这个领域，这些情况包括研究如下情境时获得的参与者体验数据：①参与者在模拟研究中出现的差错如果发生在临床工作中可能导致致死性后果；②参与者产生负面情绪的情况；③临床医师的表现低于预期的标准。研究者必须意识到，发生这些情况时参与者有强烈的情感反应或者感受到存在有损自我形象的恐惧。当收集他们的体验反馈数据时，我们可能又再次让他们产生应激、焦虑、失落或者其他的强烈情感。在这些情况下，如果需要的话研究者应当提供情感支持和辅导。

另一大伦理问题是这些深入反馈的个人属性。如前所述，定性研究关注的是社会现象的方方面面，这意味着可能有些研究参与者会隐藏自己的真实想法或者不希望研究者分享自己的体验反馈甚至要求退出研究。再进一步说，因为定性研究往往采用特定背景下的小样本量的研究数据，这可能造成被研究者在研究报告中被读者识别。这要求研究者必须仔细确认被研究者不被识别（去标识）并保证患者匿名。研究者和参与者的关系还包括权力差异，这将影响参与者的招募、参与者的知情同意、数据分析和研究成果发表。伦理问题贯穿在定性研究的所有阶段，我们建议定性研究的初学者们一定格外注意自己研究涉及的伦理问题。

定性研究推荐软件

下面我们介绍几款对数据管理有帮助的软件。定量研究软件主要发挥统计分析的数学方面工作，定性研究则与其不同。定性研究的软件主要用于数据编码、概念链接、创建概念图、书写备忘以及内容检索，实际的分析工作则由研究者完成。软件的使用主要是个人喜好，至于相关的利弊大家也褒贬不一。但当数据很大（极少见）时，我们还是建议用软件辅助。比方如下情况：①多位研究者同时分析；②纵向研究（利于数据存储）；③特殊分析类型（模板，以前的编码、内容分析），其框架在研究一开始时已经被清晰地定义；④需要进行计数的罕见情况。但是，必须指出，使用软件包并不是让研究变得更可信，对于那些非常有限的数据集，使用带有突显功能的文字处理器，甚至便利贴，可能是更经济实惠的选择。最终分析准确到位与否取决于研究者而不是电子辅助产品。框 9-2 中列出了常用的商业软件。建议你浏览相关网页，选择一款最适合自己的，并向其他研究者进行相关咨询或者先选择免费试用。

框 9-2　定性研究软件示例

Nvivo https://www.qsrinternational.com/nvivo/home

ATLAS.ti https://atlasti.com/

MAXQDA https://www.maxqda.com/

QDA Miner https://provalisresearch.com/qualitativeresearch-software/

Quirkos https://www.quirkos.com/index.html

webQDA https://www.webqda.net/o-webqda/?lang=en

Dedoose https://www.dedoose.com/

HyperRESEARCH http://www.researchware.com/

Transana https://www.transana.com/

撰写定性研究报告

与定量研究一样，定性研究也必须符合相关标准。越来越多的科学研究期刊要求定性研究要符合发表标准。比如，定性研究报告统一标准核查表（consolidated criteria for reporting qualitative research，COREQ）就是针对访谈和 / 或焦点小组访谈研究设计的[17]。而定性研究报告标准（Standards for Reporting Qualitative Research，SRQR）则适用于所有的定性研究[18]。这些指南还可以帮助研究者决定发表研究方法、分析过程及发现结果的最佳方法。然而，鉴于定性研究者不同的本体论和认识论立场，一些研究者认为这些类型的指南是限制性的，具有还原论思想。因此，研究者如何解释"质量"这个词，必须基于研究者自身的理论立场。期刊对于研究发表符合标准的程度要求不一。因此，在投稿前建议先阅读选中期刊已发表的文章以评估自己研究发表的可能。

在准备论文时，一个有用的比喻是将它看作是一场针对所关注现象的对话。也就是说，每项新研究都是试图加入或推进现有的对话（或者，偶尔可能会开启一个新的话题）[19]。因此至关重要的是，研究人员在撰写研究报告前，要对之前的（即已知的）相关研究以及需要进一步拓展的内容有一个扎实、清晰的了解。在这里，Lingard（2015 年）提出的"问题 - 空白 - 挂钩"启发式方法可能值得推崇[19]。在这种方法中，开展研究的始动因素是清晰地表述研究目的（即问题），然后对已知和未知的相关内容进行仔细严格地探究（即"空白"）。接下来就是对此项研究中要检测和完成的内容进行一个简单明了的陈述。而且重要的是，还要让其他人明白为什么他们应该关心这些研究结果（即"挂钩"）。这种方法在最初制订研究框架时也很有帮助。

定性研究的常见问题

许多研究人员接受过生物医学方面规范的培训，严格管理和控制外部干扰变量是随机对照研究的金标准。而定性研究恰恰相反，在研究过程中，不仅能够接受这种可变性，而且积极鼓励外部变量的多样性。正如本章开头所说，有很多互补的方式来理解现实和人类知识的本质。在第一章，我们列出了 Bunniss 和 Kelly 总结的这些概念，它们反映了研究者的整体世界观。然而，这样的世界观也不是完全一致的，而是会因对事物本质的理解不同而存在很大差异。Roger Kneebone（2002 年），经过了一系列外科医生方面的培训后转向教育领域。在他专注这个领域后，他用一个物理概念——"全反射（total internal reflection）"，来比喻和解释他初读社会科学文献以及定性研究时的感受[20]。他写道："全反射是光在液体表面未发生任何穿透被完全反射回来的一种现象。比如，鱼缸里的金鱼只能清晰地看到水面以下的事物。生理的局限性让它无法看到外面的世界，除非它能够克服恐惧和不适跳出水面并且四处观望……对于我而言，跳出实证主义的鱼缸后，突如其来地刷新了我一连串的认知。我的主要问题在于没有实证主义领域以外的任何经历与经验。因此我开始慢慢地徘徊着侦查，并尝试着窥探这个领域。我通过大量阅读书籍和文献探知这个领域。但马上我又遇到了另一个难题——语言[20]。"

同样，定性研究的标准化通常也不像定量研究那么重要。对于认为好的研究设计需要尽可能控制干扰因素的研究者而言，这可能让他们感觉非常奇怪和惊讶。然而，根据研究内容，这种控制可能并不会影响最终的研究结果。与定量研究相比，定性研究的另一个不同是，定性研究中很少（有争议）开展尝试性研究（pilot study）[21]。本章有一位作者（DN）经常开展探索性的定性研究，尤其是当她参与研究的特定过程（比如知情同意过程、数据获取过程、数据转录和分析过程）很复杂，她会考虑采用探索性研究方法[22]。在这种情况下，实施探索性研究可以为开展目标研究的最佳方法提供宝贵信息。探索性研究的数据甚至可以用于目标研究的最终分析。进一步说，定性研究，在研究过程中，基于获得的最初结果还可以改变研究主题和观察时间表。你越了解定量研究，对于这种改变越会觉得奇怪，但这却恰巧符合定性研究方法的导向性和迭代性特征。

与定量研究相比，定性研究的另一个不同点是研究结果的报告方式。这在撰写文章方法部分时可能最明显。首先，定性研究通篇报道中研究方法部分可以非常长。然而，对于定量研究，许多医学期刊某种程度上有字数限制。这导致研究者不得不减少字数以符合期刊要求，这反过来又将导致研究质量的下降。越来越多的期刊要求文章发表时要附录是否违背 COREQ 和 SRSQ 标准。其次，介绍研究者的研究经验往往也很重要。提供这些信息的目的是让读者了解（尽管简略）研究团队的可信度和他们对所研究现象的相关研究经验。这方面的例子，大家可以在参考文献部分 Krogh 等人的研究中找到[11]：

"三位作者在模拟教学以及各种情境和模拟方法下的不同复盘方法方面拥有丰富的经验。KK 有医学背景而 MB 和 DN 都是很有经验的卫生保健和模拟教育专家，并且在定性研究方面经验丰富。"

第三部分各章内容介绍

接下来的几章阐述了应用于模拟医学研究的定性研究方法。在第 10 章，Bearman 概述了定性研究设计中的关键概念，使用了里程碑式的介绍——研究设计的目的、世界观和研究方法。她描述了定性的基本要素，通过将这些对应点与实践联系起来进行研究问题的撰写，描述了研究人员和研究之间（自反性）的关系和选择合适的方法学（和方法）或策略。在第 11 章，Smitten 讲述了进一步对定性研究概念和理论框架的见解。

然后我们着重介绍几个具体的研究方法：深度访谈（第 12 章）、焦点小组访谈（第 13

章）、观察性研究（第14章）、视觉方法（第15章），以及调查和其他文字材料研究（第16章）。鉴于模拟医学中使用了视听技术，我们预测可视化方法在模拟医学研究方面会变得越来越重要。虽然从表面上看，这些方法可能比较直接和接近。但是真正运用时你会发现，他们之间的细微差别可能对数据收集质量产生影响。当然，数据收集只是研究过程的一部分，第17章我们将详细介绍一种特定的方法——音频数据（audio data）的转录。最后，我们将介绍几个特定的分析方法，包括扎根理论（第18章）、主题分析和定性内容分析（第19章），以及研究过程中自然产生的简单数据分析，比如会话资料和事件记录资料（第20章）。

结语

我们希望你会喜欢开展定性研究。这一部分的各章侧重点不同地探讨了几个专题，并且运用模拟医学研究领域的实例进行了阐述。我们相信这一部分的内容将有助于你武装自己的知识与技能，提升你在这个领域鉴赏和开展定性研究的能力。

参考文献

[1] HEBBAR KB. A quality initiative: a system-wide reduction in serious medication events through targeted simulation training. Simul Healthc, 2018, 13(5): 324-330.

[2] GERARD JM. Validity evidence for a serious game to assess performance on critical pediatric emergency medicine scenarios. Simul Healthc, 2018, 13(3): 168-180.

[3] BUNNISS S, KELLY D. Research paradigms in medical education research. Med Educ, 2010, 44(4): 358-366.

[4] FLICK U. An introduction to qualitative research. 5th ed. London: SAGE Publications Ltd, 2014.

[5] COHEN, D B CRABTREE. Qualitative research guidelines project. 2006. [2018-09-03]. http://www.qualres.org/HomeRefl-3703.html.

[6] CRESWELL J, POTH C. Qualitative inquiry and research design choosing among five approaches. 4th ed. Thousand Oaks: SAGE Publications Inc, 2018.

[7] CORBIN J, STRAUSS A. Basics of qualitative research: techniques and procedures for developing grounded theory. 3rd ed. Thousand Oaks: Sage, 2007.

[8] HARRIS M. The rise of anthropological theory: a history of theories of culture. New York: Crowell, 1968.

[9] YIN RK. Case study research design and methods. 5th ed. Thousand Oaks: Sage, 2014.

[10] SULLIVAN GM, SARGEANT J. Qualities of qualitative research: part I. J Grad Med Educ, 2011, 3(4): 449-452.

[11] KROGH K, BEARMAN M, NESTEL D. "Thinking on your feet"—a qualitative study of debriefing practice. Adv Simul, 2016, 1: 12.

[12] SAUNDERS B. Saturation in qualitative research: exploring its conceptualization and operationalization. Qual Quant, 2018, 52(4): 1893-1907.

[13] GUBA E. Criteria for assessing the trustworthiness of naturalistic inquiries. Educ Comm Technol J, 1981, 29: 75-91.

[14] PATTON M. Qualitative research and evaluation methods. 3rd ed. Thousand Oaks: Sage Publications, 2002.

[15] SHENTON A. Strategies for ensuring trustworthiness in qualitative research projects. Educ Inf, 2004, 22: 63-75.

[16] MCBRIDE ME. Death of a simulated pediatric patient: toward a more Robust theoretical framework. Simul Healthc, 2017, 12(6): 393-401.

[17] TONG A, SAINSBURY P, CRAIG J. Consolidated criteria for reporting qualitative research(COREQ): a 32-item checklist for interviews and focus groups. Int J Qual Health Care, 2014, 19(6): 349-357.

[18] O'BRIEN BC. Standards for reporting qualitative research: a synthesis of recommendations. Acad Med, 2014, 89(9): 1245-1251.

[19] LINGARD L. Joining a conversation: the problem/gap/hook heuristic. Perspect Med Educ, 2015, 4(5): 252-253.

[20] KNEEBONE R. Total internal reflection: an essay on paradigms. Med Educ. 2002; 36(6): 514-518.

[21] MORSE J. The pertinence of pilot studies. Qual Health Res, 1997, 7: 323.

[22] MORRISON J. "Underdiscussed, underused and underreported": pilot work in team-based qualitative research. Qual Res J, 2016, 16(4): 314-330.

[23] CHARMAZ K. The legacy of Anselm Strauss for constructivist grounded theory//Denzin N. Studies in Symbolic Interaction. Bingley: Emerald Group, 2008: 127-141.

[24] HSIEH H, SHANNON S. Three approaches to qualitative content analysis. Qual Health Res, 2005, 15(9): 1277-1288.

[25] BRAUN V, CLARKE V. Using thematic analysis in psychology. Qual Res Psychol, 2006, 3: 77-101.

推荐资料

[1]　CRESWELL JW. Qualitative inquiry and research design: choosing among five approaches. 3rd ed. California: Sage, 2013.

[2]　FLICK U. An introduction to qualitative research. 5th ed. London: SAGE Publications Ltd, 2014.

[3]　KNEEBONE R. Total internal reflection: an essay on paradigms. Med Educ. 2002, 36(6): 514-518.

[4]　SCHWANDT T. The SAGE dictionary of qualitative inquiry. 4th ed. Thousand Oaks: SAGE Publications Inc, 2014.

[5]　SILVERMAN D. Qualitative research: issues of theory, method and practice. 3rd ed. London: SAGE Publications Ltd, 2011.

[6]　SILVERMAN D. Interpreting qualitative data. 5th ed. London: SAGE Publications Ltd, 2014.

第10章　定性研究设计中的基本概念

Margaret Bearman

概要

　　这一章我们将简要介绍模拟医学研究中定性研究设计的几个基本概念。主要向研究者讲述 3 个方面：①明确的研究目的；②研究者世界观的阐述；③研究设计的总体方法。实际上，这些可以转化为：撰写定性研究问题；阐述研究者与研究本身的关系（自反性）；选择合适的研究方法。针对三大方法学——扎根理论、现象学和定性描述，我们将介绍和对比它们与各种传统分析方法的差别，简要探讨选择研究方法时这些方法学的实际使用，强调研究设计时 3 个方面之间连贯的重要性（而不是简单地遵守某个特定的传统方法）。最后，介绍了科研诚信，它是一个高度依赖研究人员和研究背景的、整体的、动态的、很难言表的概念。

　　定性："属于或者与质量或品质有关；衡量质量或者用质量衡量。在后来的使用中经常与定量形成对比。"[1]

　　研究："通过仔细考虑、观察或研究某个主题，为理论、主题等知识体系提供支撑的系统调查或探究。"[1]

> **实践要点**
>
> - 目的、立场和方法是确定定性研究方向的 3 个标志。
> - 关注特定现象有助于撰写定性研究问题。
> - 应尽早阐明研究人员的"立场"——尤其是他们自己的研究世界观及其与目前研究的具体问题的关系。
> - 定性研究有许多不同的方法学传统，如扎根理论、现象学和定性描述。
> - 定性研究中可信度的建立是一个动态的、整体的过程，而并非机械地创建。

引言

　　定义定性研究并非易事。这是一个带有许多传统观念、方法和用途的术语。然而，从广义上讲，定性研究是对社会现象的系统研究，是运用描述、阐述、解释、探索研究对象的

M. Bearman（✉）

Centre for Research in Assessment and Digital Learning（CRADLE），Deakin University，Docklands，VIC，Australia

e-mail: margaret.bearman@deakin.edu.au

方式开展的研究。"研究质量"与主观性紧密相连。因此,定性研究对不同的人产生迥异的结果是不可避免的,而且它的特点之一就是各种方法含有的丰富多样性。本章结合我个人在开展模拟医学研究过程中的观点和经验,介绍一些我认为能够支撑不同传统观念的基本概念。

我认识到定性研究的语言比较复杂,也难于理解,因此我会尽量采用简单易懂的描述。这样做的过程中,我尽量避免过度简单化的同时让这些概念更易于理解。因此,我强烈建议那些感兴趣的读者能够深入学习我本章节后面提供的相关文献。

在本章中,我介绍了定性研究中的 3 个"地标性"概念。我之所以称它们为地标,是因为我认为它们就像高楼;无论你转向哪条道路,你始终可以看到它们,并利用它们来进行定位。它们分别是:目的(如以定性研究问题为代表);立场(研究者与研究本身的关系);方法(通常局限于某个特定方法学中)。最后,我将讨论横跨这些地标的连贯性和可信度问题。

地标 1: 目的(怎样撰写定性研究问题)

开展研究的原因有很多。有些人将科研世界分为教学科研——应用研究提供依据,帮助教师做出因地制宜的教学决定;学术科研——更接近于"发现新知识"[2]。在我看来,最关键的是考虑你希望实现的目标。如果你研究的目的是想提高同事和学生处理问题的能力,那么与想发表一篇影响跨大学、跨国家实践的论文相比,你将有不同的驱动因素。但无论出于何种目的,只要研究结果想要发表,那么你的文章就必须在现有知识上有所扩充。它可能是一个创新性的项目(模拟医学期刊确实发表这样的研究结果),也可能是一个更偏理论性的研究。总之,从某种方面上讲,定性研究可能符合你的预期目标。

定性研究往往是为了达到特定的目的。一般来说,它是为了更进一步地阐明特定研究对象。这种类型的研究是研究者对"实地"人员的经历、见解和行动的理解,它很难被量化(或不可能被量化)。定性研究者非常重视那些整体的、隐含的和复杂的数据。对比两种传统的研究方法,如果定量研究是试图证明模拟训练是否能够提高特定技能,那么定性研究则可能专注研究为什么会这样(或不会这样)。定性研究方法可能关注洞察体验的复杂性,例如研究结果与同伴反馈的关联或者与失败情绪影响的关联。

那么,你如何知道定性研究是否适合你的特定需求,明确你想要实现的研究目标的最佳方法之一,就是撰写研究问题。

撰写研究问题提供了一个真正的机会让你关注你的研究并确保你研究的内容是有意义的(和可发表的)。定性研究问题与典型的以干预为导向的定量问题有些不同。定性研究问题的核心是对现象的理解。撰写定性研究问题的部分困难是,你感兴趣的关键现象并不总是那么容易被甄别出来。比如,我们打算设计一系列模拟患者行为以向医学专业学生"教授共情(teach empathy)"方面的内容。如果这是我们的研究目的,那么可能会产生一系列可能的定性研究问题。一个问题可能是:什么会影响医学生在模拟患者行为中的共情行为的发展?另一个问题可能是:如何让医学生在教授共情的模拟活动中体验到设计的教学目的?或者第三个问题:如何在培养医学生共情的患者模拟活动结束时进行复盘和反馈?所有这些不同的研究问题都与模拟和共情有关,但是它们的研究设计和研究结果却截然不同。

撰写研究问题很难;倒不是因为撰写框架本身就很困难,而是因为它们要求研究人员清楚地阐明研究本身的一些关键问题。定性研究问题比定量研究问题更容易出现突发状况，随着研究进展，它们可能会发生转换和改变。因此，在研究开始时就尽可能清楚地阐述研究问题是极其有帮助的。有关撰写定性研究问题的 3 种启发式方法，参见表 10-1。

表 10-1　撰写定性研究问题的 3 种启发式方法

运用如何（how）或什么（what）（或者相似的代词）的启发式

从选择正确的代词开始真的有助于思考研究问题。可以参考下面文本中列出的示例：

What：什么会影响医学生在模拟患者行为中的共情行为的发展？

How：如何让医学生在教授共情的模拟活动中体验到设计的教学目的？

How：如何在培养医学生共情的患者模拟活动结束时进行复盘和反馈？

"是否"（did or is）问题会指向是或否的答案（如共情是否得到发展？），因此不太适合用于定性研究。其他可能性是："以什么方式？""为什么？""到什么程度？"或"出于什么原因？"

关注你感兴趣的特殊现象的启发式

关注现象可以说是确定研究目的最具挑战性的部分。我们给出的示例问题中，现象都一直包含模拟患者行为的要素，但是研究问题有 3 个不同关注焦点：

什么会影响医学生在模拟患者行为中的共情行为的发展？

如何让医学生在教授共情的模拟活动中体验到设计的教学目的？

如何在培养医学生共情的患者模拟活动结束时进行复盘和反馈？

通过预设情境细节表明研究范围的启发式

在研究问题中预设情境来限制研究内容是非常有帮助的；这既有助于关注研究对象又可以避免从研究中过度概括总结。在我们的例子中：

什么会影响医学生在模拟患者行为中的共情行为的发展？

如何让医学生在教授共情的模拟活动中体验到设计的教学目的？

如何在培养医学生共情的患者模拟活动结束时进行复盘和反馈？

地标 2：立场（研究者与研究的关系）

定性研究者往往在研究之初就表明自己的立场或世界观。"世界观"（有时称为"研究范式"）是研究者如何看待现实和认知（有时分别称为本体论或认知论观点）[3, 4]，这反过来也强烈地影响他们如何思考和开展定性研究。例如，如果你认为客观研究是"金标准"并且认为最重要的知识是可以衡量的，那么这必然会改变你看待访谈数据的态度以及你将如何进行定性研究设计。另一方面，如果你觉得人们的经历永远无法衡量，那么你就会选用不同的研究方法。

基于你的世界观，你可能会发现自己在探寻与遇到的现象相关的不同理论。例如，如果你对了解卫生专业人员如何在模拟环境中学习共情感兴趣，那么你可能会发现自己被心智方面的理论所吸引。虽然定性研究并不总是需要理论基础，但是，与所有研究一样，它确实需要将研究内容置于更广泛的文献中。在一些论坛中，以理论为依据的方法是研究可信度的标志。

阐明和记录你的世界观、理论和信念是所谓"自反性"过程的开端。"自反性"是一种研究者在整个研究过程中思考自己与研究项目以及研究参与者之间关系的行为[5]。自反性可以表明研究者如何影响着研究，以及研究如何影响着研究者。此刻我可以立即给出一个这种类型的例子。就在我撰写本章内容时，作为一个发表了许多与模拟有关的定性研究文章的研究者，我也在"自反"。因此，我也在一篇探讨研究方法的文章中试图找到我对定性研究"是什么"的观点。此外，在撰写本章内容过程中，我还重温了 Pillow 的优秀论文[5]，它拓展了我自己对自反性概念的理解。我之所以要这样说明一下，是为了让读者能够理解本章中我写的一些内容。

对于那些有定量研究背景的研究者来说，讨论"自反性"可能会与讨论"偏倚"做类比。必须指出的是，自反性并不是与"减少偏倚（reducing bias）"有关，而是一种对研究者以及他们的背景对研究产生的微妙复杂影响的认识和声明。自反性有时会在研究接近尾声时提出；我个人建议在研究之初思考更有帮助。在我们运用模拟患者行为"教授共情"的示例中，不同的研究者可能会在一开始就表达出非常不同的想法和经验。比如，如果团队成员还负责开发程序，而他们只独立地接触了整体研究最佳实践部分的内容，那么他们将会提出不同的参考框架。此外，团队中的一部分人可能认为共情是无法传授的，还有部分人则认为共情是绝对可以教导的。这将强烈影响研究方法的整体性。鉴于这些想法，我们应该考虑如何通过塑造研究设计来表明这些必要的立场。以考虑这些必要的情况。也可能发生这样的情况，在进行研究过程中，观点可能也会发生变化。例如，曾经认为始终（或永远）无法教授共情的人可能会产生不同的想法。

地标 3: 方法

最后一个地标式确立研究设计的总体框架。通常也被称为"方法学"，有时"方法学"这个概念会与"方法"混为一谈。我认为这两个术语还是需要区分开来的。方法学的字面意思是对方法的研究，而方法是开展研究时运用的具体策略（技术／技巧）。定性研究中的方法通常是指：决定参与者（是谁）或研究背景是谁（抽样）；数据收集过程（如观察、访谈、焦点小组或视觉方法）；分析过程，数据被解释和阐述成最重要的元素；输出过程，分析内容往往以文本或图表的形式分享给其他人。有些定性研究方法与非常具体的实施方法一致，而其他的则并非如此。

总体而言，定性研究方法是指那些已经被理论化和记录在册的定性方法。它们非常多样化，甚至达到了令人困惑的程度，并且还在不断地发展和变化。在模拟医学文献中最常提到定性研究方法的是"扎根理论"，不过也会提到其他方法。我将挑选这些各有区别的传统方法中的 3 个进行简要介绍：扎根理论、现象学和定性描述。与所有的定性方法一样，每种方法都有差异和子形式；接下来就是运用实例对它们概述。

扎根理论

扎根理论方法用于设计产生对特定背景的解释，从而解释正在研究的现象（"理论"）[6]。抽样、分析和数据收集同时发生，因此参与者的选择和数据的收集过程均取决于当前进行的分析。分析策略（技术／技巧）要定义明确，并强有力地渗透在整个定性分析的各个方面。尤其是，那些所谓的"开放编码（open coding）"——文本中有意义的小的单位被识别和标记——是一项关键技术[7]，常运用于许多定性方法。在扎根理论中，这些小的单位被聚集到更高阶的类别中，这也会在其他方法中出现[7]。另一个值得注意的过程是"不断比较（constant comparison）"。研究者不断地将他们的分析与数据进行比较，以寻找分歧和趋同。为了阐述扎根理论研究，Walton、Chute 和 Ball[8]试图了解"护理学生如何运用模拟进行学习？"作者描述了一系列最终能够形成概念模型的迭代数据收集和分析，并对模拟如何让学生"发挥接近专业护士的作用"进行了阐述。

现象学

现象学包含一系列方法学，旨在了解参与者的"生活经历"[9]。这种方法，研究用于揭示参与者人们只有通过他们的视角才能理解的体验。这意味着参与者一定是从自己亲身经历过这种现象的人中抽样，并且参与者的人数往往很少。重点是对整体的理解，包括一个人的所做、所感及所想。现象学有许多不同的形式。有些现象学分析结果用主题列表的形式表达，另一些则用提炼了的能够代表参与者体验的叙述性描述进行表达。例如，我的博士课题是针对"虚拟患者"开展的心理现象学研究，并用代表性的描述概括了医学生的交互式体验。通过这种将"虚拟患者"与教育技术局限性交织在一起的方法，揭示了学生对虚拟患者的强烈情感反应[10]。

定性描述

定性描述的目的是对现象进行描述时，要尽可能真实地表达参与者自己的切身感受。这种方法"不需要用数据进行概念性的或高度抽象的呈现"[11]。定性描述倾向于采用主题分析方法[12, 13]，其结果/发现也往往用一系列主题和分主题来表示。参与者的选择往往非常实用，通常就是那些可能会对研究的特殊问题发表观点的潜在参与者。再举一个我自己的研究例子，Krogh、Bearman 和 Nestel 就是通过采访 24 位使用模拟人开展沉浸式模拟的专家，进行视频辅助复盘（video-assisted-debriefing，VAD）相关研究[14]。该论文试图描述参与者如何使用 VAD。我们标记（或者编码）转录的信息不是采用模拟教育领域的概念模式，而是运用标签提取那些与复盘相关的内容，然后运用上述的扎根理论进行"开放式编码"。调查结果概述了非常实用的主题：视听程序的影响、各种教育方法，以及复盘者如何平衡益处和局限性。

不同的分析方式

如以上示例所示，不同的传统方式有不同的数据处理方式。关键区别因素之一是研究人员对数据的解释程度。换句话说，他们在"字里行间"读出了多少有助于理解基本概念的数据信息？上面提到的扎根理论示例就很好地对数据进行了解释。这一模型的信息并不需要与学生直接表达的所有内容保持一致，但是需要将面谈信息与数据分析联系起来进行集成整合，并且在集成过程中不断比对数据迭代地构建概念类别。现象学研究也是如此。虽然研究结果反映了参与者的经验，但提炼过程要求研究者提取这些经验的本质，因此它们看起来可能与参与者自己的语言截然不同。另一方面，定性描述是高度描述性的（正如名称所暗示的那样）。因此，这一示例中的主题与参与者自己所说的就非常接近，并且研究者对参与者的活动进行了描述。描述和解释之间的这种差异强烈地塑造了研究结果的样子，并且在开始研究之前就考虑这一点非常重要。

　　上述 3 项研究也说明了不同的传统方式如何实施编码。编码过程可以是归纳的,研究者对文本进行分类和聚类时,无须事先指定任何特定的代码或主题。另一方面,编码过程可以是演绎的,研究者应用预先存在的框架,然后提取与编码相关的转录信息。归纳编码(inductive coding)和演绎编码(deductive coding)通常都是有序进行的。在某些类型的现象学和其他叙事方法学中,单数叙事从来不会被拆分,而是始终保持为一个整体。采用这种方式,转录的单个部分永远不会被提取出来,而是参与者的整个经历总是一起展现。这称为整体编码(holistic coding)。涉及主题、类别或子类别的编码通常称为主题编码(或有时称为主题分析)。

连贯性：保持一切一致

　　这 3 个地标——定性研究问题(目的)、研究者的价值取向及自反性(立场)和方法学(方法)——三者相互联系。事实上,支撑定性研究的核心概念之一就是保持这些地标之间的一致。研究问题应与支撑研究的方法和世界观相匹配。这个概念通常被称为一致性(coherence)。一致性是一个具有争议的概念,在我看来,它不能简单地理解为各个部分的总和。通常,在定性研究中,它是动态变化的,研究人员不断地进行调整以确保研究目的、立场和方法适当地保持一致。这在表 10-2 中进行了说明,其中我们的 3 个共情问题均与示例背景、研究者的立场和方法学相匹配。我还添加了一些可行的抽样方法、数据收集方法和分析技巧,来解释说明这些地标性概念和可行的定性方法之间的关系。

表 10-2　围绕相同模拟体验比较 3 个不同的定性研究

	示例 1：想要了解如何优化使用模拟来教授共情行为的教育者	示例 2：一位开展博士研究的模拟专家正在进行一系列不同的研究项目。这项研究的主题是通过模拟培养共情	示例 3：经验丰富的研究人员正在创建一个针对复盘和反馈的研究项目
地标 1：定性研究问题	是什么影响了医学生在模拟患者教学活动中共情行为的发展？	医学生对教授共情的模拟活动有怎样的体验？	模拟患者活动后的复盘和反馈如何帮助医学生共情行为的发展
地标 2：研究方向的例子	研究人员是想要了解模拟教学对学生影响的教师们。他们特别指出,作为临床医生、研究人员和教师的多重角色,让他们坚信共情可以而且应该进行教授。他们将根据研究进程调整研究计划	研究人员是一名博士生,她想了解对模拟同情心活动可能会有什么体验？这项研究广泛借鉴模拟文献,她宣布并指出她的观点,即模拟是一种深刻的情感体验	研究人员是一个团队,他们之前研究过复盘和反馈在培养"非技术技能"中的作用。他们是高度专业的复盘者,并就什么构成"好的"复盘发表并记录自己的观点
地标 3：方法学	定性描述,是为研究人员试图阐明教师和学生认为什么会对学习共情产生影响	现象学,研究人员希望从整体上描述共情的"真实体验"	扎根理论,研究团队希望建立关于模拟如何提高共情能力的概念性理解

	示例1：想要了解如何优化使用模拟来教授共情行为的教育者	示例2：一位开展博士研究的模拟专家正在进行一系列不同的研究项目。这项研究的主题是通过模拟培养共情	示例3：经验丰富的研究人员正在创建一个针对复盘和反馈的研究项目
方法（与地标内容的一致性）	参与者包括参与特定模拟活动的所有学生和教师；数据收集方法可能是访谈和焦点小组，然后进行主题分析	参与者人数很少（10人以下）并且将采用有目的的抽样；数据收集将采用访谈形式，目的是引出访谈对象经历的"故事"，然后进行全面的分析	参与者人数是根据研究结果调整的；数据收集方法是观察和访谈的混合；分析和数据收集同时进行

当方法变成了方法学

虽然纯粹主义者往往坚持采用传统方法的重要性，但这在模拟医学定性研究中却并不那么关键，并且在许多情况下特定的方法学传统也并未涉及。取而代之的是，研究者报告了他们所做的事情，并大量使用了特定的分析方法。在这种情况下，方法的各个方面成为事实上的方法学（如"主题分析"或者"混合方法"）。这是完全可以接受的，在我看来，这并不一定会减少研究的价值，前提是目的和立场明确定义，方法仔细记录和报告，实际运用的方法学（方法）与研究目的和研究者的立场一致。换句话说，连贯性比盲目地坚持特定的做事方式更重要。然而，连贯性并不是定性研究可信度的唯一标志。

定性研究的可信度

我们如何了解一项定性研究是否可信——严格按照方案执行结果可信？定量研究中严谨性的关键标志——如普遍性和偏倚小——并不适用于定性研究。虽然有质量指标，但它们往往因传统而异。例如，分析和数据收集的迭代对于扎根理论方法很重要，但对于定性描述来说却并不是必不可少的。此外，"饱和度""成员检查"和"三角测量（triangulation）"等概念往往被用作质量指标，但经常会被不加批判地运用[15]。我也认为有些研究的自反性可以作为可信度的标志，但自反性可以是非常象征性的，并且在有些情况下实际上是会降低而不是提高研究的可信度。从本质上讲，定义和阐明定性研究的可信度并不那么简单直接。

定性研究的可信度最具挑战性的问题之一是，它与背景高度相关——无论是研究背景还是最终发表的出版物背景。事实上，模拟医学研究可信的标志与高等教育文献的并不相同。此外，根据我的经验，研究的可信度情况也因期刊而异。期刊编辑的立场——他们对现实和知识的看法——可以强烈影响他们对研究好坏的评判。简而言之，可信度是一种动态的、只可意会的概念，多方综合后形成的专业判断。

这些不定因素使得建立可信度更加棘手。与其通过一系列定性研究来列举可能会建立可信度的各种特征，我认为更重要的是识别这个领域的复杂性。在我看来，可信度的关键特征是：①它与研究目的、立场和方法这三个方面相互依存；②它无法通过遵循一系列规则或清单来实现；③最终在期刊上发表后，它的评判又高度依赖读者。这意味着对于每项研究，研究者都有责任证明他们研究是严谨性和可信的。

结语

本章简要介绍了一些支撑定性研究的关键概念，如研究目的、研究者立场、方法学、研究方法和可信度等。我选择强调那些我认为特别重要的内容，然而，任何定性研究的介绍都无法阐述这个领域的巨大复杂性。第三部分的其他章将会拓展我已经简要提到的许多知识点。通识教育文献中的许多方法学和方法在模拟医学研究中很少见到，因此未来的研究有巨大的机会来揭开我们对如何使用模拟方法进行学习、教学和实践的新的理解。

参考文献

[1] Oxford English Dictionary NewYork: Oxford University Press，2018.

[2] BOYER EL. Scholarship reconsidered: priorities of the professoriate. Lawrenceville: Princeton University Press，1990.

[3] NESTEL D，BEARMAN M. Theory and simulation-based education: definitions，worldviews and applications. Clin Simul Nurs，2015，11（8）：349-354.

[4] BUNNISS S，KELLY DR. Research paradigms in medical education research. Med Educ，2010，44（4）：358-366.

[5] PILLOW W. Confession，catharsis，or cure? Rethinking the uses of reflexivity as methodological power in qualitative research. Int J Qual Stud Educ，2003，16（2）：175-196.

[6] LINGARD L，ALBERT M，LEVINSON W. Grounded theory，mixed methods，and action research. BMJ，2008，337：a567.

[7] WATLING CJ，LINGARD L. Grounded theory in medical education research: AMEE guide no. 70. Med Teach，2012，34（10）：850-861.

[8] WALTON J，CHUTE E，BALL L. Negotiating the role of the professional nurse: the pedagogy of simulation: a grounded theory study. J Prof Nurs，2011，27（5）：299-310.

[9] TAVAKOL M，SANDARS J. Quantitative and qualitative methods in medical education research: AMEE guide no 90: part Ⅱ. Med Teach，2014，36（10）：838-848.

[10] BEARMAN M. Is virtual the same as real? Medical students experiences of a virtual patient. Acad Med，2003，78（5）：538-545.

[11] SANDELOWSKI M. Focus on research methods-whatever happened to qualitative description? Res Nurs Health，2000，23（4）：334-340.

[12] MILES MB，HUBERMAN AM，HUBERMAN MA，et al. Qualitative data analysis: an expanded sourcebook. Thousand Oaks: Sage，1994.

[13] CLARKE V，BRAUN V. Thematic analysis//TEO T. Encyclopedia of critical psychology. New York: Springer，2014：1947-1952.

[14] KROGH K，BEARMAN M，NESTEL D. Expert practice of video-assisted debriefing: an Australian qualitative study. Clin Simul Nurs，2015，11（3）：180-187.

[15] VARPIO L，AJJAWI R，MONROUXE LV，et al. Shedding the cobra effect: problematising thematic emergence，triangulation，saturation and member checking. Med Educ，2017，51（1）：40-50.

拓展资料

[1] BRAUN V，CLARKE V. Successful qualitative research：a practical guide for beginners. London：Sage，2013.

[2] CRESSWELL JW. Qualitative inquiry and research design：choosing among five traditions. Singapore：Sage，1998.

[3] SAVIN-BADEN M，MAJOR CH. Qualitative Research：the essential guide to theory and practice. London：Routledge，2013.

完善模拟医学研究中的定性方法　第11章

对潜在研究方法的认识是在定性研究领域能够开展大家认同的学术研究的基础。研究中是否运用了充分定义的基于理论的研究方法可能会导致学术成果的发表出现不同的结果（即拒绝还是接受）。因此，研究方法的正确选择及随后在整个研究过程中不断整合对于任何定性研究的成功都是至关重要的。而且这一过程也适用于多维度的模拟研究。在本章中，我们介绍了各种理论和概念观点，希望能够加深大家对定性研究的理解并且为定性研究的发展做好准备。此外，我们还将针对几种定性研究方法进行深入探讨。对于定性研究方法的选择，将通过如何将这种方法整合到定性研究中去进行讨论。

实践要点

- 理论方法和概念方法不同，理论方法更常用于抽象性更强的研究。
- 理论和 / 或概念方法将对如何规划与实施产生极大的影响。
- 四个核心结构，研究方向、目的、意义和研究问题，在选择方法时应加以考虑。
- 最终的理论和 / 或概念方法必须与研究者自己的世界观一致。

理论和概念方法的本质

研究者进入定性研究领域时，理解理论或概念方法的本质是必不可少的。然而，许多新手研究者对如何选择概念和理论方法并没有把握。方法之间有何区别？更重要的是，它们如何运用？并且这些术语还经常被互换使用，虽然这种做法在研究文献中一直存在争议 [1-4]。但是，从我们的观点（以及撰写本章的目的）来看，这些术语不应该被视为完全相同。理论方法的本质，或者有时在研究文献中被描述为"框架"的东西，是基于一个预先存在的猜想基础，并且这个基础已在学术领域获得确定和验证。另一方面，概念方法更为具体，是针对研究人员如何实际架构研究问题的探索过程而设立的 [5, 6]。因此，它们直接聚焦的是研究问题是如何从探索的现象中确立和提取的 [5, 6]。表 11-1 对这两种方法进行了进一步比较与区分。从表中的示例可以看出，理论方法往往更通用，它重点关注的是研究所包含的更根

J. Smitten(✉)
College of Health and Society, Experiential Simulation Learning Center, Hawai'i Pacific University, Honolulu, HI, USA
e-mail: jsmitten@hpu.edu

本的想法。相反，概念方法基于研究中更具体的概念或变量。在抽象方面，相较于概念方法的抽象程度较低而言，理论方法则更加正式，抽象程度也更高。

表 11-1　模拟研究中理论方法和概念方法的区别

理论方法	概念方法
象征性互动[7] ● 示例：一种研究人类群体生活和人类行为的脚踏实地的科学方法 ● 示例：针对研究参与者在模拟教学和学习环境中相关内容的研究，包括但不限于使用符号、文字、手势或解释来传达含义	● 探索开展科学研究的理论教学 / 学习和 / 或领导力的概念 / 原则[15] ● 通过观察和科学研究来概念化人们如何根据自己的个人理解和对世界的了解进行学习 ● 示例：使用模拟方法开展教育领导力研究[16]；探索以探究为基础的科学教学，使用基于建构主义原则的学习循环方法，强调对现象的调查[15-18]
扎根理论方法[9-13] ● 探究一种能够合法地从社会心理过程获取研究数据科学方法的科研[9-12] ● 研究方法对于研究社会心理领域中未解决的问题尤其重要，这些问题需要发展更强大的理论基础来支持未来的研究[8-14]	推荐的本科教育实践原则[8, 19]可能为模拟教学研究提供帮助的七项推荐实践原则包括[19] （1）鼓励学生和教师之间的沟通 （2）发展学生之间的互惠和合作 （3）运用主动学习策略 （4）提供及时反馈 （5）重视任务时间 （6）传达高期望 （7）尊重多样化的天赋和学习方式

　　术语"框架"（如上文提到的"框架"）是指研究人员如何解释研究结果并将其与其他知识联系起来。但是，必须指出和牢记，定性研究通常不像定量研究那样使用预先定义的理论"框架"。相反，定性研究是关于揭示（这种）研究方法如何最佳解释研究过程中产生的数据。因此，理论或概念方法实际上并不能像它在定量研究中那样指导定性研究的开展。话虽如此，研究人员仍然需要精通或熟悉该领域的相关文献以及此方面的研究结果或关注焦点。如果没有对所研究主题的经验和理论知识的这种理解，研究人员将无法得出有用的定性方法。

　　虽然概念方法与理论方法之间存在差异，但在本章中，我们将通过探索理论方法如何作为研究过程的基础结构、精髓和焦点，来特别重点介绍开展科学研究的准备工作。在研究设计之初选择合适的和恰当的理论方法至关重要，并且将为文献和材料的审查（包括考虑某些定性方法的时间安排，如可能对此敏感的扎根理论）、设计、方法和分析（比如检查、评估、考虑）过程提供组织基础。因此，理论基础无形地融入了整个定性研究的结构中。

　　在过去数十年中，可能的定性研究方法的数量和多样性显著扩大[20, 21]。任何研究的关键是根据研究问题选择合适的研究方法，也就是说，研究问题是选择方法的驱动力。对于目前可用的大量方法而言，总的理论方法的选择通常是依据研究人员希望如何从概念上阐述研究问题以及最终将如何描绘研究结果决定的[20, 21]。

　　在许多方面，开展一项定性研究类似于建造一个雕塑、创作一首音乐作品或其他的艺术作品。使用这个隐喻，定性研究可能被概念化为一个理论的创作过程（而不仅仅是一种方法或技术），它集中在两个重要问题上：研究在探索什么，以及如何理解获得的研究数据？研究工作包括在整个复杂过程中"突破界限"，并能够强调指出新的定性理论方法作为研究故事的根本和基础支持。

　　Grant 和 Osanloo[22] 强调,理论框架是"整个定性研究探索的蓝图。它是构建和支撑理论方法的指南,并进一步定义了它如何将哲学、认识论、方法论和分析论作为一个整体对研究论文产生影响。"[22]。虽然上述引文侧重于研究论文相关工作,但理论方法可以应用于定性研究过程。这个理论蓝图,Grant 和 Osanloo[22] 用住宅构建做类比相关,"外部视图"(即立面图)提供研究问题的构造和世界观视角,而"内部视图"(即平面图),则使用框架概念来组织研究的概念和目标。

　　我们还必须认识到,并不总是有明确的预先确定的理论方法。事实上,直到收集到足够的数据,能够支撑即将描述的理论时,研究的理论方法才会被阐述。如果研究设计是根据实际产生的数据不断完善和推进的话,则可以选用后验理论方法,如扎根理论方法学[9-13]。比如,模拟研究就是这种过程的实际例子,模拟研究的研究人员就是在探寻在患者模拟环境中医学教育者如何促进和影响教育过程的[8]。在这种情况下,定性研究方法可能会指引研究重点关注理论结构的发展和新结构的不断涌现。新出现的数据也将对选择的理论方法建立 / 创建一种后验,以对出现的现象加深理解。此外,理论方法的实际形成是从严格的模拟研究数据收集过程演变而来的。这个例子展示了单个研究中事件的迭代顺序,决定了理论方法的选择和应用,突出了定性研究的根本力量和复杂性[8]。

研究过程的理论方法的构建

　　根据 Grant 和 Osanloo[22] 的理论,下面的 4 种结构适用于每种潜在的研究方法:问题、目的、意义和研究问题。这些结构对于指导研究设计和数据分析的选择至关重要,应该用于定义整体研究过程和将采用的数据收集技术。问题陈述是必不可少的,它定义了研究的根本原因。目的是证明研究的合理性,回答研究者希望从研究中获得或学习的具体疑问。意义则关系到研究本身的重要性和价值。上述 3 种结构描述了理论方法如何与问题联系、与目的和研究重要性关联。最后一种结构,即研究问题,是对基础或理论方法的补充,并将上述要素转化为可以建立具体研究的特定研究领域。研究中提出的最终问题将用于举例说明已知知识与正在探索的问题或主题之间的关系。因此,所选择的理论方法为构建研究设计的整体形式提供了坚实的基础。请参阅表 11-2,了解如何将这 4 种结构应用于具体的定性研究[8]。

表 11-2　指导定性研究过程的结构

结构	示例
问题	非常需要开展与医学教育中建立和运用高保真患者模拟相关的研究
目的	探索将高保真人类患者模型作为教学 / 学习方法运用于本科医学教育中时,医学教育者需要做的相关准备工作
意义	目前缺乏在实际教与学过程中运用 HPS 相关准备的研究
研究问题	打算将高保真 HPS 作为教学 / 学习方法运用于本科医学教育时,什么是医学教育者的社会 / 心理过程;医学教育者准备如何在高保真 HPS 环境中促进、指导和影响教学 / 学习过程

注:以上示例改编自第一作者 J.S. 的论文[8]。

坚持对研究设计的认识论信念

众所周知，我们的基本信念受到我们的假设、价值观和道德规范的影响，因此将影响我们在研究中对理论方法的选择 [23-25]。这个问题没有对或错的答案，没有适用于每个研究问题的"一刀切"理论。相反，研究人员必须确认自己的信仰体系，并在确定合适的理论方法时适当考虑自己的认识论价值观。根据定义，认识论（epistemology）是指对知识本身以及知识如何发现、创建和／或解释的研究。接下来是认识论立场的例子，它们可以提供基础的定性研究方法来研究基于模拟或健康专业领域内的人类和社会行为。这些包括但不限于实证主义和后实证主义、解释主义、符号互动、女权主义、现象学以及后现代主义 [21]。

定性研究者可以从许多可能具有共性但也可能表现出极大差异的方法中进行选择。奇怪的是，Willis[21] 声称"定性研究范畴内的范式多样性比定量方法中的还要多"。众所周知，定性研究的根本特征包括"寻求上下文理解"和"紧急方法"来指导研究人员进行不断探索 [21]。当代定性研究不断发展，并从各种不同范式扩展到有助于我们进一步理解在模拟和／或健康专业教育领域的人类和社会行为的方法 [21-24]。

定性研究方法的认识论基础通常包含解释主义或建构主义范式。建构主义认为现实是社会建构的；在研究过程中，随着探索的进行，发现是文字创造出来的。这种观点将研究数据的含义视为研究团队建立的结构。相反，定量方法通常在实证主义范式中描述其发现，该范式侧重于"未知世界"的客观知识，并通过使用既定有效的工具和统计推断模式发现的。

在定性研究领域，建构主义和解释主义的观点经常互换使用。然而，在我们看来，这并不完全准确，因为解释主义范式不仅将现象视为社会建构的，而且承认社会建构数据的收集和解释也具有内在的主观性。坚持这种观点的人是基于"社会建构的现实、地方概括、解释资源、知识储备、主体间性、实践推理和日常谈话"对文本（和其他数据）进行解释 [25]。

因此，在选择整体理论或概念方法时，研究人员必须将他们更大的世界观（建构主义、解释主义等）与上面讨论的 4 种结构（问题、目的、意义和研究问题）以尽可能一致的方式进行对接。只有这种方法才能提供足够可靠的根基，作为定性研究的基础。Maxwell 的话 [25] 进一步说明了这一立场："该理论的功能是为你的设计的其余部分提供信息——帮助你评估和完善研究目标，发现实际的及相关的研究问题，选择恰当的方法，并识别出可能影响你最终结论的潜在威胁。它还可以帮助你证明你研究的合理性。"这些要点对于创立和构建一个专注的定性研究设计至关重要。表 11-3 提供了一个能够体现这些原则的清单。

表 11-3　理论和概念方法清单：定性研究的选择和整合

如果适用，理论是否与方法计划相匹配
研究方法是否来源于理论或概念方法的原则、概念，或套用了理论或概念的现有方法
3 个构建（问题／目的／重要性）是否与定性理论或概念研究方法保持一致
研究问题是否需要针对先验或后验理论方法进行修改
研究方法如何为文献综述提供信息
理论或概念方法是否能支撑数据分析得出的结论、含义和建议

改编自参考文献 [22]。

值得为之奋斗

定性研究范式包含大量的理论和概念方法。本章重点阐述这些方法并回答"为什么我一直需要理论方法"的问题。不断提高研究技能、整体理解和对可用理论方法的不断钻研是科研路上的重要阶段。与指导者、同事、编辑、导师和同行的持续磋商对于这一过程至关重要，并且可以为如何将理论方法更好地整合到你的研究中提供关键见解。不断地了解不同理论方法的应用，必将提高你的观点和潜在的能力。最终，理论线索将巧妙地编织在整个研究结构中，为研究开展提供至关重要的清晰认识，并增强研究结果的实用性。这些努力是值得的！

参考文献

[1] BELL J. Doing your research project: a guide for first-time researchers in education, health and social science. Berkshire: Open University Press, 2005.

[2] GREEN HE. Use of theoretical and conceptual frameworks in qualitative research. Nurse Res, 2014, 21(6): 34-38. https://doi.org/10.7748/nr.21.6.34.e1252.

[3] MERRIAM SB. Qualitative research: a guide to design and implementation. San Francisco: Jossey-Bass, 2009.

[4] SCHULTZ JG. Developing theoretical models/conceptual frameworks in vocational education research. J Vocat Educ, 1988, 13: 29-43.

[5] ASTALIN AK. Qualitative research designs: a conceptual framework. Int J Soc Sci Interdiscip Res, 2013, 2(1): 118-124.

[6] CAMP WG. Formulating and evaluating theoretical frameworks for career and technical education research. J Vocat Educ Res, 2001, 26(1): 27-39.

[7] BLUMER H, DENZIN N. Symbolic interactionism//SMITH J, HARRE R, LANGENHOVE L. Rethinking psychology. Newbury Park: Sage, 1995: 43-58.

[8] SMITTEN J. Nurse educators preparing for the use of high-fidelity human patient simulation: a process of finding their way. Canada: University of Alberta, 2013. http://www.era.library.ualberta.ca.efbb92eb.

[9] GLASER BG. Conceptualization: on theory and theorizing using grounded theory. Int J Qual Methods, 2002, 1(2): 23-38.

[10] GLASER BG. Grounded theory review. Mill Valley: Sociology Press, 2005.

[11] GLASER BG, STRAUSS AL. The discovery of grounded theory: strategies for qualitative research. Chicago: Aldine, 1967.

[12] STRAUSS A, CORBIN J. Basic of qualitative research: technique and techniques and procedures for developing grounded theory. Newbury Park: Sage, 1998.

[13] CHENITZ WC, SWANSON JM. From practice to grounded theory: qualitative research in nursing. Melon Park: Addison-Wesley, 1986.

[14] PARKER B, MYRICK F. The grounded theory method: deconstruction and reconstruction in a human patient simulation context. Int J Qual Methods, 2011, 10(1): 73-85. https://doi.org/10.1177/160940691101000106.

[15] KOLB AY, KOLB DA. Learning styles and learning spaces: enhancing experiential learning in higher

education. Acad Manag Learn Edu, 2005, 4(2): 193-212.

[16] DURAN LB, DURAN E. The 5E instructional model: a learning cycle approach for inquiry-based science teaching. Sci Educ Rev, 2004, 3(2): 49-58.

[17] SHAPIRA-LISHCHINSKY O. Simulation-based constructivist approach for education leaders. Educ Manag Adm Leadersh, 2014: 1-17. https://doi.org/10.1177/1741143214543203.

[18] MCHANEY R, REITER L, REYCHAV I. Immersive simulation in constructivist-based classroom E-learning. Int J E-Learn, 2018, 17(1): 39-64. https://www.learntechlib.org/primary/p/149930/.

[19] CHICKERING AW, GAMSON ZF. Seven principles for good practice in undergraduate education. Racine: The Johnson Foundation, Inc., Wingspread, 1987.

[20] MOLASSO WR. Theoretical frameworks in qualitative research. JColl Charact, 2006, 7: 7. https://doi.org/10.2202/1940-1639.1246.

[21] WILLIS JW. Foundations of qualitative research: interpretive and critical approaches. Thousand Oaks/London: Sage, 2007. https://doi.org/10.4135/9781452230108.n5.

[22] GRANT C, OSANLOO A. Understanding, selecting, and integrating atheoretical framework in dissertation research: creating the blueprint for your 'house. Adm Issues J: Connect Educ Pract Res, 2014, 4(2): 1-16. https://doi.org/10.5929/2014.4.2.9.

[23] MUNHALL P, CHENAIL R. Qualitative research proposals and reports: a guide. Sudbury: Jones and Bartlett, 2008.

[24] DENZIN N, LINCOLN Y. The SAFE handbook of qualitative research. Newbury Park: Sage, 2005.

[25] MAXWELL J. Qualitative research design: an interactive approach. Thousand Oaks: Sage, 2004.

深 度 访 谈　第12章

Walter J. Eppich　Gerard J. Gormley　Pim W. Teunissen

概要

深度访谈（depth interview）已成为健康专业教育定性研究中流行的数据收集方法。访谈可以是非结构化的、高度结构化的或半结构化的，半结构化是最常见的。精心制作的半结构化访谈（semi-structured interview）指南包括预先确定的问题，同时允许根据研究问题灵活地探索新出现的话题。为了收集丰富的访谈数据，研究者必须在访谈前、访谈期间及访谈后一直关注关键要素。所使用的定性方法会影响关键方面，包括：谁进行采访，谁参与采访，采访指南中包含的内容，采访地点，以及如何捕获、转录和分析数据。

实践要点

- 清楚研究问题以及访谈将如何帮助回答这个问题。
- 仔细准备每次访谈，以确保获得更多的数据。
- 访谈中保持灵活性；提出预先确定的问题并探索与你的研究相关的新出现的主题。
- 每次面谈后，反思如何改进下一次面谈。
- 使用其他技术来引出面谈内容，如图示、丰富的图片或实时摄像等。

小的案例研究

苏珊是一名健康专业教育工作者，她想研究医学教育复盘如何促进医学生之间的同伴学习。她曾从事调查研究和调查结果统计分析工作。鉴于研究问题的探索性，她计划采访医学生和模拟教育工作者。她不确定自己的想法和计划是否正确或从哪里开始并寻求指导。

W. J. Eppich(✉)
Feinberg School of Medicine, Department of Pediatrics, Division of Emergency Medicine, Ann & Robert H. Lurie Children's Hospital of Chicago, Northwestern University, Chicago, IL, USA
e-mail: w-eppich@northwestern.edu

G. J. Gormley
Centre for Medical Education, Queen's University Belfast, Belfast, UK
e-mail: g.gormley@qub.ac.uk

P. W. Teunissen
Faculty of Health Medicine and Life Sciences(FHML), Department of Educational Development and Research, School of Health Professions Education(SHE), Maastricht University, Maastricht, The Netherlands
Department of Obstetrics and Gynaecology, VU University Medical Center, Amsterdam, The Netherlands

引言

虽然定量研究范式主导模拟医学，但是定性研究通过探索模拟如何以及为何能够促进学习对现有方法进行补充。然而，精通定量研究方法的模拟医学研究人员可能会发现自己面临定性数据收集方法多样性的挑战。其中，访谈代表了一种常见且看似简单的方法，但潜在的误区可能会妨碍收集丰富的数据进行分析。

本章旨在：

- 解释访谈作为数据收集方法的作用以及它们与定性方法的关系。
- 区分结构化、半结构化和非结构化访谈。
- 提供设计面试指南的路线图。
- 探索补充引出相关策略。
- 提供访谈准备和访谈实施指南。
- 回顾思考如何为后期分析获取和转换访谈数据。

为什么访谈

对于某些研究问题和方法，访谈能够收集大量的数据。正如 Kvale（2007 年）指出的那样，"访谈可以让访谈对象从自己的视角并用自己的语言向他人传达自己的感触"[1]。我们可以将访谈视为面试对象与面试官之间的对话，这突出了访谈者在与受访者共同构建知识内容时的关键作用[1]。深度访谈让访谈对象有机会敞开心扉分享自己的生活世界或者说他们的"日常生活世界"，从而去思考和探索一些社会现象的深层含义[1]。许多因素会影响访谈研究的质量，比如访谈者的性格，使用的定性方法、抽样策略、双方融洽情况管理和面试技巧。上面提及的大多数因素应该在研究发表时详细说明（有关详细的报告标准，请参见 Tong 等人的阐述）[2]。

为什么选择深度访谈

访谈有各种形式，包括结构化、半结构化和非结构化。结构化访谈（structured interview）采用高度标准化的问题来获取用于定量分析的特定数据。相比之下，用于定性研究的半结构化和非结构化访谈（unstructured interview）可以获得更丰富的数据。非结构化面试经常用于补充人种学（ethnography）中的实地观察，一种特定的定性研究方法[3]。这时，研究人员可以使用更多对话的方法来探索在现场观察到的行为和其他现象。在大多数定性研究项目中，深度半结构化访谈是唯一或主要的数据收集模式[4]，这也使得它们成为应用最广泛的访谈形式。半结构化面试在面试中结合一系列预先设定的问题根据访谈者和访谈对象对话时新出现的问题进行引导和探究[4]。

访谈如何能与各种定性方法匹配

访谈是一种数据收集方法，就像观察、文档分析和视听材料回顾一样[5]。定性研究人员将它们作为更大的总体定性研究方法的一部分进行运用。这些方法不仅能够指导数据收集，而且可以反映总体的研究方法，并且解释研究问题的确定、抽样策略、数据收集方法与分析以及研究目标等研究框架制订的影响因素。这样的例子包括叙述研究，现象学，民族志，扎根理论或案例研究[5]。例如，研究人员使用扎根理论方法来建立一个基于数据的理论[6,7]。这种方法要求数据收集和分析采用不断比较和理论抽样原则进行迭代处理。理论抽样涉及选择访谈对象，运用访谈对象独特的视角促进理论的形成与发展。包括根据参与者的独特观点选择参与者为理论发展提供信息。虽然访谈的通用原则在大多数情况下适用，但具体所属的方法学对访谈的实际方法影响很大。Cresswell 和 Poth（2018 年）等就针对相关问题进行了深入的讨论[5]。

如何创建访谈指南

创建访谈指南（interview guide）是访谈过程必不可少的组成部分[1,7]。从获得伦理批准这非常实用的一点，就很可能要求你概述你打算提出的问题以及哪些主题将不会被涉及。为此，你需要确保根据你的研究问题预先确定的访谈问题是充分的。你也可以选择理论或概念框架来帮助你设计自己的访谈指南。

访谈的基本规则，在研究目的之后，须涵盖所有访谈对象的人口统计数据，如年龄或专业背景等，以及设计一个广泛的开放式问题（open-ended question）作为访谈的开端切入点。随后的问题应该根据研究问题相关的主题展开，并在可能的情况下允许访谈对象描述自己的经历。例如，我们为一个关于复盘如何对同伴学习产生积极作用的范例研究提出了如下宽泛的开场问题："请谈谈你之前参与医学复盘的经历。"潜在的后续问题如下：
- "请描述下你最近一次的复盘经历（作为参与者或主持人）。"
- "请谈谈最近一次你复盘过程表现突出的经历，为什么？"
- "请聊聊复盘过程中你与其他参与者有哪些互动以及这些互动带给你的体验。"
- "复盘的哪些方面对你产生了影响？"

当访谈对象描述他们的经历时，优秀访谈者将从谈话中甄别出相关问题，并对研究问题相关的内容进行更详细的探索。这有助于访谈者准备后续问题或后续"探究"（见下文"开展访谈"）。

加强访谈期间的数据收集

虽然科研访谈会引出访谈对象的观点，但往往无法提供他们经历的全貌。例如，有些人可能会觉得很难完整地表达自己的体验。借鉴社会科学的方法，许多技巧/策略可以帮助访谈者收集丰富的研究数据。这些策略应该提前规划并反映在你的访谈指南中。此类技术可以让访谈者与受访对象的经历建立更紧密的联系，并且可以让研究问题得到共享的深层次的理解。一些可用于模拟研究的技巧示例包括：
- 丰富的图片：在这项技巧中，访谈对象会受邀草绘出自己的经历。随后这张图将作为访谈过程中受访者描述自身经历的提示。参见 Cheng 等人的例子[8]。
- 实时摄像（point-of-view filming）：参与者佩戴数字视频眼镜（digital video glasses），以第

一人称的视角记录活动过程［例如：学员在模拟教学活动中佩戴数字视频设备或者跟拍仪（body-cam）］。与传统访谈相比，借助实时摄像技术，访谈效果将得到提升。不仅参与者不再完全依赖回忆，而且访谈双方均可以暂停和重放与研究内容特别相关的视频资料，并根据需要进行详细说明。这种技术还可以让访谈者观察和感同身受参与者所流露出来的情感[9, 10]。见图 12-1、图 12-2 和图 12-3。

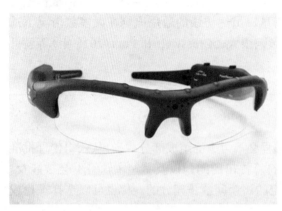

图 12-1　用于捕获研究参与者观点的视频眼镜（PoV）

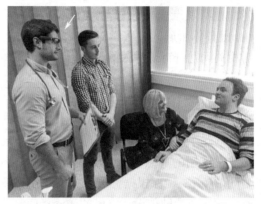

图 12-2　展示研究参与者在模拟过程中佩戴视频眼镜（经皇后大学医学、牙科和生物医学科学院许可转载）

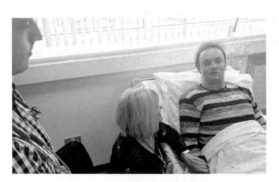

图 12-3　一项研究参与者通过视频眼镜的镜头展示的 PoV
（经皇后大学医学、牙科和生物医学科学院许可转载）

- 图片技术（pictor technique）：参与者通过在图表上粘贴箭头性卡片这种视觉技术来构建他们的体验图示。然后访谈者可以运用这个图示引出访谈内容并帮助参与者更详细地分享他们的体验。这方面的例子可以参考 King 等人的报道[11]。

如何招募和选择参与者

抽样策略有很多种[5]。招募参与者应避免纯粹基于方便。有目的的抽样策略是有针对性地从一系列对研究问题有相似及不同观点的能够提供丰富数据资料的人群中抽样。这些相似和不同的观点都很有价值，应该包含在内。

在招募参与者之前必须完成若干重要步骤。首先，必须获得伦理委员会批准。你可能还需要获得主要利益相关者的许可（例如：如果你想招募在培医师，则需要获得培训项目负责人的许可）。一旦完成，应考虑在部门讲座或会议上宣布你的研究，以便向大家告知你的研究并让他们知道你在招募对象。向目标群体发送电子邮件。根据自身情况，你需要决定访谈对象以及访谈的顺序。这里你所选择的方法学可能会提供一些指导。比如，如果你使用扎根理论方法进行分析，你的抽样策略将主要基于参与者的潜能，通过对参与者提供的信息不断地比较和迭代分析，确立和推进新理论模型的建立。有意识地访谈不同背景的参与者也很有帮助，因为这样可以涵盖不同的视角。不要按照学习年限的顺序对医学生进行访谈（即第一年，然后第二年，等），即不是面试根据学习年份顺序排列的医学生（即第一年、然后第二年，等）。相反，你可以穿插低年资、高年资及中年资学生。依据你的研究阶段，你可能还会选择那些能分享不同观点的参与者，而不是那些能够验证你的发现的人。

开展研究访谈

你现在已获得伦理批准并设计了半结构化访谈指南，接下来就可以招募参与者、安排访谈，并为访谈做准备。其中每个要素都包括访谈前、访谈中和访谈后的关键步骤。

访谈前

确定访谈类型、访谈指南和招募策略后，你就必须要准备访谈的实质内容了。你必须不仅要计划总体的访谈方法，而且要在每例每次访谈前做好准备。本章将重点讨论这两个方面。

面试的总体方法

研究者在开展初次访谈前必须提前很好地处理几个重要问题：①谁将主持访谈；②将使用哪些材料和设备获取数据；③你可能需要给访谈对象提供什么小礼品。

"谁"将主持访谈？

这是一个至关重要的问题，因为访谈者就类似于数据采集仪器。许多情况下，作为课题领头人（principal investigator，PI），你就是访谈者。但是在某些情况下，你可能不是最合适的人选。研究的参与者应该随意分享信息，而无须害怕产生的后果。无论谁主持访谈，他／她都需要"反思"自己的角色，并清楚地考虑到自身过往的经历对访谈解读的影响[12]。访谈者和研究参与者之间的之前的关系可能会妨碍收集到丰富的高质量的数据（这取决于两者之间关系的性质和所研究的问题）。因此，研究团队应提前主动讨论，当你们与研究参与者之间有这样的关系时，访谈是否应该找其他人代替。当然，无论谁进行采访都应该有一些访谈经验，以确保他们能够使用有效提问和建立融洽关系的技巧。因此，我们建议在进行第一次访谈前先获得一些这方面的经验。一种策略可以录制并转录试录的访谈。通过回顾录音和访谈笔录，你会找到你的提升空间。更好的是，有经验的研究访谈者可以听取你访谈时的部分内容并针对你的总体面试方法及具体的提问技巧提出反馈建议。你还应该考虑你的研究是否会需要多人参与主持访谈，在什么情况下会需要。讨论访谈的期望和事先使用访谈指南。最后，对已完成的访谈进行联合回顾有助于让多位访谈者处在同一个访谈水平上。所有这些考虑都需要经过深思熟虑和计划。

数据采集需要哪些设备／材料

数据采集通常需要具有录音功能的设备（如录音机、平板电脑或智能手机），但在某些情况下，如果录音不合适或不可能，观察者也可以做笔记。最有经验的研究者还会多携带一个备份设备，以防录音时发生技术问题。打印你的访谈指南（最好采用大且易于阅读的字体）并准备纸和笔以便在访谈时和访谈后做笔记。建议在访谈结束后在实地即刻写下感想记录；这样的反思可能与访谈参与者及他们的回答有关，也可能与访谈者及此次访谈留给他们的即时印象有关。

你应该为访谈对象带来哪些材料

除了同意书之外，你还可能希望收集访谈对象关于人口特征（如联系方式、年龄、职业、先前培训等）的书面回复；此步骤需要专门设计的表格。此外，特殊的启发技巧可能还需要其他用品，如供访谈对象绘制丰富图片的纸和铅笔或用于 Pictor 技术的箭头形便签条。最后，如果你打算为参与者提供饮料或零食，也需要提前做好计划。

如果研究参与者变得痛苦，你将如何应对

尽管这种情况很少见，但有些访谈对象可能会变得痛苦或透露一些可能需要进一步关注的信息。你甚至可能需要将访谈的重点从"研究"转移到为参与者谋"福利"。伦理委员会可能希望了解你对此类情况的处理方法，这可能涉及为访谈者提供继续或结束访谈的选择，关闭录音，或者与研究人员或接受过心理社会支持培训的人员进行进一步讨论。

每次访谈前如何准备

你需要在预定时间前到达访谈地点，以确保一切准备就绪。确保你在一个不会被打扰的安全和安静的地方。对于面对面的现场采访，需要考虑可能影响录音质量的噪声源，比如开关门的声音、人们的谈话声或者从打开的窗户传入的经过的车辆声。这些不合时宜的噪声可能会使转录的关键词难以理解。例如，有位作者在第一次访谈后意识到他不得不将陶瓷咖啡杯改为纸杯，因为咖啡杯放在桌子上的声音干扰了录音。还要考虑环境的结构。仔细考虑空间的位置、光线和温度，以确保你和访谈对象都感到舒适。在开始访谈之前，要明确地与访谈对象确认他／她是否感到舒适。如果访谈将在不熟悉的地方进行，你需要提前了解洗手间在哪里，并在访谈开始前建议参与者可以先去下洗手间。但是，通过电话或视频会议技术进行访谈时，你对环境的这些方面的控制力就会降低。你还需要与参与者确认访谈的时间和地点仍然合适。除非存在紧迫问题，否则请参与者在访谈开始前将手机静音。查看研究目的、访谈程序和时间安排，并要求访谈对象在开始录音前签署知情同意书。访谈前核查表见表 12-1。

总而言之，"幸运给有准备的人"这句名言在计划研究访谈时绝对适用。通过提供额外的准备、检查和双核查你的设备和材料，你将不太可能出现遗漏物品或遇到发生导致你无法获取有价值数据的技术故障。

表 12-1 深度访谈前的主要考虑因素

访谈前核查清单

提供休息场所	提供信息收集材料
提供饮料 / 小食	面试指南
有备用录音设备，并保证电池电量和内存充足	笔记本、钢笔 / 铅笔
静音或关闭手机和拷机	获得明确的录音同意
门上放置标志（"请勿打扰 - 面试进行中"）	打开录音设备

访谈

现在你准备好开始进行访谈了。打开录音设备（和备份设备）并确保它们确实正在录音。尽管您已经获得了知情同意（informed consent），但仍要让参与者重新了解研究目的，并再次承诺对访谈内容保密。让参与者知道访谈将如何进行，并告知他们不要自我假定访谈者对所提出的问题什么可能知道和什么可能不知道。建议参与者给予明确回答，以便全面地收集到他们有价值的观点。具体告知参与者探索他们想法的需求和后续问题的作用。让参与者知道对提出的问题没有正确或错误的答案；相反，他们的观点和经验正是我们（即访谈者和参与者）将共同探索的内容。访谈开始时，邀请参与者介绍自己，也许还有他们的角色（如主持模拟教育的复盘者或参与复盘的医学生）。这样的开场问题有利于通过谈论低风险话题来让参与者进入访谈状态。

现在访谈已经开始，接下来如何进行取决于你希望开展的访谈类型。例如，如果你采用半结构化方法，你会拥有一张预设访谈指南中的关键主题 / 问题列表。非正式的聊天式访谈将更具探索性，访谈者需要让自己跟着参与者的反应走。无论何种访谈类型，访谈者和访谈对象都必须建立和保持彼此信任，以便获得尽可能多的研究数据。在任何时候，访谈者都应该对访谈对象的观点保持开放和感兴趣的态度。访谈者还应该鼓励访谈对象分享他们的经历，尤其是当这是个敏感的问题（例如，当参与者分享关于模拟学习的经历时，与同伴相比，自己的表现不达标）。

开放式问题更具邀请性，并可以为访谈对象提供更大的能动性。（例如：对于"你曾经促进过一次复盘的顺利进行吗？"可以通过"你愿意分享一次对你来说复盘很顺利的经历吗？"来重新构建这个问题）。探究性问题（probing questions）可以让访谈者更深入地思考自己的观点和经历。此类调查可能包括，"能告诉我更多关于这方面的信息吗？""你想表达什么意思？""什么原因会让你这么说？""你能举个例子吗？"这种提问方式会促使访谈者和被访谈对象共同创造与被调查主题相关的知识。

当访谈接近尾声时，让访谈对象进一步分享和澄清他的观点是很重要的。如果参与者没有进一步的补充，你可以正式结束访谈，感谢研究参与者，并关闭录音设备。

访谈结束即刻

一旦访谈正式结束，要确认参与者愿意并允许你将访谈内容纳入研究。根据访谈的性质，你可能希望为参与者提供一个简短的复盘。这让他们有机会分享自己对于这次访谈的体会。根据你选择的研究方法，你可能还希望再次联系参与者（例如，扎根理论研究中进行后续的跟进访谈，在现象学研究中对研究结果的核查，或在研究完成时向参与者提供研究摘要）。提前告知参与者这些情况以及你将如何联系他们非常重要。

　　一旦参与者离开，你可以录制关于访谈的简短反思或记下一些现场笔记。这样做可以让你获得对分析可能有益的关键概念，并且可以让你改进后续的访谈过程。最后，访谈的同意书和书面材料需要进行妥善保存。现在大多数的访谈记录（interview recordings）都是数字格式，你可以将记录的访谈数据文件从现有设备上传到有密码保护的，经伦理委员会（ethics committee）批准的加密位置。然后数据可以进行转录供进一步分析。

访谈后

　　当访谈结束，你也已经向参与者表达了谢意并与他／她告别后，你的首要任务是通过检查你的录音设备来确保你已经获取了所有数据。如果可能，应立即将这些数据上传到安全的数据储存位置。如果你的设备并没有录制，使用纸和笔尽可能多地记下你能够回忆起来的访谈信息（或录制语音备忘录）。接下来，检查你在面试中所做的笔记。花一些时间对它们进行详细说明，并添加你在访谈中记住的事实观察（例如，可能是在讨论某个特定主题时，参与者是怎样说的或根本就没有说，或者怎样用非语言方式表达的）。也可以添加一些你对从参与者那里听到的内容的初步解释。这些初步印象可能涵盖一系列主题，从面试期间想到的理论概念到与之前面试的联系。将这些想法作为备忘录记录在你的访谈笔记中。

　　大多数研究人员在获得转录结果后会再听一遍他们的录音，以确保数据的准确性并让自己熟悉数据。考虑简要总结一下访谈的内容以及你对正在研究的现象产生的新的认识。如果你的研究设计包括向参与者提供实际访谈的总结，那么这也可以达到这个目的。这样做时要问自己几个重要问题包括：

- 我从这次访谈中学到了什么？
- 下次我可以做些什么改进？
- 是否应该修改某些问题以反映新的询问关注点？（这可能还需要与您的研究团队讨论，甚至修改你的伦理批件。）

　　在大多数情况下，你会希望将音频文件转录成文本数据以供进一步分析。但是，这取决于你选择的定性研究方法。鉴于其时间密集的性质，使用商业转录服务或你所在机构的服务可能会有所帮助。这些通常会需要资金投入，因此在设计你的研究项目时为这项服务进行预算很重要。如果你将数据提交给第三方进行转录，那么你有责任确保采取所有必要的预防措施以保证数据的安全。在大多数国家，这需要双方签署保密协议和／或用户协议。当你收到转录结果时，你应该根据研究方案通过删除个人信息来对它们进行去识别化。如果你的研究团队只被允许使用去识别化的数据，那么必须在与你的研究团队共享数据前完成这一至关重要的步骤。

　　商业转录服务对一对一访谈与小组访谈或焦点小组的收费往往不同。你还需要确定你的研究需要多少详细的转录。根据你的研究领域、研究方法和目标，将音频文件转录为"智能逐字转录"可能对你有用。真正的"逐字"转录意味着每一个发出的话语（即每一个口吃、结巴、"嗯"、咳嗽和笑声）都会出现在转录中。鉴于所需的详细程度，这种方法会增加费用。使用"智能逐字记录"，转录时可以省略录音中的"嗯"、笑声以及停顿等填充词，同时保留参与者的意思。而且转录软件还可以进行一些轻微的编辑来对句子进行修正并删除那些不相关的词语。如果你使用智能逐字转录,你应该检查转录的准确性,因为有些话语可能对你的研究有重要意义。此外,一些技术 / 医学术语或行话可能会被转录为"[难以理解]",但对你来说却很容易识别(并且可能很重要)。这使得你的准确性审查更加重要。

定性分析软件(qualitative analysis software)可以加快对不同形式访谈数据的分析,包括音频、视频(实时拍摄的情况)或文本文件。这些软件包本身不进行分析,但提供一个编码数据的平台,允许你搜索特定代码并将它们链接到相关的分析备忘录。这样的平台不是必需的,但可能会有所帮助,具体取决于你将分析的数据量。

结语

随着模拟医学研究定性方法的扩展,作为数据收集方法的深度访谈变得越来越流行。精心设计的访谈指南不仅包含了预先确定的访谈问题,同时还提供了探索对研究参与者突然提出主题的灵活处理方法。成功收集丰富的访谈数据需要关注访谈前、访谈中以及访谈后的所有关键要素。研究者必须考虑他们选择的定性方法对要收集的数据的关键要素的影响:如谁开展访谈,谁参与访谈,访谈指南中包含什么内容,访谈在哪里进行,以及如何获取、转录和数据分析。

参考文献

[1] KVALE S. Doing interviews. London:Sage,2007.

[2] TONG A,SAINSBURY P,CRAIG J. Consolidated criteria for reporting qualitative research(COREQ):a 32-item checklist for interviews and focus groups. Int J Qual Health Care,2007,19(6):349-357.

[3] REEVES S,PELLER J,GOLDMAN J,et al. Ethnography in qualitative educational research:AMEE guide no. 80. Med Teach,2013,35(8):e1365-1379.

[4] DICICCO-BLOOM B,CRABTREE BF. The qualitative research interview. Med Educ,2006,40(4):314-321.

[5] CRESSWELL JW,POTH CN. Qualitative inquiry & research design:choosing among five approaches. 4th ed. Thousand Oaks:Sage,2018.

[6] WATLING CJ,LINGARD L. Grounded theory in medical education research:AMEE guide no. 70. Med Teach. 2012,34(10):850-861.

[7] CHARMAZ K. Constructing grounded theory. 2nd ed. London:Sage,2014.

[8] CHENG A,LADONNA K,CRISTANCHO S,et al. Navigating difficult conversations:the role of self-monitoring and reflection-in-action. MedEduc,2017,51(12):1220-1231.

[9] SKINNER J,GORMLEY GJ. Point of view filming and the elicitation interview. Perspect Med Educ Bohn Stafleu van Loghum,2016,5(4):235-239.

[10] LEWIS G,MCCULLOUGH M,MAXWELL AP,et al. Ethical reasoning through simulation:a phenome-nological analysis of student experience. Adv Simul,2016,1(1):26.

[11] KING N,BRAVINGTON A,BROOKS J,et al. The Pictor technique:a method for exploring the experience of collaborative working. Qual Health Res,2013,23(8):1138-1152.

[12] CRESWELL JW. Research design:quantitative,qualitative,and mixed methods approaches. 5th ed. Thousand Oaks:Sage,2018.

第13章 模拟医学研究中的焦点小组研究方法

Nancy McNaughton Lou Clark

概要

本章概述了焦点小组方法用于现场模拟研究，可以作为一种可行的教育探究方法。我们定义了焦点小组方法及其概念基础，并描述了它单独或者与其他技术和工具结合在定性方法范畴中的运用。本章还包括两位研究人员之间关于如何运行焦点小组的各种担忧和问题的对话。

焦点小组研究是一种有用的定性研究方法。通过它，模拟教育者可以寻求将自己日常工作转化为能够反映参与者心声的学术研究。虽然这是一种看似简单的方法，但在本章我们的目标是向大家阐述，在实际运用中它的复杂性，以及那些最佳应用实例之间的细微差别。

实践要点

- 通过从每个人那里收集他们需要从彼此以及主持人那里得到什么，在焦点小组开始时就要介绍达成的共识，以便大家可以自由发言。
- 针对研究主题创建一个开放式问题的焦点小组指南。
- 焦点小组是社交活动，应该提供一个能够让参与者分享他们想法的舒适环境。
- 在所有阶段都需要考虑成员权力的动态改变，从小组组成的设计和审议到小组的创建以及数据分析。
- 在开展焦点小组研究前制订计划，以防有成员遇到困难无法参与。并非所有主题都适合焦点小组形式，这也需要在规划阶段加以考虑。

引言

焦点小组研究方法（focus group research method）代表了一种以小组对话的形式收集信息的叙述性方法，该方法对许多专业领域都具有广泛吸引力，包括一系列营销、政治、商业和组织发展团体。在医学专业教育中（尤其是对模拟教育者而言）焦点小组是一种有价值

N. McNaughton(✉)
Institute of Health Policy, Management and Evaluation, University of Toronto, Toronto, ON, Canada
e-mail: n.mcnaughton@utoronto.ca

L. Clark
Hugh Downs School of Human Communication, Arizona State University, Tempe, AZ, USA
e-mail: leclark2@asu.edu

的方法，无论是独自还是与他人一起探索问题、解释社会现象以及深化我们对他人如何从他们的经验中获得意义的理解都很有价值。可能从这种方法中受益的群体包括（但不限于）学习者、模拟患者（simulated patient，SP）、教职员工以及此方面的专家。焦点小组是基于模拟的教育（simulation based education，SBE）中越来越受欢迎的方法，用于探索一系列主题，包括模拟设计中的质量保证（quality assurance）和安全、临床技能学习、SP 招募、培训、情景开发以及汇报和复盘。由于焦点小组方法对多种目的、形式和群体的适应性，新手研究者往往会低估焦点小组方法的复杂性和挑战。

本章将针对焦点小组方法作为定性研究方法之一进行探讨，目的是帮助新手研究者理解和整合最佳实践。

本章的主题将采用两位研究人员之间对话的形式，以说明一些最常见的问题以及焦点小组作为一种定性研究方法的常见顾虑。

概念考虑

焦点小组作为一种适合社会建构主义范式（social constructivist paradigm）的方法，它将现实（本体论）视为社会协商或构建的，而知识（认识论）是个人与社会之间在社会与共同构建互动中产生的产物。更重要的是，焦点小组作为一种数据收集方法，适用于称为现象学的方法学框架，它关注人们如何从他们在世界上的经历中获得意义。焦点小组的研究对参与者的想法、解释、感受、行动和环境很感兴趣[1]。

背景

焦点小组最初被描述为"焦点访谈（focused interview）"或"小组深度访谈（group depth interview）"。该技术是在 20 世纪 40 年代后期开发的，用于评估听众对广播节目的反应[2]。该方法后来被广播、商业、市场营销和组织发展专业人士采用，在社会学学科中由 Robert K. Merton 及其同事进一步发展，并作为广泛收集社会和专业现象数据的理想方法[2, 3]。

20 世纪 70 年代焦点小组进入了教育领域，当时人们对开展研究时的参与方法越来越感兴趣[4]。如上所述，今天它们在概念上仍符合社会建构主义范式，并对那些传统上不包含在研究中的声音很敏感，可以用作有价值的数据收集方法。然而，焦点小组不仅用于探索性和描述性研究，还用于更实用的目的，如进行需求评估、制订共识指南以及跟进质量保证计划的方式。模拟领域的研究人员可以从焦点小组方法的知识中受益，因为它是一种非常适合收集模拟中涉及的多方利益群体观点和经验的方法。

为了我们本章的目的，焦点小组被定义为：

……组织讨论探索一组特定的问题的小组……小组的焦点在于它涉及某种集体活动……至关重要的是，焦点小组与更广泛的小组访谈的区别在于明确使用小组互动作为研究数据[5]。

上面由 Kitzinger 定义的焦点小组提出了一种交互式格式，在这种格式里研究主题可以得到参与者的广泛讨论和探索。焦点小组组长，本质上是一个主持人，指导讨论并确保参与者不偏离主题，同时允许小组内部产生的计划外的共识。这个角色非常重要，是从小组内的互动中收集相关和有意义的数据的关键。

焦点小组方法最重要的元素之一是在参与者之间创建的动态。这种动态将影响所收集信息的质量，并且需要焦点小组的组长进行巧妙的管理。在所有阶段都需要考虑成员权力的动态改变，从小组组成的设计和审议到小组的创建以及数据分析。考虑将谁放在一个焦点小组中时，需要考虑很多因素。你从根本上创建了一个社交和对话环境，以便听到可能需要信任和分享的想法和故事。因此，考虑一个群体的同质性（homogeneity）或异质性很重要，尤其是当它与正在探索的问题或争议相关时。

记住一个关键，焦点小组的目的是能够记录和解释影响参与者的感受、态度和行为的意义和信念[6]。

合理性

焦点小组方法的优点有很多。首先，焦点小组组长可以参与观点之间的细微差别的讨论，并允许进一步澄清、跟进和扩展想法。其次，可以捕获到对主题的非语言反应，以补充（或反对）出现的语言反应。作为主持人的组长时时地关注和探索参与者提出的想法。同时参与者可以通过听取他人的意见来发展自己的想法（群体效应）。在更实际的层面上，可以方便地在一个地方一次收集关于一个主题的许多观点，这可能比单独访谈个人的成本更低。最后焦点小组数据转录时需要获取参与者的语言，以便于揭示更深层的意义和细微差别，也许通过使用的语言本身可以收集到新的见解。正如已经指出的一样，焦点小组方法在设计和格式、小组构成、使用的工具和可以涵盖的主题方面允许研究者有自身的灵活性。

最终焦点小组方法的产生来自主题相关的人们提供的数据，可能比其他方式收集的信息表面上更具有效性。帮助新手研究者了解、计划、实施和分析焦点小组的资源非常丰富。本章末尾的参考文献列表中突出显示了其中的一些资源。

焦点小组方法中模拟教育者之间的对话

本章的这一部分以两位模拟教育者（SE1 和 SE2）之间的对话为特色。第一位教育者（SE1）是定性研究和焦点小组方法的新手，正尝试着确定它是否适合用于即将开展的项目，在该项目中，将探讨 SP 扮演情感挑战案例的经验。第二位教育者（SE2）分享在 SP 研究中使用焦点小组的经验并提供实用技巧。

SE1：我想知道我的 SP 在扮演具有情感挑战案例时的感受。我应该对他们每个人还是焦点小组进行访谈？焦点小组会提供哪些访谈不会提供的数据？我可以两者都做吗？我最好先做哪一个，为什么？

SE2：在我的研究过程中，我与 SP 既进行了个人访谈也实施了焦点小组，我认为选择取决于你的研究目标以及你是否会提出敏感问题。由于你正在探索具有情感挑战方面的感受，因此似乎可能会出现敏感材料。例如，我正在进行一项研究，正是向 SP 询问他们在这个主题上的经历，包括描绘扮演遭受家庭暴力（domestic violence）患者的经历以及最近有配偶死亡的人的经历（如突发坏消息）。在个体访谈中，一些描绘家庭暴力患者的 SP 让我感到惊讶，因为我认为我们在挑选他们之前做了仔细的筛选工作，以确保没有扮演家庭暴力患者的 SP 在现实生活中经历过。事实证明，有些人在自己的生活中经历过家庭暴力，并感觉参与让他们感到积极和主动。这是我不确定是否会在焦点小组中出现的重要信息。而当我为同一项研究进行焦点小组研究并询问有关参与动机的类似问题时，他们就扮演 SP 后反馈的力量进行了激烈的讨论。一些人指出，他们向学习者提供反馈的能力促使他们参与扮演具有情感挑战性的案例。虽然在个人访谈期间也提出了反馈，但焦点小组提供了丰富的讨论，并为随后的个人访谈提供了信息。这种经验不仅证明了焦点小组本身的力量，而且作为一种定性方法，还可以成功地与个人访谈结合使用。这也提示我们任何定性研究中都可能出现敏感材料，因此务必牢记伦理，特别是如果你的研究包括弱势群体（vulnerable populations）[7]。

SE1：刚才我们谈论的是，在开展正式研究时我需要考虑的问题。与此相关的是，我感觉到我的 SP 对他们被用来扮演被告知破坏消息的方式并不满意。我听说他们中的一些人不想再做这些了。我应该为此做一个焦点小组吗？还是它更像一个项目评估？

SE2：通常，焦点小组可能感觉像是一个项目评估，反之亦然。为了区分这两者，有必要考虑收集信息的目的是改善学习者的教育体验，还是除了项目改进外描述和解释 SP 的体验。如果目标基本上是改进教育体验，则项目评估是最佳选择。如果你寻求研究 SP 的体验并对它进行解释（除了改进教育体验），我建议使用焦点小组。

SE1：如果我在项目评估之外将项目作为研究进行，那么需要什么类型的科研计划？

SE2：项目评估不需要正式的计划书。但是，进行项目评估的教育工作者往往会在项目评估过程中发现研究问题和兴趣——我建议 SP 教育工作者向他们机构的伦理委员会（institutional review board/research ethics board，IRB/REB）提交一份宽泛的用于研究 / 探索与 SP 工作相关的研究计划书。例如，包括我自己在内的 SP 教育者，经常会在其他活动准备期间对研究培训过程中 SP 的工作条件产生兴趣，如扮演具有情感挑战性患者的病例时，SP 会如何受到影响[8, 9]。这样，当诸如情感挑战性案例出现问题时，SP 教育者就可以依据研究计划书，从与 SP 的日常复盘交流中获取研究数据和进行探索研究。而且如果手边放着 IRB 通过的计划书，并将与 SP 的复盘作为日常工作，那么与他们针对挑战案例或事件进行讨论时，他们就不会觉得突兀。

就如何开展焦点小组研究而言，最好先制订一个焦点小组指南。这本质上是一个基于研究目标为参与者准备的问题列表，主持人使用这些问题来确保研究问题是标准化的，并且同一研究里每个焦点小组都会重视这些主题。你所在机构的 IRB 办公室可能会在其网站上提供焦点小组和个人访谈指南的模板（如果你还没有，这将帮助你熟悉你所在机构的 IRB 办公室）。通常的指南会包括几个开放式问题，每个问题后面都有一些探索性或后续追踪问题。后续问题使你作为研究者能够探索你想听到的更多相关的有趣回答。如果你准备好探索问题或后续问题后才开始实施，这将防止你一直思索语言或者错过一个与你之前没有遇到的很有价值的主题相关的额外信息。

SE1：焦点小组指南与访谈指南有区别吗？

SE2：也许相似多于差异。虽然焦点小组是一项社交活动，但是，参与者在刚开始分享他们的想法和感受时可能会有一定程度的抑制。焦点小组的主持人可以使用多种方法来营造安全感，我们在下面题为"开展焦点小组的技巧"的部分中介绍了一些方法。

SE1：一旦你制订了焦点小组指南，你如何解决那些关键的组织实施问题，比如参加人数和焦点小组的时长？另外，作为主持人，你如何平衡喜欢表达的参与者和相对沉默的参与者的贡献？

SE2：在设立焦点小组时，需要考虑几个重要的组织管理因素。首先，我建议包含 6～10 名参与者——足够多，可以听到不同的观点，但又不是太多，以确保每个参与者都有足够的机会做出贡献。虽然你可能希望在研究中包括多个利益群体（如 SP、医生、学生），但我建议你仔细考虑将谁纳入哪些组。例如，一组 SP 中纳入的医生和学生可能会影响回答效果[10]。要特别小心考虑角色方面的任何功效差异。

进行介绍过程中，您应该使用 IRB 批准的知情同意文件或研究前言告知参与者研究的性质和目的。如果 IRB 认为参与者不存在重大风险，并且将此研究划入豁免类别，那么不需要获得知情同意仅向参与者描述下研究概况就足够了。对于 IRB 列入豁免类别的研究，你可以使用文件或前言简单告知参与者，让他们决定参加还是拒绝。选择参加者应保留知情同意书留档参考。当研究对参与者构成潜在的重大风险时，IRB 可能会将其归类为需要伦理委员会的全面审查。如果您的研究被评估为对弱势群体（如实际患者）构成风险，则可能就会发生这种情况；请注意，SP 参与的教育研究通常被归为豁免类别，因为 SP 不被视为实际患者。

在知情同意程序之后，应确保每个参与者以及主持者都贴上姓名标签，以减少相互称呼时的尴尬。主持者应首先建立一个舒适的环境，让参与者可以分享他们的想法和意见。建立一个舒适的环境包括确保——竭尽所能地确保——机密性。在焦点小组的早期阶段，与小组分享他们预计可以与你在一起的时间、周边设施的所在位置、有关报销的信息（如果有）也很有帮助。最重要的是提醒参与者，谈话正在被录音，尽量不要互相交谈或打断或进行旁白，因为你想获得每个人的想法。

接下来，主持人应该利用他们的焦点小组指南向小组提问。理想情况下，小组将在自己内部开始对话，因此主持人只是在需要时引导下对话，但同时也要退后一步，以便参与者可以自由地相互交流。作为主持者，我感到最成功的是，参与者有目的地相互接触，谈话内容以研究目标为目标，而我只是提供了一种观察性和支持性的非语言存在。如果有一个或几个参与者主导谈话，您可以选择以多种方式推动这种情况，但重要的是鼓励其他成员发言同时又不疏远主导者的声音。你也可以在开始时和自始至终广泛声明，听取小组中每个成员的意见很重要。为了鼓励没有发言的参与者，你可以点名询问他们的意见。如果这些推动策略不起作用，并且仍然有一个或几个主导声音，直接承认他们的贡献，但要求主导的小组成员减少自己的参与度，以便于其他小组成员能够有所贡献。

对于时间安排，焦点小组应该运行"最长"60～90min——这可能会受到参与者人数的影响，参与者人数较少（如 6 人）花费的时间较少，而建议的最多人数（如 10 人）花费的时间就会较多。使用至少 2 个音频或视频设备来录制焦点小组内容，因为有个备份录制设备永远都很重要，这样你就不会因为技术事故而丢失有价值的数据。具有语音备忘录功能的手机总是备用设备的另一种选择，但我们强烈建议你使用一个主要的并非手机录音设备。你还需要考虑如何下载录制的音频以供后续的转录。要了解有关转录和数据管理的更多信息，请参阅 Catherine F. Nicholas、Lou Clark 以及 Karen Szauter 撰写的第 17 章内容[11]。

同时，你要注意对话的时间。一旦你提出了你计划的所有问题，或者时间紧迫，要考虑引导对话得出结论。我建议直接通过向小组询问一个广泛的问题来表明时间不多了，例如"我们的谈话时间还有几分钟就要结束，还有人想要补充没有讨论到的内容吗？"一旦参与者表达了结束语的评论，感谢他们的参与，并再次向他们保证保密，并告知大家此次谈话后想到了新的问题可以随时联系。

转录获得的叙述性数据是确保研究质量的另一个重要部分。第三部分的第 17 章详细介绍了这一主题的内容[11]。鉴于定性研究的迭代性质，在研究进行过程中倾听不同焦点小组的录音，有助于你针对自己想把控的主题来塑造后续的焦点小组。Tiberius 发表了一个有用单页指南，我把它用到了我的第一个焦点小组，作为对自己的提醒。

SE1: 我怎么知道我应该运行多少个焦点小组？

SE2: 大多数研究人员都认为，还没有哪个神奇的具体数字能够保证成功地完成数据收集。这里有诸多考虑因素。饱和或数据充分性原则是最相关的因素，它受到你的抽样策略影响，而抽样策略又直接影响到你对小组组成的决定。

饱和度

有不同种类的"饱和"（如理论、数据、成员）。然而，要回答你的问题，我认为你计划的焦点小组的数量，取决于觉得已经达到了没有新信息被收集到的那个时刻的那个数量。饱和点决定了定性研究的样本量，因为它表明已经收集到可以进行详细分析的足够或充分的数据。这可能也意味着即使你计划了具体数量，也可能会根据自我感觉获得的数据量是否能够充分回答研究问题做出改变和调整。除了考虑这些之外，还需要理解运行更多的小组不一定更好。但是，Crabtree 和 Miller 指出，当焦点小组是数据收集的唯一来源时，建议至少有 4～5 个焦点小组。Barbours 指出，如果你想进行跨组分析以寻找模式和主题，推荐名义上 3 个或 4 个焦点小组[3]。

抽样

焦点小组的抽样涉及研究者的策略选择，即不同的小组配置如何将一系列想法和见解传递到同一个研究问题[1]。这将影响你计划运行的小组数量。有不同类型的抽样，例如"有目的"抽样，即参与者是根据最适合你的研究主题提前设定标准选择的。例如，讨论养老金问题时考虑选择一个由最近退休的人组成的小组。这个小组可能需要涉及来自不同教育和经济背景的人，也可能没有这方面要求。焦点小组的界定取决于研究者想从小组成员中听到何种内容。定性研究中其他常用抽样类型包括"方便"抽样，逻辑上顾名思义，就是作为研究者现实生活中可以接触到的人，以及"滚雪球"抽样，即请求参与者分享可能对研究者有帮助的其他人，以便于推动后续小组的组成。与定性方法中的其他决策一样，抽样和饱和是迭代的，可能会随着你研究的进行而改变。抽样策略的清晰与合理对你研究结果的发表非常重要。

小组组成

根据你的研究主题，你可能希望规划同质小组，如所有都是护士或所有都是 SP。同质样本涉及可能具有许多共同标准（如年龄、社会经济地位、职业）或与正在探索的问题具有共同关系的人。例如，在精神病学 OSCE 中扮演过所有角色的 SP[8]。另一方面，异质群体

（heterogeneous group）由来自不同背景（社会、经济、种族、性别、教育和专业）的人组成，并且在群体中对正在探索的主题具有不同的经验。由于组内可能存在不平衡的权力关系，建议这种焦点小组运行时要非常谨慎。设想一下，让一群来自不同层面的患者分享他们对公平获得免费医疗的看法。你将获得各种各样的观点，并且需要确保最有特权的参与者不会占据主导地位，而处于劣势的声音不会缺失或沉默。异质组的优点之一是参与者彼此不认识，每个人都对组内其他人不带任何预设地来参加会议。异质组运行良好时，获得的信息可能非常丰富。这完全取决于你想从数据收集中寻找什么。

运行焦点小组的技巧

启动焦点小组研究

　　一旦你完成了知情同意或序言过程及介绍，用一个让参与者放松的问题开始焦点小组非常重要。理想情况下，第一个问题应该与参与者相关，以便他们可以将它与自己的经历联系起来。相关的第一个问题将帮助参与者减少与陌生人或不了解的人分享经历时的尴尬情绪。然而，大多数参与者一旦相互了解就会克服这一点。其他可能有助于鼓励参与者分享经验的技巧包括使用视觉刺激或触发媒介，如视频或纸质案例，使参与者陷入与主题相关的两难境地。这是通过以更外部的方式将参与者的注意力集中在问题或主题上，来帮助他们减轻最初的不自在，通过对共同议题的讨论为他们分享故事搭建一座桥梁。通过这种方式，你可以为参与者提供一个舒适的环境来讲述他们的经历。

协调小组内的力量动态

　　力量动态在焦点小组设计和运行的所有阶段都需要被考虑到。占主导地位的个人可能会倾向于带领小组达成共识。解决这个问题的一种方法是，你在介绍时就明确表达，你感兴趣的是不同视角的每个人的观点，而不是议题能否达成共识。通过收集每个人对参与者彼此间以及主持人的需求，在焦点小组开始时先介绍小组协议，便于大家畅所欲言也很有帮助。例如，需要关掉手机，不要打断对方讲话等。如果有人通过占用太多时间来主导团队，那么你可以利用协议提醒大家，一起共享会议时间。这可以通过向大家询问对主导者分享的陈述有什么意见或看法来温和地完成。主持人的提问方式对参与者是否感到被重视很重要。如前所述，定时在小组中四处走动，以确保每个人都有机会回答问题并分享他们的想法。

调整与参与者的对视

　　通常，参与者在回答问题时（尤其是在会议开始时）会看着焦点小组主持人，而不是相互交流。理想情况下，随着对话的进行，参与者应该彼此会进行眼神交流，这是他们正参与到对话中的一种非语言信号。开始这一过程的一种方法是，当回答问题的人注视着你时，你调整目光接触，将目光投向整个小组。讲者的目光通常也会跟随主持人投向小组成员。通过这种方式，讲者和主持人都在邀请小组内其他成员参与进来。

如果没有人讲话怎么办

这是第一次做焦点小组主持人的最常见的焦虑。最难掌握的技能之一是应对为团队中其他人留出谈话空间的沉默。首先，必须注意给小组成员留出社交空间。主持人必须时刻注意组员之间发生的动态变化以及它对参与者贡献想法能力的影响。与其他人相比，有些人在小组里感到自在需要更长的时间，作为主持人，我们的责任是为他们提供发表意见的机会。

如果你注意到有人对讨论内容反应强烈或对提到的话语感到很沮丧，该怎么办

为焦点小组参与者建立情感和身体安全感至关重要。如果你注意到某个参与者对讨论内容反应强烈，他 / 她可能正在体验主题方面的内容或者焦点小组让他 / 她想起了以前的经历，也或者是仅仅被小组内所揭示的内容深深地感染。我们将此称为"触发"。如果你注意到这种情况发生，那立刻采取行动支持参与者非常重要。当一个话题引起深刻共鸣时，触发可能引起情感及身体的共同不适，并且可能以多种方式表现出来，如记起痛苦的记忆、立即离开会议的愿望，甚至是泪流满面。因此，重要的是在开展焦点小组之前制订计划，以应对小组成员出现的痛苦状况。并非所有主题都适合焦点小组形式，这也需要在规划阶段加以考虑。比较敏感的话题或者分享保密信息对研究很重要的主题，需要研究者和参与者一对一地进行。

主持人不能总是提前知道什么会触发参与者。在最近一项与人类免疫缺陷病毒（human immunodeficiency virus，HIV）阳性的患者指导员有关的研究中，我们在与提供 HIV 阳性诊断的二年级医学生交流后开展了焦点小组讨论[10]。这项研究本身内容很丰富，并且受到学生、导师和 HIV 阳性的患者指导员的积极响应。然而，在会议之后的焦点小组讨论中，一些 PI 被触发了——不是研究本身，而是焦点小组会后的讨论触发了那些一直想摆脱的记忆和情感，使它们又生动地回到了其中一些人的身上。关于失去、歧视、拒绝经历的讨论在少数参与者离开小组回家后变得停滞不前。我们已经预见到了这种可能性，并安排了现场随叫随到的医务专业人员。通过这种方式，我们能够与那些需要立即给予医学干预进行帮助以及必要时开展随访咨询服务的人交流与联系。虽然这是一个极端的例子，但即使是看似良性的话题也可能发生这种触发。最终，我们无法知道小组中的某个人是否曾有与主题相关或者与组内某成员相关的经历，这可能导致讨论重新勾起了他 / 她的回忆。作为研究者，始终关注研究过程中可能对参与者造成的意外伤害是我们的道德责任，并且必须尽最大努力减少它的发生[11]。

结语

焦点小组法是一种有用的定性方法，模拟教育者希望将他们的日常工作转化为学术研究，同时反映许多参与者的呼声。虽然这是一种看似简单的方法，但实际上是一项相当复杂和细致入微的技术。这种方法为工作繁忙的专业人士提供了在短时间内收集各种与教育问题相关观点的机会。此外，焦点小组方法可以与个人访谈相结合，通过三角测量来强化数据——便于通过对同一话题，不同视角体现的不同声音来建立主题与发现。与涉及人类受试者的所有研究方法一样，应注意确保机密性和对参与者的尊重。从设计开始到最终分析和报告，都必须考虑潜在的伦理问题。

参考文献

[1] STALMEIJER R, MCNAUGHTON N, VAN MOOK WNKA. Using focus groups in medical education research: AMEE guide no. 91. Med Teach, 2014, 36(11): 923-944.

[2] STEWART DW, SHAMDASANI PN. Focus groups: theory and practice, applied social research methods series, vol. 20. Newbury Park: Sage Publications, 1990.

[3] BARBOUR RS. Doing focus groups. London: Sage Publications Ltd, 2007.

[4] FREIRE P. The pedagogy of the oppressed. Harmondsworth: Penguin, 1970.

[5] KITZINGER J. The methodology of Focus Groups: the importance of interaction between research participants. Sociol Health Illn, 1994, 16(1): 103-121.

[6] RABIEE F. Focus-group interview and data analysis. Proc Nutr Soc, 2004, 63(4): 655-660.

[7] CLARK L. Ethics of working with vulnerable populations.//MATTHES JP, DAVIS CS, POTTER RF. The international encyclopedia of communication research methods. Hoboken: Wiley-Blackwell, 2017.

[8] MCNAUGHTON N, TIBERIUS R. The effects of portraying psychologically and emotionally complex standardized patient roles. Teach Learn Med, 1999, 11: 135-141.

[9] BOKKEN L, VAN DALEN J, RETHANS JJ. The impact of simulation on people who act as simulated patients: a focus group study. Med Educ, 2006, 40(8): 781-786. https://doi.org/10.1111/j.1365-2929.2006.02529.x.

[10] JAWORSKY D, CHEW D, THORNE J, et al. From patient to instructor: honouring the lived experience. Med Teach, 2012, 34(1): 1-2.

[11] SZAUTER K, NICHOLAS C, CLARK L. Transcription and data management. In: NESTEL D, HUI J, KUNKLER K, et al. Healthcare simulation research: a practical guide. Cham: Springer, 2019.

拓展资料

[1] TIBERIUS R. The Focus Group guide: University of Miami: Miller School of Medicine, 2006.

[2] CRABTREET BF, MILLER WL. Doing qualitative research. Thousand Oaks: Sage Publications, 1999: 1999.

[3] CRESWELL JW. Qualitative inquiry and research design. Choosing among five approaches. 3rd ed. Los Angeles: Sage Publications, 2013.

[4] KRUEGER RA. Focus groups: a practical guide for applied research. Newbury Park: Sage Publications, 1988.

[5] SHANKAR PR, DWIVEDI NR. Standardized patient's views about their role in the teaching-learning process of undergraduate basic science medical students. J Clin Diagn Res, 2016, 10(6): JC01-5. https://doi.org/10.7860/JCDR/2016/18827.7944p.1-5.

[6] SMELTZER SC, MARIANI B, GUNBERG ROSS J, et al. Persons with disability: their experiences as standardized patients in an undergraduate nursing program. Nurs Educ Persp, 2015: 398-400. https://doi.org/10.5480/15-1592.

[7] WAGENSCHUTZ H, ROSS PT, BERNAT CK, et al. Impact of repeated health behavior counseling on women portraying an overweight standardized patient. J Nutr Educ Behav, 2013, 45: 466-470.

模拟研究中的观察性研究　第14章

Birgitte Bruun　Peter Dieckmann

概要

在模拟研究或与模拟相关的研究中,观察性数据的收集、分析和解释都需要选择策略、技术和工具,这些选择应在与研究问题的制订和指导研究的概念发展相同的过程中进行。根据研究问题和目的,观察性数据的收集可以与其他研究方法相结合。观察数据的分析可能来自不同的研究传统,含有需要解释的引申含义。伦理考虑应该贯穿于从研究项目的概念化产生到研究结果的撰写。

实践要点

- 观察性数据收集在应用演绎推理和归纳推理的研究中很有用。
- 研究中的分析单元永远不会"就地"被观察,而是必须从大千世界、无穷无尽的动态事件中概念化地描绘出来。
- 单独考虑观察策略、观察技术和观察工具以加强研究设计可能是有用的。
- 观察策略、技术和工具会影响分析数据如何产生,因此在选择时,应仔细考虑它们将如何结合在一起与设定的研究问题、研究传统、分析概念以及观察伦理保持一致。
- 工具能够辅助观察数据收集的质量不是内在本身具有的,而是依赖工具如何进行"切蛋糕"以及这种"切法"如何与研究项目中的其他元素协同工作。

引言

在模拟研究或与模拟有关的研究中,观察数据收集的文献提供了许多鼓舞人心的观察技术和工具的例子。这一章节提供一些示例,但本章的主要目的是,进一步考虑方法和技术是否与使用的观察方法及设定的研究项目目的和问题相匹配。如果与研究问题、分析单

B. Bruun(✉)
Copenhagen Academy of Medical Education and Simulation(CAMES), Capital Region of Denmark, Center for Human Resources, Copenhagen, Denmark
e-mail: Birgitte.bruun@regionh.dk

P. Dieckmann
Copenhagen Academy of Medical Education and Simulation(CAMES), Capital Region of Denmark, Center for Human Resources, Copenhagen, Denmark Department of Clinical Medicine, University of Copenhagen, Copenhagen, Denmark
Department of Quality and Health Technology, University of Stavanger, Stavanger, Norway
e-mail: mail@peter-dieckmann.de

元的概念化、研究的总体目的或研究的理论方向不匹配，即使是最复杂的观察技术也失去了吸引力和有用性。

本章分为 5 个部分。首先，我们介绍一些在模拟研究或与模拟相关研究中可能可以通过观察方法进行阐述的方面。在第二部分中，我们提出了两种研究传统，即后实证主义和建构主义传统，作为提出（基于观察的）研究问题的两个总体框架，这些内容对方法的选择具有深远的影响。接下来是与选择观察策略、技术和工具有关的一些有帮助的考虑，以及如何将观察结果转化为数据。本章的最后一部分讨论了观察研究的伦理。

虽然我们的许多考虑因素可能与将观察用于训练和学习目的的读者或者将观察用于其他方面的读者相关，但是我们的重点是在模拟研究或与模拟有关的研究中观察数据的收集。

什么可以在模拟研究中观察到，什么不能

观察作为一种方法，探索人们实际所做很有用，这可能并不总是与他们的所想或所说一致。观察可以提供关于具体实践、行为、任务、过程、流程、事件、事故、交互、口头交流、重复、连续、持续时间、步伐和物理空间运动的数据。使用观察的示例包括分析与病例无关的沟通 [1]，研究使用观察工具对团队合作进行评分的心理测量学特性 [2]，或比较麻醉医生在模拟环境中的行为与他们在临床环境中的行为 [3]。

这样的观察单位永远不会"就在那里"并且随时等待你去观察。在它们可能以对研究有用的方式被识别和"看到"前，都需要通过定义或其他概念性工作转变成离散的实体。此外，医疗团队内部的任何交互，他们与模拟器以及环境的交互都非常复杂，以至于我们不可能观察到"一切"。因此，有必要仔细定义关注范围：关注的是一个团队成员的兴趣，还是她在解释监视器时脸上的微表情？如果你正在开展研究，如何将任务分解并编码为行为？在对麻醉专业人员的一项研究中，身体不动的时刻可以被编码为"空闲"，而同样的时刻也可以被分解并编码为"收集信息"或"决策"，或者实际上就是"空闲"，如麻醉医生本身在参与编码 [4]。通过这种方式，一个任务组可以以多种方式分解为行为，从而对所产生的数据产生深远的影响。在这里，重要的是要建立"能够产生差异的差异"[5]，这种差异发生在观察、概念框架和研究问题之间的对话过程中——要么是在研究开始之前（通常是后实证主义研究传统的雄心壮志），要么是随着研究的展开，这可能发生在建构主义传统中。

意义、意图、解释、价值观、情绪、压力、认知过程等不能仅从观察中推断出来。如果这些方面包含在研究问题中，则需要将观察性数据收集与其他方法相结合，如访谈、问卷调查、测量或脑电图或皮肤电阻等生理测量。每种方法都提供了问题的局部和定位的内容。方法、概念和分析对象是相互关联的，所以你所看到的取决于你有意或无意地"看到"了哪些概念和方法。

组合方法并不能提供更全面或更完整的内容，而是将不止一种数据来源组合在一起提供多面内容的整合。通过一种方法和另一种方法"看到"的东西之间可能存在的不同，这为增加分析的细微差别以及产生新的研究问题提供了机会。观察及其他视觉方法与语言化数据的结合运用在第 15 章中有更详细的描述。

研究复杂现象时，例如心理模型、决策、团队合作、沟通、安全或学习转移，在描述通过观察或观察与其他方法相结合的方法可以产生与特殊概念相关的新的视角时，需要格外小

心,尽量准确。模拟教育工作者将从复盘实践中了解到这一挑战,其中需要问题来理解行为背后的框架[6]。

一旦确定了一个或多个分析单元,下一步可能是考虑对观察和观察研究的整体分析方向。你的研究所在领域可能已经给出了总体分析方向,如人的因素、安全性研究、模拟研究或提升医疗保健。每个领域都有自己的传统,并且已经开始优先考虑某些理论、实践和经验方法,而不是其他方法。然后,你的任务是明确说明这种分析方向使你的问题的哪些方面变得可见(它如何"切蛋糕")以及哪些方面仍然是隐性的。它对分析有影响,例如,一项研究是关注观察从事某个特定专业的人还是观察团队中各专业之间的互动,是关注观察采取的诊断步骤还是针对结果的交流讨论等。

观察性研究有时被定义为是直接对人或物在"自然状态"下的研究。在模拟研究中,观察到的东西不是(完全)自然发生的,而是出于特定目的而设置的。研究人员应明确说明该目的如何实现和实现的程度,以及与临床实践相比,模拟实践可能存在的差异,这影响到研究者框架研究分析目标和研究问题的方式。例如,有项运用观察方法比较临床环境与模拟环境的不同。研究显示,在查看核心任务(在这种状态下实施麻醉)时,各种行为非常匹配,但围绕核心任务的其他行为存在差异。例如,研究参与者在手术过程中清洁麻醉设备,而在模拟环境中没有观察到这样的"额外"行为。

后实证主义还是建构主义

如何收集、解释和报告观察性数据取决于研究所嵌入的整体研究传统。

在后实证主义医学研究传统中,观察性研究通常被理解为与随机对照试验相反,因为它关注的是自然发生的,观察结果被视为测量值。观察性研究本身并不需要干预组或对照组,而是随着时间的推移记录特定的事件或发展。旨在计数发生次数和量化的研究问题,往往会被提前定义,并且往往是闭环的,可以应用各种观察技术进行回答。这种知识生成方法通常是演绎的,目的是寻求具体情况下对通识理论的确认或变异。一个挑战就是将通识理论明确地作为一个理论,而不是一个事实来呈现。如上所述,第一步是从不断变化的事件中挑选出那些可作为观察事件的单一事件[7]。这不是中立行为,而是解释问题。尽管如此,在各种方法中都要积极将特殊性或观察偏倚做到最小化。

在建构主义研究传统中,观察通常被用作一种随着时间和背景的推移,对个人和群体的行为、互动、实践和"所做"产生的定性洞察的方法。这类研究目的是描述能够产生差异的差异。对社会过程的观察往往开放式和探索性的问题,旨在发现和描述新事物。这种知识的产生方法通常是归纳的,以对特定事物的观察归纳产生更通用的概念或理论。这种方法的一个挑战是明确说明如何将通用的发现从一种情况推广到另一种情况。观察者认识到倾向是产生知识的一个条件,并且可能会指出他们在该领域的立场,以便读者考虑这种立场。

总结一下这些方法之间的差异。演绎研究,例如调查,观察到的相互影响可以归类于现有行为分类中,而归纳研究则会依据观察到的"新"观点尝试建立一种新的分类法。这两种研究传统对在模拟研究或者与模拟有关的研究中收集观察数据都很有用。关键的考虑是能否明确地反映出研究目的、问题、方法和传统之间的匹配。当这些要素之间的联系紧密时,研究成果将是强有力的。无论是后实证主义传统还是建构主义传统,理论导向的明确反思是区分随意的日常观察和以研究为目的的系统观察的关键。

结合不同研究传统中的研究方法可能很有诱惑力。例如，将计数中断次数（无论如何定义）与访谈这些中断产生的影响结合起来。这种结合在分析和理论基础方面要求可能非常严格。例如，思考这种中断研究的可能结果时，虽然计数到很多中断，但其中大多数并没有被描述为"打扰"。那么，打扰的数量是否比被打扰的主观感觉更重要？研究应该如何处理这种不确定性，即被打扰的经历可能实际上并不能反映中断造成的后果，例如，访谈对象可能并没有意识到这些后果。在跨学科研究中，重要的是，根据不同学科的不同分析目的，不断阐明采用的观察策略、技术和工具。不同目的和观点之间，基于不同策略、技术和工具产生的联系和差别，可能会对"看到"的现象产生含义。再者，一种或另一种方法之间对"看到"的内容产生的差异，可能为研究者提供了一个进一步分析细微差别并产生新的研究问题的机会。

观察策略、技术和工具

研究设计可以从你项目中的任何元素开始，并且在元素的选择变得合理之前往往需要进行一些调整。在这个过程中，单独考虑观察策略、观察技术和可能的观察工具可能会很有用。

- 观察策略（生成数据的计划）：你会从研究之初就放大观察特定现象，还是尝试从研究开始就面面俱到地观察和记录"一切"？或者更确切地说，是不是研究开始时的意图就是观察和寻找普遍存在的现象？你是否在寻找悖论、模式、模式的分解或随时间的变化？或者你是否试图找出一个群体面临的关键问题？[8] 在你的研究过程中，你的研究会分为几个阶段，你是否会在"广角"和"窄角"观察之间来回穿梭？你观察的时间、持续时间和顺序是什么？你会应用重复的观察来探索变化和发展吗？你有多长时间进行一次观察，你可以观察多长时间？还要考虑一下，你有多少时间来分析你的数据。有多少人参与了观察以及扮演什么角色？他们的观点可能会有何差异，这些差异可能会如何影响您的研究？

- 观察技术（你执行计划的方式）：你自己会通过直接的视觉接触来观察吗？出于什么目的你将处于何处观察？你会雇用助手吗？打算如何指导他们？拍摄可能会为你的研究目的提供更准确的数据吗？许多模拟中心提供从模拟区域到研究区域（通常是控制室）的实时拍摄的可能性。通过多个摄像设备，可以从多个视角对研究对象进行观察。还可以进行视频录制以供后期分析，其中慢动作或快进回放很有用（见第15章），但如果你没有同时在房间内，那么摄像机可能会丢失能够引起研究者反思的镜头外发生的内容。

- 观察工具（观察媒介）：观察是一个人的视觉印象。因此，它们非常不稳定，几乎在发生的同时转化为记忆。为了在研究中使用这些观察结果，它们通常需要转化为比个人记忆更持久的印记，涉及的范围从给同事的非正式口头报告到详细的成绩单或完整的清单、时间表或行为标记系统（ANTS[9]、NOTSS[10] 等）。需要注意的是，工具的质量不是与生俱来的，而与它如何应用于数据生产、数据分析以及从数据中得出结论有关。这包括使用该工具的人是否熟悉它，是否以相同的本质使用它，是否以类似的方式理解基本定义，以及他们是否采用类似的观察行为（例如，在场景开始时不同观察者的观察点在哪里？他们关注谁？他们的关注点有多集中？）等。在实际观察过程中，运用电子和模拟日志、列表或表格可以或多或少地创建持久的观察轨迹[4, 11]。这些可以在观察后从记忆、录像或其他来源进行详细阐述，具体取决于对细节的需求以及对介质塑造观察数据方式的了解。如果在观察时间结束后添加观察结果会产生很大的不同：绝对越快越好。

- 观察者的角色：你将如何处理你与观察对象的关系？这个角色的范围可以从完全脱离（与观察者没有交互）到完全参与（参与观察），也可以参与程度介于两者之间。每种参与模式都会对你产生的数据产生影响[12]。如果你选择完全脱离，例如，通过从控制室或事后的录像进行观察，对被观察者也不可见，那么这对你的观察有何影响？

- 被观察的影响：在一项研究中，参与者大多是意识到并被告知自己被观察，那所谓的"霍桑效应（Hawthorne effect）"将是相关的。观察的知识将会发生未知程度的改变。无论这被认为是偏见的来源还是产生知识的条件，考虑同一现象需要进行多少次观察才能很好地兼顾标准和变异，可能是很有帮助的。

模拟相关研究中涉及观察方法的研究示例

　　Manser 及其同事使用观察方案比较模拟和临床环境中的行为，并得出结论，两种环境中的核心活动在很大程度上具有可比性，但也描述了环境之间的特征差异。核心任务具有可比性，不属于核心的任务元素在模拟中丢失。

- MANSER T，DIECKMANN P，WEHNER T，et al. Comparison of anaesthetists' activity patterns in the operating room and during simulation. Ergonomics，2007，50（2）：246-260.

　　Kolbe 及其同事观察了高效团队和低效团队在麻醉期间的沟通模式，并可以通过调查互动模式来描述高效团队中的一些沟通特征。

- KOLBE M，GROTE G，WALLER MJ，et al. Monitoring and talking to the room：autochthonous coordination patterns in team interaction and performance. J Appl Psychol，2014，99（6）：1254-1267.

　　Escher 及其同事分析了模拟场景的视频记录，并描述了模拟教育者和模拟参与者之间不同的沟通渠道对场景流程的影响。

- ESCHER C，RYSTEDT H，CREUTZFELDT J，et al. Method matters：impact of in-scenario instruction on simulation-based teamwork training. Adv Simul（Lond），2017，2：25.

　　Nystrom 及其同事从社会物质角度展示了概念化复盘的好处。

- NYSTROM S，DAHLBERG J，EDELBRING S，et al. Debriefing practices in interprofessional simulation with students：a sociomaterial perspective. BMC Med Educ，2016，16：148.

将观察结果转化为数据

　　一旦观察结果以声音和图像形式记录在录像、数字媒介、图表、绘图、数字、关键字或更详细的文本中,它们只有在与研究问题及适合的分析概念相关时才从"原始"转换为数据。从观察到数据的转换可以通过对观察进行编码和分类来实现,例如分成任务组或行为组,或者将观察分类为主题和子主题以供进一步分析。在编码过程中,视觉、听觉或其他印象的记录痕迹被确认或过滤为相关数据片段。特别是在定性研究中,但有时也发生在定量研究中,并非所有观察结果都与分析相关,相关和不相关之间的区别可能会随着数据分析的过程而逐渐发展。这里,归纳研究可以建立他们的"过滤器"或概念框架,而演绎研究则应用以前其他情况下创建的过滤器。

编码的艺术,表面看起来微不足道,但其实不然,它是将观察结果转化为数据的一个重要方面。类别的划分和细分以及编码就像拟画分析目标一样,是对分析任务的划分。观察结果如何编码和转化为数据的微小变化可以在分析中产生很大差异。在开发代码时目标可能是消除歧义和变异,但你也可以尽可能地明确了解类别或代码所包含的变异,以及歧义对分析和解释的可能产生的影响。将变异和歧义变得清晰明了(如在代码日志中),在设计研究时就很有帮助,并且可能会一直持续到深入分析过程。当更多的人参与编码或对观察评级时,这种解释尤其重要。

观察伦理

针对人群的研究需要一些关于伦理的基本考虑。第 15 章讨论了处理视觉材料时的特殊伦理考虑。当然,开展研究,必须要寻求在恰当的正式的和非正式的平台上获得许可。除了适当地告知所有被观察者以及环境中的所有其他人,你还可以在合适的时间以书面和口头形式,鼓励提问并确保所有被观察者都有机会提出他们的问题。在征求同意时,应确保研究的所有记录和报告的匿名性和机密性,除非与观察者达成其他协议。如果与研究问题有关的合理的观察,可以在不通知观察者的情况下进行观察或"隐藏"实际的观察目的。研究参与者可能会被告知被观察,但可能不会被告知研究人员到底对什么感兴趣,或者甚至可能以"误导"的方式被告知。出于伦理原因,此类研究情况应必须在研究结束后披露和"复盘"。

"不伤害"的伦理格言不仅限于在观察研究参与者时保护他们,而且可能在更全面的层面上具有相关性,如在形成研究问题时(在陈述研究问题的方式上是否存在偏见或先入为主),进行观察过程中(被观察者是否有机会从发现结果学到什么了解并做出改变),撰写材料时(被观察者是否用一种微妙的方式呈现)。

最后,"不伤害"的法令也适用于研究人员他自己。提前考虑你的主题、选择的方法以及与被观察者的互动,可能会如何使你处于自己不想看到的尴尬或不受欢迎的境地。事先尽可能多地考虑自己的局限性,以及你将如何预防发生你想避免的窘境。你可能仍然会感到惊讶,但提前考虑到至少可以帮助你应对面临的惊讶状况。如果你聘请助手进行观察或拍摄,那么提前与他们讨论他们立场方面的道德问题更为重要,并且在研究期间和之后对他们进行随访。

如果在研究期间观察者出现伦理问题,则应按此处理,但根据研究的主题和方法,这些也可能是被观察者所面临风险的重要线索。这样一来,伦理问题就不是障碍,而是深入理解某个主题的可能关键因素。

结语

　　模拟研究和与模拟相关的研究经常应用观察作为研究方法。出于这个原因，重要的是要反思在模拟中观察的可能性和局限性，并分别仔细地考虑与给定研究问题相关的观察策略、技术和工具，以及构成它的概念，同时关注观察的伦理问题。

参考文献

[1] WIDMER LW, KELLER S, TSCHAN F, et al. More than talking about the weekend: content of case-irrelevant communication within the OR team. World J Surg, 2018, 42(7): 2011—2017. https://doi.org/10.1007/s00268-017-4442-4.

[2] ZHANG C, MILLER C, VOLKMAN K, et al. Evaluation of the team performance observation tool with targeted behavioral markers in simulation-based interprofessional education. J InterprofCare, 2015, 29(3): 202-208. https://doi.org/10.3109/13561820.2014.982789.

[3] MANSER T, DIECKMANN P, WEHNER T, et al. Comparison of anaesthetists' activity patterns in the operating room and during simulation. Ergonomics, 2007, 50(2): 246-260. https://doi.org/10.1080/00140130601032655.

[4] RALL M, GABA DM, HOWARD S, et al. Human performance and patient safety//MILLER RD. Miller's anesthesia. Philadelphia: Elsevier Saunders, 2015: 106-166.

[5] BATESON G. Form, substance and difference//Steps to an ecology of mind. Chicago: University of Chicago, 1972: 455-471.

[6] RUDOLPH JW, SIMON R, DUFRESNE RL, et al. There's no such thing as "nonjudgmental" debriefing: a theory and method for debriefing with good judgment. Simul Healthc, 2006, 1(1): 49-55. https://doi.org/01253104-200600110-00006 [pii].

[7] RINGSTED C, HODGES B, SCHERPBIER A. "The research compass": an introduction to research in medical education: AMEE guide no. 56. Med Teach, 2011, 33(9): 695-709. https://doi.org/0142159X.2011.595436.

[8] WOLCOTT HF. Confessions of a "trained" observer.//Transforming qualitative data. Description, analysis, and interpretation. Thousand Oaks: Sage Publications, 1994: 149-172.

[9] FLETCHER G, FLIN R, MCGEORGE P, et al. Non-Technical Skills(ANTS): evaluation of a behavioural marker system. Br J Anaesth, 2003, 90(5): 580-588. http://www.ncbi.nlm.nih.gov/pubmed/12697584. Accessed May 2, 2018.

[10] YULE S, FLIN R, MARAN N, et al. Surgeons' non-technical skills in the operating room: reliability testing of the NOTSS behavior rating system. World J Surg, 2008, 32(4): 548-556. https://doi.org/10.1007/s00268-007-9320-z.

[11] MANSER T, WEHNER T. Analysing action sequences: variations in action density in the administration of anaesthesia. Cognition Tech Work, 2002, 4: 71-81. https://link.springer.com/content/pdf/10.1007%2Fs101110200006.pdf.

[12] SPRADLEY JP. Participant observation. New York: Holt, Rinehart and Winston, 1980.

第15章 模拟医学研究中的视觉方法

Peter Dieckmann   Saadi Lahlou

概要

在本章中，我们将针对研究中运用视觉方法时，相关的理论和实践考虑展开讨论。我们概述了视觉的本质和起源，描述了围绕视觉的研究过程，以及视觉方法的目的和可能的输出格式。视觉材料可以由研究项目产生，也可以围绕现有的视觉材料构建研究项目。视觉材料本身可以是感兴趣的数据，也可以是用来引出研究参与者的口头或其他反应的媒介。随着技术越来越强大，在整个研究过程中考虑使用视觉材料，伦理方面是很重要的：研究计划期间，研究开展期间以及研究结果传播期间。考虑需要包括视觉材料产生和展示的背景，因为视觉框架可以实质性地改变它的含义。

> **实践要点**
> - 视觉材料可以用来描述实践中模拟情境是如何展开的；用技术方法丰富人类的感知。
> - 当参与者参与到可视化产品的制作或者当视觉材料引出他们的评论时，他们可以成为积极的共同研究人员。
> - 就其性质而言，视觉材料可以"输出上千个单词"，因此通常需要一些口头解释。
> - 伦理考虑包括使用视觉方法进行研究的开展、分析和传播。

引言

临床和模拟实践中的交互是动态的，涉及各种实体：人类、机器、设备。社会和组织规则为这种相互作用提供了支撑[1]。模拟呈现了这种复杂性，同时，由于某些实体"代表"其他实体（如代表患者的模拟人），模拟也增加了一层复杂性[2]。视觉方法为捕获这种动态相互作用的数据、数据分析和数据呈现提供了独特的研究可能性[3,4]。特别是，当与语言方法

P. Dieckmann(✉)
Copenhagen Academy of Medical Education and Simulation(CAMES), Capital Region of Denmark, Center for Human Resources, Copenhagen, Denmark
Department of Clinical Medicine, University of Copenhagen, Copenhagen, Denmark
Department of Quality and Health Technology, University of Stavanger, Stavanger, Norway
e-mail: mail@peter-dieckmann.de

S. Lahlou
Department of Psychological and Behavioural Science, London School of Economics and Political Science, London, UK
e-mail: s.lahlou@lse.ac.uk

（如访谈）结合使用时，视觉方法具有捕捉活动的可观察（行为）和内部（体验）方面的潜力。研究参与者可以在视觉产物制作过程中变得活跃（例如，画出他们如何看待团队动态），从而可以加入一种新的研究方式[5]。

视觉方法包括许多媒介[6]：照片、绘图[5]、绘画、地图、视频等。我们使用"视觉材料"一词来指代这种多样性。视觉方法在医学教育[7, 8]和模拟[9]中变得越来越普遍。在基于模拟的研究中，最广泛使用的视觉材料是情境中的音频/视频记录、教学中的视频以及图片或图表演示。

本章讨论了在研究中使用视觉方法的理论假设和实践、技术以及伦理相关内容。我们将视觉方法视为调查方式，而不是研究对象。由于它们在医学领域（如模拟）的突出地位，我们关注点在于录音、录像。我们希望启发其他研究人员开启视觉方法的运用。开始前，我们推荐阅读 Bezemer[7]、Pauwels[10]、Jewitt[11] 和 Derry[12] 的相关内容。

理论立场

我们将建立一个区分如下 3 个方面的框架：视觉的本质和来源、研究重点和设计，以及结果的格式和目的[10]。

视觉的性质和来源

视觉材料的产生可以出于研究目的（如要求团队绘制其团队中的层级结构）或出于其他原因（如团队创立日的照片）。视觉材料可以展示研究参与者（如情境视频），也可以由他们制作产生（如情境事件的视觉时间轴）。视觉材料可以由研究团队创建为数据，也可以作为激发研究参与者反应的刺激物[13]，或者用来验证评级工具的性能[14]等。虽然视觉材料可以被重复使用，但对它们的来源和目的必须始终进行具体化思考，因为它们会影响到内容。

视觉是一种抽象的观点。既可以尝试尽可能地保留"原始"特征，也可以着眼于强调与特定研究兴趣相关的内容。虽然权衡是不可避免的，但必须明确考虑它们的合理性：使用无法反映与实际记录之间的关系的详尽材料，可能不如能够引发对现象进行深入讨论的较低质量和广度的材料有用。

围绕视觉的研究过程

"相同的"视觉材料可能用于非常不同的目的，具体取决于它服务的过程。几个重点的不同方面：视觉本身（如在团队绘图中描绘了谁），它的生产过程（如绘制团队图片时的气氛），它引起的反应（如对绘画的反思）或它引发的互动（如绘画中描绘的层级结构是否与在谈论绘画时一致）。在视觉本身能够看到的相关信息，或者由它能够引申出的信息，取决于研究团队的理论框架。这个框架必须明确。

描述输出的视觉产品的目的和格式

运用视觉方法的目的与使用它的研究目的有关。原则上，视觉材料可以提供帮助，例如，详细了解世界的某些方面[15]，比较世界的许多方面或人与人之间的差异[9]，或者探索人类赋予世界的意义[8]。无论录制的视频是在指导课程中作为"标准实践"还是作为"反思的场景"，呈现在被拍摄行为的团队面前，都会在参与者之间引发非常不同的认知（包括情感）转变。

简而言之，视觉产品应该被视为更大项目的一部分，并且明确说明制作过程、目的及使用条件是推荐的做法。这不仅体现了方法学上的单纯不混杂：这些方面是运用视觉材料能够让使用者产生某种作用的不可缺少的部分；将它们整合到研究设计中将大大改善和放大视觉产生的影响。只是说"我会展示一个视频"是设计一个好的研究过程的第一个但非完整的阶段。

关于视觉的研究输出通常是文本形式，或者可能还包括视觉材料的片段（如带有在线补充视频的论文）。目前，视觉作为一种科学传播手段并未被广泛接受[12]。我们建议在制作时仔细存储和记录当前的视觉产品（包括以原始格式保持最大分辨率），以便这些材料可以以完整的视觉格式发布或在发布后作为参考。

就其性质而言，视觉方法描述了可见的以及被忽视的人类、机器和组织内在状态的内容。视觉确实可以代替上千个单词，但如果不给它们设置语言，解读可能会很广泛（或更糟糕）。因此，在大多数情况下，我们将视觉与口头描述结合使用，以提供视觉中不可见的内容（上下文、参与者对活动的评论）的数据。考虑视频：它们说明了行为，但我们通常感兴趣的是行动："行为是主体所做的事情，正如外部观察者从外部描述的那样。它是客观现象的外在描述。相反，行动是受试者所做的，从他们自己的角度体验。"[1]。

伦理考虑

收集、处理、存储和使用视觉材料在伦理方面特别敏感，必须特别强调[12, 16]。机构伦理委员会可能不太熟悉这类研究的特征，因此不愿意批准此类研究[17]：在开展之前需要明确考虑这些方面。

在制作视觉产品的过程中，应注意体面（如哪些身体部位以何种方式显示），如果需要，在整个过程中匿名化。匿名化可以通过模糊图像部分（如面部）和静音（如果需要，用字幕代替）来完成。如果数据与患者安全和护理质量相关，那么获得法律建议可能是必要的，以澄清视觉产品是否可以用作法律意义上的"证据"。通常在知情同意书中，需要就谁可以在什么情况下以何种形式看到材料中的哪部分内容达成清晰一致的意见[18]。对于敏感材料，考虑在分析后立即销毁视频，如只保留有关视频的讨论记录。

研究人员和研究参与者之间需要建立信任。在我们的视频录制实践中，我们会在录制后，让参与者在我们的研究人员访问之前将唯一的材料副本带回家。我们通常会要求他们在 3 天内决定是否愿意让我们进一步分析他们的材料。他们可以自己删除录制内容或者让我们帮助删除录制的部分内容。只有到这时，我们才可以拿回录制品并开始分析[19]。有时可以通过提醒参与者，录制内容将展示他们如何在困难场景下表现得最佳，来消除他们对会录下错误展示的恐惧[16]。解决这个问题的另一种方法是解释我们对记录错误不感兴趣，因为我们可以仅通过询问参与者如何避免此类错误而获得同样有用的数据。根据我们的经验，参与者发现他们的记录中包含令人尴尬的事情的情况极为罕见。然而，在参与者同意录制之前，对记录到此类敏感事件的担忧普遍存在。因此，必须坦率和明确地解决这种担忧，因为即使没有根据，这种担忧也是真实的。明确如何处理此类情况对于参与者和伦理委员会来说都是必不可少的。

除了视觉材料本身之外，从道德的角度考虑，在标题和描述方面的框架也很重要。数字工具越强大，操纵的可能性就越高。

请注意，一旦发布或共享，视觉材料可被用于不同的背景中，通过使用不同的标题甚至操纵图像可能会改变它想传达的信息。因此，分享的视觉材料应该考虑到被使用和描绘的权利。如何处理这些问题的伦理原则以及相关规范仍在进行中（参见 Mok 等人 [20] 或 Wiles 等人 [21] 的文章）。伦理考虑应在制作的最初阶段（知情同意、伦理委员会）和后续使用（出版物、演示文稿）阶段都应形成相关文件。

最后，在共享视觉材料（如用于分析或演示）时，如果使用由他人制作的材料，那么版权和"合理使用"问题的关系可能会变得很紧密 [10]。

捕获和生成可视化数据实例

视频材料可以为所谓的已知内容提供新的视角 [16, 22]。通过视频从外部审视自己 [16]、研究慢动作中的行为 [3]、运用颜色来表达社会关系，这些只是为观察者提供几个针对现象进行反思的例子。将运动相机放在（模拟）患者的额头记录他 / 她在医院接受的诊疗时，会出现能够激起讨论的非常有趣的画面。从鸟瞰的角度或从几个不同的角度对场景进行视频录制将真正提供新的视角和视觉反馈。以个体为中心的视角能使个人视角的局限性变得可见，并且可以有效地用于引出后期的评论 [23]。以个人为中心的视角审视其他人的录制材料时，可以提供独特的新见解。眼动追踪系统允许对凝视进行细粒度分析。结合其他生理数据，它们可以提供广泛的数据来研究感知和认知 [24]。其他方面包括请患者使用数码相机记录他们在科室内看到的患者安全隐患。

电子产生的视觉材料可以超越仅仅实时捕捉事件。高速摄像机可以看到人眼看不到的细节（如决策过程中的微表情）。可以将同一事件的许多实例的照片组合起来，从字面上展示"正常表现的轨迹" [22]。在医疗工作（和模拟）中，一项研究从录制的模拟视频中发现了 8 种领导行为 [15]。延时摄影可以捕捉那些对人眼来说太慢或研究耗时太长的发展和运动（如一个部门的人员在 24h 内的运动）[21]。

参与者将在哪里制造视觉效果，他们收到的指示很重要（如通过画出他们看到的最重要的三点来表达他们观点的关键点）。视觉产品的制作人，将在很大程度上影响录制的内容，例如，通过透视、缩放以及录制的开始和结束产生影响。与多个研究参与者一起，大家可以理解对"相同"概念的不同理解（如领导和团队成员）。参与者可以使用照片 [25]、绘画或舞台视频剪辑等方法。参与者可能还需要得到支持，因为（被认为）缺乏绘画技巧——这是一种普遍现象 [26]。

从视觉材料中引出数据

引申数据旨在用不可见的元素补充视觉材料，如认知、情感和社会影响。它们可以：①专注于重建或重演过去的想法、感受和印象；②围绕所描绘的材料触发叙述以达到更深入的描述；③激发创造引申数据的人的反思和个人发展 [11]。引申数据通常是研究人员和研究参与者之间更多地相互交流，他们的互动本身可以被记录并成为相关的研究数据 [6, 27]。

在患者安全研究中,涉及的这种潜在因素被用来纳入患者[28]。标准化的视觉材料可以作为研究的触发器,收集到的实际数据包括对视觉材料的反应[29, 30]。

从视觉材料中获取引申数据可以贯穿在整个研究阶段[10, 12]。在制作视觉材料的过程中,可以记录有趣的片段或部分(如在视频记录上设置标记)。宏观层面编码可用于熟悉材料以及识别和管理材料中的兴趣点(如识别视频中重要子部分的开始和结束)。这个步骤可以让比较来自不同人员或条件的视觉材料变得更轻松。软件产品可以电子化地支持这一步骤并且便于进一步开发[12]。对视觉材料整体或局部的叙述性总结,有助于进行特定方式的录制,比如在特定时间点或由特定的人对视觉材料进行查看和解释。有时,进一步的视觉材料(如图表或时间轴)可以帮助凝练信息。转录结果随后可以用于微观层面的分析。有几个指南可以帮助确定转录中的详细程度和最佳形式[31]。

在我们自己的实践中,我们主要采用回放与当事人有关的访谈视频。参与者观看自己的视频并评论他们试图实现或避免的目标[4, 20]。然后,他们描述对于他们参与研究的总体目标而言,什么对他们来说是重要的。他们在这个过程中扮演着非常积极的角色,经常控制视频的回放,并更多地参与对话而不仅仅是回答问题。

除了这些更定性的引申数据之外,还可以自动或手动获得定量数据。可以测量时间或描述模式。随着时间的推移,在条件或人之间进行测量或比较。

分析视觉材料

视觉方法提供了两种处理大量数据的方法:对简短的典型片段进行详细分析(通常与成绩单结合使用)或对要在可用材料主体中调查的标准子集进行概述(通常基于分配给这些材料的代码,以及定量分析中的类似代码)[11]。有几种软件产品有助于分析视觉材料,例如,通过标记视觉材料的某些元素,将它们分配给特定的类别[10, 11]。视觉分析很难预期捕捉到视觉的"所有"内容,因为它们太丰富了。知道在材料中寻找什么是至关重要的:编码数千个视频帧是不现实的。但是,当研究人员知道要查找什么时,通常事件在材料中并不那么频繁,数小时的视频结果只包含数分钟或数十次出现的相关数据。因此,明确研究问题究竟是什么对于视觉分析至关重要。当要编码的项目在理论上被驱动时,我们建议如下:扫描一些材料以找出哪些数据看起来"有趣"并且与研究问题相关。一旦定义了这样的"有趣的事件",梳理整个数据集以及提取此类相似的事件进行编码。然后可以对(小得多的)提取的材料进行系统的详细编码。这种策略被称为"回顾性抽样"[19]。

一项在临床实践中使用视频记录警报使用的研究估计,捕获、管理和分析视频的成本约为每小时300美元[32]。因此,探索跨研究小组共享视觉数据的方法可能很有趣[12, 18]。

局限性

视觉方法存在局限性。一些参与者可能会认为录像设备打扰到自己;被要求参与制作视觉材料的参与者可能会感到表现压力。使用现有的视觉材料时,这个问题可能不那么明显。此外,随着记录设备出现在越来越多的地区,人们可能会变得更加熟悉。

尽管目前有点麻烦,但以后处理视觉材料可能会变得更加高效。一项运用自动分析系统对用移动像素和视频拍摄记录到的模拟患者 / 医生的互动进行分析的研究，可以区分两种情况下的运动模式，一种情况下，模拟医生积极倾听，而另一种情况下则主要在打字[33]。这样的系统在从大量视觉数据识别感兴趣的区域方面提供有价值的帮助，随后还可以对其进行更详细的分析。随着人们越来越多地使用视觉材料，对此类数据（制作和分析条件的记录文档等，见上文）的适当管理对于防止混乱、避免伦理问题和错误变得必不可少：现在开始！

　　总之，视觉材料具有巨大的研究和培训潜力。他们可以描绘上千个单词，他们使人眼看不到的东西变得可见。它们提供了极好的线索来帮助参与者解释他们的内在心理状态。然而，他们所展示的是一个需要明确阐述的特定视角：制作和使用视觉材料的背景对视觉研究得出的结论有很大影响。因此，在规划、实施、分析以及对视觉研究的阐述过程中，伦理和方法学意识是非常重要的。反思也必须包括研究完成后发生的事情。明确解决这些问题不仅是方法学也是伦理方面的推荐做法：这种反思和由此产生的文档将大大提高视觉材料的质量和价值，以及它们未来的可用性和影响力。

参考文献

[1] LAHLOU S. Installation theory. The societal construction and regulation of behaviour. Cambridge：Cambridge University Press，2017.

[2] DIECKMANN P，GABA D，RALL M. Deepening the theoretical foundations of patient simulation as social practice. Simul Healthc，2007，2（3）：183-193.

[3] BEZEMER J，COPE A，KORKIAKANGAS T，et al. Microanalysis of video from the operating room: an underused approach to patient safety research. BMJ Qual Saf，2017，26（7）：583-587.

[4] LAHLOU S，LE BELLU S，Boesen-Mariani S. Subjective evidence based ethnography：method and applications. Integr Psychol Behav Sci，2015，49（2）：216-238.

[5] CRISTANCHO S. Eye opener：exploring complexity using rich pictures. Perspect Med Educ，2015，4（3）：138-141.

[6] BANKS M，ZEITLYN D. Visual methods in social research. 2nd ed. London/Thousand Oaks，California：SAGE，2015.

[7] BEZEMER J. Visual research in clinical education. Med Educ，2017，51（1）：105-113.

[8] REES CE. Identities as performances：encouraging visual methodologies in medical education research. Med Educ，2010，44（1）：5-7.

[9] DOBERNE JW，HE Z，MOHAN V，et al. Using high-fidelity simulation and eye tracking to characterize EHR workflow patterns among hospital physicians. AMIA AnnuSymp Proc，2015，2015：1881-1889.

[10] PAUWELS L. The SAGE handbook of visual research methods. London：SAGE Publications Ltd，2011. http://methods.sagepub.com/book/sage-hdbk-visual-research-methods.2018/03/06.

[11] JEWITT，C. An Introduction to Using Video for Research. [2019-08-02]. http://eprints.ncrm.ac.uk/2259/.

[12] DERRY SJ. Guidelines for video research in education：Recommendations from an expert panel. [2018-03-06] http://drdc.uchicago.edu/what/video-research-guidelines.pdf.

[13] PRESTON C，CARTER B，JACK B，et al. Creating authentic video scenarios for use in prehospital research. Int Emerg Nurs，2017，32：56-61.

[14] JEPSEN RM，DIECKMANN P，SPANAGER L，et al. Evaluating structured assessment of anaesthesiologists'

non-technical skills. Acta Anaesthesiol Scand，2016，60（6）：756-766.

[15] SADIDEEN H，WELDON SM，SAADEDDIN M，et al. Avideo analysis of intra- and interprofessional leadership behaviors within "The Burns Suite"：identifying key leadership models. J Surg Educ，2016，73（1）：31-39.

[16] IEDEMA R，MESMAN J，CARROLL K. Visualising health care practice improvement：innovation from within. London：Radcliffe Publishing，2013.

[17] HARTE JD，HOMER CS，SHEEHAN A，et al. Using videoin childbirth research. Nurs Ethics，2017，24（2）：177-189.

[18] Brian MacWhinney. Talkbank. [2024-04-01]. https://talkbank.org.

[19] SAADI L. How can we capture the subject's perspective? An evidence-based approach for the social scientist. Soc Sci Inf，2011，50（3-4）：607-655.

[20] MOK TM，CORNISH F，TARR J. Too much information：visual research ethics in the age of wearable cameras. Integr Psychol Behav Sci，2015，49（2）：309-322.

[21] WILES R，PROSSER J，BAGNOLI A，et al. Visual ethics：ethical issues in visual research. Review paper. London：ESRC National Centre for Research Methods，2008.

[22] DIECKMANN P，PATTERSON M，LAHLOU S，et al. Variation and adaptation：comment on learning from good performance in simulation training. Adv Simul，2017，2（21）：83-88 https://advancesinsimulation. biomedcentral.com/articles/10.1186/s41077-017-0054-1.

[23] LAHLOU S. Observing cognitive work in offices.//STREITZ NA，SIEGEL J，HARTKOPF V，et al. Cooperative buildings integrating information，organizations，and architecture CoBuild 1999，Lecture notes in computer science. Berlin/Heidelberg：Springer，1999.

[24] HOLMQVIST K. Eye tracking：a comprehensive guide to methods and measures. Oxford/New York：Oxford University Press，2011.

[25] WANG C，BURRIS MA. Photovoice：concept，methodology，and use for participatory needs assessment. Health Educ Behav，1997，24（3）：369-387.

[26] EDWARDS B，EDWARDS B. Drawing on the right side of the brain. Definitive. 4th ed. New York：Tarcher/ Penguin，2012.

[27] LAHLOU S，LE BELLU S，BOESEN-MARIANI S. Subjective evidence based ethnography：method and applications. Integr Psychol Behav Sci，2015，49（2）：216-238.

[28] COLLIER A，WYER M. Researching reflexively with patients and families：two studies using video-reflexive ethnography to collaborate with patients and families in patient safety research. Qual Health Res，2016，26（7）：979-993.

[29] HILLEN MA，VAN VLIET LM，DE HAES HC，et al. Developing and administering scripted video vignettes for experimental research of patient-provider communication. Patient Educ Couns，2013，91（3）：295-309.

[30] EVANS SC，ROBERTS MC，KEELEY JW，et al. Vignette methodologies for studying clinicians'decision-making：validity，utility，and application in ICD-11 field studies. Int J Clin Health Psychol，2015，15（2）：160-170.

[31] CLARK L，BIRKHEAD AS，FERNANDEZ C，et al. A transcription and translation protocol for sensitive cross-cultural team research. Qual Health Res，2017，27（12）：1751-1764.

[32] MACMURCHY M，STEMLER S，ZANDER M，et al. Research：acceptability，feasibility，and cost of using video to evaluate alarm fatigue. Biomed Instrum Technol，2017，51（1）：25-33.

[33] HART Y，CZERNIAK E，KARNIELI-MILLER O，et al. Automated video analysis of non-verbal communication in a medical setting. Front Psychol，2016，7：1130.

调查和其他文字材料研究　第16章

Michelle A. Kelly　Jo Tai

概要

　　调查是模拟医学研究与评估的常用方法。目前，已经创建了许多调查模板以适应特定的模拟要求或感兴趣的领域。但是，重要的是要确保调查具有适当的严谨性，以便能够可靠地反映数据，并可以对数据进行有意义的解读。本章涵盖了对模拟医学教育中定性研究的基本调查设计非常重要的概念。但是，调查也可以同时用于获取定量数据，讨论使用调查的好处和局限性，以及收集和使用文本数据时的实际和伦理考虑。本章还介绍可用于探索替代文本数据源的选择，如教育材料、课程指南、反思性评估以及来自在线 / 社交媒体平台的数据。关于如何开发、管理和分析调查和其他文本数据的更全面的指南可以从本章和其他相关章节中包含的资源和参考资料中获取。

实践要点

- 开展调查需要足够的时间和资源，以确保提供严格的"工具"和有意义的数据。
- 在可能的情况下，在创建新调查之前考虑使用（或调整）现有调查。
- 选择在线调查还是纸质调查，应考虑到研究和人口的背景以及对参与者和研究人员的便利。
- 其他有用的文本数据源可以来自教育材料、在线和社交媒体平台。

引言

何时使用调查

　　调查，通常也称为问卷调查，可以提供有关难以量化的概念、想法或意见的见解[1]。使用调查既有理论原因，也有实际原因。虽然本章属于本书的定性部分，但调查经常用于定量设计，但是提出的问题类型和收集的数据可能看起来不同（参见表 16-1 中不同问题格式

M. A. Kelly(✉)
Simulation and Practice, School of Nursing, Midwifery and Paramedicine, Curtin University, Perth, WA, Australia
e-mail: Michelle.Kelly@curtin.edu.au

J. Tai
Centre for Research in Assessment and Digital Learning(CRADLE), Deakin University, Melbourne, VIC, Australia
e-mail: Joanna.tai@deakin.edu.au

的示例）。混合方法设计通常还包括一个调查组件，以告知研究中的后续步骤或与其他数据进行三角验证或补充。调查是一种相对静态的数据收集工具，因此必须明确界定感兴趣的领域和相关问题。实际上，调查有助于轻松获得广泛（并且可能具有代表性）的样本，可以亲自（基于纸质）或在线进行管理，并提供易于分析的数据，如与访谈或焦点小组的数据相比，就更加便捷。

表16-1 定性和定量调查问题和格式示例

定性调查问题	定量调查问题——视觉模拟量表	李克特量表（Likert scale）
模拟的真实性是什么	请在线上打一个×以表明你发现以下模拟组件的真实性情况（其中 0 = 完全没有，10 = 完全真实） 人体模型外观 0 ——————————— 10 场景 0 ——————————— 10 复苏设备 0 ——————————— 10 麻醉医生（由模拟教育家扮演） 0 ——————————— 10	请圈出你同意以下陈述的数字，从 1（= 非常不同意）到 5（= 非常同意） 该模型具有逼真的外观 1　2　3　4　5 场景感觉接近现实生活中的情况 1　2　3　4　5 复苏设备与我通常使用的相似 1　2　3　4　5 麻醉医生的角色得到了很好的体现 1　2　3　4　5
分类反应	**定量研究问题**	
你是否记得任何实习前准备中（大学时）影响你临床工作时如何与老年人互动的具体因素 是□　否□　不记得□	实习前准备中（大学时）的哪些具体因素影响了你在临床期间与老年人互动的方式，你能举一些例子吗	
自（干预）教学以来，你是否觉得你对老年人的看法发生了变化，以什么方式	自（干预）教学以来，你对老年人的看法有何变化	

目的

根据研究问题和设计，"一次性"调查在某个时间点提供意见，即感兴趣区域的"快照"。时间序列或纵向的，反复的调查提供了更多对感兴趣的信息（概念或结构）的持续关注。通常与干预相关的前/后调查，是否能够捕捉到活动的直接或之后的影响，取决于所选的时间点。图 16-1 反映了不同的调查管理选择。除了用于研究目的的数据，调查还可以作为学习者反馈或项目评估的工具。要确保选择的调查是开展这项工作的正确工具，这是能够收集到可以解决研究问题、获得学习者有意义的反馈或为项目开发作出贡献的，合适和有用的数据的关键。表 16-1 提供了问题格式如何影响回答类型和深度的一些示例。

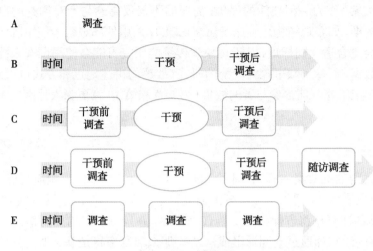

图 16-1　调查时间

A. 单一("一次性")横断面调查；B. 仅干预后(以评估干预)；C. 干预前后
(可用于评估态度或观念的变化)；D. 前后及随访(以确定长期影响)；E. 时间
序列即无须任何特殊干预地随时间推移捕捉变化。

好处

　　调查可以成为教育环境中一种高效且低成本的数据收集方法。可以通过有目的的问题向参与者征求不可观察的行为、态度、经历和信念。确定或寻求主题"结构"的一致，也就是说，你要测量什么，是选择或开发调查时的重要准备步骤。无论调查的类型(分数、自由文本回复)如何，问题都需要准确地代表结构，以便可以得出适当的推论 [2]。有时，可能需要调整调查问题或措辞，以更好地匹配感兴趣的人群、实践类型或国家背景。量表，是一系列针对特定结构的问题，可以捕捉同一感兴趣领域的不同方面，从而产生更丰富的数据 [1]。

　　虽然量表通常与定量调查设计相关联，但影响量表设计的想法同样可以为研究或评估的自由文本问题的设计提供信息。Gehlbach、Artino 和 Durning[3] 提供了一个有用的七步指南来协助量表设计，其中总结包括：

- 从文献中获取信息并访谈感兴趣的人群。
- 综合数据以开发项目。
- 使用认知访谈技术以寻求专家验证。
- 试点测试。

研究问题与方法学和方法之间的一致性

　　是否选用调查开展研究需要结合研究问题进行考量，因为研究问题既影响研究方法的选择但也受到所选方法学的影响。支持特定研究方法的基础理论会影响是否需要使用调查以及如何使用调查。医学教育研究中使用的方法很可能支持将调查用作数据收集的一种手段(常用医学教育研究方法概述，请参见 [4])。调查需要能够提供有助于回答研究问题的数据。例如，一项调查应该能够回答"模拟是护士的真实体验吗？"因为这个问题涉及需要直接从参与者那里获得的感知和体验。然而，问题是"低年资医生在模拟后是否能够更好地执行复苏方案"作为一种技能的评价，需要的不仅仅是参与者对调查的自我报告。有一种表现衡量标准，如客观结构化临床考试（OSCE），采用外部观察者使用既定标准来对参与者进行评估会更合适。同样地，基于现象学传统的研究可能会使用调查来提供有关参与者经历的简单数据，而基于叙事探究传统的研究（故事的讲述地点和方式也很重要）可能需要访谈或音频日记来充分捕捉参与者的故事（第 9 章和第 10 章更深入地阐述了研究中的一致性）。

挑战

与所有形式的数据收集一样，能让恰到好处数量的参与者做出响应可能是一个挑战。对于调查，这可以表示为"回复率"：收到的回复数量与发出的邀请数量（即感兴趣的样本人群）相比。更高的回复率将确保数据更能代表样本，并且可以得出更可信的结论。如果一项调查是免费宣传的（如通过新闻通讯或网站），那么回复率将是基于所达到的潜在总人口的估计值。调查设计很重要：如果完成不是很复杂，较短的调查可能会收到更高的响应率。但是，数据的广度可能会受到限制，并导致响应变成了自我报告。与在线调查相比，纸质调查的回复率更高，尽管内容和目标人群也可能会影响完成度[5]。挑战在于确保问题清晰、重点突出并具有有效性[6]。有效性（和可靠性）将在第 26 章进行详细解释。但在这里，我们简单了解下表面效度、结构效度以及量表效度或问题效度这些常用术语。本质上，有效性是指准确性，例如调查问题的准确性，就是调查问题能够准确反映正在调查的概念。当专家小组同意一系列调查项目"测量"的真实性或视觉保真度时，可能就达到了表面有效性。需要对调查问题或项目进行更严格的测试以达到其他级别的有效性[7, 8]。Artino 等人[9] 强调了在编写调查项目时要注意的误区和尽量减少混淆的方法（例如，确保每个条目是一个问题，而不是一个陈述）以及那些会创造负面框架条目的微妙领域。

自由文本回答问题通常散布在调查中或在调查结束时添加，从而提供从参与者那里收集更丰富数据的机会。LaDonna、Taylor 和 Lingard[10] 建议恰当地使用寻求公开回答的问题，因为此类问题应与研究目的和目标的意图密切一致。如果自由文本收集回复的目的是更深入地了解参与者回答的原因、方式和内容，那么提出的问题需要重点突出和恰到好处，并且应事先将分析概念化，以确保对正在探索的现象有深入的了解[10]。此类问题的说明或提示应被视为公开邀请，为选择的回答提供更多背景或理由。但是，文本长度应受到限制，并加以说明，以收集到有意义的回复，实现可管理的分析。

研究人员的语言或话语以及无意识的偏见会影响参与者对调查问题的回答[1]。因此，从目标人群中抽样进行调查开发或测试，是研究方法中重要的一步。表 16-2 提供了如何根据研究团队的意见改进调查问题的示例（取自本章节作者自己的未发表作品）。如果将调查翻译成另一种语言，则必须格外小心，因为跨语言的单词、短语或术语可能不完全相同。Sousa 和 Rojjanasrirat[11] 提供了多步骤流程，以确保针对不同语言的调查具有严格和准确的含义。最简单的方法是从源语言到目标语言的正向或单向翻译，但是由合格的翻译人员进行盲译或双盲反向翻译，然后进行心理测试，它能够提供最全面和最可靠的结果。对于不同的文化，可能需要进一步考虑调查问题是如何被参与者理解、解释和接受的，以避免冒犯或尴尬[11, 12]。同样，建议精通源语言的研究人员与精通目标语言的翻译人员合作，以确保调查问题的准确含义。

表 16-2 研究团队成员审查后对调查问题的改进

问题类型	初始形式	下一次迭代	更改理由
5分评分量表（非常不同意到非常同意）	这种模拟适合面对面授课	这种模拟更适合大学的面对面教学	提高对问题的识别能力——代表各种面对面的形式
5分评分量表（非常不同意到非常同意）	这种模拟适用于在线学习活动	这种模拟更适用于在线学习活动	提高对问题的识别能力——而不是对这个问题和上一个问题做出类似回答
5分评分量表（非常不同意到非常同意）	我在临床实习中见过这些类型的患者	补充进一步的问题：我在临床实习期间曾照顾过这样的患者	
李克特量表	请评价你认为以下品质在多大程度上是你所经历的同伴辅助学习的一个特征：减轻我了解每件事的压力（减少对学习环境的恐惧）	请评价你同意以下陈述的程度：提出优势——与传统的教师主导的学习相比，同伴辅助学习…更少恐惧	
李克特量表	让我确信我处于合适的学习阶段（让我可以通过与同龄人比较来衡量我的进步）	让我确信我处于合适的学习阶段（在正确的轨道上）让我可以通过与同龄人比较来衡量我的进步	由于第一个问题有两个组成部分，因此应分别提出
自由文本反应	你认为自我和同龄人的评估和反馈有价值吗；对于评价者，被评价者以及教职工都有什么价值	自我评估或同龄人评估有什么价值，对谁有什么价值（如学生评价者/被评价者、教职工）	改为开放式问题，以避免没有更多细节的"是/否"回答

局限性

根据调查的严格程度和分发方法，数据通常是一维的，也就是说，响应是从预先确定的选项（类别或量表）中提供的，但对于参与者为何以这种方式做出回复的原因却很少有人关注。与访谈或焦点小组期间的互动相比，调查方法中无法获得对研究人员有意义的额外细微差别（如语调、强调和非语言表达），除非参与者以音频（如电话）格式。自由文本回复也可以是研究人员的主观解读[1]，因此需要开放但明确的问题或方向。

实现调查最大化成功

一旦你考虑了上述几点，这里有一些技巧可以帮助你利用调查数据最大化投入回报。在进行调查之前与目标人群进行接触是一种营销形式，可以增加参与者对调查领域的了解和引起他们可能的兴趣。与参与者的后续沟通提供了数据收集过程的最新进展，并提醒未答复者他们的意见仍然受到欢迎。然而，提醒或更新的类型、格式和频率有一个很好的平衡，一方面可能提高响应率，另一方面也可能被解释为一种骚扰形式。

确保调查可以完全匿名完成；要求人们添加任何识别身份的因素都会对响应率，产生负面影响。在线调查通常没有导致参与者被识别的具体问题，并且会以信息和指示开头。根据管辖要求，签署知情同意或获得正式的伦理委员会批件可能并不是必需的。通常，进行调查就意味着参与者同意。编码纸质调查时可能会关联参与者的同意书，然后可以将它们分开管理，以确保数据被去识别化。如果进行前/后或多个时间点的纸质调查，第二次调查使用彩色纸，第三次调查使用另一种颜色可以帮助减少混淆并帮助获得完整的数据集。表 16-3 总结了选择、修改和管理调查时的关键考虑因素。

表 16-3　选择、修改和管理调查时的关键考虑因素

议题	考虑因素
连通性	调查问题应与相关研究问题、背景和理论保持一致
稳定性	在可能的情况下，使用可靠和有效的既定调查/项目
	确定并报告调查在你的人群中的有效性和可靠性
	如果改编、修改或翻译问题，请征得作者的许可
	避免过多引导性或价值性的问题；在开始研究之前向你的目标人群测试你的问题
明晰性	可读性、读写水平、翻译准确性、视觉设计（参见 Artino 和 Gehlbach[13] 中的缺陷，如标签、间距和解决方案）
操作性	结构，长度，开头段落和说明，个体化，确保机密性

伦理问题和知识产权

与其他形式的数据收集相比，调查似乎很少有伦理问题。虽然具体立法会因国家和地区而异，但在最基本的层面上，原则如欧盟基本权利宪章给出基线操作要求。美国国立卫生研究院等国家机构也有自己的伦理研究指导原则，因此参考适用于你的情况的准则非常重要（如澳大利亚关于人类研究伦理行为的国家声明）。

无论管辖如何，自治、善意、无恶意和正义的标准概念都适用，如下所述。此外，与其他形式的研究数据一样，应考虑数据存储和数据传输问题。如果使用商业在线调查平台，可能会有其他人能够访问数据，并且服务条款可能会表明数据存储在海外，涉及国际数据保护和隐私法。

自主

潜在的参与者应该能够自由选择是否参与调查。与其他形式的数据收集不同，完成和返回的调查情况可以表明参与者同意参与并完成调查的意愿。这在在线设置中可能更复杂，如果参与者在完成之前退出，就会产生部分数据的记录。因此，在开始之前提供的信息需要清楚说明当参与者退出或未完成调查时提交的数据将如何处理。根据研究和管辖要求，部分数据可能会被排除在分析之外。

益处

应让参与者了解完成调查带来的益处，虽然这可能对他们自己没有直接益处。这些益

处通常应该超过研究带来的任何不便或潜在危害。调查应保持合理的长度,收集与研究问题相关的有针对性的数据,而不是包括一系列项目,以防可能出现有趣的事情。完成调查的时间承诺应在参与者信息中明确注明,并且要合理。

无恶意

对参与者或其他人造成伤害是研究中的一个严重问题。虽然基于调查的数据收集,可能会最大程度地减少危害,但某些问题可能仍会产生情感和/或心理不良影响,特别是围绕敏感话题。仔细考虑措辞可能会减轻这些风险,但应始终备有防范措施(如咨询途径或其他的支持服务)。

公正

可以说,使用调查更"公正",因为它更容易收集和代表来自更广泛参与者的数据。例如,如果在会议后收集一份简短调查,可以使用在线调查,而不需要分发纸质调查或进行访谈。在这种情况下,因为工作量不大,并且对于那些没有参加某个特定会议的人来说也"更容易参与",所以只要参会代表同意联系,获得的回复就会比较公平公正。例如,与可能会因访谈时间太长造成中途退出的选择性访谈相比,它也可能获得更广泛的意见。公正也被视为平衡风险和收益的因素(如上所述)。

其他文本数据

其他类型的文本数据也可能是观点分析的丰富来源。除了直接从人们那里收集关于他们的经历、看法和理解的数据外,来自教育、医院和在线环境的文本来源也可以用作数据收集的形式。表 16-4 列出了探索这些类型的数据可能获得的潜在价值。其中许多来源(如 Facebook、Twitter、博客/网站)也可能是招募调查参与者的途径。

这里,必须注意如何处理数据,因为这些材料是为其他目的而创建的。考虑因素包括:

- 你是否能够联系材料的创建者/所有者?
- 材料的所有者是否知道他们的作品被用于研究?如果材料不在公开领域,那么可能需要获得同意或许可才能使用。
- 对可识别信息采取了哪些措施?(例如,来自社交媒体的引用可能可以追溯到创作者;是否可能涉及危害?)
- 您是否需要伦理/机构委员会批准才能回顾性使用这些来源?

表 16-4　潜在数据来源及其对模拟医学教育研究的价值

数据来源	潜在的价值 & 需要考虑的问题
	教育
单元指南/课程大纲、课程地图	这些材料可以为确定参与者先前经验的研究增加背景深度和背景情境,或为模拟课程研究增加另一个维度 可能需要机构的许可才能将它们包括在分析中,尤其是摘要打算出版
书面模拟场景	场景可能包含可能感兴趣的更细微的信息,包括对目标、主题、模拟的患者角色、模拟的格式,甚至所需的设备进行的分析 可能需要材料创建者的许可

续表

数据来源	潜在的价值 & 需要考虑的问题
反思性写作内容	学生的书面反思可以进一步了解模拟和教育经验的影响[14] 可能需要一个同意程序才能将这些内容纳入研究项目中——如果使用大量去识别化的片段，那么可能需要有同意退出的选择 然而，研究人员应注意，这些反思的准确性可能会打折扣，因为已经证明学生可能会根据自己感知的研究需求调整他们的反思[15]
评估 & 反馈形式	评估和反馈表经常在几个层面收集——活动 / 会议、项目和机构。自由文本评论（如果有的话）可能有助于理解参与者的观点 尽管通常已经收集了数据，但在更严格的司法管辖区，需要某种形式的可追溯的伦理许可才可以发布相关信息
线上讨论论坛	根据教学设计，可能会要求参与者以在线形式开始或继续讨论。如果设置得当，这些可能是额外数据的富有成效的来源 在这里，如果所有贡献者都被去识别化（无论是作为来源，还是如果在文本中被提到名字），那么有退出同意过程可能就足够了
以医院为基础	
重大事件报告 / 前哨事件报告数据	当试图展示影响时，基于医院的数据不仅可能会为项目的初始开发，而且还会对项目评估提供一些线索。虽然数字统计构成了这些信息的很大一部分，但事件描述通常是自由文本 使用这些数据需要郑重考虑伦理和法律相关问题；并且需要获得批准。在数据访问之前，可能需要对数据进行适当地去识别处理
在线和社交媒体	
Twitter（现为 X）—通过标签或账户	通过特定主题标签（标记主题）或来自特定账户（即个人或组织）的推文可能有助于提供对感兴趣现象的看法，并往往是以讨论的形式。主题标签经常用于标记与会议相关的推文，如 #SimHealth、#imsh17、#SSHSummit、#SESAM。一些主题标签包含围绕医学教育的激烈讨论——如 #FOAMed（免费、开放获取、医学教育）。如果 Twitter 被用作教育干预的一部分，来自个人账户的推文可能有助于证据讨论和参与[16] 鉴于公共推文基本上对所有人都是免费的，但许多伦理委员会可能允许在未经个人许可的情况下使用 Twitter 数据。在教育项目的背景下，如果学生为教育目的而提供的贡献计划用于其他（即研究）目的，则可能需要告知学生
Facebook	Facebook 和 Twitter 一样，也可能是对特定主题感兴趣的人群的数据来源，或者可以用于需要社交互动的正规教育干预[17]。很可能应该询问权限，特别是如果研究人员必须访问一个封闭组来获取数据
博客文章、评论、网站	有许多博客和网站（由个人、团体或组织运营）致力于模拟教育。这些来源可以提供关于各种主题的持续评论和意见的证据 与 Twitter 和 Facebook 不同，它可能更难以确定谁对内容负责，因此在确定来源和请求许可时必须小心

分析调查数据

根据调查数据的类型和收集方法，下一阶段是数据管理和分析。如果你通过 Qualtrics 或 SurveyMonkey 等门户网站使用在线调查，则可以立即访问数据。如果使用了纸质调查或数据来自社交媒体资源，则需要将信息手动输入或上传到专门为研究创建的数据库或文件中。所有数据的处理和管理都需要遵守在管辖区内同意的伦理原则。在分析之前，所有数据都需要检查完整性、准确性和质量 [18]。如果愿意，可以将数据导出到其他分析软件程序（如 IBM SPSS 或 QSR International NVivo）。为确保适度的严谨性，建议的框架和逐步的过程应使结果可靠、可报告并代表研究目的和目标 [19]。第 17、19、24、28 和 29 章提供了更详细的关于管理和分析各种形式数据的指导。

结语

来自调查和其他来源的文本数据，可以提供与无法观察的行为有关的，以及诸如信念、态度、经验和意见等结构的丰富见解。这些定性数据源有助于更广泛地了解感兴趣的领域，并可以补充或证实定量数据。为了确保严格的输出，我们强调了在选择、修改或设计用于模拟医学研究和评估的调查时要考虑的重要步骤。解释调查数据是从数据源中提取和应用意义的过程中的一个重要步骤。随着模拟医学领域的成熟，从一开始就确保研究设计的最佳实践将有助于跨人群或更大的多地点研究进行比较，以建立与模拟的有效性和影响相关的证据。

参考文献

[1] ARTINO AR, LA ROCHELLE JS, DEZEE KJ, et al. Developing questionnaires for educational research: AMEE guide no. 87. Med Teach, 2014, 36(6): 463-474.

[2] WU M, TAM HP, CONSTRUCT JT. Framework and test development-from IRT perspectives.//WU M, TAM HP, JEN T. Educational measurement for applied researchers: theory into practice. Singapore: Springer, 2016: 19-39.

[3] GEHLBACH H, ARTINO AR, DURNING S. Survey development guidance for medical education researchers. Acad Med, 2010, 85(5): 925.

[4] TAI J, AJJAWI R. Undertaking and reporting qualitative research. Clin Teach, 2016, 13(3): 175-182.

[5] Nulty DD. The adequacy of response rates to online and paper surveys: what can be done? Assess Eval High Educ, 2008, 33(3): 301-314.

[6] LADONNA KA, TAYLOR T, LINGARD L. Why open-ended survey questions are unlikely to support rigorous qualitative insights. Acad Med, 2017, 93(3): 347-349.

[7] COOK DA, ZENDEJAS B, HAMSTRA SJ, et al. What counts as validity evidence? Examples and prevalence in a systematic review of simulation-based assessment. Adv Health Sci Educ Theory Pract, 2014, 19(2): 233-250.

[8] ADAMSON K, GUBRUD P, SIDERAS S, et al. Assessing the reliability, validity, and use of the Lasater clinical judgment rubric: three approaches. J Nurs Educ, 2012, 51(2): 66.

[9] ARTINO AR, GEHLBACH H, DURNING SJAM. Last page: avoiding five common pitfalls of survey design. Acad Med, 2011, 86(10): 1327.

[10] LADONNA KA, TAYLOR T, LINGARD L. Why open-ended survey questions are unlikely to support rigorous qualitative insights. Acad Med, 2018, 93(3): 347-349.

[11] SOUSA VD, ROJJANASRIRAT W. Translation, adaptation and validation of instruments or scales for use in cross-cultural health care research: a clear and user-friendly guideline. J Eval Clin Pract, 2011, 17(2): 268-274.

[12] KELLY MA，ASHOKKA B，KRISHNASAMY N. Cultural considerations in simulation-based education. Asia Pac Schol，2018，3：1-4. https://doi.org/10.29060/TAPS.2018-3-3/GP1070.

[13] ARTINO AR，GEHLBACH HAM. Last page：avoiding four visual-design pitfalls in survey development. Acad Med，2012，87（10）：1452.

[14] KELLY MA，FRY M. Masters nursing students' perceptions of an innovative simulation education experience. Clin Simul Nurs，2013，9（4）：e127-e133.

[15] MALONEY S，TAI J，LO K，et al. Honesty in critically reflective essays：an analysis of student practice. Adv Health Sci Educ，2013，18（4）：617-626.

[16] ZIMMER M，PROFERES NJ. A topology of Twitter research：disciplines，methods，and ethics. Aslib J Inf Manag，2014，66（3）：250-261.

[17] AYDIN S. A review of research on Facebook as an educational environment. Educ Tech Res Dev，2012，60：1093-1106.

[18] HAGGER-JOHNSON G. Introduction to research methods and data analysis in the health sciences. Hoboken：Taylor and Francis，2014.

[19] CHENG A，KESSLER D，MACKINNON R，et al. Reporting guidelines for health care simulation research：extensions to the CONSORT and STROBE statements. BMJ Simul Technol Enhanc Learn，2016，2（3）：51-60.

拓展资料

[1] How to pre-test and pilot a survey questionnaire. Tools4Dev. Practical tools for international development. http://www.tools4dev.org/resources/how-to-pretest-and-pilot-a-survey-questionnaire/.

[2] Survey methodology. Statistics. Canada. http://www5.statcan.gc.ca/olc-cel/olc.action?objId=12-001-&ObjType=2&lang=en&limit=0，https://select-statistics.co.uk/calculators/sample-size-calculator-population-proportion/.

[3] Survey techniques：relative advantages and disadvantages. http://www.cdc.gov/hepatitis/partners/Perinatal/PDFs/Guide%20to%20Life%20Appendix%20C.pdf.

Catherine F. Nicholas　Lou Clark　Karen Szauter

概要

你可能认为转录是在开始数据分析之前输入对话或采访记录的简单而乏味的过程。任何资料都要尽量接近事实。在你计划研究项目时，必须提出并回答一系列问题，以确保资料转录支持数据分析过程。诸如下面这样的问题："应该包括什么级别的详细信息？""数据应该如何表示？""应该谁来转录？""需要什么录音和转录设备？""需要考虑哪些伦理因素？""如何追踪数据？"在本章中，我们为定性研究人员提供了一个如何选择最适合自己项目的转录方法的过程。

实践要点

- 转录方法取决于研究问题和研究方法。
- 确保高质量的记录将提高资料可用性。
- 日期文件管理是准确数据分析的关键。
- 在转录过程中需要考虑和反思自己立场或观点的可能影响。

每个研究人员都会选择是否转录、转录什么以及如何在文本中表示数据[1]。

引言

转录的总体目标是创建准确且可用的文档。直到 20 世纪 90 年代[1-4]，转录对"参与者的理解方式、他们共享的信息以及得出的结论"的影响才在文献中出现[5]。转录不是将口语转换成书面语的普通过程，而被认为是分析过程的第一步。因此，不能应用单一的转录方法，因为每次转录对于研究都是独一无二的。虽然没有标准化的方法，但有几个通用原则适用[6, 7]：

C. F. Nicholas(✉)
Clinical Simulation Laboratory, University of Vermont, Burlington, VT, USA
e-mail: cate.nicholas@uvm.edu

L. Clark
Hugh Downs School of Human Communication, Arizona State University, Tempe, AZ, USA
e-mail: leclark2@asu.edu

K. Szauter
Department of Internal Medicine, Department of Educational Affairs, University of Texas Medical Branch, Galveston, TX, USA
e-mail: kszauter@utmb.edu

- 转录方法应与总的研究方法匹配。
- 选择的转录方法必须平衡完成最终转录的所需的成本和时间。
- 转录惯例 / 约定（代表语言和非语言对话不同方面的符号）必须易于理解，以便管理和分析数据。
- 应创建风格指南以减少错误、提高最终转录结果的可用性和准确性。
- 必须删除识别信息以减少偏见和确保机密性。

目标是找到一种方法能够准确找到参与者讲述他们故事的独特方式，并捕捉到谈话的复杂性，同时生成可用且准确的转录结果[8,9]。

转录方法概述

Oliver[5] 提出了连续的转录策略。一方面是逐字记录的自然化方法。语音的每一个元素（重叠的语音、笑声、停顿、语调、非语言等）都尽可能详细地包含在内。这种方法最适用于会话、谈话和叙述性的分析，这些分析着眼于人与人之间发生的言语模式或想法是如何分享的。自然化方法的缺点是由于转录过程的复杂性以及完成的额外时间和费用而增加了转录错误的发生率。使用这种方法，1h 的录音内容需要 6~7h 转录。另一方面是非自然化的方法，其中不包括这些元素，因为重点关注的是参与者的意义和感知。该方法最适合民族志、主题分析、扎根理论和混合方法研究。虽然 1h 的录音内容所需转录时间可以减少到4h，但重要数据可能会丢失。图 17-1 描述了这种连续方法。

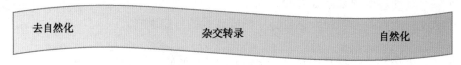

图 17-1   转录策略连续体

这些转录实践的变体或混合方法[10] 可能更适合回答你的研究问题。请记住，目标是生成满足研究需求的转录结果[11]。为了达到这个目标，在研究设计开始时需要提出和回答许多问题。你可能还会发现转录方法在研究过程中发生变化，这些问题需要重新考虑。

确定研究的转录方法

谁将使用转录本，它将用于什么目的，哪些功能最适合你的研究？为了选择最佳方法，请考虑以下问题：

问题 1：你是否打算对参与者进行音频 / 视频录制？记录可以保存和复制，允许重复分析，并且可以提供给其他人研究者。如果研究的关注点是敏感的，音频 / 视频记录可能被认为是侵犯性的。你可以选择直接手写记录，让参与者讲述他们的亲身经历，探寻叙述中的自己，并决定他们想分享什么[12]。你还可以使用现场笔记、日志或其他数据捕获方法。如果你打算录制，请转到第 2 步。

问题 2：根据研究问题和选择的方法，什么需要录制和转录（选择性），以及需要录制和转录多少？旨在了解人们如何相互交谈（会话、谈话、叙述）的研究将包括言语的语言和非语言元素。有关示例参见表 17-1。

表 17-1　有声表达的语言和非语言元素

语言元素	示例
口语元素	声调、拐点 / 重音、韵律和节奏、方言、俚语、翻译
谈话模式	轮流：正常进行的有序对话的方式——受文化和性别的影响 重叠：同时说话 礼貌策略：表达对他人的关心并尽量减少对他人自尊的威胁 修复：纠正言语错误
非语言元素	语音质量、速率、音高、响度等
非词语元素	反应或响应标记（hm, huh, oh, mhm） 话语标记（哦, 好吧, 你知道, 我的意思是） 笑声, 哭泣, 叹息 沉默, 短暂或长时间的停顿
细微 / 明显的肢体运动	挥舞 指 点头 手势

问题 3：谈话将如何在书面文本中表现出来？无论谁进行转录（研究人员、专业转录员或其他人），风格指南都可以指导整个过程 [3, 5, 9]。风格指南应包括：

（1）最终转录结果的统一布局：字体样式和大小、行间距、边距、编号行和页码。

（2）参与者标签

1）删除识别信息（参与者姓名、种族、角色、性别和人口统计数据）以减少偏见并确保机密性。

2）你可以使用字母、数字或假名做标签。但必须小心，因为标签选择可能会以意想不到的方式影响分析。例如，如果你给参与者贴上医生和护士的标签，你可能会引入偏见。

3）创建参与者姓名和可识别变量的管理列表，并与转录结果分开。

（3）参与者表示：每个参与者是否都有自己的谈话段落，并在参与者之间用一条线进行分割？像戏剧或专栏一样抄写是否比标准散文更好？

（4）特定于研究的术语和概念词汇表：技术、医学、临床或模拟特定术语。

（5）转录符号：你将如何在文本中表示口语元素、对话模式、非单词元素和相关手势？你会使用像 Jefferson Transcription System 这样的标准化约定（用于查找语音模式，并允许你通过参与者之间的运动和交互来注释语音），还是会改编或创建自己的？重要的是创建一个使用方便并有助于提高转录准确性的系统。有关详细信息参见表 17-2。

表 17-2　转录符号示例

元素	符号
不相关	(...)
停顿	(*pause*)
语气	{*sarcastic*}
噪声	IN CAPS
不清楚	(*unclear*)
不同的发言者	A，B，C etc.
不清楚的发言者	A? B?
同时说话	C/D

　　问题 4：转录：谁来做转录？你、同事、专业的转录服务或其他选择？它的选择基于方法、资源和时间。以下是一些注意事项：

　　（1）作为转录员的研究人员：如果你的研究需要一种自然化的方法，你可以选择自己转录录音。通过自己进行转录，你就可以开始分析。记得经常保存！这种方法提供了一致性，并让研究人员与他们的数据建立密切的关系。除了作为数据分析过程的第一步，研究人员还可以改进自己的访谈实践。主要限制因素包括时间限制和打字技能的潜在限制。如果后者是一个问题，请考虑使用语音输入软件[13, 14]。有关转录技巧参见表 17-3。

表 17-3　转录设备和人体工程学技巧

转录设备	人体工程学技巧
具有大量内存和快速处理器的计算机	提供最大支撑和舒适度的桌椅
语音识别软件（如 Dragon Naturally Speak）	定期休息和伸展活动
带脚踏板的转录机	

　　（2）专业转录员或转录服务、志愿者（如研究生）或研究参与者：如果你的研究是采用非自然化方法，你可以委托给其他人。专业的转录员可能成本高昂，但速度可能比研究人员快得多。志愿者或研究生可能会提供免费劳动力，但免费劳动力也伴随着潜在风险，即未按承诺在一定的时间范围内完成任务和转录可靠性不高的风险。从事实检查员到共同转录员，研究参与者以多种方式参与转录过程。为了提高准确性，请将转录员作为研究团队的一部分并提供培训。向他们提供有关研究目标、背景和参与者以及风格指南的信息。如果转录过程中改进了指南，请澄清任何问题并进行更改。让他们转录一段录音。检查准确性并回答有关使用样式指南的问题。在转录其他人资料之前，对已完成的这次转录进行回顾[3]。

　　（3）计算机生成的转录结果或在线访谈提供了传统转录的另一种选择：计算机生成的转录结果或已经被转录的在线访谈，错误大大减少或完全不存在。计算机访谈还可以为其他机构和可能行动不便的群体提供面对面访谈的机会[15]。计算机生成的访谈结果最适合一对一的访谈或在几乎没有重叠谈话且所有参与者都讲基本语言中的标准方言的小组访谈。无论你的选择如何，转录过程都是非常费时的，在制订项目时间表时应考虑[1, 6, 11-13, 16-20]。表 17-4 中列出了焦点小组转录的挑战和解决方案。

表 17-4　转录焦点小组录音

挑战	解决方法
许多或者重叠的声音	倾听并为每个小组识别 7～8 个语音标记
	#1– 经常说"像"，声音低而沙哑
	#2– 在句末提高声音并经常说"你知道"
捕获小组的层次结构	识别主导对话的声音

提高录音质量和可用性的实际考虑

录音的质量以及转录的质量与设备、环境和操作员有关[4, 6, 13, 16]。

设备：选择高质量但价格合理、速度快或配置高的录音设备。虽然这将使用更多的内存，但会产生更清晰的录音。确保录音设备既可以使用室内电源，也可以使用电池。如果可能，请使用外部麦克风（如无线领夹麦克风）来优化声音。避免使用语音激活功能，因为它们可能不会记录前几个单词。始终备有备用电池。

考虑现成的在线录音解决方案，如 SpeakPipe、NCH Software 或 Apowersoft。

环境：选择一个没有背景噪声或干扰的安静空间。避开餐厅等公共场所。寻找合适的录音设备放置位置，以便可以听到所有声音。将录音设备放在稳定的表面上。如果录制视频，则将摄像机放置在能够捕捉分析所需的所有基本元素（即房间布局、身体方向以及与其他方面和模拟模式的关系）的地方。

准备：使用设备进行练习以确定最佳设置。如果环境发生变化，请重新检查设置。在每次会话之前检查设备的录像和回放功能。

录制会话：再次测试设备。录音开始和结束时加入识别会话的标签（受访者、日期和时间）。如果可以，请所有参与者每次一个人讲，并且语言缓慢而清晰。

录制后：边听／看录制内容，边做笔记。根据需要，依据样式指南调整或添加转录符号。给录制品贴上标签，制作一份副本，并确保所有录制内容的安全，并且要做好针对极端温度的预防。

管理数据：管理录制品和转录结果

数据文件的管理对于优化数据的后续分析至关重要。如果没有数据管理计划，你可能会发现你的数据文件名混乱、丢失或不完整。

数据收集方法以主要研究问题为指导。文件标注制度应从一开始就建立，并贯穿于整个项目。

尽管生成的转录数据文件的内容将用于分析，但应尽可能详细地记录数据的主要来源。如果可以，这包括人口统计数据，如年龄、性别、种族、社会文化标识以及数据收集背景。此方面信息将用于识别数据源，也可能在数据分析中发挥重要作用。

获得数据的人也必须记录在案并包含在数据文件中。记录对获取数据过程的描述和参与数据获取过程的人数非常重要，并且应考虑使用标签将特定数据集与参与者标识联系起来。

最后，应保存一份未经编辑的"原始"转录副本。根据转录遵循的详细程度，可能需要在分析之前对文件进行编辑或"清理"，以将转录统一格式 [3, 9, 16, 18]。

以下是要遵循的 4 个步骤：

1. 创建一个文件命名系统，其中包括：

（1）日期。

（2）研究名称。

（3）参与者 ID 或化名。

（4）文件格式（rtf 或 mp4）。

（5）数据收集方法的类型（访谈、视频、现场记录等）。

（6）数据收集地点（模拟实验室名称、临床环境名称、地理位置）。

（7）访谈者或焦点小组主持人的姓名。

（8）研究项目的人口统计意义，所有研究文件的页脚中包含文件名（框 17-1）。

框 17-1　样本数据标签

日期：2017.12.18
研究：复盘 vs 反馈
访谈对象：A
类型：一对一访谈
地点：CSL/UVM
访谈者：Nicholas

---

2. 创建一步步进行的数据追踪系统（表 17-5）。

数字音频 / 视频和同意：

（1）两个文件都命名。

（2）检查同意书的完整性并归档。

（3）保存原始音频文件。

（4）下载音频文件并命名。

（5）创建 Word 文件，根据系统命名。

（6）准备好封面。

（7）准备好下载的音频文件和匹配的文字文件，预备转录。

表 17-5　样本数据追踪系统

复盘 vs 反馈研究主列表						
文件名称 / 格式	访谈日期	访谈者	参与者姓名	年龄	水平	地点
A.rtf	2017.12.28	Nicholas	Anne Levine	25	二年级医学生	CSL/UVM
B.mp4	2017.12.29	Clark	Burton Calhoun	21	高年资护理学生	ASU
C.rtf	2017.12.30	Szauter	Carlos Santiago	45	模拟教育者	UT Galveston

3. 遵循转录过程和风格指南。

4. 转录完成。

(1) 进行音频文件和文字文件的完整性和正确性审查。

(2) 向转录员提供反馈。

(3) 完成分析。

综上所述，大量转录材料的管理需要仔细组织、从一开始就达成一致的标签标准，以及对过程的每个步骤进行细致的记录。在整个数据收集过程中做出的决定，转录过程和转录文件的方法都会影响研究结果的有效性。

转录的伦理

越来越多的文献探索、转录和转录者与伦理相关 [21, 22]。转录员对研究对象和参与者的个人偏见，包括文化差异，会影响最终的转录结果 [4, 20]。无论转录员是谁，重要的是他们要练习自我反思——对自己的偏见在研究过程中的影响进行全面细致的反思 [4, 14, 20]。这是为了兼顾到所有相关人员（包括研究参与者）的利益，确保以最合乎伦理的方式获取最准确和最相关的数据 [5, 14]。研究人员和转录者可能会采取各种方法，目的是在转录过程期间和之后赋予研究参与者权力 [3, 5, 12, 15, 21]。

研究人员可以：

- 让参与者有机会审查、评论和修改转录结果——这一过程称为成员检查。
- 与参与者一起确定他们希望如何描述他们的谈话。
- 招募参与者作为转录员，允许他们修改和更改之前录制的访谈。
- 使用直接录入，这样当访谈者实时输入参与者的回答时，访谈者和参与者可以看着电脑屏幕。

转录员可以：

- 记录他们在转录过程中发现的任何偏见。
- 将有关数据解释的疑问提交给访谈者，并弄清楚。
- 在数据转录后与参与者分享他们的印象。

需要对转录者本身的道德情况进行审查 [22, 23]。已经有关于转录员的负面情绪和生理影响的报告，包括负面情绪（如悲伤、愤怒）和对可能导致失眠和头痛的痛苦细节的持续记忆。在处理特别敏感或创伤性的材料时，转录员可能会遭受二次创伤。研究人员可以通过与他们讨论敏感研究的本质来为他们做好准备，来支持转录员。此外，研究人员可以鼓励转录员利用技术并加入在线社交媒体或转录员聊天组，在那里他们可以在封闭的小组环境中讲述并讨论困难的材料。这一点至关重要，因为转录员经常报告说因为许多远程办公而感到孤立。

传播

对转录的描述和反思应被视为手稿的重要组成部分。描述为确保录音带质量而采取的步骤、转录指南以及对转录员的培训，便于其他人评估数据和从中得出的解释的可信度 [4, 20]。

结语

虽然没有一个转录过程适用于所有研究,但请记住:

1. 将你的转录过程与你的研究相匹配。

2. 如果可能,将你的转录员纳入研究团队,以提高内容准确性和研究有效性。

3. 在过程早期建立数据管理协议,以提高效率、准确性和透明度。

4. 考虑你的研究对象对转录员的伦理影响。

参考文献

[1] LAPADAT JC, LINDSAY AC. Transcription in research and practice: from standardization of technique to interpretive positionings. Qual Inq, 1999, 5(1): 64-86.

[2] SANDELOWSKI M. Focus on qualitative methods. Notes on transcription. Res Nurs Health, 1994, 17(4): 311-314.

[3] TILLEY SA. Conducting respectful research: a critique of practice. Can J Educ Revue canadienne de l'education, 1998, 23: 316-328.

[4] POLAND B. Transcription quality//GUBRIUM JF, HOLSTEIN JA. Handbook of interview research: context and method. London: Sage, 2002: 629-650.

[5] OLIVER DG, SEROVICH JM, MASON TL. Constraints and opportunities with interview transcription: towards reflection in qualitative research. Soc Forces, 2005, 84(2): 1273-1289.

[6] BAILEY J. First steps in qualitative data analysis: transcribing. Fam Pract, 2008, 25(2): 127-131.

[7] BIRD CM. How I stopped dreading and learned to love transcription. Qual Inq, 2005, 11(2): 226-248.

[8] CHADWICK R. Embodied methodologies: challenges, reflections and strategies. Qual Res, 2017, 17(1): 54-74.

[9] CLARK L, BIRKHEAD AS, FERNANDEZ C, et al. A transcription and translation protocol for sensitive cross-cultural team research. Qual Health Res, 2017, 27(12): 1751-1764.

[10] DAVIDSON C. Transcription: imperatives for qualitative research. Int J Qual Methods, 2009, 8(2): 35-52.

[11] HAMMERSLEY M. Reproducing or constructing? Some questions about transcription in social research. Qual Res, 2010, 10(5): 553-569.

[12] SALDANHA K. Promoting and developing direct scribing to capture the narratives of homeless youth in special education. Qual Soc Work, 2015, 14(6): 794-819.

[13] EASTON KL, MCCOMISH JF, GREENBERG R. Avoiding common pitfalls in qualitative data collection and transcription. Qual Health Res, 2000, 10(5): 703-707.

[14] TRACY SJ. Qualitative research methods: collecting evidence, crafting analysis, communicating impact. Hoboken: Wiley, 2012.

[15] GRUNDY AL, POLLON DE, MCGINN MK. The participant as transcriptionist: methodological advantages of a collaborative and inclusive research practice. Int J Qual Methods, 2003, 2(2): 23-32.

[16] BOLDEN GB. Transcribing as research: "Manual" transcription and conversation analysis. Res Lang Soc Interact, 2015, 48(3): 276-280.

[17] BURKE H, JENKINS L, HIGHAM V. Transcribing your own qualitative data. Manchester: University of Manchester 2010.

[18] ASHMORE M，REED D. Innocence and nostalgia in conversation analysis：the dynamic relations of tape and transcript. Forum Qual Soc Res，2005，1（3）：73-94.

[19] AYAß R. Doing data：the status of transcripts in conversation analysis. Discourse Stud，2015，17（5）：505-528.

[20] BUCHOLTZ M. The politics of transcription. J Pragmat，2000，32（10）：1439-1465.

[21] MERO-JAFFE I. 'Is that what I said? 'Interview transcript approval by participants：an aspect of ethics in qualitative research. Int J Qual Methods，2011，10（3）：231-247.

[22] KIYIMBA N，O'REILLY M. The risk of secondary traumatic stress in the qualitative transcription process：a research note. Qual Res，2016，16（4）：468-476.

[23] WILKES L，CUMMINGS J，HAIGH C. Transcriptionist saturation：knowing too much about sensitive health and social data. J Adv Nurs，2015，71（2）：295-303.

开发标准的符号系统

[1]　ATKINSON JM. HERITAGE J. Jefferson's transcript notation. The Discourse Reader，1999：158-166.

[2]　DU BOIS JW. Transcription design principles for spoken discourse research. Pragmatics Quarterly Publication of the International Pragmatics Association（IPrA），1991，1（1）：71-106.

第18章 扎根理论方法学：主要原则

Walter J. Eppich   Francisco M. Olmos-Vega   Christopher J. Watling

概要

扎根理论（grounded theory，GT）是卫生专业教育研究中常用的定性方法，用于探索社会过程的"如何""什么"和"为什么"。研究人员通过 GT 了解研究参与者如何解释与相关过程相关的现实。然而，他们可能将这个术语误用于实际上没有使用 GT 方法的研究上。我们概述了 GT 研究的主要特征，即迭代数据收集和分析、持续比较和理论抽样。建构主义 GT 是 GT 的一种特殊形式，它明确承认研究人员在整个分析过程中在知识创造中的作用。可以通过访谈、实地观察、视频分析、文件审查或这些方法的组合来收集数据。分析过程涉及几个灵活的编码阶段，从具体的初始编码到更高层次的集中编码，最后到轴向编码，目标是在研究背景中进行概念理解。

实践要点

- 因为 GT 需要一种迭代的数据收集和分析方法，所以研究人员必须针对这种方法提前做出计划。
- 在建构主义 GT 中，研究人员必须深入反思他们的背景、观点和信念可能会如何影响研究过程。
- GT 的目标是对社会过程的情境概念理解。
- 虽然背景单一的研究人员可以进行 GT，但由具有不同背景的成员组成的研究团队可能会为结果的分析和解读提供有价值的信息。
- 虽然 GT 方法概述了逐步推进的方法，但是研究人员应保持灵活性。
- 研究人员应避免为了实现难以捉摸的"正确"编码结构，而进行无休止的编码和重新编码循环的误区；他们应该牢记从组织思维转向概念思维。

W. J. Eppich(✉)
Feinberg School of Medicine, Department of Pediatrics, Division of Emergency Medicine, Ann & Robert H. Lurie Children's Hospital of Chicago, Northwestern University, Chicago, IL, USA
e-mail: w-eppich@northwestern.edu

F. M. Olmos-Vega
Department of Anesthesiology, Faculty of Medicine, Pontificia Universidad Javeriana, Bogotá, Colombia Anesthesiology Department, Hospital Universitario San Ignacio, Bogotá, Colombia
e-mail: folmos@javeriana.edu.co

C. J. Watling
Departments of Clinical Neurological Sciences and Oncology, Office of Postgraduate Medical Education, Schulich School of Medicine and Dentistry, Western University, London, ON, Canada
e-mail: chris.watling@schulich.uwo.ca

简短案例研究

Susan 是一名模拟教育工作者，她想研究医学复盘如何促进医学生之间的同伴学习。她计划访谈医学生和模拟教育者。她听说扎根理论可能是一种很好的定性研究方法，想了解更多。

引言

本章有几个目标：

- 以建构主义 GT 为重点，对 GT 进行概述。
- 突出 GT 的潜在应用。
- 解释自反性的关键作用。
- 描述如何使用 GT 方法收集和分析数据。
- 提供评估 GT 研究质量的方法。
- 发现 GT 工作的缺陷以及如何避免它们。

定义扎根理论

GT 代表了卫生专业教育中常用的定性方法 [1-3]。GT 概述了数据收集和分析的系统步骤，目的是提高对"扎根于"或从系统数据分析中归纳得出的社会过程的理解 [4]。研究人员使用 GT 旨在说明他们的研究参与者如何解释与研究过程相关的现实；假设检验不是 GT 的目标。

经典 GT 起源于 1967 年 Glaser 和 Strauss[5] 的工作，该工作概述了从经验定性数据推导理论的具体步骤。随后的多个扎根理论家，出于对不断发展的方法论的考虑以及对现实本质的看法，修改了 Glaser 和 Strauss 的初始方法。这些不同的流派导致了多种思想流派，包括对 GT 的建构主义观点的发展。这一观点最初由 Charmaz 提出，并在卫生专业教育研究中流行起来 [2, 6, 7]。经典 GT 认为研究人员可以而且应该搁置他们的观点、背景和信仰 [5]；这种观点似乎越来越不合逻辑和不可信 [2, 6]。建构主义 GT 明确承认研究人员积极参与创造知识，这种立场更符合当代教育研究的观点 [2]。GT 的历史超出了本章的范围；有兴趣的读者应该参考已发表的作品进行彻底的讨论 [8, 9] 和批评 [10]。

GT 在这些不同的传统 [2, 11] 中具有几个关键特征：

- 数据收集和分析的迭代方法，其中研究人员完成少量访谈并进行初步分析，然后使用该分析为后续数据收集提供信息，进一步指导数据收集等。如果仅在收集完所有数据后进行分析，则定性研究违反了 GT 的这一关键特征。
- 在分析过程中进行不断比较，其中数据点相互比较，新兴的理论结构通过与新示例的比较不断完善。作为一种分析策略，不断比较还可能会用于 GT 方法之外的地方；GT 的特点是使用与此处提到的其他关键特征一致的不断比较。
- 理论抽样是一种基于理论考虑的抽样策略。在这种方法中，样本不是由先验确定的，而是随着分析的进行和理论理解的发展而有目的地选择。理论抽样与"目的抽样"不同，"目的抽样"可以简单地理解为非随机抽样（即特意从你预期会对研究问题提供信息的人群中抽取参与者）。相比之下，理论抽样响应不断推进的数据分析，并反映了一种调整抽样策略的方式，以更充分地阐述发展中的理解和概念[2, 6]。

此外，Charmaz 强调从超越主题和类别的创建，转向解释或"解释性渲染"[6]。因此，"理论化"的过程是建构主义 GT 的特征，它反映了将分析从单纯的类别提升到概念解释的所做的努力。建构主义 GT 不是抽象的"宏大理论"，而是产生了代表情境概念理解的中级理论[2, 6]。鉴于它在卫生专业教育研究中的广泛使用，本章的其余部分将重点关注建构主义的扎根理论。

为你的项目选择扎根理论

适合 GT 方法的研究问题本质上是探索性的。它们既应该足够广泛以允许探索，也应该足够集中以允许研究人员定义研究背景和能够为确立研究问题过程提供帮助的潜在参与者[2]。这些研究问题旨在了解：①促成某些过程的具体因素（"什么"）；②意见、行为、态度和看法背后的原因（"为什么"）；③某些过程发生的原因（"如何"）。

研究人员使用扎根理论来研究各种过程。代表性的例子包括：

- 医学生如何学习口头表达技巧[12]？
- 临床导师如何促进医学学员的独立实践[13-15]？
- 学习文化如何影响反馈实践[16, 17]？
- 住院医师和导师的互动如何影响临床培训中的自主性和参与性[18, 19]？
- 护理学生如何使用模拟学习以及哪些基本社会过程支持这种学习[20]？
- 护理教职工如何评估学生在模拟中的表现[21]？
- 医学专业人员如何看待模拟教育中的模拟人死亡[22, 23]？

正如 Watling 和 Lingard（2012 年）指出的那样，有多种定性方法可供使用，研究人员应在开展之前确保特定研究问题与所选定性方法之间的"方法学契合"[2]。Starks 等人在 2007 年对现象学和话语分析与扎根理论进行了比较[24]，Reeves 等人则讨论了医学教育中的民族志[25]。第 11 章也强调了定性研究的这一关键方面。

在本章开头介绍的案例研究中，我们的模拟教育者 Susan 对研究模拟复盘如何促进同伴学习很感兴趣。一个更明确描述的研究问题可能是："模拟复盘如何促进医学生的同伴学习？"由于我们可以将复盘和同伴互动视为需要更多阐述的社会过程，因此建构主义 GT 似乎具有很好的方法学契合。虽然研究问题很广泛，但需要充分地定义，以便明确研究的背景（模拟教育中的复盘）和 Susan 应该纳入的对象（医学生和模拟教育工作者）。并且医学生和模拟教育工作者都能够在医学复盘中就同伴学习问题发表见解。

保持自反性

在开展之前，Susan 需要反思对于这项研究她拥有的经验，因为研究人员不能抛开他们自己的背景和观点[6]。通过数据分析过程，研究人员从自己的角度分析参与者的经历。也就是说，他们将他们对研究主题的动机、兴趣和成见带到分析中，并用这些个人经历形成的特定视角与参与者互动[6]。因此，自反性是一个"呈现"研究人员视角的过程，使其可见，从而便于检查它如何影响分析，并且潜在地提醒研究人员注意这种视角可能产生的盲点。

自反性要求研究人员不断地意识到他们在知识构建中的作用。他们应该问自己："我是谁？为什么我要回答这个研究问题？我是否经历过我正在研究的东西？这些体验与我的参与者有何不同？我是否将我的观点强加于数据？这些数据是否挑战了我对正在研究的问题的看法？"研究人员必须回答这些问题，并注意它们如何影响数据分析，以确保研究的负责性、透明度和可信赖性。再次回到我们的例子，Susan 需要反思她自己在模拟和复盘中的经历，以及她与打算访谈的学生和模拟教育工作者的关系。在某些情况下（尤其访谈对象是她的模拟教育同事），她可能会认为自己太了解他们了，无法亲自进行访谈。为此，组建一个会将不同观点带入分析过程的研究人员团队可能会很有帮助。

特别是在建构主义 GT 中，撰写备忘录可以阐明研究人员在知识构建中的作用。从一开始以及在整个数据分析和收集过程中，研究人员都应该以书面形式记录他们的反思，以使其明确。例如，他们可能会探索研究相关身份的根源、他们当前对所研究的社会过程的最佳理解以及他们可能如何经历它或者他们与参与者的关系。"自反性备忘录"可以非常具有宣泄和揭示意义。意识到成见可能具有挑战性，因此我们鼓励研究人员自由地写下他们的经历，而不要过度思考。我们始终建议在最终手稿中包含一个部分来捕捉自反性的各个方面。这可能包括对研究人员及其背景、研究范式以及与参与者的关系的描述。自反性备忘录也可以作为手稿的附录，以展示这方面做的努力。

GT 研究的数据收集

多个数据源和收集方法适合建构主义 GT 方法 [2, 3, 6]。虽然深入的个人访谈是最常用的，但焦点小组、实地观察和文件分析也可以产生适合 GT 的数据。再回到我们的示例，Susan 的目标是使用半结构化访谈、焦点小组或两者的结合来收集数据，这似乎是建构主义 GT 研究的合适选择。如果开展此类焦点小组，我们建议将医学生与模拟教育者分开，因为 Susan 的医疗中心的学习环境可能会阻止医学生在模拟教育者在场时公开分享观点。在事先获得伦理批准的情况下，结合数据收集方法（访谈、观察），这也是完全可以接受的 [6]。

使用建构主义 GT 系统地分析数据：编码过程

编码构成了建构主义 GT 分析过程的支柱。编码需要标记来自访谈记录、现场笔记、文档甚至视频的数据片段，以便对它们进行分类、总结和综合。研究人员使用这些不同的编码阶段推进对参与者经历的分析。编码通过鼓励研究人员深入研究数据来调解理论或概念理解的构建。由此产生的代码应该捕捉到人们如何理解他们的经历，他们如何以及为什么会对这些经历采取行动，以及背景如何影响他们的反应。为了实现这些目标，代码应该与数据保持密切联系，显示行为并将这些行为连接到连贯的过程中。

建构主义 GT 编码包括 3 个阶段：①开放或初始编码；②聚焦编码；③轴向编码 [6]。在开放编码期间，研究人员探索数据以找到有助于他们推进分析想法及协助收集新数据的模式。在聚焦编码期间，研究人员将开放代码合并为可容纳相似数据的聚焦代码。将这些聚焦代码与后续数据进行比较以评估它们的适合性。后来，轴向编码定义了编码之间的关系以及共性、重叠和分歧的领域。这一步骤可能包括创建图表以直观地描述它们之间的关系。重要的是，这个分析过程不是线性的。相反，研究人员应该保持灵活性并在每个编码阶段之间来回转换，直到达到理论上的充分性[26]。理论充分性是指数据分析中的时间点，在该时间点已收集到足够的数据，可以对所研究的过程有良好的概念性理解，而不会出现不一致或不连续的情况。重要的是，建构主义 GT 已经走出了从数据中获得关键发现或主题"出现"的概念；相反，研究人员在数据中"识别"代码和主题[26]。由于研究人员自己推动分析，因此上面讨论的自反性起着至关重要的作用。

撰写备忘录作为一种工具来捕捉有关数据模式以及主题和类别之间不断发展的关系的分析问题[2, 6]。备忘录记录分析决策及其基本原理，部分包含审计线索，让研究人员有机会重建将原始数据转换为理论模型的透明过程。备忘录还增强了研究人员对自己在分析中的关键作用进行反思的能力。我们现在通过引导读者完成这个过程来详细描述 GT 分析中的每个步骤。

初始或开放编码

想象一下，你是像 Susan 一样的模拟教育工作者，面前放着你的首次访谈记录。仔细阅读，注意以下问题[6]：

- 数据中发生了什么？
- 这些数据表明了什么？
- 什么是明确的或什么没有被提到？
- 从谁的角度？

开始逐行编码首次访谈记录；也就是说，选择一个短的片段并构建一个能够描述并理想地概念化该行的代码。这种开放（或逐行）编码的过程需要时间，但可以帮助你了解数据并将访谈中的故事和描述分解为各个组成部分。记得在数据中寻找冲突和行动，并相应地编码。使用动名词，如"换位思考""管理时间""与团队协调""反驳某人""直言不讳"或"回击"，可以实现这个目标[6, 27]。这些代号建议你有行动发生并帮助你专注流程，而不是个人。专注行动可以防止你在构建更高层次的概念之前做出过早的结论。贴近数据，构建简短精悍的代码，在数据中轻松前行，不要在编码的初始阶段想太多。你将多次重新访问数据，因此不要试图"让它完美"。请记住，这些初始代码是临时的，你将在后续阶段对其进行改进。你还可以使用参与者的术语或俚语来创建初始代码；这些被称为体内代码。例如，模拟教育者可能会这样描述他们的复盘方法："特别是在跨专业复盘时，我试图揭示对比的观点来突出各种不同观点"，这产生了"揭示对比的观点"的代码。这些体内代码保留了参与者对行动和过程的意义，使分析扎根于数据中。在对首轮前 3～4 次访谈记录进行编码后，理想情况下，你应该对数据中正在发生的事情、你可能采取的概念方向以及数据中缺少的内容有一个大致的了解。然后，研究人员可以使用这些初步印象以多种方式塑造下一次数据收集和分析的迭代方法：

- 访谈指南可能需要修改：某些访谈项目是否需要更改或删除？是否应该添加新项目？必须注意的是，你最初的伦理申请中应明确说明你的访谈指南将根据你数据分析的进展情况而改进。但是，对访谈指南的重大更改可能需要额外的道德批准。
- 根据个人访谈中出现的问题，确定需要探索和进一步阐明的其他领域。

- 理论抽样，以征求有关研究过程的具体观点。

在编码的早期阶段，尽管不是强制性的，但让不止一名研究团队成员编码一到两次完整的访谈记录，甚至是一次访谈的相同部分，这可能会有所帮助。分析团队召开会议将为这个过程提供一个很好的背景。此类会议不应侧重于"评估者之间的一致性"，而应侧重于通过以实际数据为基础的协作讨论来发展分析动力。尽管我们的模拟教育者 Susan，可能可以自己独立完成她的 GT 研究，但我们建议她战略性地邀请合作者，因为他们能够为数据分析带来不同的视角。

聚焦编码

在对几次访谈进行编码之后，仔细查看初始代码列表。选择那些经常出现或你认为对自己的研究问题具有更大意义的代码，并将它们在单一编码结果内以及两个编码结果之间进行相互比较。你看到重叠了吗？某些初始代码是否强调了一些可以在更高阶代码下进行组合的相似现象？某些初始代码是否应该重命名以提升其概念价值，还是应该保持不变？这个过程产生了聚焦编码。

聚焦编码目的是在通过不断的比较来综合、分析和概念化更大的数据片段。一旦开发完成，研究人员应该在整个数据中测试聚焦代码，以确定它们的概念强度。特别是，它们应该可以帮助你了解在较大的数据段中发生了什么，这是初始代码所缺乏的特征。如果你的聚焦代码通过了这种审查，它们可能是你理论发展或概念模型中的初步类别。请注意，虽然焦点编码可以为你提供分析方向，但你应该保持足够的灵活性，根据通过不断比较从新的访谈中获得的数据重新评估初始代码。有时你会在初始编码期间构建具有高分析能力的特定代码，因此会很自然地将其提升为焦点代码（甚至是最终类别）。另一方面，你可能很难在初始代码和聚焦代码之间来回切换，因为某些聚焦代码可能无法帮助你理解新信息，或者不够强大，无法解释你已有的所有数据。这些分析决定应记录在备忘录中，也可能是进一步研究团队会议的内容。在构建这些聚焦代码时，你还可以使用"敏感概念"（从现有文献收集的概念以及从参考书中能提供整体指导框架的理论）[28]。然而，这种方法只能用于推进分析概念，而不应将理论施加或"强加"[29]于数据。

轴向编码

生成强大的聚焦编码后，现在你可以转向轴向编码。此阶段旨在创建、开发和指定数据中的主要类别，并将它们进一步整合到涉及参与者体验过程的连贯理论或概念说明中。对于每个类别，你应该能够描述该类别的"时间""地点""为什么""谁"和"如何"，以及其各自的后果。请记住，你需要使用访谈记录中具有代表性的文本引用来支持每个类别。撰写备忘录将帮助你追踪这些决定。

然而，类别本身仅作为最终理论或概念模型的构建块。你还必须解决它们之间的关系。一个强大的理论或概念框架应该具有逻辑上相互关联的类别，不应该包含明显的未知的差距，最重要的是，应该能够解释所有新数据。你可能还意识到你需要额外的观点来填补不断发展的概念模型或理论中的空白。特别是，你应该仔细注意数据中看似相互矛盾的差异示例，因为它们可能包含重要的解释性线索。一个好的发展性分析应该关注不一致的例子，而不是忽视它们。在这个阶段，图表的构建可能会有所帮助。通过创建分析的可视化描述，这些图表可以帮助你：①看到全局；②从编码转向概念理解；③简化最终理论或概念框架的开发。图表也可以作为一个很好的资源来解释你在最终手稿中的发现。

一旦轴向编码完成，你可以声称已达到理论充分性[26]并停止数据收集。否则，你应该回到编码过程的早期阶段。我们在这里强调，至少在最初，编码主要作为一种组织策略，将相似的数据组织在一起，从而促进分析。但是，如果没有真正从组织思维转向概念思维，就会陷入无休止的编码和重新编码循环中，这是一个真正的危险之处。研究人员应该记住，不存在"正确"的编码结构。在某些时候，研究人员必须终止不断改进自己编码方法的行为。

评估扎根理论研究的质量

经典 GT 演变成多个不同的传统，因此需要明确界定 GT 是什么，不是什么。事实上，研究人员经常说他们使用了 GT，而实际上并非如此。正如我们已经强调的那样，GT 研究具有描述的关键特征，包括迭代数据收集和分析、不断比较和理论抽样[2, 6]。例如，如果研究人员设计了一项研究，他们将在 3d 内进行 15 次访谈，并在数据收集完成后开始分析，这种方法并不能体现 GT，而是很好的主题分析（参见 Braun & Clarke，2006 年[30]），GT 中数据收集和数据分析的并行性质使研究人员能够深入探索问题并遵循他们在数据中确定的线索，从而使这种迭代方法成为 GT 方法的核心。

Suddaby（2006 年）提供了额外的有用指导。GT 不是[31]：

- 忽视文献的借口。
- 原始数据的呈现。
- 理论测试、内容分析（content analysis）或字数统计。
- 评估数据的过于死板的技术。
- 完美或简单。
- 缺乏方法学的借口。

尽管"理论"一词在扎根理论中占有突出地位，但 Timonen 及其同事指出，GT 不一定会产生完全详尽的理论[11]。事实上，GT 可能会以疑问的方式引出一个有用的概念框架，该框架将并未涵盖相关过程所有方面的概念联系起来。尽管建立理论应该是一个最初目标，但研究过程中的实际考虑可能会由于各种限制因素而限制了理论的建立，例如，没有对理论抽样所需的关键信息的访问权限。事实上，充分阐述的抽象或"宏大理论"需要在不同的环境和背景下进行多项研究。研究人员还应该记住，由单个 GT 研究产生的"理论"将非常具体地针对这个研究环境，但可能包含易于转移到其他环境的概念。

我们还必须阐明文献综述在 GT 中的作用。尽管经典 GT[5]建议为了开展研究，研究人员需要充分掌握文献，但它进一步指出，他们应该在数据收集和分析过程中将现有理论搁置一旁。然而，GT 研究中"空白状态"的概念是一种误解[11, 32]。最近的概念化理论认识到，划定焦点和研究问题领域，首先需要了解文献[11]。事实上，使用 GT 构建研究计划需要研究人员投入现有文献，并对特定问题有越来越深入的了解。此外，建构主义 GT 认识到，研究人员将先前的背景和观点带到他们的工作中[2, 6]，这使得自反性对于促进研究人员和从事他们工作的人之间的透明度变得更加重要。为了加深对现有理论的见解，研究人员必须保持"对世界的外貌持开放态度"[11]。

存在许多标准来评估扎根理论研究的质量。这些通常与可信度的关键特征有关，并与高影响力的定性研究的总体原则重叠。这些标准包括[6]：

- 可信度：研究结果是否传达了所研究现象的真实情况？
- 可转移性：研究结果是否提供了关于研究背景的足够详细信息，以便读者确定研究结果是否适用于其他环境？
- 独创性：研究结果是否提供了新的见解或概念上的理解？
- 共鸣：研究结果是否与参与者或处于类似情况的人产生共鸣？
- 有用性：这些发现在日常生活中有用吗？

研究人员可以通过维护审计追踪，来展示他们对定性研究的严格方法。该审计追踪文件记录了分析过程，并允许研究人员重建他们从 A 到 B 的过程，并展示值得信赖和可信的发现。在建构主义 GT 中，自反性备忘录、分析备忘录、日志、会议记录以及研究过程中的其他记录都有助于建立健全的审计线索。

以前对定性研究的概念化，包括扎根理论，似乎要求采取额外的步骤来确保客观性[26]。这些步骤包括三角验证、成员检查和饱和度。这些概念最近受到质疑，因为它们可能没有经过太多思考就被应用于定性研究，只是为了"打钩"来向同行评审者展示一个严格的过程[26]。例如，"饱和度"的概念经常被认为是数据收集的终点，但却没有明确定义饱和度的含义。代替饱和，"理论充分性"的概念在卫生专业教育的研究人员中获得了关注；请参阅 Varpio 等人（2017 年）对主题出现、三角验证、成员检查和饱和度问题进行的出色讨论[26]。

结语

扎根理论，尤其是对其建构主义的解释，已在卫生专业教育研究中得到广泛应用。GT 解决"为什么""什么"和"如何"问题的能力，使其成为模拟研究人员寻求了解"如何"和"为什么"基于模拟的策略，从而能够促进有意义的学习的有力选择。GT 的主要特征包括迭代数据收集和分析、不断比较和理论抽样。研究过程的几个组成部分，即自反性和确保透明分析决策的全面审计追踪有助于产生值得信赖和可信的结果。请注意这些将确保用"扎根理论"的研究方法进行恰当设计的关键原则。

参考文献

[1] HARRIS I. What does "The discovery of grounded theory" have to say to medical education? Adv Health Sci Educ Theory Pract，2003，8（1）：49-61.

[2] WATLING CJ，LINGARD L. Grounded theory in medical education research：AMEE Guide No. 70. Med Teach，2012，34（10）：850-861.

[3] KENNEDY TJT，LINGARD LA. Making sense of grounded theory in medical education. Med Educ，2006，40（2）：101-108.

[4] LINGARD L. When I say…grounded theory. Med Educ，2014，48（8）：748-749.

[5] GLASER BG，STRAUSS AL. The discovery of grounded theory：strategies for qualitative research. Chicago：Aldine，1967.

[6] CHARMAZ K. Constructing grounded theory. 2nd ed. London: SAGE Publications Ltd, 2014.

[7] HIGGINBOTTOM G, LAURIDSEN EI. The roots and development of constructivist grounded theory. Nurse Res, 2014, 21 (5): 8-13.

[8] MILLS J, BONNER A, FRANCIS K. The development of constructivist grounded theory. Int J Qual Methods, 2006, 5 (1): 25-35.

[9] MORSE JM, STERN PN, CORBIN J, et al. Developing grounded theory: the second generation. New York: Taylor & Francis, 2009.

[10] THOMAS G, JAMES D. Reinventing grounded theory: some questions about theory, ground and discovery. Br Educ Res J, 2006, 32 (6): 767-795.

[11] TIMONEN V, FOLEY G, CONLON C. Challenges when using grounded theory: a pragmatic introduction to doing gt research. Int J Qual Methods, 2018, 17: 1-10.

[12] LINGARD L, GARWOOD K, SCHRYER CF, et al. A certain art of uncertainty: case presentation and the development of professional identity. Soc Sci Med, 2003, 56 (3): 603-616.

[13] KENNEDY TJT, REGEHR G, BAKER GR, et al. 'It's a cultural expectation...' The pressure on medical trainees to work independently in clinical practice. Med Educ, 2009, 43 (7): 645-653.

[14] KENNEDY TJT, REGEHR G, BAKER GR, et al. Point-of-care assessment of medical trainee competence for independent clinical work. Acad Med, 2008, 83 (10 Suppl): S89-92.

[15] KENNEDY TJT, LINGARD L, BAKER GR, et al. Clinical oversight: conceptualizing the relationship between supervision and safety. J Gen Intern Med Off J Soc Res Educ Prim Care Intern Med, 2007, 22 (8): 1080-1085.

[16] WATLING C, DRIESSEN E, VAN DER VLEUTEN CPM, et al. Beyond individualism: professional culture and its influence on feedback. Med Educ, 2013, 47 (6): 585-594.

[17] WATLING C, DRIESSEN E, VAN DER VLEUTEN CPM, et al. Learning culture and feedback: an international study of medical athletes and musicians. Med Educ, 2014, 48 (7): 713-723.

[18] OLMOS-VEGA FM, DOLMANS DHJM, VARGAS-CASTRO N, et al. Dealing with the tension: how residents seek autonomy and participation in the workplace. Med Educ, 2017, 51 (7): 699-707.

[19] OLMOS-VEGA FM, DOLMANS DH, GUZMÁN-QUINTERO C, et al. Unravelling residents' and supervisors' workplace interactions: an intersubjectivity study. Med Educ, 2018, 52 (7): 725-735.

[20] WALTON J, CHUTE E, BALL L. Negotiating the role of the professional nurse: the pedagogy of simulation: a grounded theory study. J Prof Nurs, 2011, 27 (5): 299-310.

[21] WATTS PI, IVANKOVA N, MOSS JA. Faculty evaluation of undergraduate nursing simulation: a grounded theory model. Clin Simul Nurs Elsevier Inc, 2017, 13 (12): 616-623.

[22] TRIPATHY S, MILLER KH, BERKENBOSCH JW, et al. When the Mannequin Dies, creation and exploration of a theoretical framework using a mixed methods approach. Simul Healthc, 2016, 11 (3): 149-156.

[23] MCBRIDE ME, SCHINASI DA, MOGA MA, et al. Death of a simulated pediatric patient: toward a more robust theoretical framework. Simul Healthc, 2017, 12 (6): 393-401.

[24] STARKS H, TRINIDAD SB. Choose your method: a comparison of phenomenology, discourse analysis, and grounded theory. Qual Health Res, 2007, 17 (10): 1372-1380.

[25] REEVES S, PELLER J, GOLDMAN J, et al. Ethnography in qualitative educational research: AMEE Guide No. 80. Med Teach, 2013, 35 (8): e1365-1379.

[26] VARPIO L, AJJAWI R, MONROUXE LV, et al. Shedding the cobra effect: problematising thematic emergence, triangulation, saturation and member checking. Med Educ, 2017, 51 (1): 40-50.

[27] CHARMAZ K. The power and potential of grounded theory. Med Soc Online, 2012, 6 (3): 1-15.

[28] BOWEN GA. Grounded theory and sensitizing concepts. 2nd ed. Int J Qual Methods，2006，5（3）：12-23.

[29] KELLE U. "Emergence" vs. "Forcing" of empirical data? A crucial problem of "Grounded Theory" reconsidered. Forum Qual Soc Res，2005，6（2）：27. http://nbn-resolving.de/urn：nbn：de：0114-fqs0502275.

[30] BRAUN V，CLARKE V. Using thematic analysis in psychology. Qual Res Psychol，2006，3（2）：77-101.

[31] SUDDABY R. From the editors：what grounded theory is not. Acad Manag J，2006，49（4）：633-642.

[32] URQUHART C，FERNANDEZ W. Using grounded theory method in information systems：the researcher as blank slate and other myths. J Inf Technol，2013，28（3）：224-236.

第19章　数据分析：主题分析方法

Gerard J. Gormley　Grainne P. Kearney　Jennifer L. Johnston
Aaron W. Calhoun　Debra Nestel

概要

在本章中，我们将重点介绍与模拟医学相关的定性研究。本章探讨了分析定性数据的两种相关方法——主题分析和定性内容分析。这两种方法都常用于定性研究，并被认为是相对容易获得的分析形式。我们通过提供参考和工作示例，为它们的使用提供了一个合乎逻辑的方法。除了介绍每种方法外，我们还将讨论如何确保你的研究的严谨性和可信度。这些问题构成了任何定性方法的重要组成部分。

实践要点

- 主题分析和传统的/定向的定性内容分析是定性分析中易学和相对简单的定性分析形式。

- 仔细考虑研究问题对于选择最合适的分析方法至关重要。我们告诫大家不要被主题分析或定性内容分析表面的容易所"迷惑"。所有方法都有微妙之处和复杂性，对于你的研究问题，它们可能都不是最合适的选择。

- 主题分析和定性内容分析中使用的术语有时可以互换使用，但含义是与背景关联的，并且在每种方法中可能有所不同。

- 主题的发展永远不会完全独立于研究人员。事实上，所有使用定性方法的研究人员都需要处理他们对数据及其解释的影响。研究人员必须意识到并定期反思这些影响。保留反思日记/笔记本并在研究团队中定期讨论有助于这种反思意识，并使研究人员能够了解他们在数据中的位置。这些步骤还提供了重要的审计线索，可以证明你的工作在智力方面的进步。

G. J. Gormley
Centre for Medical Education, Queen's University Belfast, Belfast, UK
e-mail: g.gormley@qub.ac.uk

G. P. Kearney · J. L. Johnston
Centre for Medical Education, Queen's University Belfast, Belfast, UK
e-mail: g.kearney@qub.ac.uk; j.l.johnston@qub.ac.uk

A. W. Calhoun (✉)
Department of Pediatrics, University of Louisville School of Medicine, Louisville, KY, USA
e-mail: aaron.calhoun@louisville.edu

D. Nestel
Monash Institute for Health and Clinical Education, Monash University, Clayton, VIC, Australia
Austin Hospital, Department of Surgery, Melbourne Medical School, Faculty of Medicine, Dentistry & Health Sciences, University of Melbourne, Heidelberg, VIC, Australia
e-mail: debra.nestel@monash.edu; dnestel@unimelb.edu.au

- 定性研究的严谨性和可信度主要反映了研究问题、方法、报告的结果和讨论如何达到很好的一致性和连贯性。

引言

情景 1

Gabriel 是一所大型医学院的模拟教育工作者。随着时间的推移，他注意到一些学生一直无法很好地参与到基于模拟的教学活动中。这一观察也得到了他的同事和文献的支持。然而，这种现象发生的原因在很大程度上仍未被探索。Gabriel 热衷于在该领域进行定性研究，目前正在考虑哪种分析方法最能帮助他理解这一现象。经过一番讨论，确定主题分析将是探索这个问题的最合适的定性方法。

情景 2

在与教师辅导员一起回顾一门复盘培训课程时，一组研究人员观察到，对教育概念和理论的整体理解似乎直接关系到复盘的质量和最终成功与否。研究团队对这个话题感兴趣的原因有很多。首先，他们希望更好地了解复盘者的知识储备以及对教育概念和理论的阐述，因为复盘课程的核心部分关注的是为这种实践提供信息的教育概念和理论。其次，研究人员还注意到复盘质量的差异，并希望更好地理解正在发生什么事情。这项使用定性内容分析的基于访谈的研究是加深他们理解的第一步。

迄今为止，许多模拟研究本质上都是定量的。为了清楚地描述各种基于模拟的干预措施的效果，这种方法在许多方面都为我们提供了很好的服务。然而，定量方法最适合"是什么"问题，而"为什么"或"如何"的问题没有得到解决。也就是说，为什么学习者在压力模拟中会有不同的行为方式？不同的复盘方式如何对学习者产生不同的影响？混合模拟如何帮助学习者开发更安全的临床实践方法？定性研究通常分析文字（而不是数字），在人类学和社会学等其他领域很常见，并且在基于模拟的教育研究中越来越受欢迎。

有许多方法可以进行定性分析，其中大部分来自社会科学。其中一些已在第9章至第20章中介绍。在本章中，我们探讨了主题分析和定性内容分析作为进行数据分析的方法。具体来说，我们的目标是让读者：

（1）培养对主题分析和定性内容分析的工作理解。

（2）了解这些方法最适合用于分析的情况。

开始之前

如本书前面所述，有几个关键步骤需要在选择主题分析或定性内容分析之前考虑。定性研究的新手应该谨慎，不要只想"做一个焦点小组研究"或"做一个主题分析研究"而不考虑他们的研究性质。在考虑数据收集方法（如焦点小组）或分析数据的方法（如主题分析）之前，需要考虑许多重要步骤。

与所有形式的研究一样，建立明确定义的研究问题至关重要——这是你工作的基石[1]。没有这一点，你的研究将面临失去重点和严谨的风险。重要的是要认识到定性研究问题和定量假设之间的区别。虽然后者预测变量之间的关系，但前者是开放式的，并且不可预测。研究问题以许多不同的方式展开，它们通常来自走廊里的对话或实践中引发的想法。从这些最初的想法转向一个有用和可信的研究问题涉及一些基本的通用原则。首先，定义正在调查的主题（或现象）（为什么重要／感兴趣）。围绕该主题广泛阅读并与挑剔的朋友进行对话是必不可少的。其次，定义你希望解决的具体问题（它是什么，为什么会出现问题）。最后，对文献进行更集中的细读，以更好地描述与你希望通过研究解决的问题之间的差距。关于你的主题有什么已知的和未知的？现在你可以开发和提炼你的研究问题了！

考虑谁会对研究感兴趣以及谁将从你的研究中受益也很有用。只有这样，你才应该考虑哪种研究方法最适合你的项目。定性研究的严谨性反映了研究问题、方法、报告的结果和讨论的一致性[2]。

什么是主题分析

定性数据通常由单词组成。理解所说的话，有时是意思，是定性研究的核心。定性研究人员可以以不同的方式分析数据。这些定性方法中有许多使用已建立的教育或社会理论来帮助指导分析（如活动理论、复杂性理论等），我们注意到理论方法在基于模拟的研究中变得越来越流行（参见示例[3-6]）。然而，对于新的研究人员和临床医生来说，从头开始使用这些方法可能会更加困难。主题分析似乎更加方法化，也提供了一种更开放的方法：它既可以产生理论，也可以提供理论依据。研究人员从文本数据中开发主题，然后以某种方式组织它们，用来使解释归纳过程与研究中刚刚的发现达到平衡。主题分析可以应用于广泛的主题领域和数据集类型，如焦点小组或访谈的转录结果、记录的自然对话（当然有研究许可）或音频日记[7]。

一个经常使新的定性研究人员感到困惑的问题是，主题分析可以用作一个总括性术语，包含多种方法，例如：

- 模板分析[8, 9]。
- 框架分析[10]。
- 主题分析（Braun 和 Clarke）[7, 11]。
- 定性内容分析[12]。
    - 常规内容分析。
    - 总结性内容分析。
    - 内容分析。

相对而言，有些方法更加通用，而另一些则更受本体论（即现实的本质）和认识论（即知识的性质）立场的约束。这样的立场反映了研究人员将自己的研究置于从现实主义（即客观主义立场——事物在其出现时的样子并对其进行测量从而使我们能够得出现实的一个"真实"版本）到相对主义（即主观主义立场——没有两个人以相同的方式捕捉现实，因此需要多个版本）的那个范围。这个范围是许多定性研究的核心。虽然我们不会在这里展开这个话题，但对于研究人员来说，考虑他们自己的本体论和认识论立场并确保他们的分析与这一立场一致是非常重要的。

定性内容分析（qualitative content analysis, QCA）是传统主题分析的另一种方法，有时与它难以区分。方法之间的界限并不总是明确规定的，有时可以互换使用[13]。它们来自不同的研究传统，我们的观察表明 QCA 更常用于护理研究，并且在北美的研究中出现得更多。我们在这里将其描述为定性研究人员的进一步选择。Hsieh 和 Shannon 描述了 QCA 的 3 种不同方法——常规的、定向的和总结性的 [12]。在总结性 QCA 中，方法之间的区别最为清晰。我们在框 19-1、框 19-2 和框 19-3 中使用与上述情景 2 相关的一项研究的虚构采访记录来说明这 3 种方法，这项研究的目的在于探索有经验的教师在复盘基于团队的模拟时考虑的教育概念和理论。

框 19-1

下面是定性研究中研究人员与访谈对象（一位有经验的团队模拟复盘者）之间的访谈转录片段示例。使用 QCA（常规的），研究人员通过阅读转录文件为分析做准备，并使用突出功能，标记（粗体）与研究问题相关的感兴趣的单词和短语。

访谈者：我想了解影响你复盘方式的理论……

访谈对象：嗯，这很有趣。我不确定某些理论的名称，但我知道我运用了一些。我是不是应该告诉你我复盘时在想什么？

访谈者：那会很有帮助。

访谈对象：所以，我通常会在复盘前想好我将在复盘时做什么。我意识到复盘时许多场景都带有强烈的情感成分，因此我需要时刻注意这一点。我知道有一些关于某些非常强烈的情绪如何阻碍学习的理论。所以，是的，我真的必须意识到这一点并告知参与者这一点。我经常以一种中立的方式开始，会说一些这样的话——"谢谢你的参与。"然后我通常只是问他们感觉如何。他们可能会通过陈述一些想法而不是情绪来回答，但我通常会稍微推动他们表达某种情绪，并询问他们这是否也是他们在模拟中的感受，以及他们是否认为这会影响他们的行为。我试图让他们在感受和行为之间建立联系。他们经常惊讶于其他人甚至没有注意到这种感觉。即使在复盘过程中，也许应该特别是在复盘中，他们也会非常情绪化。所以，是的，关于学习和情绪的理论真的很重要。如果你意识到这些感受，你可以建立融洽的关系，如果他们真的很沮丧，那么，这可能不是学习的最佳时机。我可能不得不在他们情绪更加平复后，再回来主持复盘。[沉默]

访谈者：关于情绪与学习还有什么吗？

访谈对象：也许，我认为情感还与其他事物相关。我还考虑了我们可以用于复盘的时间：在哪里复盘，如果我们可以进行视频回放，要解决的问题数量，我对参与者的了解程度，什么时候我会再次见到他们，他们在教育体系中所处的位置，其他工作人员也是如此。所以，所有这些事情背后都有理论。关键是他们能够接收多少信息。我知道有一种关于认知负荷的理论——我想就是所谓这个意思。我不记得它的细节，但它可以帮助你思考在任何一种场景和复盘中可能产生的学习量。它让你思考场景的设计——重要的事情比如避免分心，如果他们让参与者远离需要学习的东西——除非管理分心是一个学习目标 [笑]。

访谈者：听起来很复杂。

访谈对象：与同行讨论得越多我越是意识到这一点。所以，我知道有一些关于向同行、身边同事等学习的理论。还有关于与参与者建立信任的理论。我一直在努力做能够确保尊重的事情。如果他们不互相尊重，就不会有太多的学习。实际上，我在复盘中设置了这一点，并努力在复盘中始终保持彼此尊重。[沉默]

访谈者：还有其他的吗？

访谈对象：我也做总结之类的事情，我让参与者总结我们正在讨论的内容。这让每个人都参与其中，这也意味着我们在重复关键想法，所以这也增加了认知负荷。信息不要太多，要清楚，重复，强调，让别人用自己的话来陈述。我通常这样结束复盘。哦，还有学习目标——这一切都有助于认知负荷。学习的目的和设定期望的目标很明确。[停顿] 看，我想整个复盘都是反思。是的，就是那个词，反思行动。我要求他们回顾已经发生的事情，像他们当时所做的那样，在行动中，现在以事后诸葛亮的方式来反思它。并且，将来如何管理这种体验。这意味着参与者所做的事情有些是真正有效的，而有些则不是。当然，我试图了解这些事情中每件事情的原因，并思考影响他们行为的条件。

框 19-2

这是常规 QCA 下一步的示例。研究人员考虑了研究问题并从转录文件中提取了相关文本——这些文本在框 19-2 和框 19-3 中列出。该数据是下一步的基础。这个中间步骤不是绝对必要的，但在你第一次进行分析时可能很有价值，因为它会仔细和系统地记录代码是如何从数据中得出的。也可以使用其他方法，包括直接用便利贴和荧光笔标记转录文件。写下你对数据的反应和制订决策的过程的笔记也很重要。然后这些可以用作对你的分析动作的审核，以解决自反性（在第 9 章中有定义）的相关问题。

- 我通常会在复盘前想好我将在复盘时做什么。
- 许多场景都带有强烈的情感成分，因此我需要时刻注意这一点。
- 某些非常强烈的情绪会妨碍学习。
- 我试图让他们在感受和行为之间建立联系。
- 关于学习和情绪的理论真的很重要。
- 如果你意识到这些感受，你可以建立融洽的关系，如果他们真的很沮丧，那么，这可能不是学习的最佳时机。
- 可以用于复盘的时间：在哪里复盘，如果我们可以进行视频回放，要解决的问题数量，我对参与者的了解程度，什么时候我会再次见到他们，他们在教育体系中所处的位置。
- 他们能够接收多少信息？
- 认知负荷。
- 任何一种场景和复盘中可能产生的学习量。
- 场景的设计。
- 学习目标。
- 向同行、身边同事等学习。
- 与参与者建立信任。
- 尊重。
- 总结。
- 我让参与者总结。
- 这让每个人都参与其中。
- 我们在重复关键想法。
- 信息不要太多，要清楚，重复，强调，让别人用自己的话来陈述。我通常这样结束复盘。
- 学习目标。
- 学习的目的和设定期望的目标很明确。
- 反思。
- 反思 - 行动。
- 我试图了解这些事情中每件事情的原因，并思考影响他们行为的条件。

什么是代码和主题，有什么区别

这些是初级研究人员的常见问题。研究主题可以被认为是直接从数据中得出的特别突出或重复的特征。将数据组织成主题的过程是主题分析和定性内容分析的核心。代码只是主题的构建块。

代码通常是研究人员认为与研究问题相关的文本数据片段（如来自访谈记录中的段落）。它们可以采用研究人员构建的短语的形式，有时也可以是来自数据的实际评论（"自然"代码）。在访谈数据中，他们可能旨在捕捉个人转录的谈话本质。例如，代码可能是"在同龄人面前表现焦虑"作为不完全参与基于模拟的学习活动的原因。分配与这些代码相关

框 19-3

在这个例子中，我们开始创建一个编码框架，该框架是基于来自初始数据提取的关键概念的更高级别聚类。研究人员识别为关键概念的每个文本片段都已被分配并指定了一个命名代码。这意味着可以根据编码框架检查每个文本片段。将针对前几个转录文本重复此过程，目的是构建一个适用于所有转录文本的编码框架。这里最高级别的代码由一个数字指定，子代码由一个字母等。因此，例如，"有一个复盘计划"应该被认为是一个包含几个想法的高级代码："有学习目标""考虑环境影响"和"促进反思"。可以根据代码检查由文本片段表示的每个关键概念。尽管当前排列为层级结构，但编码框架具有许多交叉点，一旦该框架应用于其他转录本，这些交叉点可能会重新排列。在方括号中，文本片段对代码进行了解释。

1. 学习的意向性（学习计划）[我通常会在复盘前想好我将在复盘时做什么]。
2. 有一个复盘计划[我通常会在复盘前想好我将在复盘时做什么]。
    a. 有学习目标[学习目标]。
    b. 考虑环境影响。
      包括时间、地点、场景、视频回顾[可以用于复盘的时间：在哪里复盘……]。
    c. 促进反思[我试图了解这些事情中每件事情的原因……]。
3. 为学习而设计。
    a. 认知负荷[他们能够接收多少信息？]。
      I. 学习目标[学习目的很明确]。
      II. 重复包括总结[我让参与者总结]。
      III. 强调[……强调它……]。
    b. 反思实践[反思◆━▶行动]。
4. 识别和注意参与者的情绪。
    a. 建立融洽关系[如果你意识到这些感受，你可以建立融洽的关系]。
    b. 建立信任和尊重[关于与参与者建立信任]。
5. 监控参与者的情绪[许多场景都带有强烈的情感成分，因此我需要时刻注意这一点]。
    a. 情绪在学习中和学习过程中的作用[关于学习和情绪的理论真的很重要]。
      学习的障碍[如果他们真的很沮丧，那么，这可能不是学习的最佳时机]。
6. 考虑参与者的认知（感受和行为）[我试图了解这些事情中每件事情的原因……]。
7. 学习过程中的关系问题。
    a. 了解参与者[……我对参与者的了解程度]。
    b. 同行学习[向同行、身边同事学习]。

的文本摘录称为编码。随着研究分析的进展，代码将被开发成表征参与者经历的独特特征的主题。继续这个例子，一旦研究完成，"在同龄人面前表现焦虑"的代码可能会与其他几个类似的代码融合在一起，形成"负面情绪影响"的主题。请注意，将代码与主题区分开来的不是特定的措辞过程，而是用于将代码融合和排列到最终主题列表中的迭代、发展的过程。

主题分析

在这里，我们使用模板分析作为示例，因为它以前曾用于基于模拟的教育研究[14]。无论他们对研究的哲学立场如何，这为研究人员提供了一种基本通用的分析方法。在本章末尾的"拓展资料"部分，我们提供了描述如何进行其他形式的主题分析的参考资料。模板分析是迭代的，并遵循许多逻辑步骤（图 19-1）。

情景1的分析方法

第1步：熟悉

获得数据集后，分析过程就开始了。在上面的示例中，探索为什么一些学生不能完全参与到基于模拟的教育中，那数据可能包含焦点小组的记录。参与分析的研究人员必须在编码过程之前沉浸在数据中。仅仅认识是不够的。其中一位作者描述了她在第一次阅读记录时如何"坐在她的手上"（以强迫自己不要做标记），因为在欣赏整个文本之前，很容易被逐字逐句/逐行文本的细节所困扰。这种沉浸感将确保主题会牢牢扎根在参与者的叙述中，而不是简单地以不加批判的方式转向研究人员的个人观点。多个分析师的存在也有好处，因为它可以明确地加入多个观点。只需通过阅读和重新阅读记录就

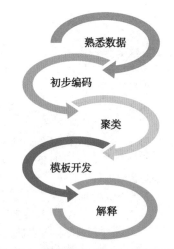

图 19-1   运用模板分析方法进行专题分析的数据分析示意图

可实现沉浸感。听听原始的采访录音也是值得的。一些人认为，实际转录访谈记录是沉浸在数据集中的一种极好的方法——但也需要实用主义，因为这并不总是可行的。

第2步：初步编码

一旦熟悉了数据，下一步就是初步编码。首先，突出与解决研究问题相关的任何领域。实际上，这可以采用使用彩色笔和在页边空白处做笔记的模拟方式完成（作者喜欢的几种方法）。软件包可能有用，但远非必要（见第9章）。对于具有数字思维的人来说，日常文字处理软件会产生类似的结果。在所有情况下，请注意，进行分析工作的是研究人员，而不是程序：技术只是帮助完成手头工作的工具。通过分配初步代码来总结你突出显示的区域。每个代码都应该指向一个单一的简单概念（见下文）。一旦你完成了第一份转录，即对另一个数据样本（如第二个焦点小组）做同样的事情，理想情况下，包含的内容是多样化的。例如，这次考虑较多参与基于模拟学习的学生的观点。在这个阶段（以及使用此方法），你不需要对整个数据集执行此操作，尤其是在它很大的情况下。一个子集通常就足够了。

第3步：聚类

现在研究人员应该开始将初步代码组合在一起（图 19-2）。聚类意味着将相似的初步代码组合成具有代表性的组并为它们分配主题名称。正是从这些分组中确定了最初的主题。暂定的先验主题（即在审查数据集之前确定的潜在主题，可能是由先前的理论考虑提供的信息）也可以在此阶段引入。一旦研究人员认为获得的聚类已经捕捉到数据的本质和参与者的经验，他们就可以着手开发初始模板。

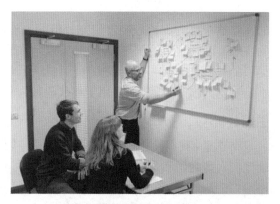

图 19-2   研究人员将初步代码组装成代表组的图示

第 4 步：模板开发

在分析的这个阶段，从聚类中识别的主题被组装成一个初始模板。在这个阶段也应该考虑主题之间的关系，一些"次要"主题可能要被归入其他主题或被丢弃。一旦开发了这个初始模板，研究人员应该将其应用于另一个数据子集。在这个过程中，研究人员从初始模板中识别出属于某个主题的文本。同时，主题可能会在此过程中被提炼和发展。并且，来自初始模板的主题可能会被省略，而新主题可能会被加入。完成此操作后，研究人员应将精练的模板应用于另一个数据子集。迭代地，模板将被修改，直到研究人员认为他们拥有模板的最终版本。然后将这个最终模板应用于整个数据集，以确保它代表数据并能够解决研究问题。请记住，在此阶段可能会出现其他代码和主题。这并不代表初始编码的失败，而是该过程的重要组成部分。定性研究本质上是迭代的。

第 5 步：解释

一旦完成最终模板并将其应用于整个数据集，就可以进行总结性的解释。这包括对主题如何相互关联的深入考虑，并让你感受到研究结果的连贯性，并审查它们与研究问题的相关性。如果到目前为止研究团队的每个成员一直在单独工作，那么这一步骤为不同的分析师提供了分享他们对数据的各种解释的机会。这有助于对数据解释进行三角验证[从不同的角度进行确认（参见第 9 章）]。将主题拉到一起的最后阶段可能因研究而异，这取决于认识论立场。但是，一般而言，应在参与研究的所有研究人员之间达成共识。

情景 2 的分析方法

常规内容分析（conventional content analysis，CCA）类似于归纳主题分析。代码来源于数据（如转录的谈话）。这些初始代码被排列成关键的思想或概念，然后按照它们的共同意义进行聚类。代码的层次结构可以通过数据说明的每个代码的描述产生——这可以采用数据显示表的形式（类似于上面描述的模板分析）。或者，它可以显示为层次列表。在手稿的讨论部分，将研究结果与相关理论进行比较。框 19-1、框 19-2 和框 19-3 使用基于情景 2 的转录片段说明了这一过程。在框 19-1 中，研究人员突出显示了转录本中的一组初始的"单词和短语"，它们代表了文本中的关键概念（代码）。在框 19-2 中，它们已被提取出来，因此它们现在脱离了它们的背景。在框 19-3 中，代码被归类为关键主题或类别。从识别短语到创建类别的过程通常不是一个线性过程，而是需要在数据、代码和类别之间来回切换。在我们的示例中，潜在内容（即数据中的隐含意思）用于创建代码。在分析每个转录本时，会执行相同的过程。在分析了几个访谈记录后，创建一个单一的编码框架，该框架是从每个转录本中的数据演化而来。然后将该框架应用于所有寻求确认和不确认的数据转录本。分析过程中可能会识别出新代码，这意味着一遍又一遍地返回所有转录本。随着分析过程的继续，这些代码将被抽象为类别和高级主题。如果多名研究人员参与分析过程，研究人员通常会在分析了一些转录结果后碰面，分享他们的初始编码和类别。研究人员在他们的选择中讨论一致 / 趋同和争论 / 分歧，并且通常寻求创建一个单一的编码框架。然而，过早完成编码框架可能会限制研究人员在后续数据中看到新想法的开放度。在这个早期阶段，"轻轻地"持有框架至关重要。在分析完所有数据后重新访问编码框架，进行调整并返回数据进行细化，寻找确认和不确认的数据，并考虑数据中缺少什么。虽然这对于更熟悉定量方法的研究人员来说似乎是一个奇怪的过程，但它反映了定性研究的本体论特征，即多种现实是可预期的、应承认的和有价值的，并且命名隐含意义是可以接受的，并且还要关注在转录时有什么没有提到。

定向内容分析（directed content analysis，DCA）类似于上述作为先验编码的演绎分析方法。在这种方法中，编码是在分析之前建立的，使用现有的研究和 / 或理论来构建编码框架。这种方法的目的通常是"测试"已知理论，而不是理论构建，后者通常是主题分析或 CCA 的想法。这种方法还可以包括与先验编码并行的归纳组件，其中研究人员可以同时识别感兴趣的代码（即不包括在先验编码框架中的代码）。这些附加代码也被聚集在一起，随后被添加到编码框架中。

一旦分析完成并且研究人员开始撰写手稿的讨论部分，将研究结果与相关理论进行比较后，提供确认或否定和 / 或扩展理论（这种方法也可以是理论扩展）。在我们的第二个虚构示例中（借鉴复盘的研究），研究人员建立了一系列理论，这些理论在复盘的文献综述中经常被引用。由于这些理论的存在，DCA 作为一个过程与研究人员目前所知道的和他们研究问题的性质非常一致。框 19-4 列出了这些理论及其应用。

最后，总结性内容分析（summative content analysis）提供了完全不同的见解，因此是 QCA 方法中最独特的。Vaismoradi 等人写道："尽管内容和主题分析之间有许多相似之处……跨越数据，寻找模式和主题，它们的主要区别在于通过测量不同类别和主题的频率来量化数据在内容分析中的可能性，这甚至可以作为是否有意义的代名词。"[13]。当研究人员对特定单词的频率感兴趣时，可以使用这种总结性内容分析技术。虽然这种方法尚未以任何实质性方式应用于模拟医学，但 Ross 等人的研究，是一个值得注意的例外 [15]。在他们的研究中，总结性内容分析用于总结和解释过去 10 年间麻醉学期刊中模拟研究的意义：归因于模拟人研究的稳步增加。使用模拟人技术的研究（130/320；41%）被区分为技能 / 性能研究（76；58%）和专注于设备使用、测试和验证的研究（52；40%）[15]。

总结性内容分析的其他示例涉及分析参与者对基于模拟的教育的反应。通常评估表上的自由文本，参与者的陈述可能被分析为正面、中立或负面。然后报告每个类别中的陈述频率。然而，对这些结果做出有意义的结论可能具有挑战性。这种方法通常用作评估而不是研究技术。

场景 2 提供了一个可能有用的研究模型。在该假设性研究中，研究人员可能决定列举研究报告中直接（即受访者命名该理论）和间接（即受访者描述该理论的表现但未提供明确名称）的理论数量。因此，为了继续说明，让我们假设受访者明确提到了认知负荷理论、反思性实践、情绪在学习中的作用和同伴辅助学习的例子。虽然他们对这些概念的理解程度可能在他们转录的谈话中不清楚，但受访者提到他们的名字这一事实是直接识别的一个例子。相比之下，受访者没有提及倡导性调查，但确实做出了非常适合该框架的陈述（例如，"我试图了解他们对每件事的原因，思考影响他们行为的条件。"）。回到研究人员的目标，即更好地了解汇报者的知识以及对教育概念和理论的阐述，很容易看出这种方法作为他们正在进行的调查的指南的价值。

附加概念：自反性和参与者选择

在主题分析期间，研究人员写下他们在整个研究过程中做出的决定的自反性笔记。这

框 19-4

这是一个先验编码框架的示例，该框架对关键教育概念和理论进行了审查，该框架由对有关汇报的基本文本的审查和最近对汇报实践的系统审查得出。这次的编码框架不是从数据中衍生出来的，而是根据已发表的相关文献开发的。尽管目前按层次结构排列，但编码框架有许多交叉点，一旦使用框架，它们可能会重新排列。对于总结性内容分析，可以统计受访者描述教育概念或理论的次数。

1. 行为
   a. 体验式学习理论
   b. 掌握学习
      Ⅰ. 认知负荷理论
         教学设计
         i 学习目标和学习成果
         ii 学习顺序
   c. 刻意练习
   d. 情感与学习
2. 认知
   a. 认知负荷理论
      Ⅰ. 教学设计
         i 学习目标和学习成果
         ii 学习顺序
   b. 认知学徒制
3. 建构主义者
   a. 反思实践
   b. 成人学习理论
   c. 脚手架
   d. 倡导调查
   e. 学习的情感要素
4. 社会文化
   a. 实践社区
   b. 同伴辅助学习
   c. 合作学习
5. 社会物质性和复杂性理论
   a. 活动理论
   b. 行动者网络理论

使研究人员能够详细重构用于开发最终编码框架和后续主题列表的过程，从而解决自反性问题。反思性被定义为研究人员的立场或观点对结果的影响。正如我们之前所讨论的，这必须明确解决并记录在案。反思性是严谨性的重要组成部分，它使最终研究的读者能够清楚地了解结果是如何获得的。

关于研究参与者的选择，定性研究的参与者通常不会因为代表性而被选中。相反，他们可能会根据他们与其他参与者的差异而被有意选择，这一过程称为有目的的选择。请记住，定性研究的目标是探索和提出"为什么"的问题，因此，以不符合其人口分布的方式有意纳入持有广泛不同意见的参与者可能是有益的。

结语

　　总之，主题分析是一种常用的分析方法。对于那些刚接触定性研究的人来说，主题分析是一种相对简单的分析形式。然而，与所有形式的研究一样，在选择方法之前，必须对研究问题进行批判性考虑。定性研究为该领域最常见的定量研究提供了令人兴奋的补充，我们在此描述的方法提供了一种访问这一丰富分析方法的方法。

进行主题分析的技巧

- 在研究团队中拥有多元化的专业背景是有帮助的（尽管并不总是可行的）。
- 在决定最适合回答问题的方法之前，先完善您的研究问题。
- 考虑自己抄录部分或全部数据。尽管这可能很耗时，但没有更好的方法让自己沉浸在数据中。
- 一些研究人员使用市售的定性软件包，而其他研究人员则使用传统方法，如荧光笔和便利贴！定性软件包特别适用于具有大型数据集的研究，并允许对数据进行组织和结构化。但是，请始终记住，该软件实际上不会执行分析，这取决于您，研究人员！使用更传统的方法并不会降低分析方法的严谨性。
- 不要急于分析——这可能需要一些时间。随着时间的推移，迭代分析受益于团队会议。用"新鲜的眼睛"休息后回到数据将有助于提炼主题及其互动的过程。
- 考虑成员检查。这是研究参与者阅读他们的成绩单和／或衍生主题的地方，并确定他们是否与他们的经历产生共鸣。
- 您可能不得不省略一些"次要"主题（或接受它们将被纳入其他主题）。准备好"杀死你亲爱的"代码！
- 主题的发展永远不会完全独立于研究人员。因此，研究人员必须保持对这些影响的认识并积极反思。保留反思日记／笔记本并在研究团队中定期讨论有助于这种反思意识，并使研究人员能够了解他们在数据中的位置。

参考文献

[1] MATTICK K，JOHNSTON J，DE LA CROIX A. How to...write a good research question. Clin Teach，2018，15（2）：104-108.

[2] TRACEY S. Qualitative quality：eight "big tent" criteria for excellent qualitative research. Qual Inq，2010，16（10）：837-851.

[3] BATTISTA A. Activity theory and analyzing learning in simulations. Simul Gaming，2015，46（2）：187-196.

[4] BATTISTA A. An activity theory perspective of how scenario-based simulations support learning：a descriptive analysis. Adv Simul，2017，2：23.

[5] FENWICK T，DAHLGREN MA. Towards socio-material approaches in simulation-based education：lessons from complexity theory. Med Educ，2015，49（4）：359-367.

[6] GORMLEY GJ，FENWICK T. Learning to manage complexity through simulation：students' challenges and possible strategies. Perspect Med Educ，2016，5（3）：138-146.

[7]　BRAUN V，CLARKE V. Successful qualitative research：a practical guide for beginners. London：SAGE，2013.

[8]　KING N，BROOKS J. Template analysis for business and management students. London：SAGE，2016.

[9]　KING N. Doing template analysis//SYMON G，CASSELL C. Qualitative organizational research：core methods and current challenges. London：SAGE，2012.

[10] RITCHIE J，SPENCER L. Qualitative data analysis for applied policy research//BRYMAN A，BURGESS R. Analysing qualitative data. Routledge：London，1994.

[11] BRAUN V，CLARKE V. Using thematic analysis in psychology. Qual Res Psychol，2006，3：77-101.

[12] HSIEH H，SHANNON S. Three approaches to qualitative content analysis. Qual Health Res，2005，15（9）：1277-1288.

[13] VAISMORADI M，TURENEN H，BONDAS T. Content analysis and thematic analysis：implications for conducting a qualitative descriptive study. Nurs Health Sci，2013，15（3）：398-405.

[14] CORR M. Living with 'melanoma' for a day：a phenomenological analysis of medical students' simulated experiences. Br J Dermatol，2017，177（3）：771-778.

[15] ROSS AJ. Review of simulation studies in anaesthesia journals，2001–2010：mapping and content analysis. Br J Anaesth，2012，109（1）：99-109.

拓展资料

[1]　TONG A，SAINSBURY P，CRAIG J. Consolidated criteria for reporting qualitative research（COREQ）Consolidated criteria for reporting qualitative research（COREQ）：a 32-item checklist for interviews and focus groups. Int J Qual Health Care，2007，19（6）：349-357.

[2]　KING N. Doing template analysis. In：SYMON G，CASSELL C. Qualitative organizational research：core methods and current challenges. London：Sage，2012.

[3]　BRAUN V，CLARKE V. Using thematic analysis in psychology. Qual Res Psychol，2006，3：258-267.

[4]　RITCHIE J，SPENCER L. Qualitative data analysis for applied policy research//BRYMAN A，BURGESS RG. Analysing qualitative data. London：Routledge，1994.

[5]　Thematic analysis website：https://www.psych.auckland.ac.nz/en/about/our-research/research-groups/thematic-analysis.html.

第20章　自然产生的数据：会话分析、话语分析、诠释学分析

Lisa McKenna　Jill Stow　Karen Livesay

概要

　　模拟提供独特和个性化的学习体验。帮助理解模拟体验的研究方法对于那些开发模拟课程以及理解学生体验的人来说尤其有益。会话分析（conversation analysis，CA）揭示了支配人们如何使用语言进行交互的细微差别。话语分析有助于理解人们为何以他们的方式行事和回应，特别关注是什么力量和知识的支配他们这样做。诠释学分析（hermeneutic analysis）可以理解不同背景下个人的生活经历。这些方法都以在任何特定情况下都存在多种合法事实或观点的观点为基础。

> **实践要点**
>
> - 会话、话语和诠释学分析为解释自然发生的数据提供了丰富的方法。
> - 会话、话语和诠释学分析承认个人经验的多样性和多重真理的存在。
> - 会话分析为分析对话数据提供了一个明确的结构。
> - 话语分析提供了理解人们为什么以他们的方式行动和回应的原因的方法。
> - 诠释学分析有助于理解个人的生活经历。

引言

　　模拟提供独特的个性化学习体验。有助于理解这些体验的研究方法对于那些开发模拟课程以及理解学生体验的人来说尤其有益。本章概述了 3 种特别有用的方法：会话分析、话语分析和诠释学分析。本章概述了基础理论和哲学观点和之前它们在模拟医学研究中的应用示例，以及围绕这些方法在模拟医学研究中的潜在应用的讨论。

L. McKenna(✉)
School of Nursing and Midwifery, La Trobe University, Melbourne, VIC, Australia
e-mail: l.mckenna@latrobe.edu.au

J. Stow
School of Nursing and Midwifery, Monash University, Melbourne, VIC, Australia
e-mail: jill.stow@monash.edu

K. Livesay
School of Health and Biomedical Sciences, RMIT University, Melbourne, VIC, Australia
e-mail: Karen.Livesay@rmit.edu.au

会话分析

如果我们要了解沟通如何影响工作和社交互动，那么理解掌控人们如何沟通的复杂规律就非常重要了。社会学家 Harvey Sacks 开创了自然对话的实证研究，他开发了从录音电话到自杀求助热线的对话顺序的第一条规则。会话分析（CA）是作为一种后来由 Sacks、Emmanuel Schlegloff 和 Gail Jefferson[1] 合作开发的方法。会话分析师处理视频和音频记录，分析数据片段，播放和重播交互操作。使用"无动机的观察"反复聆听可以让研究人员发现数据中正在发生的事情，而不是在数据中搜索有预谋的主题[2]。

会话分析的基础理论 / 哲学观点

CA 以民族方法学（ethnomethodology）为基础，研究人们用来建立和分享意义以产生日常社会秩序的方法[3]。CA 不同于当时的话语分析和其他社会学方法，因为它没有提供对社会环境、性别或其他等级的分析或描述，也没有将信仰和愿望归因于参与者，而是专注于口语机制如何产生了社会秩序[2,4]。CA 位于社会科学中的一个独特界面，介于社会学、语言学、传播学和社会心理学之间[5]，揭示了人们如何使用语言来表达具有社会后果的社会互动中的细微差异[6]。CA 的一个基本原则是交互中的对话或对话中的轮流规范[5]。

CA 研究的目的可以概括为"为什么是现在"这个问题。CA 研究人员严格参考参与者的可观察行为来分析交互，使用非常详细的转录本来询问和描述自然交互（参见第 17 章）。他们的主要目标是识别交互动作（如询问、讲述、介绍、宣布）并有条不紊地描述它们是如何完成的[7,8]。分析是基于实际交互的转录记录。然而，转录单仍然是原始数据的主观代表。转录员不仅转录对话内容，还会对谈话特征做出决定。通过 Jefferson 对 CA 的独特贡献、转录分析方法的开发和广泛的符号约定（参见引言的转录信号词汇表）[9]，可以捕捉对话的细节，其中标点符号显示重音、语调、变化在音量和声音长度上。为了说明这一点，我们对原始 Sacks 转录单的简短摘录与 Jefferson 完全注释的更高版本进行了比较（框 20-1）[9]。

框 20-1　Jefferson 较新版本与原始 sacks 转录比较的简短摘录

［Sacks GTS trans: 1964］（Sacks GTS 转录：1964）

A. I started work at a buck thirty an hour and he said if I work a month you get a buck thirty five an hour and every month there would be a raise-（我开始工作时每小时 30 美元，他说如果我工作满 1 个月后，就每小时能得到 35 美元，而且每个月都会有加薪。）

T. Howd you get the job?（你是如何得到这份工作的？）

A. I just went down there and asked him for it（我只是去那里向他咨询。）

［Jefferson, GTS: 1; 2; 3; R; 1-5: 3-4］

Ken: I started workin etta buck thirty en hour（0.4）

Ken: en'e sid that if I work fer a month: yih getta buck, h h thi［rty↓fi: ve=

(Dan): ［((sniff))

Ken: =>n hour en(.)ev>ry month he uh(•)he rai［ses you］°(•)°　］（每月　每小时　加薪）

Dan:［How'dju］g e t th］e jo: b,

Ken:［↑I js wen' down ther'n↓a: st eem for it

当研究人员注意到独特的社会互动、语言和行为时,对标注数据的分析就开始了,然后,找到其他实例,开始绘制现象的边界。例如,记录中的沉默和象征性确认(如"mm"或"yeah")可以反映对想法或指令的被动抵制。随着收集的示例越来越多,分析师能够定义现象的通用、独立于上下文的属性,并将它们应用于其他上下文[1, 10]。

会话分析是怎样被用于医学研究的

虽然 CA 对社会科学研究产生了广泛的影响,但它最近才被医学研究人员采用。Gafaranga 和 Britten[11] 使用 CA 分析了全科医生问诊患者时的开始顺序。他们的发现对于当时人们对专业语言对患者表述病情的影响的传统理解提出了质疑[11]。Bezemer 及其同事[12, 13] 使用 CA 来研究专门的谈话形式、机构和组织的性质,重点是对卫生专业人员如何互动进行详细分析。他们的工作提供了关于外科医生角色发展、跨专业团队合作以及如何在手术室中建立和维持秩序的见解。

会话分析如何应用于模拟医学研究

Kendrick[14] 断言,虽然 CA 以密切观察和归纳概括为基础,但现在是将 CA 研究从自然观察扩展到实验和实验室研究的时候了。上述 Bezeme 及其同事的工作展示了如何使用 CA 不仅为工作实践的组织提供信息;还包括内部和跨专业模拟的设计。最近,Johansson、Lindwall 和 Rystedt[15] 使用 CA 来调查视频在交接通信模拟后对医学生和护理学生的汇报中的使用。汇报视频数据显示,学生能够以第三人称视角了解他们的表现,这有助于反思学习。

话语分析

CA 允许我们通过使用语言来探索人们之间对话和互动的使用,话语分析(discourse analysis)允许发展理解人们如何以及为什么以某些方式行事,因此可能为研究医疗保健中的模拟提供独特的机会。

"话语"一词的使用方式不同,具体取决于使用它的人。对于语言学家来说,话语检查语言的顺序和结构或使用语音的方式[16]。然而,社会研究人员可能会将话语视为与社会、文化影响和实践有关的内容。从这个角度来看,课程被视为塑造了我们所做的事情和我们运作的世界。虽然语言是其中的一个方面,但这种观点延伸到人们互动和展示自己的方式,以及他们穿的衣服、使用的手势和态度。"因此,话语涉及我们在互动的不同环境中制订和认可的社会地位、身份。"[17]

话语分析的基础理论 / 哲学观点

话语分析涉及检查关系以及社会和文化因素如何塑造和影响它们。它认为任何时候都有多种话语在行动,因此主张存在多种观点或真理。虽然执行话语分析的方法有很多种,但其中一种方法是批判性话语分析(CDA)。Fairclough[18] 概述了构成 CDA 的 3 个关键属性,即它是有关系的、辩证的和跨学科的。首先,关系是指关注交互中的社会关系的分析。其次,辩证法探讨对象之间的关系。最后,跨学科指的是不同影响的范围,如经济、政治、文化和教育，所有这些都在一个背景下发挥作用。在另一个模型中，福柯式话语分析（Foucauldian discourse analysis，FDA）强调关系中的权力和知识，并询问有关交互的方式和原因问题[19]。因此，从话语分析研究的角度来看，研究人员正在分析影响互动和行为的因素以及它们在情境中的运作方式。数据可以来自多个来源，并且可以采用多种格式，如采访记录、视频记录、文件、信件甚至照片。

话语分析是怎样被用于医学研究的

话语分析已经以多种方式应用于医学领域。Wright 等人[20] 对加拿大报纸进行话语分析，以检验医生对临终关怀的看法，确定了 3 个主要的话语：将安乐死纳入医学的争论，是否可以将安乐死与临终关怀区分开，以及倡导姑息治疗。他们的结论是，对于医生来说，了解他们在安乐死辩论中的形象及其对公众观点的影响非常重要。

在另一项研究中，Paz-Lourido 和 Kuisma[21] 访谈了在初级保健领域工作的全科医生，以了解与物理治疗师现有的不良合作。通过课程分析，他们能够得出结论，沟通不畅是由于缺乏对物理治疗师的全科医生知识以及缺乏接触和资源来支持跨专业教育的结果。Haddara 和 Lingard[22] 使用话语分析来检查已发表的文献中是否存在围绕跨专业协作（inter-professional collaboration，IPC）的共享话语。他们的审查发现至少有两种不同的 IPC 话语在运作，一种是暗示 IPC 产生更好的患者结果的功利主义话语，一种暗示需要减少医学主导地位的解放性话语。研究人员认为，两者间的紧张关系可能是教育工作者在成功实施 IPC 时遇到挑战的原因。能够管理新出现的紧张局势被视为能够成功实施 IPC。

话语分析如何应用于模拟医学研究

话语分析为模拟医学研究提供了新的独特视角。迄今为止，很少有研究在此类研究中采用这种方法。在一项相关研究中，de la Croix 和 Skelton[23] 研究了模拟患者（simulated patients，SPs）和三年级医学生之间的对话优势。他们记录、转录和分析对话，发现 SPs 主导了与传统医患咨询不同的互动。尽管如此，他们认为交互的真实性是这种模拟的关键结果。

模拟通常涉及复杂得多的专业情况。话语分析可能会提供对不同医学专业人员之间互动的重要理解。例如对专业之间重要联系的理解，可以通过模拟积极的或消极的方式背景下专业之间将如何运作来予以实现。他们如何在模拟环境中以积极和消极的方式在一系列情况下运作。这种理解可以加强卫生专业人员在跨专业环境中工作的准备。话语分析还提供了检验医疗保健提供者和消费者之间关系的机会，特别是在文化和医学话语以及它们如何影响行为和互动的背景下。这种学习可以直接告知卫生专业人员在有效客户沟通和同理心发展方面的技能。

诠释学分析

考虑一次研究访谈或从访谈中得出的叙述。在叙述中，参与者分享了他们的生活经历。这种分享是通过语言发生的。在下面的叙述示例中，Hwei-ru 用英语叙述，但这不是她的母语。她的语言被转录成文本，读者由此通过解释过程汲取意义。解释是语言和生活经验之间的枢纽[24]。我们对文本的解释在多大程度上受到他的历史、文化、时代或语言传统的影响？文本解释通常包括作为意义建构功能的推论，但诠释学的立场延伸到生活经验是一个解释过程的本体论观点。诠释学分析将解释过程系统化[25]。

诠释学哲学是对解释性理解或意义的研究。诠释学源自希腊语，最初用于神学故事以确定其"真实含义"。随着时间的推移，该领域已经扩大到探索在生活背景下对人类的理解。

诠释学分析中的理解概念包含了文化、偏见、传统和时间所产生的二元性和主体性[26]。文本的解读，是研究者对自身处境和个人观点的反思和自省的结果。在研究人员和主题（通常是文本）之间的思想交换中，意义来自对组成部分的理解，而同时，只有通过理解整体才能理解部分。

研究人员明白他们的背景、方法、目的和经验会影响他们的解释。强调了解释的社会文化和历史影响，因此另一位研究人员可能会产生不同的理解，这些理解侧重于不同的方面，并导致一些不同的情景。因此，解释被理解为在某个时间点达成的理解。不同的时间可能会有不同的理解。"解释总是不完整的、透视的和变化的"[27]。

诠释学分析的基础理论 / 哲学观点

现象学和诠释学虽然密切相关，但可以通过它们的哲学基础加以区分。这两种方法都试图表达嵌入在背景中的知识，有时可以互换使用。"现象学关注一个人的生活经验并引出共性和共享意义，而诠释学则指对文本语言的解释"[28]。对 Hwei-ru's 叙事现象学分析可能侧重于宗教观察的重要性，而诠释学分析则可能会揭示中国经历的权力动态或家庭对中国文化的信仰问题。诠释学分析在一定程度上是现象学的，因为它确实揭示了现象。

诠释学理论按照方法学方法可分为四类：客观诠释学（objective hermeneutics）、诠释学探究、哲学诠释学和批判诠释学。由于它们的差异，澄清所使用的方法至关重要。

- 在 Husserl 工作支持下，客观诠释学与实证主义立场相关，这是由于"括号"过程[29]，研究人员试图在数据之前暂停他或她自己的偏见和信念（幼稚意识）的过程集合[30]。然而，许多人质疑这种客观性的概念是无法实现的。

- 诠释现象学（hermeneutic phenomenology）与 Husserl 的学生 Martin Heidegger 的工作有关。Heidegger 的方法从认识论强调（知识）的首要地位转变为理解的本体论基础或通过"存在于世界"[30]实现的"理解"。德语单词"dasein"（英语中没有确切的翻译）描述了人类行为和日常生活"在世界中"的概念，并强调了从存在中而不是脱离存在去共同建构"理解"的意识。

- 哲学诠释学（philosophical hermeneutics）是诠释现象学的一个分支，但特别适用于 Gadamer 的工作[29]。在他的前辈 Heidegger，Dilthey and Schleiermache 的工作基础上，Gadamer 在寻求理解的同时提炼并倡导了代表文本部分和整体之间运动的诠释学循环。这个循环不是方法论，而是代表了我们通过特定实例解释的世界观的一种表现，但稳定地参考了产生它的世界观。

Gadamer 还提出了他所谓的"视野融合"来解释超越眼前事物以看到更大整体的过程。Gadamer 进一步解释了偏见、他的传统文化和偏见，作为我们个人视野的重要组成部分，在当前视野内运作，通过自我反思、自我意识移动和改革。对这种个人视野的认识使研究人员能够发现与他或她自己的前义相反的独特理解。这种与我们的偏见、历史和文化的谈判使我们能够与不熟悉的人接触。当在对话过程中获得新的理解时，研究人员的视野和所研究的文本结合或融合为观点的融合。理解将研究人员和参与者（文本）结合起来，既不拥有视角，也不拥有至高无上的地位，因为融合是个体前意的功能[26, 29, 30]。

批判诠释学认为知识是活跃的，受社会政治背景的影响。扩展历史、文化和个人立场对个人理解的影响，批判性诠释学建议积极参与质疑这些影响，并提出个人可能无法感知自己的替代意义。

诠释学分析是怎样被用于医学研究的

诠释学分析被归类为适用于研究、评估和政策分析的建构主义或解释性范式[31]。其目的包括识别和支持对现象的理解，并使它们达成一致。使用诠释学分析的研究人员从转录的访谈中获取大部分数据。参与者选择语言的逻辑和顺序来传达或掩盖他们叙述中的表现[32]。研究人员需要考虑可能的多种解释来理解生活经验。

在医疗保健中，诠释学分析非常适合关注患者和医疗保健提供者在现代医疗保健发生的无数环境中试图实现健康或接受疾病的经验。通过回答有关人类问题的内容和方式的问题来了解患者、家庭或护理人员的生活经历特别适合诠释学分析。健康研究人员经常采用不同的诠释现象学。Dowling[33]对声称使用诠释学方法的论文进行了有趣的批评，表明许多研究的方法学缺乏哲学基础，尽管提到了诠释学现象学的影响以及出色工作的例子。人们认识到，哲学方法和研究设计的融合势在必行。

诠释学分析如何应用于模拟医学研究

模拟医学中的诠释学研究的好处是多方面的。这些包括生活经验的影响以及它对学习和理解的影响。这对于在模拟场景中呈现与成人相称的成见、历史和文化的从业者来说尤其重要。通过这种方式，Pollock 和 Biles[34]通过理解主观体验，探索了在模拟中成为学习者的意义。

从患者的角度来看，诠释学探究是他们声音的基础，通过诠释学循环和视野融合的相互作用，以一种以患者为中心的方式考虑多种观点。在基于参与者的模拟研究中，表征是基于对独特和多样化视角的理解而构建的。通过这种研究方式，可以发展对"存在"方式的真实理解。从实践中产生的知识在基于模拟的教育中很有用，以捕捉患者或模拟角色的复杂和情境方面。

护理研究在模拟中占主导地位，类似于更普遍的医疗保健中的诠释学研究。Lejonqvist、Eriksson 和 Meretoja[35]进行的一项有趣的研究探讨了基于模拟的学习中临床能力的表达。这项研究对于适应作为数据源而不是文本的场景是值得注意的。这项研究中的前提是通过早期研究来确定临床能力的外观。最后，模拟的录像允许诠释循环的制订，直到一切都"展开"。

结语

模拟提供了独特但复杂的个人医疗保健学习体验。促进对这些复杂和多方面经验的理解的研究方法对于模拟课程的发展和了解独特的参与者和学生体验特别有益。会话分析提供了一种结构化的方法来分析参与者的互动，包括用于标注记录的全面、标准化的符号。话语分析有助于理解人们为何以他们的方式行动和回应，以及权力和知识如何在情境中运作。诠释学分析可以理解个人在各种模拟环境中的生活经历。这种方法承认在任何给定情况下都存在多个事实或观点，使其在模拟研究中处于最佳状态。

参考文献

[1] SIDNELL J. Conversation analysis: an introduction. Singapore: Wiley-Blackwell, 2010: 1-12.

[2] LIDDICOATE AJ. An introduction to conversation analysis. Tyne & Wear, GB: Athenaeum Press, 2007: 1-12.

[3] GARFINKLE H. Studies in ethnomethodology. New Jersey: Prentice Hall Inc, 1967.

[4] LEE JR. Prologue: talking organisation//BUTTON G, LEE JR. Talk and social organisation. Philadelphia: Multilingual Matters, 1987: 19-53.

[5] HUTCHBY I, WOOFITT R. Conversation analysis. 2nd ed. Cambridge: Polity Press, 2008: 30-32.

[6] SEEDHOUSE P. Conversation analysis as research methodology//RICHARDS K, SEEDHOUSE P. Applying conversation analysis. Hampshire: Palgrave Macmillan, 2005: 51-266.

[7] SHEGLOFF EA, SACKS H. Opening up closings. Semiotica, 1973, 8(4): 289-337.

[8] de RUITER JP, ALBERT S. An appeal for a methodological fusion of conversation analysis and experimental psychology. Res Lang Soc Interact, 2017, 50(1): 90-197. https://doi.org/10.1080/08351813.2017.1262050.

[9] JEFFERSON G. Glossary of transcript symbols with an introduction//LERNER G. Conversation analysis: studies from the first generation. Amsterdam: John Benjamin, 2004: 13-31.

[10] ROBSON JD, HERITAGE J. Intervening with conversation analysis: the case of medicine. Res Lang Soc Interact, 2014, 47(3): 201-218. https://doi.org/10.1080/08351813.2014.925658.

[11] GAFARANGA J, BRITTON N. Talking an institution into being: the opening sequence in general practice conversations//RICHARDS K, SEEDHOUSE P. Applying conversation analysis. Hampshire: Palgrave Macmillan, 2005: 75-90.

[12] BEZEMER J, MURTAGH G, COPE A, et al. The practical accomplishments of surgical work in the operating theatre. Symb Interact, 2011, 34(3): 398-414.

[13] BEZEMER J, KORKIAKANGAS T, WELDON S, et al. Unsettled teamwork: communication and learning in the operating theatres of an urban hospital. J Adv Nurs, 2015, 72(2): 361-372.

[14] KENDRICK K. Using conversation analysis in the lab. Res Lang Soc Interact, 2017, 50(1): 1-11.

[15] JOHANSSON E, LINDWALL O, RYSTEDT H. Experiences, appearances and interprofessional training: the instructional use of video in post-simulation debriefings. Int J Comput Support Collab Learn, 2017, 12: 91-112. https://doi.org/10.1007/s11412-017-9252-z.

[16] GEE JP. An introduction to discourse analysis: theory and method. 4th ed. New York: Routledge, 2014.

[17] PALTRIDGE B. Discourse analysis: an introduction. 2nd ed. London: Bloomsbury, 2012.

[18] FAIRCLOUGH N. Critical discourse analysis: the critical study of language. 2nd ed. New York: Taylor & Francis, 2013.

[19] SPRINGER RA, CLINTON ME. Doing Foucault: inquiring into nursing knowledge with Foucauldian discourse analysis. Nurs Philos, 2015, 16: 87-97.

[20] WRIGHT DK, FISHMAN JR, HADI KARSOHO BA, et al. Physicians and euthanasia: a Canadian printmedia discourse analysis of physician perspectives. CMAJ Open, 2015, 3(2): E134-139. https://doi.org/10.9778/cmajo.20140071.

[21] PAZ-LOURIDO B, KUISMA RME. General practitioners' perspectives of education and collaboration with physiotherapists in primary healthcare: a discourse analysis. J Interprof Care, 2013, 27(3): 254-260.

[22] HADDARA W，LINGARD L. Are we all on the same page? A discourse analysis of interprofessional collaboration. Acad Med，2013，88（10）：1509-1515.

[23] de LA CROIX A，SKELTON J. The simulation game：an analysis of interactions between students and simulated patients. Med Educ，2013，47：49-58.

[24] RICOEUR P. The conflict of interpretations：essays in Hermeneutics. Ihde D（Ed）. London：A&C Black，2004，61-77.

[25] LIVESAY K. Culturally and linguistically diverse simulated patients：otherness and intersectional identity transformations revealed through narrative. Victoria：Victoria University，2016.

[26] WERNET A. Hermeneutics and objective hermeneutics. The SAGE handbook of qualitative data analysis. Metzier（Ed）. London：Sage Publications，2014：234-246.

[27] GEANELLOS R. Exploring Ricoeur's hermeneutic theory of interpretation as a method of analysing research texts. Nurs Inq，2000，7（2）：112-119.

[28] BYRNE M. Hermeneutics as a methodology for textual analysis. AORN J，2001，73（5）：968-970.

[29] DOWLING M. Hermeneutics：an exploration. Nurse Res，2004，11（4）：30-39.

[30] ANNELLS M. Hermeneutic phenomenology：philosophical perspectives and current use in nursing research. J Adv Nurs，1996，23（4）：705-713.

[31] LINCOLN YS，GUBA EG. The constructivist credo. Walnut Creek：Left Coast Press，2013.

[32] HO KH，CHIANG VC，LEUNG D. Hermeneutic phenomenological analysis：the 'possibility' beyond 'actuality'in thematic analysis. J Adv Nurs，2017，73（7）：1757-1766.

[33] DOWLING M. From Husserl to van Manen. A review of different phenomenological approaches. Int J Nurs Stud，2007，44（1）：131-142.

[34] POLLOCK C，BILES J. Discovering the lived experience of students learning in immersive simulation. Clin Simul Nurs，2016，12（8）：313-319.

[35] LEJONQVIST GB，ERIKSSON K，MERETOJA R. Evidence of clinical competence by simulation，a hermeneutical observational study. Nurse Educ Today，2016，38：88-92.

第四部分
模拟医学研究中的定量方法

第21章 模拟医学中的定量研究：常见误区介绍和讨论

Aaron W. Calhoun　Joshua Hui　Mark W. Scerbo

概要

　　与定性研究不同，定量研究更多的是利用变量进行假设检验，这些变量通过数值测量并使用统计程序进行分析。如果设计得当，定量方法能够在变量之间建立因果关系。假设检验是定量研究方法的重要组成部分，它需要适当的研究问题框架合理建构的问题、合适的文献知识以及相关理论框架的指导。在模拟医学领域内，存在两大类定量研究：调查模拟作为变量使用的研究和利用模拟调查其他问题的研究。在本章中，我们将回顾常见的研究设计，并介绍一些与测量和统计分析相关的关键概念。

　　在本章的最后，我们将探讨定量研究设计和实施中的常见错误。

实践要点

- 定量研究使用可通过数字测量的变量来检验假设。
- 在模拟和教育研究中，定量和定性方法形成了一个自然连续体。
- 包括随机对照组在内的真正实验性研究是最严格的定量设计。
- 假设检验通过一个统计推断过程进行，其中无效假设（即变量之间没有差异或影响）被拒绝，备择假设被接受。
- 定量研究中存在许多常见错误，如果研究人员意识到这些错误，就可以轻易地避免。

　　定量研究方法侧重于使用数字测量和统计分析的变量[1-3]。这种方法的主要优点是能够调查样本中变量之间的关系，从而对我们更感兴趣的人群总体进行推断，同时更一致地控制影响有效性的风险。在大多数涉及基于模拟的干预措施的定量研究中，人群由全球范围内的学员和／或从业者组成，所讨论的结果通常是知识、技能、态度的变化或患者结果的变化。例如，Auerbach 等人比较了儿科和急诊医学实习生的腰椎穿刺（lumbar puncture，LP）技能，他们在第一次临床 LP 之前，接受了一个基于单一过程模拟的掌握学习课程，并与掌

A. W. Calhoun(✉)
Department of Pediatrics, University of Louisville School of Medicine, Louisville, KY, USA
e-mail: aaron.calhoun@louisville.edu

J. Hui
Emergency Medicine, Kaiser Permanente, Los Angeles Medical Center, Los Angeles, CA, USA

M. W. Scerbo
Department of Psychology, Old Dominion University, Norfolk, VA, USA
e-mail: mscerbo@odu.edu

握学习课程加上额外的即时模拟做对比[4]。在这里，兴趣变量存在（或不存在）额外的即时模拟，令人感兴趣的主要结果是学员成功地进行了第一次腰椎穿刺（技能）以及与干预所涉及的特定内容（知识）相关的几个次要过程测量。值得注意的是，越来越多的定量研究也将基于模拟的模式用作评价机制。最近一项研究展示了这种方法，是关于新型手机应用对院前服务提供者沟通技能影响的研究。在本研究中，在与模拟父母的脚本式互动过程中评估受试者的沟通技能，主要结果是互动过程中完成的评估数据[5]。

　　本章的目标是通过将其后续章节的内容与定量模拟研究中常见的问题联系起来，为后续章节提供实践基础。我们首先将探讨研究问题、理论和假设之间的关系，然后简要回顾定量研究设计、结果和评价以及统计推断的关键组成部分。最后，我们将回顾定量研究中常见的错误。在适当的情况下，这些小节中的每一小节都与其他章节相联系，并且在这些章节中将扩展本章提出的观点。

定义假设：框架在定量研究中的作用

　　在前几章中我们已经深入探讨了定性研究，这里就不赘述了。作为一个简要的总结，定性方法通常面向理论或框架进行整合或创造，并提出一些假设[6]。相比之下，定量方法通常从一个假设开始，该假设对结果做出特定预测，然后正式检验该假设。在开始任何类型的定量研究之前，进行全面的文献回顾是至关重要的。应当特别注意研究现状，以及哪些可能影响结局和 / 或提示了潜在解释机制的概念性或理论性框架的存在（或缺失）[7, 8]。如果没有这样的理论工作，无论研究有多完美，都很难理解研究结果的含义。然而遗憾的是，对于模拟研究人员来说，在没有全面的文献综述或充分的支持理论的指导下，从一个问题或假设开始是比较常见的[9]。虽然这背后可能有很多原因，但根据我们的经验，这通常是因为我们对理论在研究问题框架中的作用和 / 或对给定假设产生影响的最相关理论缺乏了解。所以，最初的文献综述，特别是其他相关理论研究或先前的相关定性研究，这是最重要的，以便在研究早期，我们就能确定潜在适用的理论框架。

　　相比之下，那些基于模拟的研究问题又如何呢？值得注意的是，相关理论通常可以在研究人员的直接专业领域之外找到，研究人员可以求助于各种教育模式。模拟医学团体的成员来自众多不同专业背景和学习领域，在探索这些更广泛的文献时，他们可以作为宝贵的资源。如果没有找到合适的理论，则可能需要一定程度的描述性或定性理论工作来定义整个研究问题的背景，并生成适用的框架[10-13]。

定量研究类型：常见研究设计

　　许多研究设计属于定量研究范畴，包括描述性、相关性、类实验和实验性研究[14]。与大多数定量设计不同，描述性研究并不试图推断变量之间的关系，而是用于详细描述所研究的当前状态[15]。例如，考虑这样一项研究，该研究描述了一系列模拟心搏骤停中的沟通技巧。测量的变量不与学员其他特征进行比较，而是简单地描述其分布，其目的是说明学员中存在的模式。与定性方法类似，当以系统的方式收集结果数据时，描述性研究可以帮助研究人员更好地阐述研究问题。再比如，考虑一个研究，对住院医师项目进行调查，了解其使用模拟来培训学员与成功复苏相关技术和沟通技能。虽然研究结果不能使研究人员解决相关性或因果关系，但它们可以成为更有针对性的干预和研究问题的基础。

相关研究更进一步试图阐明一组变量之间的潜在关系。这些研究可以通过关注潜在的有趣的联系来形成想法和假设，但不能有意义地评论所谈论的关系是否在本质上具有因果关系。例如，考虑对学员参与模拟心脏停搏期间的操作技能和沟通技巧进行评价。相关研究可以评价操作技能变量（如维持高质量胸外按压）是否与非操作技能变量（如团队固定评价）有任何关系（即，尽管有额外证据，但未能修改当前诊断和／或计划）[16]。请注意，在这种情况下，不可能确定这些变量中的一个所证明的技能是否是另一个变量中技能的来源。相反，可以推断得到最多的是它们似乎在某种程度上是相关的。无论如何，人们可以利用这些信息来形成一个关于因果关系可能性的假设，该假设将适用于未来的实验检验。

类实验研究通过使用某种非随机对照组的方式来观察一个变量的存在或不存在对另一个变量的影响，将这一过程又向前推进了一步。继续前面的例子，假设在固定事件的数量和胸外按压效果之间检测到一种相反的关系，并且研究团队随后假定团队固定对胸外按压行为表现有因果和抑制作用。在这里，我们最终得到了独立变量（固定事件的数量）和依赖变量（胸外按压的有效性）。自变量被定义为研究人员主动操纵或干预的变量，以产生预测效果，而因变量被定义为测量变量，其值由自变量预测。为了验证这一假设，研究人员设计了一项后续研究，该研究旨在减少注视事件的干预前后对胸外按压效果进行评价，并与未接受干预的非随机便利样本中测量的胸外按压效果进行比较。如果干预后的情况有所改善，研究人员现在可以就潜在的原因提出更有力的论据。如上所述，在类实验研究（quasi-experimental study）中，受试者不是随机分配到干预和比较条件下。因此，由于混杂变量（定义为模糊自变量影响的变量）通常无法完全解决，因此其结论的整体强度受到限制[3]。许多将模拟作为教育干预的研究都采用这种形式，虽然这种方法是我们领域发展的重要组成部分，但现在需要首先选择更严格的方法[17]。

定量研究设计的最后一种类型是实验性的。这种研究保留了类实验研究的时间流程，同时将参与者随机分配到干预组和对照组。这个对照组，如果在相关人口统计学变量方面与干预（实验）组相似，则给研究者增强了信心，即参与者之间观察到的差异不会与组分配混淆。如果两组受试者之间的结果存在差异，这反过来又进一步强化了因果关系的理由。继续上面的例子，如果对照组转化为真正的对照组，以随机方式选择，并接受相同的胸外按压前后疗效评价，但不参与干预，则现在是真正的实验研究。通过消除潜在的混杂变量，随机化过程使研究人员能够对归因于干预的因果效应作出更加自信的声明。第23章和第24章详细讨论了研究设计和结果变量选择。

测量结果：对评价的简介

医学教育研究与生物医学研究有些不同，因为我们希望进行定量分析的许多变量的定义不要太明确。虽然温度和血压等物理量很容易用数字表示，但领导力等理论构想更难用这种格式表示（因此也更难测量）（如见第22章）。因此，教育中的定量模拟研究通常使用评价工具：收集描述各个变量的书面数据，并且允许根据参与者的表现水平进行赋值。评价工具有多种类型和风格，在第25章我们将专门讨论这个问题[18, 19]。

如果给定的工具在评价特定变量时有用，它必须具有足够的有效性，以便用于研究目的。在当前理论中，有效性不被视为特定工具的属性，而是指特定的感兴趣决策与该工具在特定人群和环境中产生的分数之间的关系[18, 20, 21]。考虑一项研究试图评价基于模拟的团队干预对战场医疗危机的影响。虽然目前有许多能解决一般团队合作技能的好工具，但除非它们专门针对战场上出现的独特情况，否则该工具可能无法采集重要细节，因为它在这种情况下缺乏敏感性和有效性。有效性的一方面是指工具上的项目与支撑研究的概念框架或模型对应的程度，称为内容有效性。有效性的另一个方面，称为内部结构，涉及工具在使用过程中生成的分数的可概括性，并包括常见的心理测量学，如评分员间、内部一致性和重测信度。要想说明一个工具对特定决策有效，必须将上述各种证据流编织在一起，以创建支持该工具使用的论点。有许多公认的框架支持这一过程[20-22]。确定一个工具对给定研究的有效性可能很复杂，通常最好是找到并利用一个先前开发的工具，该工具已被证明在相同或类似情况下有效。但是，如果不存在此类工具，研究人员可能不得不开发一种新工具来测量感兴趣的结果变量。这种自行开发的工具必须在使用前进行验证，最好是在预研究中进行验证。如果没有这一步骤，研究结果可能会受到质疑。图 21-1 描述了构建创建、评价工具创建和验证与最终介入研究之间的总体关系。在第 26 章，我们将更深入地讨论有效性。

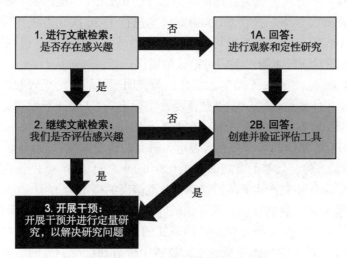

图 21-1　定量研究开发的简化示意图

该示意图提供了一个简化的途径，从最初的文献检索开始，通过开展定量干预研究。在每一个阶段，开始干预之前，都会提出一些必要回答的问题。如果在任何时候都无法定位重要因素，则有必要考虑是否需要额外的准备工作。

统计推断基本原理综述

除描述性研究（上文讨论）外，大多数定量研究评价这样一种假设，即假定在人群水平上自变量和感兴趣的结果 / 因变量之间存在特定关系。由于我们无法评价我们感兴趣的人群中的所有成员，因此假设该样本在感兴趣的人群中具有足够的代表性，我们可以转而再从该人群中抽取的较小样本研究这些变量的影响。这就提出了一个问题，即如何将样本水平上的效应可靠地推广或推断到总体水平[23]。这是通过使用统计推断来完成的。虽然我们将在第 27、28、29 和 30 章深入讨论这些问题，但在这里我们将简要介绍有关统计推断的几个方面，这些内容通常被模拟研究新手所误解。

首先，理解假设检验的概念很重要。简单地说，原假设是变量之间没有关系的陈述，实验的目的是收集足够的数据来拒绝这种无效假设，从而接受差异确实存在的备择假设。统计推断检验（如 Student's t 检验、Wilcoxon-Mann-Whitney 等）通过分析实验数据并产生概率或 P 值来实现这一过程，该概率或 P 值表示通过实验获得的结果是偶然的，因此原假设是正确的。在医学和教育研究中，通常使用 0.05 或更小的常规 P 值（这意味着 5% 或更小的概率，即结果是偶然的，并且原假设是真实的）作为统计显著性的阈值。因此，当给定的统计检验返回的 P 值等于或低于该临界值时，研究者可以自信地拒绝无效假设，因为其真实的概率很低（即小于 5%），而接受替代方案（即主要研究假设），并推断研究样本中观察到的变量之间的关系也存在于总体水平。

做出有效推论的一个重要方面是理解 I 类（α）和 II 类（β）系统错误[8]。α 错误是指当无效假设实际正确时，统计检验结果却表明应拒绝该假设的概率。换句话说，当研究人员得出结论认为变量之间确实存在关系时，α 错误就会发生，而实际上变量之间并不存在关系。研究人员对此类错误的容忍度表现为选择被视为显著的 α 水平，传统的 5% 概率标准（即 0.05）意味着容忍 5% 的 α 错误率。换言之，如果对样本进行了 20 次此类统计检验，且所有检验的 P 值均约为 0.05，则其中一次检验可能构成假阳性或 I 类错误。对这种可能性的误解构成了一个常见错误的基础，本章后面将讨论这个错误。

相比之下，β 错误指的是一个给定的统计检验表明不可能拒绝无效假设的概率，而事实上它应该被拒绝，并且备择（研究）假设被接受。实际上，这一错误导致研究者得出结论，变量之间不存在关系，而事实上变量之间存在关系。该错误与总体真实关系的大小和研究的样本量有关，我们对该错误的容忍度通常表示为研究的检验效能（通过从数字 1 中减去可接受的 β 错误率计算）。检验效能的常规值介于 0.8 和 0.9 之间（即产生 β 错误的概率为 20%～10%），对应于给定统计检验产生假阴性结果或 II 类错误的概率为 1/10～1/5。要避免这个问题则涉及检验效能和样本量的计算。在开始研究之前未进行效能和样本量计算是一种常见且有害的错误。正是在这里，描述性和其他形式的初步研究可以证明是有用的，因为它们通常包含关于研究人群中感兴趣变量的平均值或中位数和标准偏差的信息，以及其总体分布（即正态分布、双峰分布等）。执行检验效能和样本量计算时需要此类信息。

统计推断的另一个重要方面是所用检验的适当选择。每个检验都有自己的一套关于测量尺度（即定类、定序、定距和定比）和感兴趣变量的数据分布的要求及假设。后一个特征是指当给定变量产生的数据按大小排序并随后绘制在图表上时形成的整体模式[3]。也许最熟悉的是高斯分布或正态分布，这在介绍性统计学教科书中有很好的描述，并形成了几种常见统计检验（如 Student's t 检验、ANOVA 等）的关键假设。然而，许多基于模拟的研究依赖于非正态分布的数据，因此不符合使用某些统计检验的必要要求。有关特定变量数据分布的信息通常可以从描述性或前期研究中获得。

最后，我们需要认识到变量之间特定关系的统计显著性与现实生活中该关系的整体之间是存在差异的，这是非常重要的。研究人员通常会将极小的 P 值误解为自变量对因变量产生极强影响的证据，而这仅仅意味着观察到的影响极不可能是偶然的。虽然 P 值在某种程度上取决于关系的强度，但它们也取决于其他因素，如样本量和数据的分布。特别是，即使在影响程度很小的情况下，大样本量研究通常也可以显示具有统计意义[24]。例如，考虑一项假定旨在提高沟通技能的大型多中心模拟干预研究，该研究显示显著 $P < 0.001$，但所用评估工具显示实际改善程度的中位数仅为 5%。虽然研究人员可以满怀信心地拒绝无效假设，并因此得出结论，认为确实存在效果，但实际改善幅度却相当小，可能没有临床或教育意义。因此，量化这一幅度需要对效能大小进行一些测量，并且存在一些填充此函数的统计检验（如 Cohen's d、Pearson's r、确定系数 $-r^2$ 等）。图 21-2 描述了统计显著性和效能大小之间的关系。这些问题将在第 27 章和第 46 章中详细讨论，我们会提供一个案例研究，在该案例中，上述问题实际上是通过对话形式来解决的。

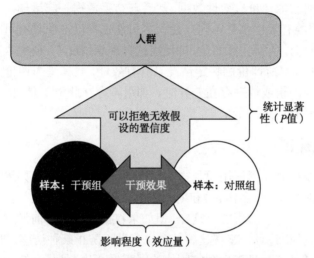

图 21-2　统计显著性和影响程度之间的关系

此图描述统计显著性与关系大小之间的关系。图底部的两个圆圈描绘了干预组和对照组，而从中提取整个样本的总体由顶部的大矩形表示。位于二者之间的水平双向箭头表示效应量，对应于干预组和对照组之间差异的总体大小。然而，这一总体幅度不同于统计上的可能性，即研究中发现的差异不是偶然的，因此转化为人群水平上的实际差异（即统计显著性）。统计显著性用垂直箭头表示。

定量研究中的常见错误

在结束本章之前，我们还需要分析定量研究设计中常见的错误[8, 25]。这些错误源于对上述原则的各种误解，本书的编辑人员在审查研究建议和草稿时也经常会遇到这些错误。通过在早期讨论这些问题，我们希望提醒研究新手们注意这些常见的误区，并为他们提供创建更好规范所需的工具。

与文献或现有理论联系不足

如上所述，一些模拟研究新手通常根据个人经验或机构需要进行研究干预。虽然这些都是重要因素，但是，从这些角度开展的研究很容易与现有文献和理论结构脱节。这最终导致研究不符合进行的学术研究或复制已经成立的研究。在开展研究之前，通过进行充分的文献检索，可以很容易地解决这个问题。如果这项研究显示计划干预的理论基础不足，在制订干预方案之前，可能需要进行更多的探索性工作。

使用有效性不足的评价

定量研究设计也通常采用未经充分验证的新颖的或未经检验的评价工具用于研究。由于研究者结论的强度直接取决于结果测量的可靠性和有效性，因此使用未经检验的工具显著限制了从结果中得出的推论。与生物医学研究类比，请仔细考虑一项旨在降低血压的新型药物效果的研究。如果后来得知用于获取血压测量值的设备存在故障，则无法解释结果，整个研究也会受到质疑。该问题的补救措施包括使用已证明对所述情况有效的评价工具，或在研究背景下同时获取评价有效性数据，然后与结果数据一起呈现。在文献中评价工具比比皆是（尽管证明的有效性水平不同），建议尽可能选择已证明具有可靠性和有效性的工具作为第一选择。然而，值得注意的是，即使在这种理想情况下，研究人员也有义务提供一些证据，证明所选工具对所评价的特定情况具有有效性，尤其是当评价工具有效性的原始组或情况与当前研究的组或情况存在差异时。如果不存在此类工具，则可能需要开发。第26章提供了有关此过程的进一步信息。

缺乏适当的效能计算

大多数教育和模拟研究都使用便利样本，这些样本往往很小。如果对感兴趣的结果未检测到统计上显著的影响，许多作者（和期刊评论员）会试图辩称这是由于缺乏足够的样本量或干预的影响量太小。虽然可能是这样，但如果在执行研究之前没有进行效能和样本量计算，则无法有效支持该论点。掌握这些信息也有助于防止某种诱惑，即"趋势"（即可能归因于研究干预但未超过统计显著性预定阈值的因变量变化）是具有统计意义的结果。应在研究开始前进行效能计算，因为完全事后进行的计算可能会违反程序的假设[25]。但是，与先验计算相比，基于具体研究数据的事后计算，偶尔也有价值，可以检验其准确性。

统计检验的不当使用

医学研究中最常用的统计检验之一是 Student's t 检验。这项检验测量了两个样本之间的平均值差异对应于所代表的总体平均值的实际差异的概率，它非常强大，在许多情况下确实是合适的。但需要考虑的是，该检验假设所分析的数据具有正态、高斯分布[23]。而经常用于模拟研究的评价工具很少产生正态分布数据，因此可能需要不依赖于该假设的统计检验。不需要高斯分布的常见检验有 Mann-Whitney-Wilcoxon 检验（可用于替代独立样本 t 检验）和 Wilcoxon 符号秩检验（可用于替代配对 t 检验）。第28章更深入地讨论了适用于此类数据集的其他检验。

多重统计检验的不当使用

通常用于基于模拟研究的评价工具经常包含多个项目和子量表，因此很容易单独分析每个子量表（或每个项目）。这导致了 P 值的级联，由于 α 错误率的增加，通常会导致错误解释的数据。随着更多的统计检验被执行，问题的范围扩大了。这个问题并非微不足道或不常见；作者熟悉的研究中，P 值的数量有数百个。理想情况下，应将显著性检验的重点放在与关键研究结果相关和 / 或预测的变量上 [26]。如果做不到，可以使用一些统计技术（如 Bonferroni 调整或使用更严格的统计显著性截止值）来调整 α 水平，以说明所进行的检验数量 [27]。这一概念对于对"数据挖掘"（对大型数据库进行统计扫描以寻找潜在关联的实践）感兴趣的研究人员尤其重要，因为此类研究通常涉及大量统计检验，所有这些检验都可能产生单独的 P 值，并共同增加 α 错误。

使用不显著的 P 值作为缺乏关系的证据

在缺乏显著 P 值的情况下，很可能会将研究数据视为缺乏有意义的关系。然而，这种解释源于对统计推断的误解。缺乏显著的 P 值并不意味着缺乏明确的关系，而是表明在当前的效能和样本量下，不能拒绝无效假设。这与错误接受无效假设有着本质上不同的含义，无效假设不能以这种方式实现。构建一项研究来证明真正缺乏差异是通过一个非常不同的统计过程来解决的，并且需要清楚地表达具有临床或教育意义的群体之间的最小差异 [28]。这类研究通常需要大量样本。第 30 章对这些统计方法进行了更深入的讨论。

P 值与差值大小的混淆

如上所述，P 值评价了无效假设解释我们结果的可能性，因此允许我们推断样本水平的结果与样本人群中潜在结果之间的联系。然而，P 值不能提供有关检验到的效应大小的直接信息。因此，很有可能（特别是当存在大样本量时）产生统计上显著但影响程度较小或中等的结果，因此从教育或临床角度来看，其价值值得怀疑。解决这一问题需要阐述结果的规模及其统计意义。这可以通过简单地报告对照组和干预组之间的绝对差异或者通过计算适当的效应量统计、优势比或置信区间来实现 [24, 25]。

结语

在这一章节中，我们首先回顾了定量模拟研究的一些关键问题，包括定量研究与定性研究的关系、理论和理论框架在发展假设方面的价值，以及常见研究设计的利弊。随后，我们还介绍了有效性的概念，将其作为研究中评价的一个关键方面，并回顾了推断统计学的基本原理。最后，我们介绍了一些常见错误，并将其与后面章节的内容联系起来。我们希望，这些资料将有助于读者产生高质量的基于模拟的学术成果，并为从事定量研究设计的模拟团体成员提供有用的资源。

参考文献

[1] BABBIE ER. The practice of social research. 12th ed. Belmont: Wadsworth Cengage, 2010.

[2] MUJIS D. Doing quantitative research in education with SPSS. 2nd ed. London: SAGE Publications, 2010.

[3] VOGT WP. Dictionary of statistics and methodology. 2nd ed. London: SAGE Publications, 1999.

[4] KESSLER D, PUSIC M, CHANG TP, et al. Impact of just-in-time and just-in-place simulation on intern success with infant lumbar puncture. Pediatrics, 2015, 135 (5): e1237-1246.

[5] CALHOUN AW, SUTTON ERH, BARBEE AP, et al. Compassionate options for pediatric EMS (COPE): addressing communication skills. Prehosp Emerg Care, 2017, 21 (3): 334-343.

[6] SULLIVAN GM, SARGEANT J. Qualities of qualitative research: part I. J Grad Med Educ, 2011, 3 (4): 449-452.

[7] CRANDALL SJ, CAELLEIGH AS, STEINECKE A. Reference to the literature and documentation. Acad Med, 2001, 76 (9): 925-927.

[8] PICHO K, ARTINO AR JR. 7 deadly sins in educational research. J Grad Med Educ, 2016, 8 (4): 483-487.

[9] COOK DA, BECKMAN TJ, BORDAGE G. Quality of reporting of experimental studies in medical education: a systematic review. Med Educ, 2007, 41 (8): 737-745.

[10] BERNHARD HR. Social research methods, qualitative and quantitative approaches. 2nd ed. London: SAGE Publications, 2013.

[11] EVANS BC, COON DW, UME E. Use of theoretical frameworks as a pragmatic guide for mixed methods studies: a methodological necessity? J Mix Methods Res, 2011, 5 (4): 276-292.

[12] MORGAN DL. Paradigms lost and pragmatism regained: methodological implications of combining qualitative and quantitative methods. J Mixed Methods Res, 2007, 1 (1): 48-76.

[13] TAVAKOL M, SANDARS J. Quantitative and qualitative methods in medical education research: AMEE Guide No 90: part II. Med Teach, 2014, 36 (10): 838-848.

[14] INGHAM-BROOMFIELD RA. Nurse's guide to quantitative research. Aust J Adv Nurs, 2014, 32 (2): 32-38.

[15] NEUMAN WL. Social research methods: qualitative and quantitative approaches. 7th ed. Edinburgh Gate: Pearson Education Limited, 2014.

[16] LOPREIATO JO. Healthcare simulation dictionary. Rockville: Agency for Healthcare Research and Quality, 2016.

[17] ISSENBERG SB, MCGAGHIE WC, PETRUSA ER, et al. Features and uses of high-fidelity medical simulations that lead to effective learning: a BEME systematic review. Med Teach, 2005, 27 (1): 10-28.

[18] CALHOUN AW, BHANJI F, SHERBINO J, et al. Simulation for high-stakes assessment in pediatric emergency medicine. Clin Pediatr Emerg Med, 2016, 17 (3): 212-223.

[19] CALHOUN AW, DONOGHUE A, ADLER M. Assessment in pediatric simulation//GRANT V, CHENG A. Comprehensive healthcare simulation: pediatrics. Cham: Springer International, 2016: 77-94.

[20] COOK DA, BRYDGES R, GINSBURG S, et al. A contemporary approach to validity arguments: a practical guide to Kane's framework. Med Educ, 2015, 49 (6): 560-575.

[21] DOWNING SM. Validity: on meaningful interpretation of assessment data. Med Educ, 2003, 37 (9): 830-837.

[22] MESSICK S. Meaning and values in test validation: the science and ethics of assessment. Educ Res, 1989, 18 (2): 5-11.

[23] VETTER TR. Fundamentals of research data and variables: the devil is in the details. Anesth Analg, 2017, 125: 1375-1380.

[24] SULLIVAN GM, FEINN R. Using effect size-or why the P value is not enough. J Grad Med Educ, 2012, 4 (3): 279-282.

[25] SULLIVAN GM. Is there a role for spin doctors in Med Ed research? J Grad Med Educ, 2014, 6 (3): 405-407.

[26] FEISE RJ. Do multiple outcomes measures require P-value adjustment? BMC Med Res Methodol, 2002, 2 (8): 1-4.

[27] NOBLE WS. How does multiple testing correction work? Nat Biotechnol, 2009, 27 (12): 1135-1137.

[28] QUERTEMONT E. How to statistically show the absence of an effect. Psychol Belg, 2011, 51 (2): 109-127.

研究和假设检验：从理论到实验　第 **22** 章

Mark W. Scerbo　　Aaron W. Calhoun　　Joshua Hui

概要

　　在本章中，我们将讨论研究的理论基础以及理论对于指导实验为什么是重要的。我们先简要地讨论理论及其在研究中的作用。接下来，我们将讨论理论和假设之间的关系，并区分研究问题和假设。然后，我们讨论理论结构和操作定义如何使构想可测量。紧接着，我们将讨论实验及其在建立检验假设的计划中的作用。后续，我们将提供一个基于理论的实验文献示例，用以讨论假设如何得到验证，以及作者能够根据假设得出的结论。最后，我们将强调，理论的发展和完善并不是来自一个单次实验的结果，而是一个需要花费时间和投入的研究过程。

> **实践要点**
> - 理论有助于组织知识、解释事实和指导研究。
> - 一个好的理论应该提出可以检验的方法。
> - 假设是关于理论从逻辑上遵循事件的试探性陈述。
> - 一个呈现检验假设具体内容的实验。

介绍

　　本章的目的是讨论理论在指导研究中的作用。我们将提供理论的定义，描述不同类型的理论以及理论在研究中的作用，并涉及区分更好理论的一些特征。接下来，我们思考假设与理论的关系，它们与一般的研究问题的区别，以及一些统计学上的问题。我们还将讨论理论结构以及它们与理论和假设的关系。最后，我们展示如何从理论到假设再到正式实验的研究路径。自始至终，我们试图用科学、心理学和模拟医学文献中的例子来说明这些观点。

M. W. Scerbo(✉)
Department of Psychology, Old Dominion University, Norfolk, VA, USA
e-mail: mscerbo@odu.edu

A. W. Calhoun
Department of Pediatrics, University of Louisville School of Medicine, Louisville, KY, USA
e-mail: aaron.calhoun@louisville.edu

J. Hui
Emergency Medicine, Kaiser Permanente, Los Angeles Medical Center, Los Angeles, CA, USA

在这简短的一章中，涵盖了许多主题，但必须承认，我们无法深入研究任何细节（有关相关主题的更多和更进一步的信息可在第 23 章和第 24 章中找到），因为还有大量关于科学哲学、理论和假设以及实验的文献。我们希望这本初级读物能激发读者的兴趣，深入阅读本章和本书其他章引用的一些参考资料和推荐阅读资料。

理论

理论不是一件容易描述的事情。大多数理论定义描述了变量之间的关系。一个理论更合理的定义是：为一组已知的经验关系提供逻辑上的连贯性的一套思想体系或一套原则 [1, 2]。在这一定义中有几个重要因素。首先，一个理论不是一个单一的想法，而是基于多个概念，这些概念以一种有意义的方式联系在一起。理论组成部分之间的关系有助于组织知识，并为将新信息纳入现有知识提供指导。此外，理论为解释现象和关系提供了框架。

理论不是事实。事实是真实的陈述，但理论往往以许多事实为基础，并有助于组织这些事实。此外，理论不是定律。定律的范围通常非常狭窄，有时描述单一的关系；然而，理论可以包含定律。最后，理论不是模型，但模型可能是理论的组成部分。模型是一种有助于使抽象概念具体化的描述或类比；换句话说，模型提供了理论的客观表示。理论也可以是描述性的，但与模型不同，它可以解释现象发生的原因。

图 22-1 以图形方式描述了事实、理论、定律和假设之间的关系。理论（由蓝色圆圈表示）是一个组织框架，其中既包含单个事实（由黄色圆圈表示），也包含它们之间存在的潜在和已确认的关系（由黑色箭头表示）。假设（由红色矩形表示）包括关于理论中未经证实的关系的陈述，因此仍在探索中。相反，定律（由黑色矩形表示）是关于关系的陈述，在多次调查中已被确认为正确。然而，值得注意的是，即使是已确认的定律也可能被取代，导致这些定律随后被视为更大关系或理论中的特例。这方面的一个例子是，艾萨克·牛顿（Isaac Newton）的万有引力定律（在大多数情况下仍然成立）现在被视为阿尔伯特·爱因斯坦（Albert Einstein）更全面的广义相对论（Theory of General Relativity）中的一个特殊极限情况。

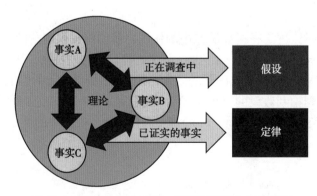

图 22-1 描述了事实、理论、定律和假设之间的关系

也许最重要的是，理论不可能是真的或假的，因为理论代表了一种组织信息的方案。相反，随着获得新知识，它为支持或反对该理论提供了证据。此外，对一个理论的任何单一检验都不一定能反驳它，因为阴性的结果总是意味着检验缺乏足够的敏感性。或者，积极的结果可能为错误的原因提供支持[3]。

理论的类型

理论有许多不同类型。一个重要的区别是，它们是来自实证研究结果，还是为了产生实证研究而构想出来的[4, 5]。归纳理论（inductive theories）代表了前者。经验观察导致更抽象的表征水平。例如，麻醉师必须经常在手术期间长时间监测生命体征，研究表明，他们保持注意力的能力可能很脆弱[6]。关于个人长时间集中注意力能力的理论是从军事人员监测雷达显示时注意力失败的经验观察中演变而来的[7]。另一方面，演绎理论（deductive theories）往往是宏大的抽象概念，推动了对经验支持的探索。随着新数据的产生，他们允许验证、修改或在某些情况下放弃理论。弗洛伊德的人格理论（Freud's personality theory）是一种精心设计的尝试去描述人类的驱动力和动机，这种驱动力和动机基于 3 种假设的心智结构：本我、自我和超我（id, ego, and superego）[8]。这一综合性理论最终催生了多年的实验研究，试图获得实证支持。

理论的作用

理论在研究中起着重要作用。首先，它们有助于组织知识。理论为事实、规则和 / 或模型的集合提供了概念结构。理论可以用来解释事实和规律，预测新的规律或现象。然而，我们通常依靠理论来指导研究。

一个理论应该提出许多可能的检验。旨在发现新知识的研究都会遵循某种方法，遵循由哲学家 John Stuart Mill 提出的 3 种方法（人们通常将 3 种方法的产生归功于他）中的一种[9]。第一种方法是求同法。根据这种方法，进行研究是为了找到观察中常见的证据。当侦探们有一个理论，认为一系列的犯罪可能有关联，因此是由同一个人犯下的时候，他们也会遵循同样的方法。他们寻找犯罪现场常见的线索以确定原因。第二种方法是求异法。这种方法寻找证据试图理解一组观察结果与另一组观察结果的区别。这是对照组背后的基本思想。两组的治疗方式完全相同，除了一组接受干预，而对照组没有。如果两组之间的结果存在差异，并且唯一不同的因素是干预，那么干预被认为是可能的原因。最后，使用共变法来寻找能显示关系的证据，这可以用于研究的早期阶段，以确定物体或事件是否有规律地发生。例如，许多模拟医学组织中的人感兴趣的是，在模拟中心获得的学习经验与其临床环境中的患者结局是否相关。

鉴于上述理论的不同作用，我们该如何判断一个理论是否正确？有些理论显然比其他理论好。因此，理论可以根据几个标准进行评价。首先，理论应该表现出逻辑上的一致性。也就是说，一个好的理论应该符合事实。很少（如果有的话）一个理论会与所有事实一致，但是一个好的理论应该与大多数事实一致（特别是当新信息可用时）。其次，一个好的理论应该超越经验证据。因此，一个好的技能学习理论应该超越心理运动技能，推广到其他技能（如认知、社交、团队等）。再次，理论应该具有解释价值。也就是说，它应该提供一些现象发生的原因。一个写得好的理论应该解释为什么有些结果是意料之中的，而有些结果是意料之外的。例如，埃里克森刻意练习理论（Ericsson's theory of deliberate practice）表明，定期练习技能、寻求和利用反馈、不断追求新挑战的个人其行为将表现出持续改进的趋势[10]。因此，如果一个练习方案在实验中采用了这些特征，对受训者进行评价时，每次结果都应该显示出改进的行为表现。另一方面，如果实验只提供了几次练习机会，并进行了最后一次反馈总结，那么学员可能看不到在该课程后他们获得的技能水平有任何提高。最后，科学作为一门学科倾向于简练的理论。也就是说，我们坚持奥卡姆剃刀定律（Ockham's razor），这是一个起源于 13 世纪的 William of Ockham 哲学陈述，其中指出包含最少假设的解释是首选[5]。

假设与研究问题

许多问题可以激发好奇心，激发人们参与研究，但并非所有的问题都是基于理论的。然而，假设是从理论逻辑上得出的一种特定类型的研究问题[5]。这是基于该理论的特定预测，因此是一个假设，是该理论的一个可能实例[11]。因此，它为该理论提供了一种经验性检验的方法。一个写得好的假设至少可以识别两个变量，并说明变量之间的预期关系。通常，假设使用"if-then"格式[11]。

例如，考虑当代的压力理论。Lazarus 和 Folkman 认为，压力是一种精神状态，产生于一种情况，即个人感知的应对能力不足以缓解被认为是应激的刺激[12]。根据这一压力理论，一种可能的假设是：

如果个人必须执行一项不熟悉的重要任务，并且没有犯错的余地，那么他们在评分量表上报告的压力水平将高于那些熟悉该任务的人。

在本例中，干预（熟悉度）是一个变量，而另一个变量（压力评级）是结果测量。所述的关系，即期望，是对不熟悉的任务应该产生更高的压力等级。

当然，还有很多其他的假设来检验这个理论。备择假设可以解决不同的熟悉程度、不同类型的任务、不同的评分量表，甚至不同的评价方法。然而，重要的一点是，每一个备择假设都必须直接与理论联系在一起。因此，应该清楚的是，一个单一的假设只能增加我们对一个理论的理解。对一个理论的信心会因涉及其广度和深度的多种假设而增加或减少。

研究人员还可以提出其他类型的问题，这些问题可能非常有价值，即使它们不是假设。一些研究问题是定性研究方法的基础（见第 9 章）。这些问题不提供可检验的预测，而是让研究人员收集信息或话题，从而在后续研究阶段提出可能的理论和假设；"我们应该让人体模型死去吗？"支持和反对在训练场景中让模拟患者死去，这引发了很多讨论[13, 14]。这样的问题不仅影响到我们如何培训操作者，也影响到他们的心理。这个问题本身不是一个假设，因为它没有具体说明预测。然而，问题可以作为许多具体假设的基础（例如，模拟情景中人体模型的意外死亡引起了医学生对应激焦虑量表的焦虑）。

另一类研究问题遵循 PICO 框架（population，intervention，comparison group，and outcome；人口、干预、对照组和结果）。该框架的一个变体是 PICOS，S 代表设置（setting）[15]。这些框架可以非常有助于制订研究设计，在对文献进行系统回顾时指导检索策略或者收集证据以告知临床决策[16]。然而，这个框架也没有提供一个可检验的假设。

研究与原假设

从理论中得出的假设阐述了关于调查变量的关系预期。就这一点而言，它不同于原假设，原假设是一个与我们构建统计分析的方式具体相关的稍有不同的概念[17]。经典的推断统计学是基于拒绝原假设的思想；也就是说，在一般意义上，条件之间没有区别，变量之间也没有关系。相比之下，备择假设说明了预期结果；也就是说，条件之间存在差异或变量之间的关系。应该注意的是，备择假设与统计方法有着重要的关系，因为假设中所陈述的预期效果直接关系到选择哪些分析以及随后如何应用这些分析。因此，假设中更高的特异性通常会提高达到统计显著性的概率。例如，假设一个人对比较干预和对照条件感兴趣，并将使用 t 检验来比较两组的平均值。如果可以预测效应的方向（如干预将大于对照），则应选择单侧 t 检验，因为它提供了检测效应的更大可能性。相反，如果不能预测干预的具体方向（大于或小于对照组），则只能进行双侧 t 检验，因为双侧 t 检验达到相同显著性水平所需的 t 值总是大于单侧 t 检验，这可能会影响研究结果。

尽管如此，研究人员在决定何时使用单侧检验时需要谨慎。该检验比双侧检验更强大，因为双侧检验将 α 水平分成两半，分布曲线的每一个尾部各一个。所获得的额外效能实际上是以可能忽略另一个方向的影响为代价的。在某些情况下，错过相反方向的效果可能会很严重。因此，研究人员在采用单侧检验之前，首先需要考虑在相反方向上缺失效果的后果。然而，应该注意的是，仅仅为了达到统计显著性的目的而采用单侧检验是不合适的。

类似的情况也适用于具有多种条件的更复杂的实验设计。如果研究者能够事先预测到，3 种或 3 种以上方法之间的比较中，哪一种是需要评价的关键方法，那么可以通过预先计划好的比较检验对其进行评价。否则，研究者仅限于各种事后检验（如 Bonferroni 或 Tukey 检验）中的一种，这些检验的统计效能可能低于预先计划的比较，因为他们假设所有比较都将进行评价[3, 18]。因此，特定假设的陈述可以在结果是否具有统计显著性方面产生实质性差异。

最后，注意统计学意义和临床意义的平衡也很重要。并非所有具有统计意义的问题在现实生活中都是有意义的。这进一步说明了合理的研究假设的重要性。

理论建构

模拟医学研究人员希望研究的许多问题被认为是理论建构。这些是根据事实、经验观察甚至其他建构而建构出的假设实体。我们假设它们存在，并进行研究，以提供支持性证据，最终帮助制订或完善完整的理论。它们的存在往往得到多种理论的支持。一些例子包括：智力、个性、情境意识和压力。在科学中，这些建构必须以一种既可观察又可测量的方式来定义。我们使用术语操作定义来描述如何测量建构[4]。

再次考虑建构"压力"。压力的一个基本定义是："人与环境之间的关系，本人觉得所处环境超过了自己所拥有的资源能承受的程度并且威胁到了自己的健康（不堪重负，身心疲惫）"（第 21 页）[12]。然而，这一定义并没有精确说明如何测量压力。我们可以根据行为、生理活动或主观印象来定义压力。表 22-1 显示了各种压力的操作性定义。

表 22-1 压力的三类操作性定义

行为的	错误数
生理的	心率（每分钟心跳次数）
主观的	状态 - 特质焦虑量表（STAI）得分

操作性定义通过准确指出如何测量变量来提高假设的具体性。在我们使用的例子中，压力水平可以用主观评分量表来衡量，如状态 - 特质焦虑量表（state-trait anxiety inventory，STAI），其中当前的焦虑水平在 20～80 分的量表上进行评分，分数越高，反映的焦虑程度越高 [19]。因此，在操作上，压力可能被定义为 STAI 的 50 分或更高。

准确的操作性定义的一个重要好处是，它们帮助研究人员避免循环推理，而循环推理是在使用定义作为解释时发生的。思考以下这个例子：

外科团队的成员沟通不畅，因为他们彼此不尊重，因为不尊重会阻碍沟通。

定义不能解释行为。解释需要准确性，而写得好的假设包含了将变量联系在一起的准确性，从而形成有意义的关系。因此，为了避免循环推理，研究人员在假设中会使用操作性定义。使用前面的例子，可以在以下假设中对沟通和尊重进行操作性定义，该假设准确地规定了如何衡量尊重和沟通。

如果外科团队的成员在尊重等级表上对同事的评价较低，那么与尊重等级较高的团队相比，他们在手术室发表的赞美性言论会更少。

操作性定义对于检验理论很重要。研究人员采用的操作性定义可能有助于或妨碍检验理论的尝试。例如，两名研究人员可能会对压力进行类似的研究，但一名研究人员选择通过犯错误的次数来衡量压力，另一名研究人员则选择主观印象来衡量压力。理想情况下，人们希望两种定义都能产生类似的结果，但这并不总是发生。参与者在两种不同的情况下可能会犯相似数量的错误，但随后报告说，一种情况被认为比另一种情况更具压力。像这样不一致的结果通常需要研究人员重新检查他们的操作性定义或基本理论本身。

实验

假设是一种陈述，可以是真的，也可以是假的，假设需要进行检验。实验代表了检验假设的实际计划和过程。一个假设表明了该理论将如何被检验，而不是具体的细节。研究论文的方法部分描述了实验的细节，以及假设是如何被正式检验的。它包括关于参与者、设置、设备、评价工具、数据收集程序以及数据分析方式等信息。方法部分应包括足够的特异性，以允许其他研究人员重复实验，并可能复现原始结果。

例如，如果我们想根据前面描述的压力理论进行实验，我们必须选择一项任务（如电除颤）来检验假设。接下来，我们必须考虑实验的设计。我们可能会比较对除颤有不同熟悉程度的参与者组，或者在同一参与者是新手时对他们进行试验，在他们获得更多经验时再次进行试验。我们还必须决定参与者（如医学生、住院医师等）。我们需要指定收集数据的条件（在模拟中心、现场或真实患者）。我们还需要描述要研究的除颤仪的品牌和型号，以及用于测量压力的评级量表。接下来，我们将描述遵循的程序，包括如何招募参与者、提供了哪些信息和介绍性培训、场景如何展开、他们何时完成评分量表以及提供了哪些情况汇报。最后，我们需要描述分析数据的统计方法。例如，如果我们选择实验设计，比较不同熟悉程度的组，我们会用独立的 t 检验分析结果。或者，我们可以寻找熟悉程度和压力等级之间的相关性。也可能存在其他可能性。最近，Cheng 及其同事[20]发表了一份清单，其中规定了医疗保健领域基于模拟的实验应报告的方法细节，我们建议研究人员参考该清单来回顾他们的实验。

示例

我们现在提供一个例子，说明从理论到假设再到实验，最终到结论的一条可能途径。最近，Turner 和他的同事进行了一项实验，以检验标准化病人（standardized patients，SP）识别学员行为线索的能力，学员可以提供定期的课程内评估或单次的诊疗后评估[21]。研究人员呼吁采用 Baddeley 和 Hitch 所描述的工作记忆理论（theory of working memory）来指导他们的方法[22]。他们认为，当两个或两个以上的任务必须：①同时执行；②使用相同的工作记忆子系统时，可能会妨碍性能。因此，如果标准化病人必须在监控受训者行为的同时进行对话，则会对工作记忆的语言部分产生更大的注意力需求，因此可能会使编码和维护工作记忆中的一些语言信息变得更加困难。此外，长时间的接触需要在工作记忆中保存更多的信息。因此，研究人员提出了以下正式假设："……因此，预期定期评价将使参与者能够在整个场景中的任何给定时间从工作记忆中的较小信息子集开始工作，这是由于更频繁地卸载了这些信息。因此，工作记忆的负担将减少，从而产生更准确的线索识别和改进的评分准确性"[21]。

在他们的实验中，研究人员让标准化病人观看 20min 的视频，并完成一份涉及语言和非语言行为的清单。一组在会面结束时完成了清单。对于另一组，视频在关键片段后暂停 3 次，这些 SP 在每个片段后完成清单。结果表明，与单一干预条件下的 SP 相比，周期性干预条件下的 SP 在所有片段中识别出更多的非语言线索，在中间段中识别出更多的关键语言线索。研究人员得出结论，他们的结果支持这样一个假设，即周期性干预的准确性更好，因为与完整的 20min 干预相比，较短时间段回忆行为减少了信息的工作记忆负担。然而，与他们的假设相反，他们也承认非语言线索的影响大于语言信息。

结语

本章的目的是强调理论对指导研究的重要性。我们讨论了理论在研究中的作用，不同类型的理论，以及如何评价这些理论。我们还讨论了假设、假设与理论的关系、假设与理论结构之间的关系，以及假设如何为进行实验奠定基础。这里所表达的观点并非详尽无遗，但可以作为一个指引，让我们理解理论在研究中的重要性以及如何从理论到假设，最后到能提供实际检验理论的实验。

了解"研究是一个过程"是很重要的。理论的发展和评价需要时间。单次检验可以为某一理论提供证据，但很少（如果有的话）提供确凿证据。一个理论和一个相关的假设可以预测一个特定的结果，如果得到了预测的结果，它就为理论提供了支持。然而，总有一种可能性，即不同的理论可以预测相同的结果。即使是一个或多个成熟的理论也可能被证伪，这是对一个理论的要求。事实上，纵观历史，指导一个科学领域的主流公认理论和定律偶尔会在模式转换中被搁置一旁[23]。例如，爱因斯坦的相对论挑战了公认的牛顿物理学理论和定律。思维模式的转变是知识自然进化的一部分，Newton-Smith 认为任何理论都会在 200年内被证伪！[24]

　　如上所述，理论的重要作用之一是组织知识和指导研究。收集不支持某一理论的证据并不一定会削弱其有用性。爱因斯坦的理论并没有使牛顿的思想无效，而是在它们存在和不相关的地方设置了界限。理论的价值在于它如何塑造我们对世界事件的认识和理解。在模拟医学体系中，理论的价值在于我们对这种独特方法的了解和理解，这种方法可以改善我们与患者以及彼此之间的互动。

参考文献

[1] BADIA P，RUNYON RP. Fundamentals of behavioral research. Reading：Addison-Wesley，1982.

[2] ROECKELEIN JE. Elsevier's dictionary of psychological theories. Amsterdam：Elsevier Science，2006.

[3] MAXWELL SE，DELANEY HD. Designing experiments and analyzing data：a model comparison perspective. 2nd ed. Mahwah：Erlbaum，2004.

[4] GRAZIANO AM，RAULIN ML. Research methods：a process of inquiry. 4th ed. Boston：Allyn and Bacon；2000.

[5] PASSER MW. Research methods：concepts and connections. New York：Worth，2014.

[6] WEINGER MB，HERNDON OW，PAULUS MP，et al. An objective methodology for task analysis and workload assessment in anesthesia providers. Anesthesiology，1994，80（1）：77-92.

[7] WARM JS. An introduction to vigilance. //WARM JS. Sustained attention in human performance. Chichester：Wiley，1984：1-14.

[8] FREUD S. The standard edition of the complete psychological works of Sigmund Freud. Volume XIX （1923–1926）The ego and the id and other works. Strachey，James，Freud，Anna，1895–1982，Rothgeb，Carrie Lee，1925-，Richards，Angela，Scientific litcrature corporation. London：Hogarth Press，1978.

[9] MILL JS. A system of logic，vol. 1. Honolulu：University Press of the Pacific，2002：1843.

[10] ERICSSON KA，KRAMPE RT，TESCH-ROMER C. The role of deliberate practice in the acquisition of expert performance. Psychol Rev，1993，100：363-406.

[11] DARIAN S. Understanding the language of science. Austin：University of Texas Press，2003.

[12] LAZARUS RS，FOLKMAN S. Stress，appraisal，and coping. New York：Springer Publishing Company，1984.

[13] CALHOUN AW，GABA DM. Live or let die：new developments in the ongoing debate over mannequin death. Simul Healthc，2017，12（5）：279-281.

[14] GOLDBERG A. Exposure to simulated mortality affects resident performance during assessment scenarios. Simul Healthc，2017，12（5）：282-288.

[15] ROBINSON KA，SALDANHA IJ，MCKOY NA. Frameworks for determining research gaps during systematic reviews. Report No.：11-EHC043-EF. Rockville：Agency for Healthcare Research and Quality （US），2011.

[16] O'SULLIVAN D，WILK S，MICHALOWSKI W，et al. Using PICO to align medical evidence with MDs decision making models. Stud Health Technol Inform，2013，192：1057.

[17] CHRISTENSEN LB，JOHNSON RB，TURNER LA. Research methods：design and analysis. 12th ed. Boston：Pearson，2014.

[18] KEPPEL G. Design and analysis：a researcher's handbook. 2nd ed. Englewood Cliffs：Prentice-Hall，1982.

[19] SPIELBERGER CD，SYDEMAN SJ. State-trait anxiety inventory and state-trait anger expression inventory//MARUISH ME. The use of psychological testing for treatment planning and outcome assessment. Hillsdale：Lawrence Erlbaum Associates，1994：292-321.

[20] CHENG A. Reporting guidelines for health care simulation research：extensions to the CONSORT and STROBE statements. Simul Healthc，2016，11（4）：238-248.

[21] TURNER TR，SCERBO MW，GLIVA-MCCONVEY G，et al. Standardized patient encounters：periodic versus postencounter evaluation of nontechnical clinical performance. Simul Healthc，2016，11（3）：174-172.

[22] BADDELEY AD，HITCH GJ. Working memory. In：Bower GH，editor. The psychology of learning and motivation：advances in research and theory. 8th ed. New York：Academic，1974：47-89.

[23] KUHN TS. The structure of scientific revolutions. Chicago：University of Chicago Press，1962.

[24] NEWTON-SMITH WH. The rationality of science. London：Routledge & Keegan Paul，1981.

第23章 定量研究设计

Karen Mangold Mark Adler

概要

各种各样的定量研究设计可用于教育学术研究。设计的复杂程度取决于可用资源和即将研究的问题。基于模拟的医学教育(simulation-based medical education,SBME)定量研究可以从观察性研究到复杂的、多组的、有/无随机化的研究。确保有足够数量的参与者参与进来,以便有足够的效能检测重要的差异是关键:大多数教育研究是效能不足的。某些设计(如掌握学习)得到越来越多的应用。

实践要点

- 观察队列设计允许研究人员报道自然实验,但没有研究人员发起干预。
- 类实验和实验设计包含干预,但不随机,并且可以推断干预的因果关系。
- 随机对照试验提供了最严格的证据,证明结果是干预的次生效应,但实施起来可能昂贵且烦琐。
- 教育研究往往效能不足。计划应考虑获得足够的参与者,以发现重要差异。

介绍

在前一章中,我们讨论了开展一个或多个研究问题。在本章中,我们将重点关注 SBME 学术成果,该学术成果依赖于离散数据采集和解释。第 9、10、11、12、13、14、15、16、17、18、19、20 章讨论以定性数据为主要信息来源的 SBME 学术研究。请注意,这是一种错误的二分法,组合方法(即混合方法)经常有效地结合使用。

SBME 定量学术研究旨在描述 Miller 金字塔结构更高层次的行为表现("shows how" or "does")。

- 一个或多个学员如何完成给定任务?
- 给定的干预(教育、质量改进)对测试前后的成绩比较有什么影响?
- 该工具(检查表、评分表)是否提供数据,使我们能够做出准确的决策?

K. Mangold · M. Adler(✉)
Feinberg School of Medicine, Department of Pediatrics(Emergency Medicine)and Medical Education, Northwestern University, Chicago, IL, USA
Ann & Robert H. Lurie Children's Hospital of Chicago, Chicago, IL, USA
e-mail: karen-mangold@northwestern.edu;kmangold@luriechildrens.org

● 学员是否符合规定的通过标准？

定量研究从一个问题开始，这个问题是一个或多个假设被检验的基础。假设是一个基础；一个精心策划的假设设置的课程。FINER 记忆法[1] 提供了一个有用的框架，用于开发一个可回答的重要问题：我的一个或多个想法是否可行？我的听众是否感兴趣？是否新颖，因为它提供了新的见解、伦理规范，并提供了可在今天应用的相关信息。在 SBME 领域，需要特别考虑伦理问题。收集数据的过程是否会使学员面临风险？学员是否担心他们的行为表现会影响学术地位？或者会影响同龄人或教师对他们的看法？

研究设计

在以下章节中，我们将参考 Shadish、Cook 和 Campbell 广泛引用的模型[2]。在他们的术语中，"O"= 观察，"X"= 干预，"R"= 随机化。

观察性研究

观察研究设计提供了关于更精简性能的重要见解。在 SBME 环境中，当研究者不能或选择不引入实验干预时，可以使用观察设计。与其他设计相比，它的一个主要优势是成本和时间投入更低。与干预设计相比，观察研究缺乏对已知或未知偏倚的对照限制了推断的强度。这些方法允许研究者描述现有的教育条件，并用于收集资源以支持正式的实验性研究。

观察设计（表 23-1）可以产生支持变量之间关联的数据，但不能确定因果关系。前瞻性队列研究允许对不受研究者控制的实践、政策或人群变化进行调查（如"自然"实验）。

表 23-1　观察设计（经 Cook 等人[2] 许可复制）

	过去	现在	未来	描述
横截面研究		O		在某一特定时间对群体进行的研究。感兴趣的结果与事件或状况的发生率有关。今天有多少学员能够完成一项特定技能？我们领域的研究人员在全国学术研究期间参加了什么样的模拟？
回顾性队列研究	O			对过去一段时间内人群行为表现的研究。在过去 5 年中，受训人员在特定模拟案例中的行为表现如何？
前瞻性队列研究			O	研究未来一段时间内的人群行为表现（不掺杂任何研究者驱动的干预）。随着医院范围内引入包含语音提示功能的新型除颤仪后，受训人员的除颤技能是否会发生变化？

类实验研究

类实验性研究是"实验性"的，因为研究者设计并对照计划干预。类设计和实验设计都有干预（X）和观察（O）。单组类实验设计没有对照组。两个（或更多）组类实验设计有对照，但没有随机化。

当调查人员出于成本、效率、及时性或伦理障碍而无法实施对照组或随机分配时，通常使用这种设计。表 23-2 总结了教育研究中通常使用的非受控类实验单组研究设计。

表 23-2 未经对照的选定单组类实验设计（经 Cook 等人[2]许可复制）

	过去	现在	未来	描述
1组，仅测试后		X	O_1	这项仅调查干预后行为表现的研究限制了推断，因为基线未知。通常在人群对该主题不熟悉时使用，因此可以认为基本技能很少或没有。多次后测试（O_1、O_2、O_-）可以使用。解决了关于单独预测试对结果影响的担忧
1组，测试前/测试后	O_1	X	O_2	常用设计。允许评价干预前后的变化。如果没有对照，其他因素可能会导致部分或全部已确定的行为表现变化。多次前后测试（O_1、O_2、O_-）可以使用
1组，测试前/测试后（非等效）	O_{1A}	X	O_{2A}	设计使用不同的前后测试。可以单独解决预测试的启动效应，但引入了对每个测试如何与所研究的结构以及彼此联系的关注
1组，重复治疗	O_1	X	O_2 O_3 X O_4	用于评价重复干预的增量行为表现变化的设计

类实验可能无法确定学员的行为表现变化是由于单独的干预，还是部分或全部受其他因素影响所造成的。如果新的模拟课程实施的时间跨度较长，那么测试后成绩的提高，可能是由于实施干预措施的结果，也可能是由于一年中实施的各种其他暴露措施的结果。如果一个人正在评价课程中未涵盖的主题，并且没有其他外部暴露，那么对混淆因素的影响可能是有限的。在这种情况下，研究者可能会辩解，所看到的变化是由于研究干预所致。然而，如果使用对照组，并且只有干预组的情况有所改善，研究人员会提出更有力的论点。

表 23-3 所示的研究结构可重新定义为对照、非随机的两组研究。

表 23-3 选择了两组非随机对照类实验设计（经 Cook 等人[2]许可复制）

	过去	现在	未来			描述
仅测试后		X	O_1			设计将干预后的行为表现与对照组进行比较
			O_2			
测试前/测试后	O_1	X	O_2			设计比较干预组和对照组测试前后的变化；常见的设计
	O_1		O_2			
等待列表对照	O_1	X	O_2	O_3	O_4	该设计增加了第二次试验前/后的内容，其中等待列表对照组接受干预。解决了有关从对照中阻止教育的问题。还提供了第一组中衰减的度量
	O_1		O_2	O_3 X	O_4	

对照的增加提高了声称干预和学员行为表现之间存在因果关系的效能。前/后测试设计是医学教育研究的支柱。研究人员试图证明干预后的行为表现发生了显著而有意义的变

化。前测确定了研究人群的重要基线得分和变异程度（通过标准偏差或四分位间距测量的离散度）。在干预后，我们希望看到更高的分数和更低的分散度。随着学员的提高，学科间的差异减少，从而导致分散度减小。大多数学员的分数都有所提高，离群值更接近群体平均值。后一个发现是干预有效性的一个重要且可能被低估的证据来源。

随机对照试验（RCT）

随机化为以下论点提供了进一步的支持：任何观察到的变化都是干预的次生效应，而不是其他效应引起的。提高因果关系论点的效能是以增加复杂性为代价的。RCT 设计通常既昂贵又费力。表 23-4 中描述了选定的 RCT 设计。

表 23-4　选择了两组随机对照检验设计（经 Cook 等人[2]许可复制）

	过去	现在	未来				描述
仅测试后	R		X	O_1				设计将试验后数据与对照组进行比较；受缺乏基线限制
				O_2				
测试前 / 测试后	R	O_1	X	O_2				设计比较干预组和对照组测试前后的变化；常见的设计
		O_1		O_2				
等待列表 对照	R	O_1	X	O_2	O_3		O_4	该设计增加了第二次试验前 / 后的内容，在第二次试验中，对照组在延迟后接受干预。解决有关对照教育的问题。还提供了第一组中衰减的度量。O_3 并非在所有实施中都使用
		O_1		O_2	O_3	X	O_4	
交叉对照	R	O_1	X_1	O_2	O_3	X_2	O_4	设计特点是采用两种干预措施，使每项研究暴露于每种干预措施中。O_3 并非在所有实施中都使用
		O_1	X_2	O_2	O_3	X_1	O_4	

前测 / 后测模型，因其自身的设计优势和研究者比较熟悉而被广泛使用。然而，对照组没有获得任何教育收益。这些对照组参与者认为研究对他们的时间价值较小，伦理委员会可能会注意到这一不足之处。缓解这种担忧的另一种方法是等待列表对照试验设计（图 23-1[3]）。

在等待列表对照设计中，研究者对所有参与者进行前测，随后对干预组进行干预，然后对所有参与者进行后测。到目前为止，这种方法反映了一种简单的前 / 后设计。为了确保所有参与者都能从培训中受益，干预组和对照组进行对换，然后对照组接受干预，而干预组不进行干预。然后两组完成最后一次（第二次）后测。试验组的预期结果将显示，第一次（前测）和第二次测试相比，干预得分有所提高，但第二次和第三次测试的得分相似。对照组（延迟组）在接受干预后，从前测到测试中（第二次）没有改善，但干预后测（第三次）得分有所提高（图 23-2）。

基于等待列表对照模拟的研究设计的一个例子可能是对员工进行为期 1 个月的程序性培训。所有员工均接受在任务训练器上演示程序的基线培训。随后一半员工接受针对该程序的培训，而另一半则没有，但继续他们本月的日常工作。该月后，再次对员工在任务训练器上演示程序的表现进行评价。这种设计允许研究人员比较后测分数，并推断该月例行接触的影响（或缺乏影响）。工作人员甚至可能会自行查阅程序，并在过渡期间进行练习。

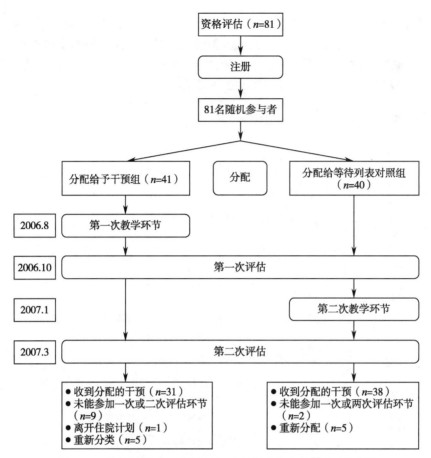

图 23-1　等待列表对照试验设计示例（经参考文献[3]许可复制）

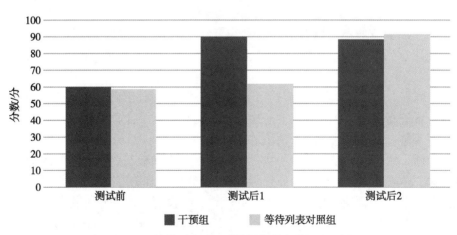

图 23-2　等待列表对照试验预期结果的假设示例

　　交叉对照研究设计是等待列表对照设计的外推。不同之处仅在于有两种由研究者发起的干预措施。本研究的一个例子是基于讲座的课程与 SBME 课程。一组接受标准课程，另一组接受新的教育干预。在第一次后测后，两组学生对换到对方的课程。通过比较测试前、测试中、测试后的分数，研究人员可以了解课程之间的比较情况。使用此模型时应小心。在回答"这两种具体干预措施的比较情况如何？""模拟比讲座好吗？"的问题时，比较两种干预措施似乎是情理之中的。然而，这会受到混杂因素的干扰。在这种广泛的方法中，媒体（模拟与讲座）和两者的内容都是不可分割的。这种对于媒体比较的假设应该避免[4]。

考虑事项和注意事项

调查人员在考虑自己的工作时，应注意关键的教育研究解释。首先考虑随机化、效能和效应量，然后简要讨论评分员培训和掌握学习模型。

随机化并不能解决或对照所有的偏倚来源，只涉及参与者产生的偏倚、选择偏倚以及参与者可能因各种原因而随时间变化的方式。表 23-5 改编自 Cook 和 Beckman[5]，提供了对有效性的广泛风险列表，包括那些未通过随机化处理的风险。

表 23-5　有效性风险（经 Cook 和 Beckman 许可复制[5]）

风险	描述	随机化声明？	对照组声明？	缓解措施
参与者特征	学员在开始时的差异	是	是	
选择偏差	以有偏差的方式分布的学员	是	是	
成长过程	学员随着时间的推移而变化（如从其他来源学习）	是	是	
既往史	"……在治疗开始和试验后之间发生的所有事件，在没有治疗的情况下可能产生观察到的结果"[2]	否	是	使用并发对照组
仪器	评级工具或评级机构表现的变化	否	是	对照组
回归均值	高表现或低表现组将趋向于平均表现[6]	否	是	避免选择基于先前／基线表现的小组分配
测试	参加预测试会影响结果：熟悉项目，促进外部学习	否	否	仅后测试
失访	参与者未完成研究：各组之间的丢失可能不相等	否	否	收集离开人员的数据；尽量避免失访
位置	学习地点或资源的群体差异	否	否	收集差异数据
参与者态度	干预组可能比对照组更有动力	否	否	盲法
实施	教师行为或学生遵守情况的变化	否	否	严格规划，收集关于实施情况与计划情况的数据

我们在研究中寻求做出推论，让我们做出准确的决定，就像我们在评价学员时所做的那样。研究效能（study power）是指在给定的群体规模、分析方法和预定的研究约束条件（如显著性水平、单侧或双侧分析）下区分群体的效能。当存在差异时（如假阴性），效能不足无法识别组间差异。教育研究者经常会面临着寻找可获得足够数量学员的挑战，特别是对于本科以上的学员。

　　学员不足会严重影响高质量的工作。Cook 和 Hatala 发现，只有不到 30% 的已发表的医学专业研究有足够的效能（80%）能够发现较大的组间差异，并且基本上没有研究（<1%）有效能检测较小的差异[7]。然而，缺乏合适的参与者并不能成为"举手"的借口，也不能仅仅为了提供更多的研究人群而根据他们的可用性来选择研究人群。一项针对二年级医学生运用超声引导下中心静脉置管培训（central line placement training）的研究，可能显示出教育上的改进。虽然这项研究可能显示出了显著的改善（因为有 100 名或更多的学员），但我们从中了解的那些实际放置中心静脉导管的操作者（住院医师、专培医师、教师）的信息极少。对于我们感兴趣的目标人群，我们需要有足够的样本（N）。

　　效应量是给予干预措施影响的量化，是一个无单位的度量，允许与其他干预措施进行比较[8]。回想一下，统计显著性并不能提供关于结果大小的信息。作者应提供重要性和重要性的衡量标准。效应量数据允许读者对报告的影响做出特定于环境的判断，以及这是否有意义。"我们的干预组显著优于对照组（$P < 0.05$），效应量为 0.8，这表明了一个有意义的变化"。

　　掌握学习（mastery learning，ML）模式[9]是一种教育方法，借鉴了传统的前测/后测单组设计。ML 模式设计包括前测，以告知基线状态并提供心理测量数据来源。学员接受干预，然后进行后测。ML 模式与其他模型不同之处在于如何使用后测数据。一个先验最低通过标准是通过严格的过程确定的（更多详细信息请参见 Yudkowsky）[10]。在初始干预时间段后不符合此标准的学员将获得进一步的时间。当所有参与者都达到标准时，干预即告完成。与其他设计不同，在其他设计中，研究的结果是评价学习的变化（例如，学员在干预后有 29% 的改善），根据定义，ML 模式的结果是 100% 符合标准。ML 模式结果指向转化结果。当一组人在体外（模拟实验室）达到熟练程度后，这是否转化为体内（临床）治疗，患者和医疗系统是否看到益处？McGaghie 将基于模拟的研究描述为一门转化科学[11]。他提醒读者，当我们在学员表现水平上寻求变化的定量证据时，我们应该考虑并寻求影响患者和社会的证据变化。

结语

　　研究往往是理想的研究设计与客观现实之间的折中。对照组和随机化也许并不总是必要的或可实现的，但在研究中包括这些特征可以提高生成数据的信效度。设计时应考虑如何招募足够的参与者，以检测重要差异。合适的研究设计对于检验你的假设和成功完成你的调查都很重要。在下一章中，我们将讨论在认真设计了一项基于模拟的研究后，可以获得什么样的结果指标和数据。

参考文献

[1] HULLEY SB，CUMMINGS SR，BROWNER WS，et al. Designing clinical research. Philadelphia：Wolters Kluwer/Lippincott Williams & Wilkins，2013.

[2] COOK TD，CAMPBELL DT，SHADISH W. Experimental and quasi-experimental designs for generalized causal inference. Boston：Houghton Mifflin，2002.

[3]　ADLER MD, TRAINOR JL, SIDDALL VJ, et al. Development and evaluation of high-fidelity simulation case scenarios for pediatric resident education. Ambul Pediatr, 2007, 7(2): 182-186. https://doi.org/10.1016/j.ambp.2006.12.005.

[4]　FRIEDMAN CP. The research we should be doing. Acad Med, 1994, 69(6): 455-457.

[5]　COOK DA, BECKMAN TJ. Reflections on experimental research in medical education. Adv Health Sci Educ Theory Pract, 2010, 15(3): 455-464.

[6]　BLAND JM, ALTMAN DG. Some examples of regression towards the mean. BMJ, 1994, 309(6957): 780.

[7]　COOK DA, HATALA R. Got power? A systematic review of sample size adequacy in health professions education research. Adv Health Sci Educ Theory Pract, 2015, 20(1): 73-83. https://doi.org/10.1007/s10459-014-9509-5.

[8]　SALKIND NJ, RASMUSSEN K. Encyclopedia of measurement and statistics. Thousand Oaks: SAGE Publications, 2007: 1136.

[9]　MCGAGHIE WC. When I say … mastery learning. Med Educ, 2015, 49(6): 558-559.

[10] YUDKOWSKY R, PARK YS, LINEBERRY M, et al. Setting mastery learning standards. Acad Med, 2015, 90(11): 1495-1500.

[11] MCGAGHIE WC. Medical education research as translational science. Sci Transl Med, 2010, 2(19). 19cm8.

第**24**章　结果测量和研究数据

Pamela Andreatta

概要

　　关于培训或教育干预对行为表现结果的影响，有两种学术性探究形式：研究和评价。虽然两者在许多实际方面相似，但每一个方面的目的都大不相同。在检验研究结果时，设计和实施对照措施的标准是不同的，并且对于研究而言，它比评价更加严格。评价检查针对特定环境中特定干预措施的结果，其结果不计划被广泛推广到其他医疗环境中。通过详细定义变量和方法对照，研究可以在多种背景下得出结论。本章将重点关注与医疗环境中的表现结果相关的教育研究。除了概括性要求外，本章中提供的信息和过程同样适用于项目评价，其中多站点数据可为 meta 分析提供实质性信息。本章包括根据感兴趣的结果变量（行为表现、临床、经济等）及其与定向干预的关系，确定要实施的研究设计类型。它还涉及识别和操作研究中感兴趣的变量；优化结果变量的测量精度；并从几个定量研究设计中进行选择，这些研究设计考察了医疗保健教育情境中感兴趣结果变量之间的关系：①类实验；②相关；③ meta 分析。为每个详细的研究设计提供了范例研究。有关详细的方法属性，如抽样、操作、统计分析等，在本书的其他地方也有论述，在这里未做深入介绍。

> **实践要点**
> - 确定调查目的，以确定评价或研究方案是否合适。
> - 确定要检查的结果（因变量）及其与其他因素（自变量）的已知和潜在关系。
> - 为所有感兴趣的变量制订并确认有效可靠的测量策略。
> - 确定通过非研究相关调查（患者安全、质量控制、经济、利用率、人员调整等）获得的现有数据或其他指标的机构和其他可用来源，以用于分析。
> - 确定最佳使用方法，以促进对自变量和因变量（或预测变量/标准变量）之间关系的科学检验。

介绍

　　有两种类型的训练调查可以检查培训或教育干预的影响：研究和评价。尽管研究和评

P. Andreatta(✉)
Uniformed Services, University of the Health Sciences, Bethesda, MD, USA

价在许多实践方面是相似的,但它们的目的却截然不同,审查研究结果所需的方法严谨性也不同于评价结果的标准。评价的目的是就特定干预、产品或过程的应用做出数据驱动的决策,这些干预、产品或过程有望在特定环境下提高表现或实践 [1, 2]。这些数据用于确定特定目标是否在环境中得到实现,而不期望它们可以转移到其他环境中或通过生成新知识来促进理解。本章将侧重于研究,通过对变量和方法论的对照的详细定义,在多个背景下得出结论 [3]。除了概括性要求外,本文描述的过程同样适用于项目评价,其中多站点数据可为 meta 分析提供实质性信息。meta 分析将在本章后面讨论。

研究干预措施对表现结果的影响的研究是医疗保健教育研究的缩影,这主要是因为所有的教学和培训计划都以特定的表现需求或差距为目标 [4]。因此,严格的教育研究必须确定和衡量反映与教学或培训相关的预期表现结果的显著变量 [5, 6]。这些变量可以嵌入到特定的学习目标中或者被确定为与学习目标有很强的关联。例如,学习目标可能规定,学员将能够使用模型或模拟器识别外周静脉通路的最佳静脉,这将与在活体患者中选择外周静脉通路的最佳静脉的能力密切相关——行为表现结果。在外周静脉通路建立后,它也可能与患者是否存在血肿密切相关——临床结果。

结果变量的类型(表现、临床、经济等)及其与定向干预的关系将在很大程度上决定实施何种类型的研究设计 [7-9]。本章首先考虑的是确定和操作研究关注变量的方法。其次,介绍了结果变量的测量灵敏度。最后,描述了用于检验感兴趣的结果变量之间关系的定量研究设计:①类实验;②相关;③ meta 分析。关于具体方法属性(抽样、操作、统计分析等)的详细信息将在本文其他部分介绍,此处不做深入介绍。

感兴趣的变量

变量是表示特定因素、属性、概念和环境的实体。对于以临床或表现结果为目标的模拟支持研究,它们可能代表着被认为会影响表现结果(临床或实践)的教学、培训或基于实践的干预。根据研究问题,变量可能被视为独立(预测)变量;因变量(标准变量);或共同变量(干预、调节、对照)。变量与研究问题相关,为了确保研究的完整性,准确描述和操作变量至关重要 [10]。例如,如果研究人员打算检查基于模拟的训练(simulation-based training, SBT)对成年患者建立静脉通路的影响(自变量),那么为接受皮内注射训练的个体收集结果数据(因变量)是没有意义的。在研究中指定感兴趣的变量可能非常具有挑战性,需要研究人员从理论和经验上充分理解表现构想 [11]。在上面的例子中,因变量是经过培训的个人在应用实践中为成年患者建立静脉通路的能力。然而,在方法和分析中,有一些重要的协变量必须测量或对照。至少研究人员需要考虑以下变量,如果不加以对照,有可能混淆研究结果:

1. 用于模拟和替代培训形式的模型、资源和教学方法。
2. 在教学前,学员在行为领域已有的任何能力和知识。
3. 学员在行为领域的培训后的能力和知识。
4. 在任一情境(模拟、替代形式)下的训练与临床情境下的应用行为表现之间的时间延迟。
5. 教学和应用实践中资源的通用性。
6. 应用实践情境中的案例难度。

　　测量变量的第一步是为其设计一个可操作的定义。上述每个变量都需要操作性定义，以便收集数据并对照与研究问题相关的潜在干预因素。操作性定义规定了研究者愿意接受的证据，以确认兴趣概念的存在和正在发生，例如教学干预带来的行为表现改善。操作性定义在表示感兴趣的变量时越直接和可测量，分析研究结果时的证据就越有说服力[10,11]。

　　为了在操作上定义变量，首先要识别感兴趣的概念，然后考虑可以为这个概念提供证据的行为指标。研究人员首先会写一份可观察到的行为清单，将其作为证据，证明感兴趣的概念或结果存在。其次是确定哪些指标最有效，哪些影响较小。尽可能精确地编写操作定义，以便确定每个变量的测量策略。对于可观察到的行为、因素或环境，通过专注于要观察的内容而忽略不相关的内容，采用直接方法将增加操作性定义的精确度。然而，感兴趣概念的证据可能无法直接观察到（如知识、同情）。与感兴趣变量密切相关的可观察指标行为有助于为分析提供推断证据。证据越是不直接，回答研究问题的推理飞跃就会越大。

　　间接证据可以通过使用多种操作性定义和仔细搜集不同类型的证据来加以支持。一个有效的策略是有多种操作性定义和多种测量变量的方法，尤其是结果变量[12]。该策略的逻辑是通过定义其他操作性定义和使用不同方法收集数据来缓解操作性定义的弱点。三角测量是从多个不同角度测量感兴趣变量的策略，可减少任何单一测量方法固有的偏差和缺陷。

　　研究人员负责消除研究中证据存在的替代解释，操作上定义与研究问题相关的所有变量是确保研究结果完整性的第一步[12,13]。对每个变量使用多个操作性定义将有助于确定如何最好地开发测量和数据收集过程。

测量

　　一旦确定了可变操作性定义，就必须制订措施来捕获数据进行分析。度量必须反映感兴趣的变量，并且足够精确，以捕获样本中的预期变量。也就是说，受感兴趣的变量影响越大，测量越可能对样本中个体之间的差异敏感，而不是受偏倚、混杂或随机误差的影响。敏感措施缓解了因随机误差而非因参与者差异而导致的措施变化程度。敏感测量涉及较少的推断，因此比不敏感测量具有更高的有效性和可靠性[14,15]。

　　衡量标准最重要的方面是，它是否允许研究人员进行必要的比较，以回答研究问题。准确地确定要测量的内容将使测量具有较好的信效度的可能性。理想情况下，研究人员将选择与待测特性直接一致的测量方法[16]。确定测量的形式和规模可能会影响使用何种测量方法，并可通过考虑以下问题来促进：①什么样的测量规模将提供回答研究问题的最佳信息？②考虑哪些措施将提高这种测量水平？在确定测量尺度时，较大的测量规模将比其他尺度提供的信息更多。其目的是从参与者那里获取广泛的分数，以确保数据中尽可能多的分数可变性，并使用敏感的测量方法避免测量产生有限分数范围的数据。支持数值或其他具体、可观察的指标，同时考虑最简单、最直接的变量测量方法，将提高可靠性和有效性。然而，并不是所有的数字都提供相同的信息！数字可以表示不同的状态（定类量尺）、增量（数字越大表示数量越多）（顺序量尺）、具体增量（表示增加的数量有多大）（定距量尺），以及具有绝对零的相等增量（等比量尺）。例如，考虑以下不同的数字表示和相关的研究问题：

　　定类量尺（nominal scale）：两组学生的能力是否存在差异？

顺序量尺（ordinal scale）：一组人比另一组人更有能力吗？

定距量尺（interval scale）：一组与另一组相比有多大的能力？

等比量尺（ratio scale）：一组的能力是另一组的三倍以上吗？

确定要使用的数字类型是确定测量值的一个重要部分。由于在分析数据时需要较少的推理，因此具有更高的有效性和可靠性，精确测量总是优于不精确测量。所有测量都可能容易受到观察者或评级者偏差、可靠性问题和测量灵敏度的影响。关键是找到一种衡量方法，在这种方法中，弱点不太可能混淆数据收集，并且最准确地反映出关注的概念或背景。选择一个尽可能无偏倚和可靠的测量，因为随机误差产生的不可靠数据的有效性有限，这使得很难获得组间统计上可靠的差异 [3, 11, 16]。为了确定分数是否会发生实际变化，在进行全面研究之前，先让一些参与者参加预实验。如果没有预实验，在研究完成后，测量误差就会成为问题，因为此时进行纠正为时已晚。

例 1（两个除颤仪的故事） [17]：一家拥有 5 000 张床位的三级护理医院和一级创伤中心正在更换除颤仪。医院管理人员选择了两种型号供考虑，这两种型号与现有的除颤仪有很大不同。管理部门已要求模拟中心确定哪种模型最容易在各级临床工作人员中准确使用。除颤仪的最佳使用要求精确的放置和设备设置，以及最短的电击传递时间，因此，模型应能直观地供临床工作人员使用，无须大量培训（手动和自动模式）。研究问题是：哪种除颤仪最适合各级临床工作人员以自动和手动模式直观、准确、及时地实施？表 24-1 给出了变量、操作性定义和相关测量。

表 24-1　除颤仪使用研究的可变操作性定义和措施

变量	操作性定义 1	操作性定义 2	操作性定义 3
临床人员级别	专业角色：医生（nom 1） 住院医师 / 实习生（nom 2） 护理（nom 3） 卫生专业人员（nom 4）	工作年限：（# 年）	自评除颤专家：评分量表（1 低，6 高）
患者体位	患者位置、方向： 最佳（rat 2） 可接受（rat 1） 次优（rat 0） 错误（rat−1）	与除颤仪距离： 最佳（int 1） 太近（int 0） 太远（int−1）	定位患者、设备的时间：（# 秒）
电极片放置	电极片位置，附着力： 最佳（rat 2） 可接受（rat 1） 次优（rat 0） 错误（rat−1）	除颤仪导线连接： 准确（rat 2） 大部分准确（rat 1） 大部分不准确（rat 0） 不准确（rat−1）	放置、连接电极片的时间：（# 秒）
设置选择，自动模式	进行设置除颤仪参数的时间：（#s）	设置选择的准确性： 准确（rat 2） 大部分准确（rat 1） 大部分不准确（rat 0） 不准确（rat−1）	完成设置选择的时间：（# 秒）

续表

变量	操作性定义 1	操作性定义 2	操作性定义 3
充电 / 放电，自动模式	安全放电： 安全（ord 1） 不安全（ord−1）	准确放电： 准确（ord 1） 不准确（ord−1）	完成放电的时间：（# 秒）
设置选择，手动模式	进行设置除颤仪参数的时间：（#s）	设置选择的准确性： 准确（rat 2） 大部分准确（rat 1） 大部分不准确（rat 0） 不准确（rat−1）	完成设置选择的时间： （# 秒）
手动模式下充电 / 放电	安全放电： 安全（ord 1） 不安全（ord−1）	准确放电： 准确（ord 1） 不准确（ord−1）	完成放电的时间：（# 秒）
设备使用的自觉性	用户错误，自动模式： （# 错误）	用户错误，手动模式： （# 错误）	员工排名方式： 评分量表（1 低，6 高）
总完成时间，自动模式	所有自动模式时间的总和：（定位、电极片、设置选择、放电）		
总完成时间，手动模式	所有手动模式时间的总和：（定位、电极片、设置选择、放电）		

类实验研究

　　真正的实验方法在教育研究中基本上是不切实际的，因为随机选择参与者并将其分配到治疗条件几乎是不可能的 [18]。因此，类实验方法是最受对照影响的教育研究形式，只要研究者对照研究过程和情境中的混杂变量，就相对容易实施。研究人员必须深刻理解外部有效性和内部有效性之间的权衡，以及如何在研究设计或分析中适应各自的局限性。类实验程序试图通过严格对照采样、过程、程序和环境元素来弥补随机化的弱点，以尽可能消除对内部有效性的风险 [19-21]。类实验研究通过确认可比组在数据收集开始时的相似程度来对照选择抽样偏差，通常使用前测。如果各组最初不相等，则统计分析和解释中的调整必须适应不相等。

　　基于类实验结果的研究不适合将未经治疗的对照组与一个或多个治疗组进行比较。这主要是因为一个真正的对照组设计是其中一组不接受干预，另一组接受培训或指导干预，逻辑上比较某物的收益（干预）与无收益（不干预）。如果一个人只教一个群体而不教另一个群体，那么当被要求应用所教的信息或展示能力时，接受指导的群体显然会远远超过没有接受指导的群体。因此，在设计多组比较时，所有组都必须接受某种形式的等效指令。旨在检验模拟支持教学相对价值的教育研究必须为对照组提供同等的学习机会，如应用环境中的传统培训。如果这两种干预措施都被记录为等效的，除每种情况下固有的兴趣的显著细节外，所获得的任何技术、过程或知识的真正价值都将是无可辩驳的和更有效的。

　　研究变量和其他因素之间也可能发生相互作用，应尽可能通过方法或统计过程加以对照。例如，如果治疗具有持久性影响，那么如果不遵守治疗之间的特定对照，则很难解释重复治疗时间序列产生的数据。类似，如果已知某个因素影响治疗或与治疗相互作用，则必须对其进行对照，以减轻其对研究结果的影响。对照潜在的混杂因素可以通过多种技术实现，包括将几个类实验设计组合成一项研究，以利用不同设计的优势并有效优化有效性。与变量的多种操作定义类似，不同的数据收集方法提高了结果的有效性。

例 2（两种 PICC 放置培训的比较[22]）：本研究的目的是比较两种指导超声引导 PICC 放置在手术环境中获得应用技能的方法：手术环境中的现场培训（$n=16$）和使用超声波兼容血管通路模型的模拟培训（$n=16$）。两组学员在研究感兴趣的领域具有同等的训练前操作表现能力，并被随机分配到其中一个训练组。专家临床医生对受试者的训练状态视而不见，对训练后的手术行为表现进行评分。研究问题是：超声引导 PICC 置管的两种培训方法，在获得临床实际应用能力方面是否相同？变量、操作性定义和相关测量如表 24-2 所示。

表 24-2　两类 PICC 放置培训的可变操作性定义和措施

变量	操作性定义
培训组	基于模拟的培训（定类） 基于操作的培训（定类）
超声的使用	操作表现评分：超声使用；6 分制（1～6 分），1=非常差，6=优秀（定距）
证明静脉可压缩性	操作表现评分：静脉 压缩；6 分制（1～6 分），1=非常差，6=优秀（定距）
静脉横向可视化	操作表现评分：静脉可视化横向；6 分制（1～6 分），1=非常差，6=优秀（定距）
静脉纵向可视化	操作表现评分：静脉可视化纵向；6 分制（1～6 分），1=非常差，6=优秀（定距）
穿刺针定位	操作表现评分：针定位；6 分制（1～6 分），1=非常差，6=优秀（定距）
引导针进入静脉腔	操作表现评分：引导针进入静脉腔；6 分制（1～6 分），1=非常差，6=优秀（定距）
导丝走向	操作表现评分：导丝走向；6 分制（1～6 分），1=非常差，6=优秀（定距）
通过导丝将针更换为导管	操作表现评分：通过导丝更换针 / 导管；6 分制（1～6 分），1=非常差，6=优秀（定距）
扩张，进导管，建立通路	操作表现评分：扩张，进导管；6 分制（1～6 分），1=非常差，6=优秀（定距）
导管位置（上腔静脉中心）	操作表现评分：置管；6 分制（1～6 分），1=非常差，6=优秀（定距）
尝试次数（静脉内放置导管）	尝试进入、放置导管的次数（最多允许 3 次）；等比

相关性研究

所有旨在测量结果变量（表现、患者、临床、机构等）与其他因素（变量、特征、干预等）之间关系的研究都面临着与任何涉及人类受试者的研究相同的挑战。进行任何形式的实验研究，均要求将受试者随机分到不同的干预组，这在伦理上也许是不可能的、有道德问题的、不可行的或者至少是不方便实施的[18]。因此，有许多因果研究问题不容易通过实验方法来检验。然而，这些问题中的许多可以通过定性或定量描述策略来解决，其中一些可以检查隐含因果关系的关系,而不直接检查因果关系。

相关性研究不像实验方法那样直接支持因果推断;而是证明变量(如干预)与指定结果之间是否存在一致的关系 [23,24]。相关性研究的目的是检验一个变量的变化在多大程度上对应于另一个变量的变化。变量之间的相关程度由变量之间的相关系数表示(相关系数取值在 −1 至 +1 之间),其中 −1 是完全逆对应,+1 是完全对应,0 是不对应。相关方法是非实验性的研究设计,检查变量之间的关系,即使它们可能不是因果关系。如果研究人员证明干预(如模拟支持的教学)与结果变量(如行为表现能力)之间没有关系,则更是如此,因为这提供了强有力的证据证明干预没有导致结果。然而,很难从变量之间的正相关性中验证正因果关系。

进行相关研究相对简单!它只需要选择一组受试者,确定感兴趣的特征(变量),测量所有受试者的这些变量,并检查变量之间的相关关系。例 3 和例 4 分别描述了简单和复杂的相关性研究。

例 3(对患者安全的态度与参加模拟团队培训的动机之间的相关性 [25]**):** 本研究的目的是检验医学生对患者安全的态度与他们参加外科急诊模拟团队培训的动机之间的关系(表 24-3)。

表 24-3　可变操作性定义和测量患者安全态度及培训动机

变量	操作性定义
对患者安全的态度	APSQ 得分:自我评价,26 项,7 分 Likert 量表(定距)
参加模拟团队培训的动机(外科急诊)	SIMS 评分:自我评价,4 项,7 分 Likert 量表(定距)

例 4(基于模拟的模拟代码程序对儿科存活率的影响 [26]**):** 本研究的目的是检验基于模拟的模拟代码程序 4 年内对儿科和新生儿存活率的纵向影响。研究问题是基于模拟的模拟代码频率与训练重点(有脉搏和无脉搏的心肺骤停)在多大程度上影响了儿科和新生儿患者的实际存活率。变量、操作性定义和相关测量如表 24-4 所示。

表 24-4　基于模拟的模拟代码研究的可变操作性定义和度量

变量	操作性定义
研究期间	年数(定距)
模拟代码频率	#模拟代码/月(等比)
模拟代码培训重点	100% 无脉 CPA(定类 0)
	100% 有脉 CPA(定类 1)
	50% 无脉 CPA,50% 有脉 CPA(定类 2)
儿科和新生儿心肺存活率	无脉 CPA 存活率(等比)
	有脉 CPA 存活率(等比)
	CPA 总存活率(等比)
受控变量	
额外培训	PALS 培训(定类)
医院病床数	#病床数(等比)

续表

变量	操作性定义
患者住院天数	#所有患者接受医疗服务的天数（等比）
人口调查 %	每天平均患者人数（等比）
APR-DRG 儿科住院总病例组合指数	计算指数（定距）
出院患者平均住院时间	#患者住院天数（等比）
NACHRI 患者要求指数	计算指标（定距）
医务人员	#照护患者的医护人员
护理人员	#照护患者的护理人员
设施和设备	#研究期间设施和设备的变化（等比）

注：#（人数）、PALS（儿科高级生命支持）、NRP（新生儿复苏计划）、APR-DRG（所有患者精确诊断相关组）、LOS（住院时间）、NACHRI（全国儿童医院和相关机构协会，2006 年制订）、CPA（心肺骤停）。

有多种统计方法可以测量变量之间关系的强度，这取决于用于捕获数据的测量。Pearson 相关系数衡量两个区间或顺序标度之间线性关系的强度。还可以确定曲线关系强度系数（eta）或在对照第三个变量（偏相关）时两个变量之间的线性关系。如果研究人员有兴趣检查两个或多个变量（预测因子）和一个特定结果变量（标准）的组合之间的关系，多重相关分析可测量这些关系的强度，并促进预测模型的开发。预测建模超出了本章的范围，但它是确定多个感兴趣变量之间的相关关系和因果关系的一种强有力的技术。

meta 分析

在解释和应用类实验和相关研究的结果时出现的许多问题是因为研究通常具有相对较少的数量以及实验发生的受限或独特的背景。相对较少受试者的研究积累了Ⅱ类错误，当存在真正的差异时，可能导致错误地确定一种治疗的负面结果。效能是指将Ⅱ类错误降至最低的可能性，并且治疗之间产生的任何差异都是准确的。教育研究结果容易因低效能而产生错误，这可能发生在小样本（少于 70 名受试者）中。为了抵消这一挑战，考虑一些关于特定主题的研究似乎是合理的，并将结果归纳为总结最有说服力的结果证据。然而，这将是严重的误导！基于孤立研究的结果得出结论类似于从孤立学员的案例研究中得出类似结论。更好的方法是实施行动研究，包括案例研究和评价报告，有助于有针对性的结果测量的 meta 分析整合[27, 28]。

meta 分析的主要贡献在于它提供了一种回顾和综合文献中定量研究的方法。至少，meta 分析部分解决了与可靠性、有限的操作定义和数据收集方法、对内部有效性的风险、不稳定性、外部有效性的过度主观性、未经检查的交互作用、准确的统计结论和结果的不适用性相关的问题。meta 分析有效地整合了若干研究的结果，这些研究使用效应量来计算实施各种教育治疗的成本效益比，并将其与效应量效益进行比较，从而提供关于治疗的实际有用性的信息。使用多种操作性定义和多种测量方法对不同研究进行分析，对于提高结论有效性具有战略意义。可靠性引起的测量误差被最小化，因为这些误差在长期内趋于平衡。随着 meta 分析中受试者总数的增加，由Ⅱ类错误导致不稳定性的可能性大大降低。最后，通过考虑可能的干扰因素作为调节变量,meta 分析有助于系统地检查对结果解释的潜在风险。因此,在任何 meta 分析中,重要的是为每项研究编写调节变量代码,以确定是否存在重要的交互作用。

　　meta 分析是一种有用的工具,可以在小样本有效的情况下收集最佳证据来回答研究问题,但是 meta 分析不是万能的。系统地评价所有研究在统计分析时感知到的弱点或差异是很重要的,特别是对于弱点导致不同结果的那些研究。综述人偏倚很容易影响从综述和整合中得出的结论的性质。与所有定量研究一样,偏倚可能导致错误结论,meta 分析没有不同。因此,在实施或解释 meta 分析时,与其他定量方法一样严格执行方法学是很重要的。meta 分析结果的报告必须包括总体意义和影响大小、相互作用、定性数据、结果与相关理论的关系、操作定义的摘要描述、数据收集过程、对内部有效性的风险,以及与 meta 分析中使用的独立变量、依赖变量、调节变量或对照变量相关的个体研究编码所涉及的任何其他信息。

参考文献

[1]　ISAAC S, MICHAEL WB. Handbook in research and evaluation. 3rd ed. San Diego: EdITS, 1995: 7-11.

[2]　VOCKELL EI, ASHER JW. Educational research. 2nd ed. Englewood Cliffs: Prentice Hall, 1995: 1-11.

[3]　SHAVELSON RJ. Statistical reasoning for the behavioral sciences. 3rd ed. Needham Heights: Allyn & Bacon, 1996: 1-40.

[4]　SHAVELSON RJ. Statistical reasoning for the behavioral sciences. 3rd ed. Needham Heights: Allyn & Bacon, 1996: 209-330.

[5]　VOCKELL EI, ASHER JW. Educational research. 2nd ed. Englewood Cliffs: Prentice Hall, 1995: 87-120.

[6]　MITCHELL M, JOLLEY J. Research design explained. 4th ed. Belmont: Wadsworth-Thompson Learning, 2001: 71-115.

[7]　VOCKELL EI, ASHER JW. Educational research. 2nd ed. Englewood Cliffs: Prentice Hall, 1995: 17-30.

[8]　ISAAC S, MICHAEL WB. Handbook in research and evaluation. 3rd ed. San Diego: EdITS, 1995: 45-103.

[9]　KRATHWOHL DR. Methods of educational & social science research: an integrated approach. 2nd ed. New York: Longman, 1998: 21-35.

[10]　VOCKELL EI, ASHER JW. Educational research. 2nd ed. Englewood Cliffs: Prentice Hall, 1995: 67-73.

[11]　POPHAM WJ. Modern educational measurement. Needham: Allyn &Bacon, 2000: 89-114.

[12]　CRESWELL JW. Research design. 3rd ed. Thousand Oaks: Sage Publication, 2009: 203-224.

[13]　VOCKELL EI, ASHER JW. Educational research. 2nd ed. Englewood Cliffs: Prentice Hall, 1995: 375-396.

[14]　KRATHWOHL DR. Methods of educational & social science research: an integrated approach. 2nd ed. New York: Longman, 1998: 421-446.

[15]　MITCHELL M, Jolley J. Research design explained. 4th ed. Belmont: Wadsworth-Thompson Learning, 2001: 120-140.

[16]　POPHAM WJ. Modern educational measurement. Needham: Allyn & Bacon, 2000: 278-303.

[17]　ANDREATTA P. Outcomes-based research: Performance transfer from simulation contexts to applied care contexts. Singapore: Asia Pacific Meeting for Simulation in Healthcare, 2016.

[18]　KRATHWOHL DR. Methods of educational & social science research: an integrated approach. 2nd ed. New York: Longman, 1998: 204-219.

[19] CRESWELL JW. Research design. 3rd ed. Thousand Oaks: Sage Publication, 2009: 145-169.

[20] VOCKELL EI, ASHER JW. Educational research. 2nd ed. Englewood Cliffs: Prentice Hall, 1995: 269-290.

[21] MITCHELL M, JOLLEY J. Research design explained. 4th ed. Belmont: Wadsworth-Thompson Learning, 2001: 383-421.

[22] ANDREATTA P, CHEN Y, MARSH M, et al. Simulation-based training improves applied clinical placement of ultrasound-guided PICCs. Support Care Cancer, 2011, 19(4): 539-543. https://doi.org/10.1007/s00520-010-0849-2.

[23] VOCKELL EI, ASHER JW. Educational research. 2nd ed. Englewood Cliffs: Prentice Hall, 1995: 291-314.

[24] MITCHELL M, JOLLEY J. Research design explained. 4th ed. Belmont: Wadsworth-Thompson Learning, 2001: 426-464.

[25] ESCHER C, CREUTZFELDT J, MEURLING L, et al. Medical students' situational motivation to participate in simulation based team training is predicted by attitudes to patient safety. BMC Med Educ, 2017, 17(1): 37. https://doi.org/10.1186/s12909-017-0876-5.

[26] ANDREATTA P, SAXTON E, THOMPSON M, et al. Simulation-based mock codes significantly correlate with improved pediatric patient cardiopulmonary arrest survival rates. Pediatr Crit Care Med, 2011, 12(1): 33-38. https://doi.org/10.1097/ PCC.0b013e3181e89270.

[27] KRATHWOHL DR. Methods of educational & social science research: an integrated approach. 2nd ed. New York: Longman, 1998: 553-565.

[28] VOCKELL EI, ASHER JW. Educational research. 2nd ed. Englewood Cliffs: Prentice Hall, 1995: 353-374.

第25章 模拟医学研究中评价工具的设计、选择和应用

John Boulet   David J. Murray

概要

模拟医学研究通常基于行为表现分数。这些分数可用于比较医疗机构群体，确定比赛教育项目的有效性，并查找临床技能的不足。在本章中，我们将概述如何开发和使用评价工具。研究人员需要选择与评价目的一致的工具。如果雇用了人力评价员，他们应该在被评价的领域拥有足够的专业知识。培训也是必要的，以确保评价人员按照预期使用评价准则。未来，技术可能有助于从各种基于模拟的评价中收集准确数据，并为其提供标准化评分。使用评价工具的模拟医学研究人员需要评价产生的分数对能力的可靠性和有效性估计是否具有代表性。如果不能保证这些分数在心理测量学上的严格性，那么它们在任何研究中的使用都会受到质疑。

实践要点

- 研究人员应寻找证据支持评价分数的可靠性和有效性。
- 评分方法的选择将取决于评价的目的和被评价的技能。
- 通过培训评价人员，并就如何使用评价工具提供适当的指导，可以最大限度地减少与评分相关的测量误差。
- 如果将总体评价分数用作结果测量标准，研究人员必须证明其公式的合理性。
- 当开发新的评分工具或修改现有工具时，研究人员应质疑他们对评价分数含义的解释对研究参与者是否合理。

引言

模拟医学研究，无论是基于机电模拟人、模拟患者（SP）、部分任务培训师还是混合模拟模型，都取决于相关内容的设计和评价行为表现的适当工具的开发[1]。评价工具，或者更重

J. Boulet(⊠)
Vice President, Research and Data Resources, Educational Commission for Foreign Graduates, Foundation for Advancement of International Medical Education and Research, Philadelphia, PA, USA
e-mail: jboulet@faimer.org; jboulet@ecfmg.org

D. J. Murray
Department of Anesthesiology, Washington University School of Medicine, St. Louis, MO, USA
e-mail: murrayd@wustl.edu

要的是，从工具中得出的分数，对于开展目前处于学术前沿的基于模拟的评价研究是必要的。下面的章节将概述在模拟医学研究中设计、选择和使用评分工具时要考虑的一些重要问题。

　　本章分为五个节。在"引言"中，我们总结了评价原则。研究人员在提出支持使用其评价的论据时应收集或参考哪些证据？在这里，我们提供了在判断评价质量或更恰当地判断所产生分数的效用时应该应用的标准的广泛概述。第 26 章 [2] 对有效性框架（包括 Kane 提出的框架）进行了更全面的概述。在"评价原则和相关有效性框架"中，我们定义了什么是分数，并讨论了适用于基于模拟的评价和研究的分数问题。我们专注于传统指标（如清单、整体性评分），强调研究人员在选择特定类型的评分工具之前应提出的问题。在"为什么得分？"我们概述了评价工具的设计或选择，重点是需要定义我们想要测量的内容，并将评分标准与被测量的一个或多个构想保持一致。我们强调，评分工具不仅仅是记录分数的一张纸或一个计算机接口。关于如何使用该工具的说明，以及评分员培训程序，也应该是整个测量包的一部分。在"分数是多少？"中，我们研究一些具体的评分问题，包括如何收集和汇总分数，是否应该进行加权，以及谁应该提供分数。我们还将考虑技术如何改变未来收集分数的问题。最后，在"设计／选择评价工具"中，我们认为解决评估分数有效性的各种风险可以导致更有意义的研究，而这些研究会产生更具有普遍性的发现。

评价原则和相关有效性框架

　　所有健康卫生专业均采用评价，通常作为认证和许可过程的一部分 [3]。目前使用的评价有多种类型，既有"for"（形成性），也有"of"学习（总结性）[4]。对于这些评价中的大多数，无论其目的如何，都需要对行为表现进行定量衡量。还可以收集定性度量（如关于行为表现、压力水平、信心等的评论），这有助于提供个人反馈，了解各种模拟参数的问题或修改教育干预措施。然而，决定评价质量主要是基于定量测量 [5]。虽然通常可以通过问卷调查从被评价者那里收集关于模拟场景真实性和适当性的书面评论，但分数仍然是大多数调查的重点。对于在模拟领域进行的许多研究而言，这些量化指标（分数）用于描述提供者的能力，测试关于个人或群体的知识、技能或能力的假设，提供反馈，或从总体上对课程进行评价。因此，分数必须相当精确，并充分代表我们试图测量的构想 [6, 7]。

　　目前已有几个框架被用来对证据进行分类和鉴定以支持评价的使用，或者更恰当地说，支持评价得出的分数。Kane 的工作在第 26 章 [2] 以及 Clauser 等人 [8] 和 Tavares 等人 [9] 的总结中进行了更详细的阐述，为评价质量提供了一个有用的框架。Kane 有效性观点的构想基于一系列支持评价分数解释的断言和假设 [10, 11]。Kane 推理链的 4 个组成部分分别为评分、概括、外推和解释／决策。评分部分包括公平（即以标准化方式）实施评价、准确评价个人以及评分规则应用一致的证据。泛化部分需要证据证明观察结果（如多项选择题、模拟场景）是从可用观察结果的"全面"中充分取样的。此外，关于泛化，有必要收集证据，以表明情景或发生的数量足够大，从而提供一个总体分数作为一个合理的可复现能力度量。在这里，我们感兴趣的问题是：评估是否产生可靠的分数和／或关于参与者或团队的决定。外推部分需要证据证明评价分数所代表的观察结果与感兴趣的构想相关。这还需要证据证明参与者或团队的分数（如评分和清单）没有受到差异源（评分员偏差、模糊的检查表项目）的过度影响,而这些差异源在为模拟场景制订构想和评分时并非有意的。论点的解释 / 决策部分包括提供支持分数解释所需理论框架的证据。例如,如果可以确定不符合但可接受的行为表现标准的个人(作为模拟练习的一部分),他们是否比未确定的人从补救计划中受益更多?同样,在采用决策规则(如通过 / 不通过)的情况下,应收集支持程序的证据以及被评价人结果分类效用的证据。

考虑到 Kane 的 4 个组成部分,有大量基于模拟的研究,许多基于从业者的评价,其中对有效性问题的关注是肯定的。研究经常涉及不同类型的从业者(如医生与护士从业者)或处于不同培训阶段的从业者(如医学生、住院医师、执业医师)的比较 [12, 13]。如果经验丰富的从业者比经验较少的从业者得分低,那么应该关注分数的效用。然而,即使经验丰富的从业者(如老年居民)的行为表现优于经验较少的从业者(如医科学生),这也可能只构成"弱"分数有效性证据。我们必须根据期望的能力(不管组间比较是否真的合适)来看待不同组之间分数(有意义的分数)差异的大小。其他研究更具体地关注测量精度 [14, 15]。如果分数不准确,如何将其用作能力指标?最后,越来越多的调查试图提供证据支持外推论点 [16]。比如测量分数所反映的能力是否如在现实世界中一样?几乎所有这些类型的有效性研究都依赖于能力测量(分数),以及用于收集它们的相关工具。因此,研究人员在开发或选择测量工具时必须谨慎对待。

为什么打分

从项目、个人和研究角度来看,分数至关重要。从课程的角度来看,分数的使用确保课程确定了行为表现预期和可实现的课程目标。此外,如果主题专家对一个或多个练习的行为表现预期达成一致,则培训更有可能包括相关内容,并达到教育目标。专家"权衡"了预期行为表现(将要获得的分数)在定向体验学习中的结果,这在医疗专业人员的高级教育中使用程序或认知技能培训时尤为重要 [17]。

从个人角度来看,评分系统确定了行动(诊断或治疗)、预期沟通和团队活动,以及专家认为必不可少的程序步骤 [18, 19]。评分系统也可以基于经证实的临床指南。如果有连续的步骤或行动被认为是有害的,则记录这些步骤或行动有助于指导反馈。准确定义和制订评分方法的过程也有助于专家识别那些最有效的行动和任务,从而制订管理策略。这些信息有助于修改评分标准并准确选择评分内容。最终,分数的可用性能够帮助我们提供可适用于参与者行为表现的反馈。为了提高成绩,有经验的学员需要根据自己的弱点提供直接反馈。有了一个好的评分系统,这些弱点可以被识别出来,并作为反馈的一部分,用于缓解行为问题。有了足够的关于这些问题的汇总信息,课程也可以根据个人或团队的需要进行调整。表 25-1 总结了分数重要性的原因。

为课程评价、量化个人能力或提供有意义的反馈而开发和使用分数,自然会导致评价研究问题。对于模拟研究,我们可能想知道一组的行为表现是否比另一组好或者确定哪些行为表现较差,以便有针对性地采取补救措施。类似地,如果我们引入模拟培训课程,我们可能希望采集数据,以表明教育干预已经产生了一些影响。为了做到这一点,我们可以在教育干预之前(如使用模拟的程序训练)测量学生,然后在教育干预之后比较他们的行为表现。更好的是,为了消除教育效果,我们可以随机让学生选择接受或不接受干预,并测量他们在两个时间点的行为表现。无论研究设计如何，至少对于定量调查而言，都需要可靠和有效的分数。

表 25-1　分数重要性的原因汇总表

分数重要的原因
分数要求教育者 / 内容专家定义对学员的期望
分数可以为个人和团体提供有关知识和技能获取的信息。它们可以用来量化学员之间的行为表现差异
分数可用于通知课程评价工作，指出课程改进的潜在领域
作为反馈的一部分提供的分数有助于激发学员的积极性
分数分析可以提供有关评价质量的信息（信度、效度）
模拟定量研究需要分数

分数是多少

考生（或参与者）在接受与评估项目（或行为表现任务）相关的构想内容检测时的反应，是其被评价的证据，而分数只是对这些证据的总结。在医疗保健领域，对于研究者而言，感兴趣的构想可能千差万别，从病史采集或告知坏消息等沟通技能到中心静脉置管或腹腔镜手术等心智活动技能。生成一个能够充分捕捉行为表现并能够区分新手和专家的分数可能是具有挑战性的。在存在临床指南或可以达成专家共识的情况下，对行为表现的期望可能会更加一致。当使用模拟来重建更复杂的事件时，可能需要不同专业人员或专家的观点来开发评分方法，以便捕获到感兴趣的行为表现。从研究的角度来看，由专家进行内容审查以确保分数能够准确反映捕获的感兴趣点是至关重要的。如果分数不具有反映感兴趣的构想的能力或者反映得不够精确，那么研究从一开始就是有缺陷的。

模拟研究中运用到许多不同类型的分数，最常见的是"分析性"（清单，关键行为）和"整体性"（整体评分量表）。虽然对某些构想而言，使用任何一种工具都可以对其进行充分评价，但通常最好选择与感兴趣的构想最为一致的测量尺度[1, 20-22]。使用清单（分析工具）[23]可以相当容易且可靠地测量某些构想或者能力。病史采集、体格检查和许多操作技能可以使用清单进行评价。虽然分析工具（如清单）可以实现客观评分（例如，当受试者被问及一个具体的问题或者实施某项体格检查时，它相对容易进行评判），但对于整体行为表现在评估中应该包含哪些分析性的分数项目，大家可能存在意见分歧（主观性）。这样，一个错误的构想也可以收集到客观准确的测量结果。例如，运用清单对医学生的病史采集能力进行评价时，他们往往一边倒地犯这样的错误，询问尽量全面，提出大量问题以最大限度地提高自己获得高分的可能性。由于在这种评分模式中，无论是提问不相关的问题还是提问顺序不合逻辑都无关紧要，只有病史采集问题的记录才是相关的，因此"霰弹枪"（shotgun）策略可能会得到更高的分数，而这并不反映病史采集技能。整体措施（评级量表）克服了许多限制。然而，医学上，整体评分通常被认为是"主观"指标，而分析评分则被认为是"客观"指标。但当构想明确且评分员训练有素时，整体评分也可能相当客观。对于沟通技能、临床决策和团队合作等方面，整体评级通常提供更可靠和有效的能力衡量标准[24]。在模拟中，可以设想许多场景,其中重要的不仅是参与者做什么,而是具体行动的顺序和时间安排。如果行动的顺序不能很容易地采集到,或者包含在分析评分标准、清单或汇总清单中,则在采集总体能力方面可能会出现不足。根据模拟场的复杂性,以及想要测量的能力或技能,通常首选采用某种形式的整体评分工具(scoring tools)。表 25-2 对分析(如清单,关键行为)和整体(如整体性评分)评分工具的优缺点进行了比较。

表 25-2　分析和整体评分工具的优缺点

分析评分工具(清单,关键行为)	
优点	缺点
可以更容易地制订评分项目,尤其是在有临床指南的情况下	难以评价复杂的技能,包括非操作技能(如沟通)
评分员的培训通常更容易完成	评分员必须注意细节,尤其是如果有许多评分项目
分数提供了一个"客观"的记录,记录了做了什么和没有做什么	难以开发能够说明行动时间和顺序的工具
根据所测量的构想,可以培训非专家进行评分	评分工具通常无法解释异常行为(通常不可能指定所有可能的有害行为)
可以对照与评分员从宽或从严相关的错误	未说明进行观察的背景(除非添加书面评论)
	每个模拟场景可能需要开发特定的评分工具
整体评分工具	
优点	缺点
依靠专家判断。学员通常更接受"专家"的评分	招聘和培训专家更加困难
评分员可以考虑整体行为表现,包括行动的时间安排和顺序	一些评分员可能不够客观,导致测量误差
评分中可以说明危险行为	要衡量的一个或多个构想可能很难定义(如专业性)数字量表和相关的行为基准可能很难构建
同一评分工具通常可用于不同的模拟站	除非明确定义优势和劣势,否则提供反馈可能会更加困难
分数可以表示一系列成就	评分标准必须非常明确和准确,以避免评分的主观性

设计 / 选择评价工具

在设计或选择评价工具时,首要考虑的是确定要测量的内容。在定义你想要测量的东西时缺乏明确性,可能会对正确解释研究结果产生负面影响。在医疗保健行业中,有许多能力框架和各种能力的相关定义[25]。然而,并非所有的研究人员都认同这些定义。更重要的是,许多能力不是通用的,它们的衡量,至少在某种程度上,将取决于情景因素,这些因素可能作为模拟练习的一部分建模,也可能不建模。例如,在危重护理情况建模的团队合作与在门诊诊所中建模的团队合作将大不相同。环境特异性,再加上对一个或多个被测量变量的定义不充分,可能会影响评价分数的有效性[26]。

要设计评价工具或选择以前使用过的工具，必须非常清楚正在测量或已经测量的内容。领导力、专业精神、情境意识、沟通技能等概念对不同的人可能有不同的含义。类似地，在一种设置中的最佳性能在另一种设置中可能是次优的。构想定义的差异通常反映在评分工具中。在模拟文献中，有许多清单和评分量表，用于教授和评价沟通技能 [27, 28]。基于清单的工具包括"介绍自我""保持目光接触""不打断他人"等项目。评分量表包括"倾听""共情""个人态度"和"融洽关系"等领域。这些评分工具的数量和内容的可变性表明，沟通技能的共同定义并不存在。这并不一定会使这些工具的使用无效。然而，它确实要求使用它们的个人明确定义他们正在测量的东西，并指定可能影响测量过程的环境因素（如设置）。表 25-3 列出了开发程序性技能评分工具所需的一般步骤。

表 25-3　开发程序性技能评分工具的步骤

1. 审查执行程序所需的过程和准备工作

2. 确定所需步骤的顺序

3. 就内容（行动）和顺序达成专家共识

4. 确定充分执行程序所需的主要进度里程碑

5. 为定义成功的每个步骤建立期望

6. 定义常见和严重故障模式

7. 开发评分工具（检查表、评分表），以记录进度里程碑和相关过程失效模式

对于已经开发的工具，仔细检查量规以确定相关行为 / 活动是否已被界定是至关重要的。以前是否使用过该工具？如果是，用于谁？了解目标考生（被测人员）是谁很重要。设计用于测量三年级医学生病史采集技能的仪器可能不适合执业医师。是否有证据支持分数的可靠性和有效性？如果是，是否有理由假设该证据适用于其他环境或人群？如果文书正在被修改（添加或删除项目、措辞变更、翻译成另一种语言），这些修改是否会改变所测量内容的性质？对这些问题的回答有助于指导关于使用现有工具还是构建新工具的选择。

关于开发新的测量工具已经有很多文章了。关于如何构建评级量表或设计其他行为表现数据收集工具的确切规范超出了本章的范围，但在其他地方有详细说明 [29]。对于经常涉及复杂性能评价的模拟研究，人们投入了大量精力开发评分工具。然而，许多研究人员，特别是那些经验较少的人，认为记分工具仅仅是具有记录性能的一张纸（或电子版）。虽然这些工具有时可能会附带基准和指南，但这些标准和指南太少了，而且不适合简单地将工具（尤其是在使用评级量表的情况下）交给某位专家，并提供简单的指导，以便对医学生、住院医生或其他感兴趣的人进行评价。培训评分员时，将引导他们构建被测量的构想，表达他们的观点（糟糕或足够好），最重要的是，定义评分标准。基准行为表现视频可以帮助这一过程。鉴于经常缺乏培训，这些评级通常被认为是"主观的"，更依赖于评级者的选择，而不是被评价人的实际能力，这并不奇怪 [30]。如果评级不能合理地反映真实能力，那么将其作为研究的一部分是值得怀疑的。

研究人员经常面临这样一个问题：是应该使用或调整"已验证"的工具，还是开发新的工具。为了告知这些选择，研究人员在将分数作为研究的一部分的同时，需要考虑他们到底在测量什么，评价谁，以及开发和验证"新"工具的潜在逻辑挑战。使用或调整现有工具

的主要问题是，任何累积的有效性证据都可能不适用。例如，如果测量工具为医学生提供了有效的分数，那么它可能仍然不适合研究生学员。同样，如果工具被改编（如翻译成不同的语言），改编可能会改变项目的含义，从而可能使累积的有效性证据无效。虽然采用现有工具可能是合适的，但研究人员需要考虑可用的有效性证据是否相关，因此分数的含义是否会在不同的评价或研究队列中保持不变。如果开发了一种新的工具，必须采取适当的步骤，以确保它可产生心理测验的稳定分数[31]。

评分问题

在使用分数时，研究者必须考虑许多重要的问题。第一，无论选择的是分析性的还是整体性的评价标准，都需要一种综合衡量标准的防御策略。通常，不同行为表现维度的评分相加，总分用于研究。虽然这一策略可能是合适的，但总分的含义可能并不清楚。第二，可能会有一些关于评分规则的争论。当使用清单时，可能存在有效的参数，用于对某些项目进行加权，使其权重大于其他项目[32]。例如，有人可能会争辩说，涉及抑郁青少年（标准化病人）的模拟场景中的病史采集任务应该包括一个衡量自杀意念考虑的项目。与其他相关的病史采集项目不同，询问意见是至关重要的，可能应该加以权衡。虽然对于权重应该是多少存在不同意见问题，但平均计算所有项目不能反映其对于临床的重要性。同样，对于模拟重症监护事件，忽略行动的时间和顺序可能会使分数无效。如果一个人忽略了时间安排和顺序，而只是简单地将清单或关键行为表现相加，那么可以想象两个人将获得完全相同的分数，但根据专家判断，他们的能力却大不相同。分数的有效性在很大程度上取决于单个项目或量表的加和方式。由于分数的有效性可能受到影响，任何基于分数分析的研究结果都可能受到质疑。

第二个问题是应该谁提供分数。对于许多研究，实际上并不需要专家来对行为表现进行评分。标准化病人（SP）是经过培训以模拟真实患者症状的非专业人员，用于为认证和许可证使用的许多模拟评价的候选人评分[33]。这些人可以接受培训，评价沟通技能，记录（通常通过清单）病史和体检技能。各种研究表明，训练有素的 SP 提供的分数（至少在这些领域）与专家提供的分数相当[34, 35]。从评价和研究的角度来看，能够雇佣非专家可以降低任何基于模拟的练习的成本。然而，衡量某些能力需要专家的判断。评价临床决策、情境意识和各种操作技能需要在感兴趣领域具有专业知识的记分员／评分员。然而，应该注意的是，聘请专家并不能放松对特定工具评价员培训的需求。

最后一个问题涉及如何获得分数。过去，模拟环境（房间、控制室）中的某个人（通常不止一个人）提供分数，而候选人／研究对象则在模拟练习中完成所需的操作。这种数据收集方法可能成本高昂，而且评分员与候选人之间的互动可能会引入测量误差。随着固定场所的模拟中心增长，以及复杂记录系统的可用性，实时评分不再是必要的。记录的性能可以在计算机上评分，通常在远程位置，使用电子数据库[36]。此外，对于某些模拟场景，患者监护仪的输出可以嵌入到记录中。摄像机角度可以改变，评分员／记分员可以倒带录音。虽然该技术可以提高评分过程的效率，但在某些能力（如沟通技能）中，数据收集方法（如现场行为表现评分、记录行为表现评分）可能会影响被测因素。例如，如果摄像机没有捕捉到一些重要的互动，非语言沟通和各种行为技能可能很难评价。

如果没有提及技术如何在这一过程中提供帮助，那么关于评分的讨论将是不完整的。关于数据收集，使用人工智能（artificial intelligence，AI）和专家系统，即使是作为质量保证措施，也可以自动完成评分过程[37, 38]。计算机视觉和谈话时间分析最终可能取代对沟通和人际交往能力的评价。配备传感器的模拟人和部分任务训练器可以提供有关运动和压力的客观数据。如果将这些数据与到专家级别的行为表现进行匹配，则可以为各种行为技能的评分提供信息。所有这些技术进步都提供了以更低的成本更有效地生成分数的可能性。虽然这肯定是有益的，但前面讨论的关于可靠性和有效性的考虑仍然适用。从研究角度来看，将技术应用于基于模拟的评分评价将为大量可行性及比较研究打开大门。

收集证据以支持评价分数的使用

有许多方法可以收集证据来支持评价分数的有效性。如前所述，Kane 的框架为探索和分类不同的验证策略提供了有用的指南。虽然验证策略的完整概述超出了本章的范围，但第 26 章介绍了指导原则[2]。那些从事基于模拟的研究的人，至少在采用定量分析的情况下，需要注意评分。如果分数不够精确，那么我们如何才能真正知道组间或组内纵向的分数比较是有意义的？如果我们没有证据支持分数的有效性，那么我们根据分数对个人或群体的能力做出的任何推断都可能有缺陷。当基于模拟的研究涉及分数时（大多数研究都会涉及分数），收集证据以支持他们的心理测量充分性是至关重要的。

结语

分数是大多数模拟研究的基本要素。它们可提供反馈、评价培训计划、比较个人群体和确定能力。它们可以通过多种方式获得，采用分析和整体框架。它们需要精确且充分地衡量感兴趣构想。这些属性是工具开发过程、提供分数的人员培训和评价管理条件的函数。更具体地说，研究人员应该熟悉评价评分工具的充分性及其生成分数所需的基本心理测量学原则。

参考文献

[1] BOULET JR, MURRAY DJ. Simulation-based assessment in anesthesiology: requirements for practical implementation. Anesthesiology, 2010, 112(4): 1041-1052.

[2] HATALA RA, COOK D. Reliability and validity//NESTEL D, HUI J, KUNKLER K, et al. Healthcare simulation research: a practical guide. Cham: Springer, 2019.

[3] HOLMBOE E, RIZZOLO MA, SACHDEVA AK, et al. Simulation-based assessment and the regulation of healthcare professionals. Simul Healthc, 2011, 6(7 SUPPL): 58-62.

[4] EPSTEIN RM. Assessment in medical education. N Engl J Med, 2007, 356(4): 387-396.

[5] BOULET JR, MCKINLEY DW, WHELAN GP, et al. Quality assurance methods for performance-based assessments. Adv Health Sci Educ, 2003, 8(1): 27-47.

[6] CIZEK GJ. Defining and distinguishing validity: interpretations of score meaning and justifications of test use. Psychol Methods, 2012, 17(1): 31-43.

[7] COOK DA，HATALA R. Validation of educational assessments：a primer for simulation and beyond. Adv Simul，2016，1（1）：31.

[8] CLAUSER BE，MARGOLIS MJ，SWANSON DB. Practical guide to the evaluation of clinical competence. //HOLMBOE ES，DURNING SJ，HAWKINS RE. Practical guide to the evaluation of clinical competence. 2nd ed. Philadelphia: Elsevier，2017：22-36.

[9] TAVARES W，BRYDGES R，MYRE P，et al. Applying Kane's validity framework to a simulation based assessment of clinical competence. Adv Health Sci Educ，2017，23（2）：1-16.

[10] KANE MT. Current concerns in validity theory. J Educ Meas，2001，38（4）：319-342.

[11] KANE MT. Validating the interpretations and uses of test scores. J Educ Meas，2013，50（1）：1-73.

[12] BLUM RH，MURET-WAGSTAFF SL，BOULET JR，et al. Simulation-based assessment to reliably identify key resident performance attributes. Anesthesiology，2018，128（4）：821-831.

[13] HENRICHS BM，AVIDAN MS，MURRAY DJ，et al. Performance of certified registered nurse anesthetists and anesthesiologists in a simulation-based skills assessment. Anesth Analg，2009，108（1）：255-262.

[14] WATKINS SC，ROBERTS DA，BOULET JR，et al. Evaluation of a simpler tool to assess nontechnical skills during simulated critical events. Simul Healthc，2017，12（2）：69-75.

[15] KREITER CD，GORDON JA，ELLIOTT ST，et al. A prelude to modeling the expert：a generalizability study of expert ratings of performance on computerized clinical simulations. Adv Health Sci Educ，1999，4（3）：261-270.

[16] MCGAGHIE WC，ISSENBERG SB，BARSUK JH，et al. A critical review of simulation-based mastery learning with translational outcomes. Med Educ，2014，48（4）：375-385.

[17] GRISWOLD-THEODORSON S，PONNURU S，DONG C，et al. Beyond the simulation laboratory：a realist synthesis review of clinical outcomes of simulation-based mastery learning. Acad Med，2015，90（11）：1553-1560.

[18] WEINGER MB，BANERJEE A，BURDEN AR，et al. Simulation-based assessment of the management of critical events by board-certified anesthesiologists. Anesthesiology，2017，127（3）：475-489.

[19] WIGGINS LL，MORRISON S，LUTZ C，et al. Using evidence-based best practices of simulation，checklists，deliberate practice，and debriefing to develop and improve a regional anesthesia training course. AANA J，2018，86（2）：119-126.

[20] BOULET JR，SWANSON DB. Psychometric challenges of using simulations for high-stakes assessment. //DUNN WF. Simulators in critical care and beyond. Des Plains：Society of Critical Care Medicine，2004：119-130.

[21] JONSSON A，SVINGBY G. The use of scoring rubrics：reliability，validity and educational consequences. Educ Res Rev，2007，2（2）：130-144.

[22] VU NV，BARROWS HS，MARCY ML，et al. Six years of comprehensive，clinical，performance-based assessment using standardized patients at the southern illinois university school of medicine. Acad Med，1992，67（1）：42-50.

[23] ILGEN JS，MA IWY，HATALA R，et al. A systematic review of validity evidence for checklists versus global rating scales in simulation-based assessment. Med Educ，2015，49（2）：161-173.

[24] BOULET JR，MCKINLEY DW. Criteria for a good assessment//MCGAGHIE WC. International best practices for evaluation in the health professions. London：Radcliffe Publishing Inc，2013：19-43.

[25] CANMEDS. The Royal College of physicians and surgeons of Canada：CanMEDS framework. [2018-07-16]. http://www.royalcollege.ca/rcsite/canmeds/canmeds-framework-e.

[26] DURNING SJ，ARTINO AR，BOULET JR，et al. The impact of selected contextual factors on experts'

clinical reasoning performance（does context impact clinical reasoning performance in experts?）. Adv Health Sci Educ, 2012, 17（1）: 65-79.

[27] SCALESE RJ, OBESO VT, ISSENBERG SB. Simulation technology for skills training and competency assessment in medical education. J Gen Intern Med, 2008, 23（1 SUPPL）: 46-49.

[28] RYAN CA, WALSHE N, GAFFNEY R, et al. Using standardized patients to assess communication skills in medical and nursing students. BMC Med Educ, 2010, 10（1）: 1-8.

[29] MCDOWELL I. Measuring health: a guide to rating scales and questionnaires. 3rd ed. New York: Oxford University Press Inc, 2006: 768.

[30] ATHEY TR, MCINTYRE RM. Effect of rater training on rater accuracy: levels-of-processing theory and social facilitation theory perspectives. J Appl Psychol, 1987, 72（4）: 567-572.

[31] CHENG A, AUERBACH M, HUNT EA, et al. Designing and conducting simulation-based research. Pediatrics, 2014, 133（6）: 1091-1101.

[32] BOULET JR, VAN ZANTEN M, DE CHAMPLAIN A, et al. Checklist content on a standardized patient assessment: an ex post facto review. Adv Health Sci Educ, 2008, 13（1）: 59-69.

[33] BOULET JR, SMEE SM, DILLON GF, et al. The use of standardized patient assessments for certification and licensure decisions. Simul Healthc, 2009, 4（1）: 35-42.

[34] BEN-DAVID MF, BOULET JR, BURDICK WP, et al. Issues of validity and reliability concerning who scores the post-encounter patient-progress note. Acad Med, 1997, 72（10 Suppl 1）: S79-81.

[35] BOULET JR, MCKINLEY DW, NORCINI JJ, et al. Assessing the comparability of standardized patient and physician evaluations of clinical skills. Adv Health Sci Educ Theory Pract, 2002, 7（2）: 85-97.

[36] BOULET JR, ERRICHETTI AM. Training and assessment with standardized patients. //RILEY RH. Manual of simulation in healthcare. 2nd ed. Oxford: Oxford University Press, 2016: 185-207.

[37] WU JT, DERNONCOURT F, GEHRMANN S, et al. Behind the scenes: a medical natural language processing project. Int J Med Inform, 2018, 112: 68-73.

[38] HODGES BD. Learning from Dorothy Vaughan: artificial intelligence and the health professions. Med Educ, 2018, 52（1）: 11-13.

第26章 信度和效度

Rose Hatala David A. Cook

概要

选用何种方法测量模拟研究结果是研究设计的一个关键要素，因为如果没有仔细地预先思考和规划，我们如何能确信我们正在测量的结果是我们想要测量的？在本章中，我们遵循第25章中介绍的概念，概述了开发和检查模拟研究中使用的结果测量有效性论证的关键要素，重点是Kane的框架。

> **实践要点**
> - 明确说明你将试图从研究数据中做出的预期决定或结论。这将指导你选择本研究的结果测量标准。
> - 使用一个框架（我们建议用Kane的框架）指导规划和检查所选结果测量的有效性证据。
> - 评价现有有效性证据，并根据需要收集新证据。
> - 最终，必须判断有效性证据是否支持结果测量的预期用途。

背景和关键概念

如第25章所述，对模拟研究结果测量标准的选择是研究设计的一个关键因素，因为如果没有仔细的预先思考和规划，我们如何能够确信我们正在测量的结果是我们想要衡量的？换句话说，我们的结果测量是否能让我们从研究中得出有意义的结论？在本章中，我们从第25章介绍的概念出发，概述了开发和检验模拟研究中使用的结果测量有效性论证的关键要素。

首先，关于一些常见且容易混淆的术语的说明。"有效性"一词有时用来指研究方法的严谨性。这一惯例在临床研究中根深蒂固，我们并不反对它，只是注意到这个词的用法可能相互冲突。模拟团体也经常提到验证模拟设备或培训活动，但我们相信，有更好、更不容易混淆的术语来指代此类研究。我们保留术语"验证"是指收集证据以评价结果指标及其

R. Hatala(✉)
Department of Medicine, St. Paul's Hospital, The University of British Columbia, Vancouver, BC, Canada

D. A. Cook
Mayo Clinic Multidisciplinary Simulation Center, Office of Applied Scholarship and Education Science, and Division of General Internal Medicine, Mayo Clinic College of Medicine and Science, Rochester, MN, USA
e-mail: cook.david33@mayo.edu

相关解释和决定。在本章中，我们重点关注有效性，因为它与支持预期使用或解释结果测量的证据有关。

最后，我们还没有提到可靠性（我们经常听到"可靠性和有效性"一起说，就像"花生酱和果酱"形影不离一样！）。利用 Kane 关于收集和评价有效性证据的框架，可靠性的经典概念是抽象推理的一部分，本章将在该推理下讨论。

为什么研究者需要关注有效性

在我们为设计一项研究进行了所有仔细的规划之后，如果选定的结果指标不能准确地测量其预期的结果，我们将无法得出有意义的结论。指导验证过程最重要的一步是从明确说明我们试图做出的决定开始。验证（和有效性）最终是指支持特定解释或使用研究数据以支持特定决策的证据。如前一章所述，在我们的研究中，我们可以选择现有的结果测量标准或创建新的衡量标准。无论哪种情况，都必须收集有效性证据，以支持将从数据中得出的解释。

验证是指收集有效性证据以评价研究结果解释的适当性的过程（即，从我们的测量结果中得出的结论是否支持我们希望做出的决定？）[1, 2]。这一定义强调了验证是一个过程，而不是一个终点，并且解释是针对手边的决策和收集它们的环境的。因此，如果我们在新的背景下（比如新的研究群体）实施先前的结果测量，那么需要收集有效性证据来支持我们在新背景下的解释。将结果测量标记为"已验证"仅意味着已在特定环境（学员群体、学习目标、教育环境）中收集证据以支持特定决策。验证过程至关重要——但这一过程对于每个结果测量都会有所不同，并且该过程的要素需要随着结果测量的每次新实施而重复。如果重新制订了结果测量，则需要更多有效性证据来支持数据解释，因为该工具之前没有有效性证据。收集有效性证据的过程可以在单独的验证研究中完成（在主要研究之前），也可以在主要研究中同时收集。同时收集有效性证据存在风险，因为如果证据表明结果测量没有测量预期结果，那么主要研究结果将是不确定的。然而，从实用主义的角度来看，在时间和金钱有限的情况下，这通常是研究人员采用的策略。

验证结果测量

如前一章所述，使用一个框架来指导所选结果测量的有效性证据的规划和检查是有帮助的。历史上，经典的验证框架关注 3 种不同类型的有效性：内容、结构和标准。然而，更现代的框架，如 Messick[3] 和 Kane[4] 所定义的框架，对有效性有着更统一的看法，即这是一个需要检验的假设。虽然有效性永远无法被证明，但可以收集证据来支持或反驳假设（有效性论证）。

Messick 框架（Messick's framework）基于收集和 / 或检查给定结果测量的 5 个有效性证据来源：内容证据（测量内容与被测量构想之间的关系）、内部结构（测量项目之间的关系）、与其他变量的关系（当前度量与其他相关或不相关度量之间的关系）、响应过程（观察到的行为表现与该行为表现记录之间的关系，如清单或整体性评分分数）以及结果（评价的影响和评价结果所作的决定）[3]。虽然将这些类别用于收集和评价有效性证据是有帮助的，但

Messick 的框架并没有提供对证据的优先级或权重的指导，这些证据可能对特定决策影响是最大的。

相反，Kane 的方法要求我们首先概述结果测量的预期用途参数（intended-use argument，IUA）。这一论点类似于研究开始前提出的研究假设，涉及我们将从数据中做出的决定或结论。了解我们希望做出的决定或结论后，我们可以概述支持这些结论所需的证据类型。收集证据后，我们返回 IUA，将经验发现与我们假设的结果进行比较，然后判断证据是否支持预期用途。这个最终判决，连同这个过程中收集到的证据，被称为有效性论证。Kane 确定了 4 种有效性证据来源，这些证据可以为 IUA 和有效性论点提供信息，被分为 4 种类型或推论，而这些类型或推论又可以将原始行为表现与基于结果测量的决策联系起来。我们首先观察记录为分数的行为（如腹腔镜手术中的手部运动、心搏骤停场景中的团队行为表现、中心静脉导管相关血流感染）（如清单、整体性评分和计算机生成的指标）。从观察一个行为到得到一个分数，且这个分数被认为是原始行为表现的准确反映，我们称之为得分推断。综合多个观察结果的得分，得出一个总体测试分数，我们假设该分数完全代表了研究环境中所有可能条件下该任务的行为表现；我们称之为泛化推理。假设研究环境中的行为表现反映了现实世界中的行为表现（外推推理），而这反过来又被假设为根据研究意图做出有意义决策的基础（暗示 / 决策推理）。总结：行为表现产生分数；多个分数产生一个测试分数；考试分数被认为反映了现实生活中的行为表现；这个假设是用来做决定的。收集与研究背景和目的相关的每个推论下的证据的过程称为验证 [2, 4]。

在本章的其余部分中，我们选择了一个定量结果测量的示例来说明验证中的关键概念。然而，如果我们选择了定性的衡量标准，我们概述的过程将是类似的。当使用定性方法时，我们的数据会变成文字而不是数字，但验证过程保持不变。感兴趣的读者可以在以下出版物中了解更多信息 [5]。

一种实用的验证方法

现在，我们将描述一种包含 8 个步骤的验证方法，并使用一项假设的定量研究来说明这种方法，在该研究中，我们将评价医学生的缝合技能。让我们设想一下，我们正在设计一项研究，以解决以下问题：使用低仿真度模拟器进行分块缝合与间隔缝合是否会在医学生的外科住院轮转期间为他们培养更好的缝合技能。预期的决定是，是否允许学生在手术室（或在高年资住院医师的直接监督下）给患者进行缝合。在教育干预后，我们计划评价 4 个缝合站的学员，每个缝合站呈现不同的缝合挑战（不同的缝合线、器械和手术视野）。一位资深同事建议我们考虑使用客观结构化临床技能评估（Objective Structured Assessment of Technical Skills，OSATS）作为我们的结果测量标准 [6]，在该评估中，经过培训的评估员填写一份清单，并对每位学员在每一考核站的缝合技能进行整体性评分 [7]。我们的同事指出，"这一工具已经得到了很好的验证"。

虽然我们尊重我们的同事，但我们知道验证是一个过程，"充分验证"并不能表明有效性证据是否适合或足以支持将 OSATS 用于我们的研究目的。此外，我们仍然不确定在我们的研究过程中，理想情况下可以收集哪些额外的有效性证据。在本节中，我们将介绍表 26-1 中概述的步骤，该表为我们选定的结果测量 [1] 的验证过程提供了一种实用方法。

表 26-1 验证研究结果测量的实用方法(来自[1])

1. 定义构想和提出解释

2. 明确你的数据需要解决的预期决策或结论

3. 定义解释使用论点,并优先考虑所需的有效性证据

4. 确定候选结果指标和 / 或创建 / 调整新工具

5. 评价现有证据,并根据需要收集新证据

6. 跟踪实际问题,包括成本

7. 制订 / 综合与解释使用论证相关的有效性论证

8. 做出判断,证据是否支持预期用途

第一步:定义构想和提出解释。

第一步是明确阐明我们打算通过研究干预获得的结果:知识、技能、行为或患者效果。我们的结果测量必须评价研究干预的目标。

这一步骤还强调了替代结果的问题。虽然我们基于模拟教育干预的最终目标是更好的患者照护结果,但在大多数研究中测量患者结果是不可行的。因此,我们通常必须选择直接或间接反映预期患者结果的替代结果指标。如果存在有效性证据支持我们的替代结果和真实患者结果之间的联系(通常是外推和 / 或暗示推断下的有效性证据),这将进一步加强我们结果测量的有效性论证[8]。

在我们的研究中,我们对缝合技巧感兴趣。由于 OSATS 旨在评价各种手术技能,因此它可能是一个很好的选择工具。虽然测量与患者相关的行为是最理想的,但在本研究中,我们将对测量技能的有效性感到满意。

第二步:明确说明预期的决定 / 结论。

验证过程中最关键的步骤之一是清晰地描述我们最终希望从研究中得出的结论。我们需要一份用结果测量支撑的清晰的结论声明,它将构成验证过程中所有后续步骤的框架。没有这一点,我们将无法形成一个连贯的有效性论证过程。

在我们的研究中,我们希望得出关于参与者缝合技巧的结论,以及他们在实习轮转期间是否能够在监督下能够安全缝合真实患者。

第三步:定义解释使用论点,并优先考虑所需的有效性证据。

一旦我们概述了我们希望从研究中得出的决定或结论,我们需要概述这些决定背后的假设,以确定我们需要收集哪些有效性证据。我们再怎么强调这项前期工作的重要性也不足以创建解释 - 使用论点[4]。制订 IUA 类似于为研究制订研究假设,并概述检验该假设所需的证据类型。一旦我们进行了研究并掌握了有效性证据,然后检查证据如何以及为什么支持或反驳我们的 IUA 形成了我们结果测量的有效性论证。

甚至在我们收集或审查第一条有效性证据之前,我们就可以概述我们希望在 Kane 框架中的每个推论下找到的证据:

(a)评分(更多详细信息请参见第 25 章):行为表现观察结果正确转化为一致的数字评分。理想情况下,证据将表明清单项目与缝合性能相关,并且评分员了解如何使用该工具。

(b)概括:研究环境中的分数完全准确地代表了任务(即,在患者、环境或其他条件的所有期望变化范围内)。归纳推理强调了两个主要问题:抽样[1](我们是否对足够数量的任

务和各种条件下的缝合场景进行了充分抽样？）和可靠性 [2]（测试结果是否可重复？）。许多传统的心理测量学分析，如评分员之间信度和泛化研究（即 G- 研究）支持泛化推理。除了 OSATS 评分的再现性外，证据最好能证明抽样是充分的。

（c）外推：研究环境中的分数与现实世界的行为表现相关。真实世界行为表现的衡量标准可能包括在对真实患者进行手术期间评价的整体评分、经验的衡量标准，如手术日志或训练年份、患者不良事件或轮转结束评分。与在测试环境中获得的其他测量值的关联也可以支持这一推断（论点是，如果两个独立的测量值如预期的那样相关，则将支持但不确认它们正在测量预期的现实世界的结果）。这一推论下的证据将理想地检验多种其他措施与 OSATS 之间的关联。

（d）影响：基于结果评价的决策和行动预期产生有利影响，而负面影响最小。这些结论或决定可能与特定模拟方法或基于模拟的干预对个体医疗保健提供者、其机构或更直接对患者自身的有效性有关。前景化的结论或决定可以指导验证过程 [9]。

这一推论下的证据将理想地证明，学生在评价后感觉准备得更好，与学生错误相关的手术室缝合并发症减少，并且在接受额外培训之后，学生才能在手术室进行缝合，他们认为这段额外培训所花的时间是非常值得的。

第四步：确定候选结果指标和 / 或创建 / 调整新工具。

任何一项研究都不可能收集到所有这些有效性证据，尤其是当分数验证只是更大研究的一个组成部分时。我们建议，不要完全从头开始，而要仔细查看前面描述的评价，这些评价衡量的是相同或相似的构想（知识、技能）。如果现有的评价不是很好，研究人员可以改进它。如果找不到任何东西来测量所讨论的精确任务，研究人员可以从设计用于测量相关任务或使用类似方法对不同任务的测量中学到很多东西。

在我们的案例中，我们查阅文献，以检查有哪些结果测量标准可用，以及已有哪些证据支持其使用。在我们的资深同事的指导下，我们发现了两个与使用 OSATS（清单和全球评级）进行操作技能评价相关的系统评价 [7, 10]。此外，原始 OSATS 站的一些程序（如腹壁闭合、出血控制）包括与缝合相关的特定清单项目，这些清单项目将直接适用于我们当前的研究 [6]。

第五步：评价现有证据并根据需要收集新证据。

在这一步中，我们审查和评价现有的结果测量有效性证据，将其与 IUA 进行比较，以确定我们需要收集哪些新证据，然后收集这些证据。

（a）预期用途：回顾文献，我们了解到，OSATS 最初是为提供特定操作技能的反馈而开发的，但后来被用于晋升决策 [7]。我们使用 OSATS 来确定学生是否有能力在实验室或在直接监督下尝试缝合，这与我们的预期用途是符合的。我们进一步认识到，OSATS 应该推动向学生提供哪些缝合技巧需要改进的反馈，并决定将与参与者分享检查表评分作为我们研究设计的一部分。

（b）得分：根据评分推断，我们了解到清单和整体评分都有有效性证据支持其使用（即，它们都适当地将观察到的行为表现转化为数字分数），但这需要对每个特定任务和环境创建清单并重新严格评价。相比之下，整体性评分量表可以在特定技能之间转移 [7, 10]。我们还发现，大多数研究没有注意使用清单和整体评分的评分员培训，因此该领域没有足够的有效性证据支持评分推断 [7]。因此，我们决定让所有评分员参与多方面的评分员培训干预活动 [11]。

（c）泛化：在泛化推理下，我们发现一些研究，包括原始 OSATS 报告，有意在任务和条件之间取样。这似乎大大加强了支持 OSATS 的有效性论点。这与许多模拟研究形成对比，其中"情景"在研究期间仅应用 1 次或 2 次，因此采样非常有限。

概括的另一个方面是分数的再现性或信度。信度成为一个令人困惑的话题，可能是由于不同类型信度的数量，包括内部一致性、评分员间、培训站间、测试 - 复测和平行形式信度。但是所有这些都可以通过关注再现性的概念来简化：如果再次重复观察，我们会得出相同的结论吗？重要的是，每当我们重复观察时，至少有一个或多个测试条件发生了变化，不同的"类型"信度只是将名称附加到可能发生变化的内容上。如果观察结果是多项选择题测试中的不同项目，我们称之为内部一致性信度（或同义词，项目间信度）。如果观察结果由两个不同的评分员评分，我们就称之为评分员间的信度。如果除了时间上的失误，整个测试都是相同的，那么我们称之为复测信度。

对于 OSATS，我们发现许多研究已经收集了关于评分员间信度的证据（表明其总体上是可以接受的，且全球评级高于清单），少数研究还检查了内部一致性、培训站间和项目间信度 [7]。我们计划在评分员培训期间测量评分员之间的信度，如果可以接受，在研究期间使用单一评分员。尽管我们打算在研究中使用的 4 个 OSATS 站似乎太少，无法进行足够的采样，但很高兴我们在医学生经常接触的环境中进行了采样。

（d）外推：根据外推推断，在基于模拟的研究中收集的最常见的有效性证据类型是专家 - 新手差异 [12]。然而，与我们感兴趣的构想无关的结果测量在专家和新手中存在差异可能有多种原因 [13]。虽然没有发现专家 - 新手差异将表明该结果测量的有效性论证存在严重限制，但专家 - 新手差异的存在对整体论证的贡献甚微。

幸运的是，对于 OSATS，在专家 - 新手差异之外的外推推断下，有一个合理的证据体 [7]。先前的研究表明，训练后 OSATS 分数有所提高，这表明我们研究中的 OSATS 分数能够反映两种训练方法之间的行为表现差异。更多的研究已经证明了 OSATS 与其他操作技能测量的相关性。在我们的缝合研究中，我们将通过收集学生完成的手术操作行为表现日志作为其住院医师轮转的一部分，并将 OSATS 的行为表现与其临床行为表现分数相关联，进一步扩大这一证据基础。

（e）意义：支持（或反驳）暗示推断的证据可以说是最重要的有效性证据，但通常也是最难收集的证据。根据我们的经验，在回顾了模拟和其他卫生专业教育领域中使用的多种结果指标后，几乎从未收集到这一证据 [2, 7, 14, 15]。然而，如果我们不能提供证据证明根据我们的结果测量做出的决定具有总体有利的效果，我们的有效性论证将缺乏与临床实践最相关的证据。

关于我们的缝合研究，我们惊讶地发现，没有研究检查 OSATS 对学员、培训计划或患者的影响 [7]。虽然这将为我们的研究增加大量工作，但我们决定收集与意义推断相关的数据。为此，我们将与我们的定性研究同事合作，对参与者进行退出访谈，有目的地从完成研究并继续在手术室缝合的参与者以及在实际临床实践之前需要额外培训的参与者中进行抽样。我们的问题将集中于评价对他们学习的感知影响，评价得出的决定是否正确，以及他们是否做好了在手术室缝合的准备。

第六步：跟踪包括成本在内的实际问题。

传统上，教育研究忽略了与干预或评价实施相关的成本和其他实际问题，但这些信息对于其他试图决定是否改变其教育实践的人来说是非常宝贵的。例如，我们可能会发现，虽然 OSATS 是支持我们有效性论证的结果测量标准，但成本和可行性问题将使未来的研究人员难以大规模实施。跟踪这些和其他与结果测量的制订、实施和解释相关的实际问题将有助于其他研究人员。

第七步：制订/总结与解释使用论证相关的有效性论证。

在制订了 IUA 并决定了我们打算收集哪些新证据之后，我们准备开始我们的研究。当研究完成，我们的数据到手时，我们需要检查我们根据 Kane 的每一个推论收集的有效性证据。我们将确定我们能够收集到什么证据，判断证据是否支持或反驳所提出推论的有效性，并将这些发现与我们在步骤 3 中提出的 IUA 进行对比。这个对收集到的数据进行布局和检查的过程构成了我们结果测量的有效性论证。

第八步：做出判断：证据是否支持预期用途？

最终，我们需要判断证据是否支持或反驳我们的有效性论点。如果我们决定 OSATS 分数没有得到很好的支持，这将使我们整个研究的结果受到质疑；因此，我们必须尽可能提前确认证据！在撰写研究报告以备发表时，我们将特别在方法部分概述我们的先验解释使用的论证，在结果部分展示收集的有效性证据，在讨论部分，我们为读者总结了有效性论证是否得到支持或反驳，以及在未来的研究中需要什么样的证据。或者，尤其是在有效性证据的增量贡献相对于先前存在的证据和/或研究的总体目标而言较小的情况下，我们在方法中呈现所有这些信息（IUA、证据和综合）也可以是合理的。

验证的实际问题

在我们作为一些著名医学教育和模拟杂志的助理编辑的经验中，我们发现研究人员通常使用缺乏足够支持有效性证据的测量结果指标。研究人员往往似乎收集到了唾手可得的结果（有效性证据很容易采集，就像专家与新手之间的差异，但不能为研究所需的数据解释提供最有力的支持）或者完全忽略验证过程。这不仅给未来的研究者留下了关于这些结果测量的不完整的有效性证据，而且也给研究结果的解释带来了疑问（因为我们如何才能确信结果测量了它打算测量的东西？）。

有许多基于模拟的结果测量方法适用于大多数研究兴趣，很少有研究需要新的结果测量方法。如果我们调整现有工具，并为我们的研究目的收集相关的有效性证据，我们将在加强我们结果测量的质量这一领域共同努力。作者 2011 年的一项研究发现，417 项研究检验了基于模拟的结果测量的有效性证据，但在 5 项或更多的研究中，只有 11 项结果测量得到了检验[14]。也就是说，还可能有很多有效性有限的结果指标在支持他们的解释！

基于模拟的研究中的另一个常见缺点是，研究人员收集有效性证据，但不使用有效性框架对其进行组织或解释。这迫使读者自己制订一个有效性论证，并检查研究中反对该论证的证据。大多数读者缺乏做出这种判断所需的时间或技能。作为研究人员，我们有责任前瞻性地为自己（最终是我们的读者）概述我们希望使用的研究数据和支持这些决定所需的有效性证据做出的结论或决定。然后，收集、整理和解释这些证据的任务就落在了我们的肩上。

结语

在本章中，我们重点介绍了我们研究中使用的结果指标验证过程的实用方法。我们要强调 3 个关键点。第一，验证是一个过程，而不是结果，必须在每次使用结果测量时重新考虑。第二，概括出我们的结果测量所要支持的决定或结论是这个过程中至关重要的一步；所有后续步骤取决于此结论。第三，尽管困难重重，模拟研究人员必须收集和检查证据，以便从经验上证明决策或结论对学员、体系和患者的影响。

参考文献

[1] COOK DA, HATALA R. Validation of educational assessments: a primer for simulation and beyond. Adv Simul, 2016, 1: 31. https://doi.org/10.1186/s41077-016-0033-y.

[2] COOK DA, BRYDGES R, GINSBURG S, et al. A contemporary approach to validity arguments: a practical guide to Kane's framework. Med Educ, 2015, 49(6): 560-575. https://doi.org/10.1111/medu.12678.

[3] MESSICK S. Validity. In: Linn RL, editor. Educational measurement. 3rd ed. New York: American Council on Education and Macmillan, 1989: 13-104.

[4] KANE MT. Validating the interpretations and uses of test scores. J Educ Meas, 2013, 50(1): 1-73.

[5] COOK DA, KUPER A, HATALA R, et al. When assessment data are words: validity evidence for qualitative educational assessments. Acad Med, 2016, 91(10): 1359-1369. https://doi.org/10.1097/ACM.0000000000001175.

[6] MARTIN JA, REGEHR G, REZNICK R, et al. Objective structured assessment of technical skill(OSATS) for surgical residents. Br J Surg, 1997, 84(2): 273-178.

[7] HATALA R, COOK DA, BRYDGES R, et al. Constructing a validity argument for the Objective Structured Assessment of Technical Skills(OSATS): a systematic review of validity evidence. Adv Health Sci Educ, 2015, 20(5): 1149-1175. https://doi.org/10.1007/s10459-015-9593-1.

[8] BRYDGES R, HATALA R, ZENDEJAS B, et al. Linking simulation-based educational assessments and patient-related outcomes. Acad Med, 2015, 90(2): 246-256. https://doi.org/10.1097/ACM.0000000000000549.

[9] ST-ONGE C, YOUNG M, EVA KW, et al. Validity: one word with a plurality of meanings. Adv Health Sci Educ, 2016, 22(4): 853-867. https://doi.org/10.1007/s10459-016-9716-3.

[10] ILGEN JS, MA IWY, HATALA R, et al. A systematic review of validity evidence for checklists versus global rating scales in simulation-based assessment. Med Educ, 2015, 49(2): 161-173. https://doi.org/10.1111/medu.12621.

[11] HOLMBOE ES, HAWKINS RE, HUOT SJ. Effects of training in direct observation of medical residents' clinical competence: a randomized trial. Ann Intern Med, 2004, 140(11): 874-881.

[12] COOK DA, ZENDEJAS B, HAMSTRA SJ, et al. What counts as validity evidence? Examples and prevalence in a systematic review of simulation-based assessment. Adv Health Sci Educ Theory Pract, 2014, 19(2): 233-250.

[13] COOK DA. Much ado about differences: why expert-novice comparisons add little to the validity argument. Adv Health Sci Educ, 2015, 20(3): 829-834. https://doi.org/10.1007/s10459-014-9551-3.

[14] COOK DA, BRYDGES R, ZENDEJAS B, et al. Technology-enhanced simulation to assess health professionals: a systematic review of validity evidence, research methods, and reporting quality. Acad Med, 2013, 88(6): 872-883. https://doi. org/10.1097/ACM.0b013e31828ffdcf.

[15] HATALA R, SAWATSKY AP, DUDEK N, et al. Using In-Training Evaluation Report(ITER)qualitative comments to assess medical students and residents: a systematic review. Acad Med, 2017, 92(6): 868-879. https://doi.org/10.1097/ACM.0000000000001506.

第27章 统计分析：通过合作与批判性思维获得洞察力

Matthew Lineberry　David A. Cook

概要

　　研究中，统计分析是从定量数据中得出重要见解的关键。虽然统计的技术方面似乎令人望而生畏，专家咨询也是明智之举，但我们不建议将分析视为在收集数据后"交给"统计学家的任务。相反，从研究概念化的早期开始，最好与广泛的研究团队密切合作完成分析。本章概述了统计学的基本概念，目的是使非统计学家熟悉关键术语和概念。我们还分享了进行分析和撰写调查结果的技巧和窍门。我们希望，那些认为自己在统计上"受到挑战"的读者会明白，他们对分析的批判性思维对于进行充分和深入的研究是必不可少的，提供对内容的基本理解和以团队为中心的方法。

实践要点

- 统计分析是我们的理论和实践在研究工作后如何变化的关键部分。
- 统计分析最好作为所有研究人员早期和持续团队工作的一部分进行，而不是作为一项任务"交"给更广泛的研究项目脱节的统计学家。
- 理解基本概念和术语有助于非统计学家对研究团队如何最好地分析数据进行批判性思考。

介绍

　　"统计学"一词引起许多教育工作者和学者的焦虑和困惑。如果你是这群人中的一员，请深呼吸；这一章是专为你写的。我们的目标是重新定义这一主题，或许可以缓解这种焦虑和困惑！在本章中，我们首先考虑我们为什么进行分析，以及与谁、何时进行。我们还就如何理解你的数据在基本统计概念方面的含义提供了指导。最后，关于如何以合理有效的方式进行和报告分析，我们将讨论一些技巧和心得。

M. Lineberry(✉)
Zamierowski Institute for Experiential Learning, University of Kansas Medical Center and Health System, Kansas City, KS, USA
e-mail: mlineberry@kumc.edu

D. A. Cook
Mayo Clinic Multidisciplinary Simulation Center, Office of Applied Scholarship and Education Science, and Division of General Internal Medicine, Mayo Clinic College of Medicine and Science, Rochester, MN, USA
e-mail: cook.david33@mayo.edu

为什么要分析

"新的见解"是研究工作的首要追求。新的见解首先要提出一个好的研究问题，然后是稳健的研究设计、严格的数据收集和合理的数据解释。有时，新的见解会强化和完善当前的教育理念或方法。在其他时候，新的见解将挑战先入为主的观念，指出我们可以改进理论和工作的创新方法。数据分析（包括但不限于统计分析）只是一种有洞察力和合乎情理的解释手段，可以帮助我们决定数据应该如何改变我们的思想和实践。

然而，在分析阶段，研究团队往往追求"新的见解"以外的东西，转而避免令人担忧的阴性结果。第一，人们可能担心打破统计"规则"，这似乎是无限的、不可理解的。第二，团队经常问一些研究问题，在这些问题中，他们对结果的方向有着情感上的利害关系，因此研究的目的主要是为了证明作者开发的教育方法的合理性[1]。第三，即使研究团队对任何方向的结果持开放态度，也可能会担心，如果没有令人感兴趣的统计模式，该研究可能很难发表[2]。一些关于避免错误的担忧是合适的，但不是当它出现阴性结果时，也不是当它有可能使研究团队产生偏倚时。例如，当他们不愿意公布那些不能证实先前看法的数据时。

与谁以及何时分析

克服这些恐惧的一种方法是放弃任何个人都应该独自进行分析的观念。首先，经验丰富的科学家将以不同的方式处理同一数据集，并可能得出不同的结论；团队方法有助于考虑多种备选方案[3]。此外，分析选择有时反映了研究人员的偏倚[4]，透明度和与不同思考者的合作对于减少个人的偏倚非常有用。此外，对于教育学者来说，生物统计学家似乎拥有全面的统计专业知识，但实际上统计中也有"专业"，就像医学一样。例如，大多数生物统计学培训项目（biostatistics training programs）几乎不包括心理测量学方面的培训（测量和分析心理结构的统计科学，如行为技能或跨专业态度，即基于模拟的教育研究中的感兴趣构想）。团队方法汇集了各种专业知识。

因此，开始分析的一个很好的方法是组建一个分析团队，其中包含具有不同专业知识（统计和其他），拥有不同视角且善于思考的团队成员。虽然最精通统计的成员可能会进行分析，但他们也应该解释他们在做什么，以便每个人都理解所涉及的概念。团队中的每个人都应该感到有能力提出问题并探索替代方案。如果你不能招募经过培训的统计专家加入团队，考虑招募一个渴望学习和发展新技能的统计实习生。那些缺乏统计专业知识的人（通常包括首席教育学者）可以通过学习和应用本章概述的概念和原则，准备成为团队合作中有效和重要的合作伙伴。

开始收集数据之前，针对分析的早期团队思考，可以为设计修改提供指导。因此，一旦你对研究问题和预期数据收集有了初步认识，就可以立即组建团队。例如，如果你只能对10 名住院医生进行你打算评估的模拟体验，而这个样本量只有 4% 的概率会对你的研究问题给出可解释的答案，那研究团队就必须及早意识到这是一个问题，并考虑可替代的研究问题。

分析内容：理解统计基础

在这里，我们将快速地介绍一些基本概念，这些概念可以帮助你作为合作者开始统计分析。你可以通过研读有关统计学的几个初级读本中的任何一本，比如《PDQ 统计学》[5] 或《基本生物统计学》[6]，来深入研究。

变量：分析的"原材料"

变量是人的属性、时间的瞬间或其他测量对象，你可以收集这些对象的数据，如"年龄（以年计）"或"考试分数"。变量在研究中扮演着不同的角色，这取决于你的研究问题和假设。

- 因变量或"结果"，是一种你期望可能改变或变化的感兴趣属性，并希望了解其变化方式和原因。"30d 死亡率"就是一个例子。
- 自变量，是指你怀疑导致或与因变量变化相关的变量。自变量有时也称为"因子"或"预测因子"。有时，研究人员操纵自变量，比如将参与者分配到几个实验条件之一。然而，自变量并不总是需要被操纵的。例如，你不能指定人们有特定的手部大小，但你仍然可以观察手部大小（一个自变量）来预测手术行为表现。
- 有时，一个感兴趣的变量是描述性的，而你并不关注它是否受到另一个变量的影响。相反，你只是对它所需要的值感兴趣。人口统计学变量通常属于这一类，如果你只是用它们来描述样本，而没有将它们与你的主要独立变量或因变量联系起来。

每个变量由两个或多个级别组成。变量"学员惯用手"可能有"右撇子""左撇子"和"左右手"的级别；变量"培训干预"可能有"高反馈"和"低反馈"两个级别；"知识测试分数"可能有 0～100 级。

量表

对于每个变量，测量范围是该变量可以具有的一组允许值以及每个值的含义。设计不同的统计分析来处理具有特定尺度的数据。

- 定类变量的值没有定量意义。例如，"颜色"是一个变量，但"红色"的颜色不是"绿色"的两倍。
- 定序变量的值具有大小递增或递减的顺序，但有关值之间间隔的信息有限。例如，一场比赛的顺序结果将表明谁获得了第一、第二和第三名，但不会表明三人是否都在 1s 之内完成或者第二名选手是否落后于第一名 3s。
- 定距变量有顺序，值之间的区间都相等。例如，在精心设计的多项选择测试中，65% 和 66% 之间的差异与 66% 和 67% 之间的差异相似。将这些分数视为区间数据是合理的。
- 定比变量是区间数据，其零点实际上意味着"没有属性"，因此不仅仅是刻度上的一个简单点。对温度而言，摄氏零度并不意味着"没有温度"，所以它是一个定距数据；但是绝对零度意味着"没有热运动"，所以它是一个定比数据。

顺便说一下，定类变量和定序变量都被称为离散变量，这意味着水平不能被细分。例如，跑步者可以获得第一名或第二名，但不能获得 1.25 名。定距和定比数据称为连续数据，可以根据测量的精度设置小数点。数字通常用来表示定类变量或定序变量，但这些仅仅是占位符，不应该被解读为暗示数量的多少。

描述变量的形状

如果使用"高度"等变量测量一组对象（或人），则会得到数据频率分布。这表示沿变量比例绘制图形时这些对象值的打印方式。例如，你可能已经知道了"正态"分布：一个钟形分布，中间有一个大的"驼峰"，中间有一个经常观察到的值，"两边"的频率越来越低（图 27-1）。

一些关键值有助于简洁地描述分布的形状。

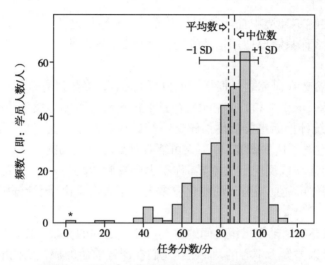

图 27-1　学员在一个变量上的分数频率分布示例

注释：SD = 标准偏差。这些分数显示了一个正态分布，也就是说，一个有点对称的钟形。存在小幅度的负偏差，少数学员得分很低，相对于其他观察值，他们可能被视为异常值。因此，相对于最常观察到的分数、中位数，尤其是平均值被"拉"到左边。垂直条表示平均值上方和下方每个方向上单个标准偏差的宽度。虽然这种特定的显示称为频率分布，但一般类型的图形称为直方图。

- 集中趋势统计（又称"位置"统计）：指出分布中最常见的值。
  - 平均值（mean）：是所有观察值的简单平均数。平均值的一个问题是，它可能会受到较大的异常值的强烈影响，这些异常值相对于其他观测值而言非常高或非常低。
  - 中位数（median）：是将数据一分为二的数字，其上面和下面的数量相等。它受异常值的影响较小。
  - 众数（mode）：是最常出现的值（可能有多个众数；例如，在编号"12222334444566"的序列中，众数为 2 和 4，因为每个众数出现 4 次）。
- 离散型或变异型：统计数据表明数据的分布情况。
  - 极距（rang）：列出了最低值和最高值（如上述数字序列中的"1 到 6"）。四分位数范围是一个较窄的范围，通过将有序值划分为大小相等的 4 个部分（1/4），并报告定义第二和第三个 1/4（"四分位数"）的值的范围来定义。

　　- 方差(variance):定义为平均值和每个观察值之间的平均平方差。出于实际目的,可以将其视为数据点分布情况的总体度量,考虑到每个点。与平均值一样,它也受到极端异常值的不成比例的影响。标准差是方差的平方根,这很方便,因为这样可以使统计数据与原始测量尺度保持一致(有些班级的考试成绩的方差为"227 个平方点",这是很奇怪的!)。

　　最后,一些统计数据指出了有关分布形状的其他信息,最重要的是偏离,这表明数据是"推"到一边还是另一边。

分析类型:描述性统计与推断统计

　　如果你只想在特定环境中描述数据的分布,而不想将这些结果应用于其他设置或将来的统计推断,那么你只需要使用描述性统计。例如,向你的领导报告当地研讨会的评价结果。

　　然而,如果你希望在研究之外概括你的发现(这对大多数研究来说都是正确的;例如,预测如果你使用另一个小组和 / 或在新的背景下重复研究可能会发生什么)这就需要统计推断。推而广之,统计推断也能让你了解这些结果在多大程度上反映了更广泛人群的"真相"。如果你确实重复了这项研究,你不太可能观察到完全相同的结果。相反,由于不同的人参与或者在行为表现或反应上的差异,你至少会看到微小的差异。在这种情况下,统计推断可以帮助了解你可能期望看到的变化有多大。当人们谈论"统计分析"时,他们通常指的是统计推断。

　　统计推断可以寻找结果变量组之间的差异或变量之间的关联。比较一组学员在课程前后的考试成绩将是以差异为中心的,而观察他们在课程前后的成绩之间的相关性将是以关联为中心的。

　　效应量仅描述差异或关联的大小或强度。非标准效应量统计以原始测量尺度的单位给出,例如,"在 7 点尺度上改进 2.3 点"。标准化效应量的单位较少,因此更容易在所有研究中进行比较。标准化平均差是报告差异的常用标准化效应量,计算为平均值之间的差异除以标准偏差。Cohen's d 是计算标准化平均差的一种方法。换言之,Cohen's d 将平均差转换为标准偏差单位;如果 $d = 0.53$,则差值正好为 0.53 标准偏差。关联研究中的效应量包括 r(相关系数)和 R^2。

　　你在研究中观察到的差异或联系可能反映了真实的潜在现象,但它们也反映了抽样调查的特定学员和情况。统计推断可以通过考虑研究中的随机抽样误差,帮助你得出更可靠的统计结论。

　　一个密切相关的概念是对均值或方差等统计数据的估计精度。如果你多次重复某项研究,精确估计的统计数据不会有多大变化。由于随机抽样误差导致的不精确性通常被报告为给定统计估算的标准误差——估算的特殊"标准差"。在研究报告中,统计数据的 95% 置信区间并不少见。这是基于估计的标准误差。在解释置信区间时,说"我们有 95% 的信心认为真值在这个范围内",这是很常见的,但在技术上是错误的。一个更正确的解释是"如果我们再进行 100 次实验,我们的结果可能会在 95% 的时间里落在这个范围内。"[7]

　　推理分析可以是参数分析,也可以是非参数分析,即分析不使用此类简化统计数据。参数分析只是意味着它们使用一些关于变量分布的简化统计数据,如"均值"或"方差"。如果数据分布满足某些要求，例如上文定义的正态分布，则通常首选参数方法。第 21 章和第 28 章更详细地介绍了何时使用它们。

分析的"机制"

目前使用的几乎所有基本统计方法都涉及无效假设统计检验（null hypothesis statistical testing, NHST）。它的详细机制超出了我们在本章中所能和应该涵盖的范围，但是当你看到它时，你就会知道它的方法：它在最后得出"P 值"。你也可能听到研究人员说他们使用了 0.05 的"α"。鉴于随机抽样误差是一个问题，NHST 旨在帮助你平衡在统计推断中犯相反错误的风险。

一种错误是，"这两组人在这个结果上存在着真正的差异！"当真没有，观察到的差异只是由于随机误差。这称为"Ⅰ类"错误。理论上，α 表示你犯错误的可能性。具体来说，理论上 α 为 0.05 意味着，如果没有真正的差异，则有 5% 的可能性会错误地声明二者之间存在差异。

另一种错误是，"这些群体之间没有差异"，而事实上存在潜在差异，随机抽样误差掩盖了这种差异。这被称为"Ⅱ类"错误，它也有一种概率，称为 β，尽管报告中提到的概率远低于 α。但是随着 α 下降，β 会上升，这意味着你无法避免犯错误；你只需要决定哪些是更经常发生的错误。理想情况下，研究人员会批判性地思考Ⅰ类和Ⅱ类错误对于他们的研究来说相对"不受欢迎"的程度，然后选择合适的 α/β 平衡。然而，在研究中有一个很常见的习惯，即不假思考地将 α 设置为 0.05，而忽略 β[8, 9]。这并不总是最好的办法。例如，在研究项目的早期，你可能希望通过使用更高的 α（如 0.1）来避免遗漏潜在的重要关联，这将允许更低的 β 错误。你的目标是确定可能的影响，并计划进行进一步的研究，以确定哪些影响可能是真实的。相反，生物医学研究专家建议，大多数研究中的 α 水平过高，0.01 或 0.005 的水平可能更适合具有广泛影响的研究[10]。

如果 β 是你错过真实效应的机会，那么 $1-\beta$ 是你发现真实效应的机会。这也被称为研究的检验效能。在第 21 章和第 29 章，我们详细讨论检验效能，但可以说，你总是希望一项研究的效能足够大，给你一个很好的机会找到实际意义重大的效应量。也就是说，如果将感染率从"每月 5 例"降低到"每月 3 例"具有实际意义，那么设计一项研究时应具有足够的效能来检测每月 2 例的差异。区分统计显著性和实际（即临床或教育）显著性也很重要。统计显著性由统计推断的结果确定，通常使用与 α 水平相关的 P 值。实际意义是解释研究结果的人做出的判断，而给定结果是否被认为具有实际意义将因个人、研究环境和研究问题而异。虽然没有严格的分界值，但对于不同的标准化效果大小，通常会接受一些通用准则[11]。

当你运行基于 NHST 的分析时，你会得到一个 P 值，如果该值小于你选择的 α，你会说测试的效果是"统计显著的"。事实上，更准确的说法可能是，这种影响"在统计上是可识别的"，因为人们通常将"显著"理解为"重要"，而事实并非如此。即使是有成就的科学家也常常认为 P 值的意义远大于实际意义[12, 13]。例如，一个显著的 P 值并不意味着如果你再次进行研究，研究结果很可能是可复制的。认为非常小的 P 值意味着你的发现"特别显著"或"非常显著"，或者认为比你的 α 稍高一点的发现（如 $P = 0.07$）是"略微显著"，也是危险的[12]。最好只是想说，"考虑到我们选择的 α，我们确实（或没有）看到了明显的效果"，然后继续前进。相反，当 P 值在统计上不显著时，并不意味着"没有影响"，只是你觉察不出来而已。基本上，NHST 分析只有两种结果："我们认为有影响"或"我们不确定是否有影响"。

如何分析：技巧和心得

了解你的变量

如果你的研究包含了前几章的建议，比如关于构建假设、选择评价工具以及评价信度和效度的建议，那么你很有希望对数据集中的变量有一个很好的了解。你要做的是在代码本（codebook）中保留该信息的单一、丰富的摘要。一个特别强大的方法是在项目早期草拟代码本，并随着研究设计的进展进行更新。对于数据中的每个变量，代码本应包含某些基本信息，如变量名称和基本度量细节。我们还建议了一些其他的细节，这些细节也可以指定（在代码本中并不常见）。表27-1给出了一个示例。

表 27-1　代码本示例

短变量名称（用于统计软件）	变量标签	测量尺度	价值标签	数据源	测量注意事项和关注点	在本研究中的作用
ACLS证书	ACLS证书状态	定序	0=否，1=是	住院医生培训项目	这是为团队中的每个人单独衡量的	仅描述性（人口统计）
复盘条件	随机分配的复盘条件	定类	0=学员指导，1=讲师指导	随机分配密钥文档	这是按团队（而不是按个人）分配的。我们假设每节课都正确遵循了随机分配密钥文档	自变量
按压开始分钟数	从模拟患者心搏骤停到开始按压的分钟数	定比	分钟，十进制格式（如1′15″表示"1.25min"）	观察员查看上课视频	每个团队一个值。与其他观察者评分变量一样，我们让两名观察者对视频的10%评分，以检查其编码的一致性	结果变量
Pct正确深度	2～2.4英寸（5～6cm）之间的按压百分率	定比	百分率值从0到100%	Zoll除颤仪加速计	每个团队一个值。加速计无法补偿病床的压缩性，因此在放置背板之前的按压深度测量可能会有偏差	结果变量
（续）	…	…	…	…	…	…

三思而后行

研究人员的一个共同趋势是直接进行推理分析。这通常源于对一个吸引人的研究问题最终得到答案的兴奋。然而，更明智的做法是（通常也同样令人着迷）首先简单地查看数据。从字面上看，只要看看数据；浏览原始数字和文字，并保持好奇。有没有什么奇怪的数字是你没有预料到的，比如那个二年级的外科住院医生，她报告说她以前做过 11 111 次无监督的腹腔镜胆囊切除术？当数据丢失时，为什么会这样？如果你要求对调查进行开放式评论，这些评论中是否有任何内容应该让你重新考虑其他回答的含义（例如，如果回答暗示参与者可能以特殊的方式解释了你的问题）？

在查看原始数据的同时，请你所在团队的分析师准备能显示数据分布和关系的数字摘要和简单图表。是否存在奇怪的模式，例如相当大比例的学员在检验中得了零分？当两个变量的值绘制在一起（即"散点图"）时，这些点是排成一行的，它们看起来像一群没有队形的鸟群，还是形成某种曲线？然后你需要将通过对数据的肉眼检查获得的任何见解添加到代码本中。

选择合适的统计检验

清楚了解变量的含义、感兴趣的影响以及数据的分布方式后，选择最合适的统计分析就容易多了。例如，如果你有两组不同的学员，并且你想知道他们在基于 15 项清单的评价中的平均分数是否不同，如果分数满足该测试的假设，你可以选择运行参数检验，如"独立样本 t 检验"。如果没有，你可能会决定使用非参数检验，以减少假设。大多数教科书和其他在线资源中都提供了这一决策的流程图式指南。理解前面讨论的概念将使这些更易于使用。你也可以让你最好的统计"专家"来指导这个过程；只要确保他们能够以一种与你对变量的含义和兴趣关系的理解相一致的方式清楚地解释他们提出的分析选择。记住，研究问题应该推动有关分析的决策，而不是相反。

分享你的发现

第 42 章详细论述了"为出版而写作"的主题；在这里，我们将分享一些重要的心得，用于报告统计分析结果：

1. 报告关键数字结果，而不仅仅是 P 值。这些通常包括组平均值或比例，此外（取决于分析）平均值之间的差异、相关系数、回归系数或优势比。

2. 解释数字的含义。与其说"A 组的得分为 45（5）"，不如说"A 组的平均（标准差）得分为 45（5）秒。"报告回归系数时，解释该系数（即斜率或 β）的含义（例如，"回归系数为 1.7，表明基线动机得分每提高 1 分，测验得分就会提高 1.7 分"）。

3. 报告每次分析中包含的数据点（通常为参与者）数量。由于缺少数据，这一数字在不同的分析中往往略有不同，因此报告登记的总数是不够的。如果读者希望将你的研究纳入系统评价或 meta 分析，这些信息尤其重要。此外，在给出百分比时报告分子和分母［例如，"43/50（86%）"，而不是"86%"或"$N=43$（86%）"］。

4. 报告准确的 P 值，除非其非常小（$P<0.001$）（例如，报告"$P=0.03$"，而不是"$P<0.05$"）。

5. 报告置信区间，让读者具体感受到你的发现的准确性。在比较两组之间的差异（或一组的变化）时，报告差异和差异周围的置信区间，例如"我们发现平均差异为 4%（95% 置信区间：［1%，7%］；$P=0.02$"）。这提供了关于合理结果范围的有用信息，对于未达到统计显著性的结果（所谓的"阴性结果"研究）尤其重要。例如，假设你发现组间差异为 2.8%（$P=0.23$），并且你已确定 7% 的组间差异"在教育意义上显著"的。组间差异的 95% 的置信区间为[-2.7%, 8.3%]，我们将考虑在教育意义上有显著影响的可能性（因为上限8.3%大于你的7%阈值）；这些结果是不确定的。另一方面，95%的置信区间为[-0.5%, 6.1%]将更具确定性，因为置信区间的上限小于你的阈值7%。

6. 根据样本大小调整有效位数。对于小于100的样本，两个有效数字通常就足够了（例如，"2.3"不是"2.31"；"93"不是"93.2"）。P值应报告至小数点后2位，如果<0.01，则应报告1位数字（例如，"$P=0.23$"不是"$P=0.231$"；"$P=0.002$"不是"$P=0.002\,3$"）。

7. 在表格和图表中，解释所有缩写；特别使用斜体、括号和破折号；特殊符号；还有空单元格。缩略语与正文保持一致，并使用脚注定义所有缩略语（以便表格或图表可以独立显示）。

8. 不要用"趋势"一词来描述接近但未达到统计显著性的统计结果[例如，不要说"有显著性趋势（$P=0.06$）"]。"趋势"一词在统计学中有特殊含义，即数据值在一系列重复（即，随着时间的推移）中向上或向下移动的趋势。

结语

作为教育工作者和学者，你可能经常认为统计分析是研究过程中一个技术性很强、有些令人困惑的部分。我们鼓励将统计分析作为研究的另一个方面，这要求我们跨学科合作，运用批判性思维，最重要的是好奇并渴望发现新见解——所有这些特征都是成功和快乐学术的一部分。正如方法学家Paul Meehl所说，"没有自动'推理机'"[14]。从数据中得到变革性的结论需要我们做出最重要的合作性努力，我们祝你在这些努力中取得佳绩！

参考文献

[1] COOK DA, BORDAGE G, SCHMIDT HG. Description, justification and clarification: a framework for classifying the purposes of research in medical education. Med Educ, 2008, 42(2): 128-133.

[2] ROSENTHAL R. The file drawer problem and tolerance for null results. Psychol Bull, 1979, 86(3): 638-641.

[3] SILBERZAHN R, UHLMANN EL, MARTIN D, et al. Many analysts, one dataset: making transparent how variations in analytical choices affect results. PsyArXiv, 2017, 5: 24.

[4] GELMAN A, LOKEN E. The garden of forking paths: why multiple comparisons can be a problem, even when there is no "fishing expedition" or "p-hacking" and the research hypothesis was posited ahead of time, [2024-06-06]. http://www.stat.columbia.edu/-gelman/research/unpublished/p_hacking.pdf.

[5] NORMAN GR, STREINER DL. PDQ statistics. 3rd ed. Hamilton: People's Medical Publishing House, 2003: 218.

[6] MOTULSKY H. Essential biostatistics. Oxford: Oxford University Press, 2016 [2018-08-30]. https://global.oup.com/ushe/product/ essential-biostatistics-9780199365067?cc=us&lang=en&.

[7] MOREY RD, HOEKSTRA R, ROUDER JN, et al. The fallacy of placing confidence in confidence intervals. Psychon Bull Rev, 2016, 23(1): 103-123.

[8] LINEBERRY M, WALWANIS M, RENI J. Comparative research on training simulators in emergency medicine: a methodological review. Simul Healthc J Soc Simul Healthc, 2013, 8(4): 253-261.

[9] MURPHY K. Using power analysis to evaluate and improve research. //ROGELBERG SG. Handbook of research methods in industrial organizational psychology. Malden: Blackwell Publishers, 2002: 119-137.

[10] IOANNIDIS JPA. The proposal to lower p value thresholds to .005. JAMA，2018，319（14）：1429-1430.

[11] COHEN J. Statistical power analysis for the behavioral sciences. 2nd ed. New York：Taylor & Francis，1988.

[12] COHEN J. The earth is round（$P < 0.05$）. Am Psychol，1994，49（12）：997-1003.

[13] MILLER J. What is the probability of replicating a statistically significant effect?.Psychon Bull Rev，2009，16（4）：617-640.

[14] MEEHL PE. High school yearbooks：a reply to Schwarz. J Abnorm Psychol，1971，77（2）：143-148.

第28章　非参数检验在模拟研究中的应用

Gregory E. Gilbert

概要

本章讨论模拟研究中常见的数据检验——非正态分布的数据（统计分布是数据形成的方式。如果我们将数据值绘制在 x 轴上，并将其出现的频率绘制在 y 轴上，我们将得到数据分布）。本章将简要讨论模拟研究中的数据类型和正态性检验类型，然后重点介绍对非正态分布数据检验有用的非参数检验。

> **实践要点**
>
> - 除非研究人员经验丰富，否则应让统计学家参与其研究。
> - 应始终使用多种方法进行正态性检验。
> - 存在与大多数参数方法相对应的非参数方法。
> - 非参数检验的样本量估计可通过对参数程序进行样本量计算并乘以 1.15 和四舍五入来完成。
> - 如果找不到非参数程序，研究人员可以将参数程序应用于等级数据。

什么是非参数检验，我们为什么使用它们

统计学中的一个重要假设是数据呈正态分布——数据形状类似于钟形曲线（图 28-1）。如果样本是"大的"（即大于 30 个观察值），则忽略这一假设曾经是一种常见做法。这是因为中心极限定理[1]规定，来自任何分布的（足够大的）随机样本将是正态分布，无论原始分布是什么样的。

正态分布的重要性是不可否认的，因为它是许多统计程序的基本假设。它也是统计理论和应用中最常用的分布。因此，当使用参数方法进行统计分析时，验证正态性假设是分析师最关心的问题。分析师

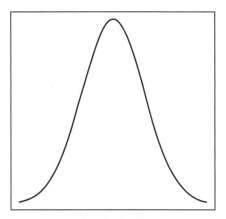

图 28-1　标准正态分布

G. E. Gilbert(✉)
SigmaStats© Consulting, LLC, Charleston, SC, USA

通常根据图形探索（Q-Q 图、直方图或方框图）和正态性的形式检验（如 Anderson-Darling, Shapiro-Francia, Shapiro-Wilk）得出数据分布"正常"或"非正态"的结论。尽管图形方法在检查样本数据的正态性方面很有用，但它们无法提供数据正态分布的正式确凿证据。图形方法是主观的，因为某个人看来是正态分布的东西，在其他人看来未必是正态分布。此外，正确解释图表需要统计经验和知识。在大多数情况下，需要正式的统计检验来确认从图形方法得出的结论。

为什么我们需要非参数检验

数据清单：那些教学或评价模拟参与者的人通常使用检查表[1]。检查表对于学习程序步骤非常有用，对于减少医疗和预警事件中的错误非常有用。然而，如图 28-2 所示，检查表数据有不正态分布的趋势。此外，数据清单本质上是离散的。因此，如果数据是不连续的，使用参数化方法对数据清单分析是不适当的。

分数：与数据清单类似，模拟的结果通常表示为分数，本质上是离散的。分数可能从零到最大可能的分数。数据本质上是离散的，很可能是负（左）倾斜的（图 28-3）。因此，分数数据很难使用参数检验或方法进行评价。

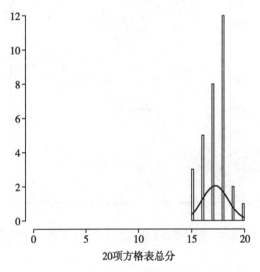

图 28-2　叠加正态分布的假设模拟检查表数据

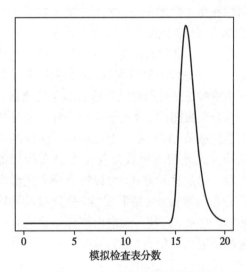

图 28-3　假设负（左）偏模拟检查表数据的分布

百分比：那些检验或评价模拟参与者的人通常将原始分数转换成百分比。百分比不是正态分布；他们服从二项分布[2]。一种解决方案是转换数据（数学上改变结果值）；然而，这会给解释带来问题，因为研究人员必须要么对结果进行反向转换（应用相反的转换），要么就转换后的数据对结果进行解释。解释转换后的结果不是直观的，而且通常没有意义。最常见的百分比转换是反正弦转换[3][2]。反正弦变换比较复杂，反变换也不容易，因为变换是数字 y（反正弦）平方根的反正弦 $\sqrt{y}$。更为复杂的是，转换后的结果[4]以弧度为单位，因此，如果研究人员不对数据进行反转换，他们将不得不以弧度得出结论。

注释：

1：希望这些检查表已经证明了心理测量的可靠性和有效性。

2：二项式分布是任何数量（$n>1$）的二元试验（一个只有两种结果的实验——通常是成功或失败，就像掷硬币一样）的统计分布，其中成功概率相同。

3：反正弦变换是合适的，因为百分比来自计数数据——正确答案的数量。

4：例如，对于 20 个检查表项目中的 17 个正确（或 85%），反正弦变换将为 1.016 弧度。这是你将用于分析的值——不是很直观！

　　我们讨论的要点是，当模拟数据用作百分率时，它不是正态分布的，需要进行数学变换或使用非参数统计分析进行正确解释。使用非参数统计的分析提供了更简单、更直接的解决方案。

如何知道数据需要非参数检验

　　检验连续分布中的正态性有不同的方法。所有这些都有优点和缺点。研究人员可以图形化地检查分布，并比较观察到的数据如何分布到正态分布，使用拟合优度检验、基于回归和相关性的正态性检验、基于数据分布的检验（经验分布检验）、弯矩检验[5] 或其他一些方法。这里只讨论一些更常见的正态性检验。在进行任何研究时，最好使用多种方法来检验正态性以对结果进行多角度测量。

　　分位数图：检验正态性的一种方法是使用分位数或 Q-Q 图 [3]（图 28-4）。Q-Q 图以图形方式比较观测数据与正态分布的相似程度。通过这种方式，可以将其视为图形经验分布函数检验（见下文"经验分布函数检验"）。然而，这种方法应由统计学家或有经验的研究人员负责，因为数据服从正态分布的程度是相当主观的。

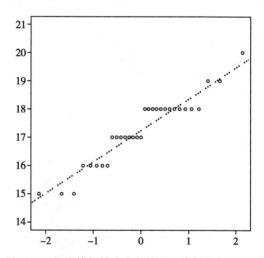

图 28-4　假设模拟检查表数据的正态概率（Q-Q 图）

　　用于正态性拟合优度的卡方检验（Chi-square，CSQ）。最古老和最著名的正态性检验是卡方拟合优度检验。拟合优度检验比较观测数据与理论分布的匹配程度。但是，对于连续[6]分布（区间或比率数据），不是特别建议使用 CSQ 检验，因为 CSQ 在计算检验统计数据时仅使用每个单元格中的观察计数，而不是观察值本身。CSQ 优度 OFIT 检验的另一个警告是，它需要对数据进行分组。这些分组是任意的，因此会影响检验结果。Conover 还指出，CSQ 检验并不十分强大[4, 5]（有关效能的定义，请参见"非参数检验的效能"一节）。

　　基于回归和相关性的检验（Shapiro Francia、Shapiro Wilk 和 Ryan Joiner 检验）：Shapiro-Francia[6] 检验是排序后的有序样本值与标准正态分布的（近似）预期有序分位数[7] 之间的平方相关性。因为它使用相关性，所以它属于这类检验。Shapiro-Wilk 统计量的计算方法是将有序数据值之间的差值乘以 Shapiro 和 Wilk 导出的系数，然后将该值除以有序观测值的平方和。Shapiro-Wilk 检验[7] 是所有类型统计分布和样本量的最强大检验，而 Kolmogorov-Smirnov 检验（将在下一节中讨论）是最弱的检验[8]。Ryan Joiner 检验是样本数据与正态分布相应百分点之间的相关性。Ryan Joiner 检验[9] 与 Shapiro-Wilk 检验非常相似；然而，它的优点是易于在统计软件中实现。它还有一个优点，就是更容易向研究人员解释计算是如何进行的。因为它是所有分布和样本大小的最强大的检验，Shapiro-Wilk 检验是推荐的正态性检验。

注释：

5：统计分布的矩描述了分布形状的一个方面。在统计学中，最常见的矩是前四个矩——平均值（描述观测聚集的位置）、方差（第二个矩；描述分布的扩展）、偏度（第三个矩；描述分布的对称性），峰度（四阶矩；描述分布的峰值或平坦度）。基于力矩的检验在计算中使用这些量。

6：连续数据是在可能无限的尺度上测量的数据。数据可以在其范围内呈现几乎任何值，并且仅受测量仪器精度或四舍五入方便性的限制。长度或重量等连续数据的例子是拟合优度的卡方检验，由 Karl Pearson 首次提出[4, 5]。

7：分位数由将一系列数据划分为相等连续组的切点组成。例如，如果我们将数据分成100 等份，我们称之为分位数百分比，如果我们将数据分成 10 等份，即十分位数，如果我们将数据分成四等份，即四分位数。如果我们把数据分成两个相等的部分，这些分位数被称为二分位数。

经验分布函数（empirical distribution function，EDF）检验（Kolmogorov-Smirnov、Cramer von Mises、Anderson-Darling 和 Lilliefors 检验）：经验分布 8 是观察数据的分布方式。经验分布检验将观测数据与理论正态分布进行比较，以确定理论分布与观测数据分布之间是否一致。有许多经验分布函数（EDF）检验。这些检验中最常见的是 Kolmogorov-Smirnov 检验[10, 11]。其他流行的检验还有 CramervonMises、AndersonDarling 和 Lilliefors 检验[12-16]。当样本量较小时，首选 Kolmogorov-Smirnov 检验，但与其他检验相比，Kolmogorov-Smirnov 检验没有优势[17, 18]。Kolmogorov-Smirnov 和 Cramer-von Mises 检验在方法上非常相似，文献中没有关于其使用的偏好[4]。然而，Shapiro-Wilk 检验优于 Kolmogorov-Smirnov 检验[19]。Anderson-Darling 检验的性能与 Shapiro-Wilk 检验相似，优于 Kolmogorov-Smirnov 检验[8]。Lilliefors 检验也比 Kolmogorov-Smirnov 检验提供了一种更好的检验正态性的替代方法[20]。总之，如果使用 EDF 检验，最好使用 Anderson-Darling 或 Lilliefors 检验，除非样本量非常小，否则也应使用 Kolmogorov-Smirnov 检验。

基于矩的检验（偏度、峰度、D'Agostino-Pearson K^2 和 Jarque-Bera 检验）：基于弯矩的正态性检验 9 包括偏度（$\sqrt{b_1}$）、峰度（b_2）、D'Agostino-Pearson K^2 和 Jarque-Bera 检验。D'Agostino 和 Stephens[21]，以及 D'Agostino 等人[22] 中提供了偏度和峰度检验的程序。由于这两个检验在主要统计软件中不可用，也不常用，因此此处不包括对这两个检验的讨论。D'Agostino-Pearson K^2 检验[22] 是一种综合检验（类似于 F 检验 10），分析数据以确定偏度和峰度。它计算观测数据的偏度和峰度值与正态分布的预期值之间的差异。P 值由这些差异的平方和计算得出。D'Agostino-Pearson K^2 检验的优点是不受并列数据的影响，而 Shapiro-Wilk 检验受并列数据的影响。Jarque Bera 检验[23, 24] 是一种拟合优度检验，用于检验样本数据的偏度和峰度是否与正态分布的偏度和峰度值显著不同。Jarque Bera 检验统计量基于观测值的数量、样本偏度、样本峰度和自变量（或回归量）的数量。

　　总结：正态性检验。在处理模拟数据时，强烈建议始终进行正态性检验。检验时，建议在统计学家或经验丰富的研究人员的指导下进行一些图形评价。除了图形分析，建议使用若干正态性检验方法。在所提供的检验方法中，由于其在软件中的性能和可用性，建议使用 Shapiro-Wilk（或 Ryan Joiner）、Anderson-Darling 和 D'Agostino-Pearson K^2 检验来全面了解数据是否服从正态分布。如果处理的样本量非常小，则应考虑 Kolmogorov-Smirnov 检验。

　　注释：

　　8：经验分布是由观测数据而非理论数据表示的分布。因此，经验分布函数是最接近于模拟或描述观测数据的数学函数。

　　9：回想一下，统计分布的时刻描述了分布形状的一个方面。在统计学中，最常见的矩是前四个矩——均值（描述观测聚集的位置）、方差（第二个矩；描述分布的扩展）、偏度（第三个矩；描述分布的对称性）和峰度（第四个矩；描述分布的峰值或平坦度）。基于力矩的检验在计算中使用这些量。

　　10：综合检验是一种用于检验总体假设的统计检验。在检查相同类型的参数时，它往往具有普遍意义。例如，F 检验检验两个以上组之间是否存在显著差异。如果差异显著，可以得出结论，但不知道确切的差异存在于何处（即，是否存在第 1 组和第 2 组之间、第 1 组和第 3 组之间或第 2 组和第 3 组之间的差异？）。

描述性统计

　　在处理非正态分布的数据时，平均值（或算术平均值）和标准差不是衡量集中趋势和方差的好方法。使用非参数检验时，应报告中位数[11]和四分位间距。然而，在文献中，平均值（或算术平均值）和标准偏差更常见。这在处理正态分布数据时是合适的。如果数据不是正态分布的（如在清单数据的情况下），算术平均值在中心趋势方面的描述性较差。在处理非正态分布的数据时，应报告中位数和四分位间距[12]，因为它们更好地描述了数据的分布。

　　注释：

　　11：中位数（Q2 或 $\hat{\theta}$）是将样本等分为两半的数据值。如果样本量有奇数个观测值，则中值为中间值；对于偶数个观测值，中值是与非参数检验相关的中间两个观测值统计数据的平均值。

　　12：数据可分为 4 份，称为四分位数。将组中最低 1/4 和第二低 1/4 分开的值称为 Q1，将底部 50% 和顶部 50% 分开的下一个值称为中间值（Q2），将底部 75% 和顶部 25% 分开的值称为 Q3。四分位数范围（IQR）是第三个四分位数和第一个四分位数之间的差值：Q3 - Q1。

Pearson's 卡方（χ^2）检验

　　Pearson's 卡方检验适用于非正态分布的名义数据[13]。然而，数据必须相互排斥。卡方检验（χ^2）最常见的用途之一是确定数据是否独立（或相互排斥）[14]。换句话说，数据是否相关？例如，在高仿真模拟中，气囊阀面罩（bag-valve mask，BVM）通气技能的通过与否（是或否）是否取决于惯用手（左利手或右利手）或性别（男性、女性、非二元性别）？如果 P 值对卡方（χ^2）检验有显著意义，我们会得出结论，数据并不是相互独立的，而只是相关的，比如，左利手或右利手（一组或另一组）在 BVM 测试时各自具有的优势是不公平的。

注释：

13：名义数据在性质上是分类的，如模拟类型、学院、大学或性别。

14：相互排斥的数据是仅属于一个类别的数据。例如，一个人不能同时兼任医学生和护理生。这些类别被认为是相互排斥的。

非参数学生 t 检验：Wilcoxon-Mann-Whitney 检验

Wilcoxon-Mann-Whitney（WMW）检验由 Frank Wilcoxon、Henry Mann 和 Donald Whitney 独立开发 [25-27]。这是 Student's t 检验的非参数等价物，其中被抽样的两组是不相关的。正在检验的假设是，从一个样本中随机选择的值很可能小于或大于从另一个样本中随机选择的值。如果 WMW 检验显著，则表明样品存在显著差异。例如，WMW 检验适用于检验医学生在鼻胃管置管检查表上的得分是否与护理学生显著不同。WMW 检验在正态分布上的行为表现几乎与在非正态分布样本上的行为表现一样好 [28]。在统计方面，WMW 检验非常有效 15。

注释：

15：统计效率更高的检验意味着需要更少的观察才能达到给定的效能。例如，对于非正态分布数据，WMW 检验比 Student's t 检验需要更少的观察才能达到 80% 的效能。

"非参数配对 t 检验"：Wilcoxon 符号秩检验

在 Frank Wilcoxon 提出 Wilcoxon 秩和检验的同一篇论文中，他提出了 Wilcoxon 符号秩检验（Wilcoxon signed-rank test）。当处理依赖的正态分布数据时 16，必须使用配对 t 检验来解释非独立的数据。之所以有必要使用配对检验，是因为观察结果是相关的（即高度相关的）。配对检验（配对 t 检验或 Wilcoxon 符号秩检验）比独立检验（Student's t 检验或 WMW 检验）更有效 17，因为配对检验利用了这一信息。Wilcoxon 的符号秩检验可以确定总体平均秩是否不同 [25]。它能评价从同一人群中选择的两个非独立样本是否具有相同的分布。经典的模拟示例包括对参与者进行预检验，引入干预，并对参与者进行后检验，以确定是否学到了什么。如果 Wilcoxon 符号秩检验显著，则可以得出参与者的前测分数与后测分数显著不同的结论。

注释：

16：以某种方式相关的两个样本，如对相同或匹配参与者的测量，被称为依赖样本，必须使用不同于独立或不相关样本的统计方法进行评价。

17：效能是当备择假设（H_A 或 H_1）在现实中为真时，正确拒绝无效假设（H_0）的概率。

Kruskal-Wallis 单因素方差分析（ANOVA）

这种非参数方差分析是以 William Kruskal 和 Allen Wallis 的名字命名的 [29]。与大多数非参数方法一样, 它基于秩。它不是检验各组的平均数是否相等, 而是检验各组是否来自相同的分布 [4, 28, 29]。正如方差分析是两组以上 Student's t 检验的扩展一样, Kruskal-Wallis 单向方差分析可以被视为两组以上 WMW 检验的扩展。与综合 F 检验 [18] 一样, F 检验表明至少有两种平均值显著不同, Kruskal-Wallis 检验表明至少有一个样本来自于其他样本不同的分布。例如, 如果在检验医学院教师、医学生、护理教师、护理学生和住院医生时发现显著的 P 值, 则可以得出结论, 其中至少有一组与其他组有显著差异。然而 [19], 这些差异在哪里还不得而知。与 F 检验类似, Kruskall-Wallis 方差分析无法确定哪个组或多少对组之间存在显著差异。与使用 Bonferroni 的多重比较检验 [30, 31] 或 Tukey Kramer 的方法（Bonferroni 的更好替代方法 [32-34]）来确定哪些组是不同的（参数方差分析中经常使用的一种技术）, Dunn 检验 [35] 或更强大但鲜为人知的 Conover-Iman 检验 [36] 将有助于确定哪些组是显著不同的。在上面的例子中, 这将有助于确定医学生与住院医师是否存在显著差异或者护理学生与护理教师是否存在显著差异。

　　注释:

　　18: 综合检验是一种用于检验总体假设的统计检验。在检查相同类型的参数时, 它往往具有普遍意义。例如, F 检验检验两个以上组之间是否存在显著差异。如果差异显著, 可以得出结论, 但不知道确切的差异存在于何处（即, 是否存在第 1 组和第 2 组之间、第 1 组和第 3 组之间或第 2 组和第 3 组之间的差异?）。

　　19: 在方差分析中, 如果综合 F 检验显著, 研究人员知道至少两组的平均值显著不同。然而, 目前尚不清楚哪些群体有显著差异。为了找出这些差异, 必须使用归因（或"事后"）检验对每组进行检验。换句话说, 必须进行多重比较。例如, 我们必须比较医学生与护理生、医学生与住院医生、护理生与住院医生, 以找出哪一组（或全部）有显著差异。

Friedman 双因素方差分析

　　像大多数非参数检验一样, Friedman 检验是以第一个提出它的人 Milton Friedman 命名的, 并且是基于等级的 [37-39]。Friedman 检验用于非参数双因素方差分析, 包括将每一行（或块）排列在一起, 然后按列检查秩次。Friedman 检验可适用于涉及医学生、护理生、护士和医生（模块）的模拟以及三种不同的模拟治疗, 如使用任务培训师学习、低逼真度模拟和高逼真度模拟。使用 Friedman 检验, 我们不仅可以评价学员类型之间是否存在显著差异, 还可以评价模拟类型之间是否存在显著差异。与讨论的其他综合检验一样, Friedman 检验的一个重要值表明至少存在一个差异。为了确定具体的区别, 必须使用事后程序。并非所有统计软件都支持 Friedman 检验的事后分析；然而, 当使用 Friedman 检验时, R（Vienna, AT）和 SPSS（Armonk, NY）是两种有事后检验方法的。

非参数检验的效能

　　在所有条件相同的情况下, 非参数检验的效能不如参数检验强大。换句话说, 为了达到相同的效能水平 [20], 他们需要更大的样本量。然而, 这是事实, 假设样本量大于 25 且数据分布"正常", 非参数检验从不需要超过其参数替代方案所需样本量的 115% [21]。当计划使用非参数检验时,计算参数检验所需的样本量,四舍五入到最接近的整数,将参数样本量估计值乘以 1.15,然后再次四舍五入到最接近的整数 [22][40]。

　　注释:

　　20:效能是当备择假设(H$_A$ 或 H$_1$)在现实中为真时,正确拒绝无效假设(H$_0$)的概率。

　　21:"独特的"意味着分布没有无限的尾部。

　　22:例如,如果要使用 WMW 检验,请计算 Student's t 检验的样本量(80% 效能,$\alpha = 0.05$,$\mu1 = 15$,$\mu2 = 18$,$\sigma = 3$)。每组的样本量应为 16 左右。将其乘以 1.15,得到 WMW 检验的样本量估计值 $16 \times 1.15 = 18.4 \approx$ 每组 19 名参与者。

先进的方法

　　以上列出了更常用的非参数统计方法。虽然咨询统计学专家总是更好,但只要有适度的时间和经验,就可以理解和信任这些方法。然而,仍然存在无法使用这些方法回答研究问题的情况。例如,当使用非正态分布数据时,可能需要进行协方差分析(analysis of covariance,ANCOVA)。Kruskal-Wallis 检验或 Friedman 的双向 ANOVA 不能容纳协变量;因此,必须使用非参数回归。如果有必要检查非参数数据的长期结果,情况也是如此。为此,需要进行非参数纵向数据分析。在这两种情况下,研究人员都应该咨询统计学专家。

　　接近非参数检验的一种方法是使用 Conover 方法(1999 年)[4]。对于非参数分析,Conover 建议,如果将任何参数方法应用于排名数据,则可以使用任何参数方法。换言之,假设你管理临床实践考试(CPX),并希望预测执照考试的分数,调整人口统计学变量,如年龄、性别、种族和累积分数比。如果数据不是正态分布的,你将如何做到这一点?Conover 建议对所有 CPX 分数进行排名(1 = 最佳,……,n = 最差),并使用线性回归预测非正态分布的驾照考试排名。当然,你必须根据等级来解释结果,但这总比不进行研究要好!

　　迄今为止讨论的方法属于统计实践或方法学领域,分为频繁派统计或频繁派推断。这些做法的特点是根据强调结果频率的样本数据得出结论。任何检验都可以使用 Bayes 统计或 Bayes 推理进行。这一统计学领域基于与 Bayes 定理相关的概率理论 [41]。Bayes 理论允许统计学家基于与结果相关的变量的先验知识来描述结果的概率。例如,如果 CPX 的通过率已知,Bayes 定理可以使用 CPX 上某个分数的概率来更准确地预测驾照考试的分数。无论是解决两个样本问题还是更复杂的研究问题,如果研究人员希望使用 Bayes 方法,应咨询统计学家。

结语

　　在本章中,我们讨论了检验非正态分布模拟数据的方法。已经检查了一些检验数据是否为正态分布的方法,并描述了统计包中一些更流行的非参数(也称为无假设)统计方法。还提到了计算非参数方法的先验效能——计算参数方法的效能,乘以 1.15,然后四舍五入 [23]。最后,指出了一些更先进的统计方法,包括在没有合适的方法可用时,非参数分析的有效方法。

　　注释:

　　23:"先验"是指在开始研究或实验之前计算效能。绝对不要在实验开始后计算效能。

如果没有发现显著的结果，那是因为研究的效能不足。参见 Gilbert 和 Prion（2016）更完整的讨论[42]。

参考文献

[1]　de MOIVRE A. The doctorine of chances: a method of calculating the events of play. 3rd ed. London: Printed for A.MILLAR，1756. https://www.ime.usp. br/~walterfm/cursos/mac5796/DoctrineOfChances.pdf.

[2]　SOKAL RR，ROHLF FJ. Biometry. New York: Freeman，1995.

[3]　WILK MB，GNANADESIKAN R. Probability plotting methods for the analysis of data. Biometrika，1968，55（1）：1-17.

[4]　CONOVER WJ. Practical nonparametric statistics. 3rd ed. New York: Wiley，1999.

[5]　PEARSON KX. On the criterion that a given system of deviations from the probable in the case of a correlated system of variables is such that it can be reasonably supposed to have arisen from random sampling. Philos Mag Ser 5，1900，50（302）：157-175.

[6]　SHAPIRO SS，FRANCIA RS. An approximate analysis of variance test for normality. J Am Stat Assoc，1972，67（337）：215-216.

[7]　SHAPIRO SS，WILK MB. An analysis of variance test for normality（complete samples）. Biometrika，1965，52（3-4）：591-611.

[8]　RAZALI NM，SHAMSUDIN NR，MAAROF NNNA，et al. A comparison of normality tests using SPSS，SAS，and MINITAB: an application to health related quality of life data//IEEE STAFF. International conference on statistics in science，business，and engineering（ICSSBE）Langkawi. Kedah: Institute for Electronics and Electrical Engineers（IEEE），2012.

[9]　RYAN TA，JOINER BL. Normal probability plots and tests for normality. Pennsylvania: The Pennsylvania State University，1976.

[10]　KOLMOGOROV A. Sulla determinazione empirica di una legge di distribuzione. G dell' Inst Ital degli Attuari，1933，4：83-91.

[11]　SMIRNOV N. Table for estimating the goodness of fit of empirical distributions. Ann Math Stat，1948，19（2）：279-281.

[12]　CRAMER H. On the composition of elementary errors. Skand Aktuarietidskr，1928，11：13-74，141-180.

[13]　von MISES RE. Wahrscheinlichkeit，statistik and wahrheit. Vienna: Julius Springer，1928.

[14]　ANDERSON TW，DARLING DA. A test of goodness-of-fit. J Am Stat Assocm，1954，49（268）：765-769.

[15]　LILLIEFORS HW. On the Kolmogorov-Smirnov test for the exponential distribution with mean unkown. J Am Stat Assocm，1969，64（325）：387-389.

[16]　LILLIEFORS HW. Corrigenda: on the Kolmogorov-Smirnov test for normality with mean and variance unknown. J Am Stat Assocm，1969，64（328）：1702.

[17]　SLAKTER MJ. A comparison of the Pearson chi-square and Kolmogorov goodness-of-fit tests with respect to validity. J Am Stat Assoc，1965，60（311）：854-858.

[18]　SLAKTER MJ. Corrigenda: a comparison of the Pearson chi-square and Kolmogorov goodness-of-fit tests with respect to validity. J Am Stat Assoc，1966，61（316）：1249-1252.

[19]　GHASEMI A，ZAHEDIASL S. Normality tests for statistical analysis: a guide for non-statisticians. Int J Endocrinol Metab，2012，10（2）：486-489.

[20]　RAZALI NM，WAH YB. Power comparisons of Shapiro-Wilk，Kolmogorov-Smirnov，Lilliefors and

Anderson-Darling tests. J Stat Model Anal, 2011, 2(1): 21-33.

[21] D'AGOSTINO RB, STEPHENS MA. Goodness-of-fit techniques. New York: Marcel Dekker, 1986.

[22] D'AGOSTINO RB, BELANGER A, D'AGOSTINO RB Jr. A suggestion for using powerful and informative tests of normality. Am Stat, 1990, 44(4): 316-321.

[23] JARQUE CM, BERA AK. Efficient tests for normality, homoscedasticity and serial independence of regression residuals. Econ Lett, 1980, 6(3): 255-259.

[24] BERA AK, JARQUE CM. Efficient tests for normality, homoscedasticity and serial independence of regression residuals. Econ Lett, 1981, 7(4): 313-318.

[25] WILCOXON F. Individual comparisons of grouped data by ranking methods. Biom Bull, 1945, 1(6): 80-83.

[26] MANN HB. Nonparametric tests against trend. Econometrica, 1945, 13(3): 163-171.

[27] MANN HB, WHITNEY DR. On a test of whether one of two random variables is stochastically larger than the other. Ann Math Stat, 1947, 18(1): 50-60.

[28] HOLLANDER M, WOLFE DA. Nonparametric statistical methods. 2nd ed. New York: Wiley, 1999.

[29] KRUSKAL WH, WALLIS WA. Use of ranks in one-criterion variance analysis. J Am Stat Assoc, 1952, 47(260): 583-621.

[30] DUNN OJ. Estimation of the medians for dependent variables. Ann Math Stat, 1959, 30(1): 192-197.

[31] DUNN OJ. Multiple comparisons among means. J Am Stat Assoc, 1961, 56(293): 52-64.

[32] KIRK RE. Experimental design: procedures for the behavioral sciences. 4th ed. Thousand Oaks: Sage Publications, 2013.

[33] TUKEY JW. The problem of multiple comparisons. Unpublished manuscript//The collected works of John W Tukey multiple comparisons: 1948–1983. 8th ed. New York: Chapman & Hall, 1953.

[34] KRAMER CY. Extension of multiple range tests to group means with unequal numbers of replications. Biometrics, 1956, 12(3): 307-310.

[35] DUNN OJ. Multiple comparisons using rank sums. Technometrics, 1964, 6(3): 241-252.

[36] CONOVER WJ, INMAN RL. On multiple-comparisons procedures. USA: Los Alamos Scientific Lab, 1979.

[37] FRIEDMAN M. The use of ranks to avoid the assumption of normality implicit in the analysis of variance. J Am Stat Assoc, 1937, 32(200): 675-701.

[38] FRIEDMAN M. A correction: the use of ranks to avoid the assumption of normality implicit in the analysis of variance. J Am Stat Assoc, 1939, 34(205): 109.

[39] FRIEDMAN M. A comparison of alternative tests of significance for the problem of m rankings. Ann Math Stat, 1940, 11(1): 86-92.

[40] LEHMANN EL, D'ABRERA HJM. Nonparametrics: statistical methods based on ranks, revised. Upper Saddle River: Prentice Hall, 1998.

[41] BAYES T. An essay towards solving a problem in the doctrine of chances. MD Comput, 1991, 8(3): 157-171.

[42] GILBERT GE, PRION SK. Making sense of methods and measurement: the danger of the retrospective power analysis. Clin Simul Nurs, 2016, 12(8): 303-304.

第29章 模拟研究数据分析：P值、统计效能和效应量

Emil R. Petrusa

概要

　　许多定量研究者基于这样的假设，即P值所代表的统计显著性足以解释他们的研究结果。但实际上，P值只是假设检验逻辑的一部分（尽管是重要的一部分）。本章的目的是通过讨论诸如无效假设、α和β误差以及统计效能等核心概念来解释这一逻辑流程。应特别注意效应量的概念，它是表示观察到的效应大小的量化方法。只有根据研究的检验效能和效应量正确解释P值，才能对结果进行最恰当的解释，并得出有意义的结论。

实践要点

- P值代表我们错误拒绝无效假设的概率，不足以全面解释研究结果。
- 统计效能的定义是当无效假设为假时拒绝该假设的可能性，取决于研究的样本量以及研究者愿意容忍的α和β误差水平。
- 研究的效应量代表了研究组之间相对于总变异性的差异大小，并为解释结果提供了重要信息。
- 只有仔细考虑这些概念及其与具体研究结果的关系，才能得出有意义的结论。

引言

　　定量研究中一个常见的误解是，认为P值是研究结果是否有意义的主要决定因素。然而，P值（如$P=0.05$）并不足以实现这一目标。虽然P值很重要，但效应量正迅速成为判断研究结果的第二个标准[1-3]。效应量是衡量一项研究结果的实质性指标。所谓"实质性"，是指统计结果除以研究中的方差之间的比值。对于独立组间t检验，Cohen's d是两组的均值之差除以两组合并的标准差。其他统计结果也有不同的效应量计算式。本章不仅将对效应量进行阐述，还将介绍效应量与统计效能的关系。统计效能是指发现真实结果的能力。通常，我们认为统计效能取决于研究中是否纳入了足够多的样本量。这的确是一个重要的部

E. R. Petrusa(✉)
Department of Surgery and Learning Lab(Simulation Center), Harvard School of Medicine, Massachusetts General Hospital, Boston, MA, USA
e-mail: epetrusa@mgh.harvard.edu

分，但样本的数量取决于我们希望获得的效应量。我将简要提及提高效应量可能性的策略，但重点是理解 *P* 值、效能和效应量。这些是什么？你为什么要关心它们？它们应该如何指导研究结果的规划或解释？本章从概念上介绍了如何严格解决这些问题。4 个要素相互关联：效应量、统计效能、α 值和样本大小（即找到我们相信或希望找到的结果所需的人数）。我们将展示研究前后这些要素之间的相互关系。在回答这些问题之前，我们有必要回顾一下假设检验研究的逻辑。

假设检验研究的逻辑

　　无论是直接研究还是对某些干预措施的评价，定量研究通常都有一个或多个研究问题和 / 或假设需要支持。下面是一些例子。

- 进行编码时，采用快速循环、分段练习的培训会比全程培训更高效。
- 与未接受过敏感性培训的人员相比，临床培训较少的学员在参加敏感性培训后会更经常发言。
- 至少 60% 的 ICU 临床医生接受模拟中心静脉置管培训并达到特定能力水平后，重症监护病房的实际感染率将降低。
- 玩电子游戏的次数与在模拟器上学习腹腔镜胆囊切除术所需的时间有着密切关系。

　　对上述任何一项的肯定回答都将增加对模拟的集体理解（即，如果陈述 / 假设的结果得到支持，则可以发表）。

　　经典的推断统计法首先假设没有影响，没有关系，没有发现。这就是所谓的无效假设——没有影响、没有关系、没有发现的可操作性断言。在科学写作中，这种无效假设是可以理解的，但不会特意写出来。相反，我们要写我们的研究假设，这是对无效假设的一种替代。然后，我们进行研究，寻找支持这一替代性声明 / 假设的证据。这种"没有发现"的科学假设在我们的研究中通过我们正在研究的条件、主题和变量实现了可操作化。这里有一个可操作的无效假设的例子，"两组四年级医学生，一组接受了关于如何进行环甲膜切开术的详细口头指导，而另一组观看了正确进行环甲膜切开术的无声视频，当两组学生在人体模型上进行环甲膜切开术的操作评估时，他们的平均成绩没有差异。"这种可操作的假设通常没有说明，但它始终存在。对于上面的例子，我们的研究假设可能是，"那些只接受关于环甲膜切开术的详细口头指导的医学生操作得分将显著高于那些观看无声视频的医学生"我们在研究中收集到的证据必须与"无结果"之间有足够的差异，以允许我们拒绝无效假设并接受我们的备择假设。

　　另一个科学原则是，没有任何事物是绝对可以被证明的。相反，结果是在一定概率范围内被接受；也就是说，我们拒绝无效假设的有可能是错误的。按照惯例，科学家使用 5% 作为我们拒绝无效假设时出错的最大可能性。这个"α 值"是在分析结果之前设定的。统计分析的一个结果是，我们错误地拒绝无效假设的实际概率，即"*P* 值"。换句话说，我们偶然发现差异或关系的可能性是 5%。因此，我们有 95% 的把握认为我们拒绝无效假设是正确的（即错误拒绝无效假设的可能性为 5%）。研究人员也将这种错误称为 I 类错误。*P* 值越小（如 1%），我们错误地拒绝无效假设的可能性就越小。不过，按照惯例，*P* 值会被写成小数（如 0.05 或 0.01）。我们使用 <、=、或 > 符号表示实际 *P* 值是不同于传统的 α 水平，0.05

或 0.1。因此，$P < 0.05$ 被解读为"概率小于 5%"。统计程序通常会产生一个精确的 P 值，如 $P = 0.025\ 9$。

还有一种相反的错误——接受本应被拒绝的无效假设（null hypothesis）（即，"没有影响"）。错误地接受无效假设被称为Ⅱ类错误。在这种情况下，结果不足以拒绝无效假设。如果我们以不同的方式组织我们的研究（更多的受试者，更可靠的结果测量，更强的干预等），我们会发现一些值得报告的东西；一些足以拒绝无效假设并支持我们备择假设的东西。虽然通常不会在手稿中报告，但传统上Ⅱ类错误的可能性为 20%。这种错误接受无效假设的可能性称为 β 值。

统计效能

统计效能被定义为"当无效假设不成立时，拒绝该假设的可能性"。换言之，统计效能是指当我们的备择假设为真时，接受备择假设的可能性[4-7]。在设计研究时，我们应该最大限度地提高统计效能，以便尽可能地增加我们发现备择假设结果为真的机会。所有涉及的工作［让机构审查委员会（institutianal review board，IRB）批准我们的研究、获得招募许可并招募受试者（recruiting participants）、开展研究、可能对受试者的时间进行补偿，收集、分析和报告数据等］，我们将尽一切努力，最大限度地提高正确拒绝无效假设并接受研究结果的可能性。由于 β 是错误接受无效假设的概率，那么 $1 - \beta$ 是正确拒绝无效假设的概率。如果我们将 β 设置为 20%（0.20），那么 $1 - 0.20 = 0.80$ 或 80%。这种概率适用于任何统计计算，无论是 t 检验、卡方检验还是相关性。在计划一项研究时，我们可以将我们的效能设置到任何水平。如前所述，尽管我们已经尽了全力进行这项研究，但我们不希望有 50/50 的机会找到真正的结果（即 50% 的检验效能）。理想情况下，检验效能越高越好。

选择统计效能值应该是规划研究的第一步。不过，还有另一种计算效能的方法——在数据分析之后。我们称之为归因（事后）计算统计效能的方法，特别是当我们发现结果没有如我们所希望的那样具有统计学意义时。对于这个分析，我们确切地知道我们有多少受试者，确切的统计结果和确切的效应量。我们可以用这些来计算精确的效能系数。事后效能系数很可能与我们研究前计算的效能系数不同。研究前的计算通常基于估计。经过研究，我们准确地知道各组成部分，从而可以计算出精确效能。

研究的许多方面都可以增加得出具有统计学意义结果的可能性。我们可以纳入尽可能多的研究对象。我们可以在因变量 / 结果变量的评价中增加项目、案例或重复，以提高结果测量的可靠性。在创建比较组时，我们可以选择彼此差异较大的受试者。我们可以为因变量选择一个可靠性更高的不一样的结果测量。在所有这一切中，问题的核心是我们预期的效应量（我们稍后将详细讨论）。估计效应大小迫使我们量化我们期望发现的差异或关系的大小。例如，考虑一项评估两种针对考试的学习方法研究，两组学员各自使用不同的方法。期末考试的分数作为因变量。为了最准确地计算效能，我们需要估算出我们认为有意义的均值之间的差异大小。继续用这个例子进一步说明，假设我们在百分制测试中选择了一个 1 分的差异作为我们希望发现的具有统计学意义的差异。批评者可能会说，1 分的差异微不足道，因此报告与否并不重要。但是，假设我们认为 15% 的差异很重要（请注意，这是你作为一个研究者做出的判断），并且如此大的差异将说服我们在未来采用其中一种研究方法。15% 的差异可能来自均值为 70% 和 80.5%[（0.85 − 0.7）/0.7 = 0.15 或比 70% 增加 15%]或均值为 51.75% 和 45%[（0.517 5 − 0.45）/0.45 = 0.15 或比 45% 增加 15%]。请注意，这与 15 个百分点的差异不同，尽管我们可以这样选择。对于 15 个百分点的差异，平均值可能是 60% 和 75%，或 25% 和 40%。

　　还有其他方法可以提高统计效能，如使用可靠性高的因变量。添加更多精心编写的项目应该能提高可靠性。我们的两种研究方法都应该减少两组测试分数的变异性。较小的标准差产生较小的合并标准差，这又进而支持更高的统计效能。对治疗组进行有效的干预将有助于提高统计效能。弱干预可能是受试者只是看一眼或根本不参与的在线模块。能够支持统计效能的另一个改变是选择不同的概率来拒绝无效假设。将显著性的临界值从 *P* = 0.01 更改为 *P* = 0.05 可以增加我们错误拒绝无效假设的概率，同时也会增加检测干预效果的效能。

效应量

　　本章的最后一个概念是"效应量"。什么是效应量？效应量是一个数字，代表我们结果的实质性或程度大小 [1-3, 8, 9]。换句话说，效应量表示统计结果相对于研中总变异性的大小。Cohen 提出了最初的效应量概念和计算方法 [9, 10]。重要的是要理解，效应量仅与数字结果有关（即，我们想要找到的差异或关系的大小、组内的变异性以及每组受试者的数量等）。然而，效应量与我们结果的重要性无关。重要性取决于我们获得结果的背景。在模拟训练后，中心静脉置管术的成绩出现 4 个百分点的差异，这是否意味着重要的提高？专家应根据外部临床和 / 或教育来确定这种差异是否重要。效应量通常表示为小（0.2 以下）、中（0.5 左右）或大（0.80 以上）。每种统计方法，如 *t* 检验、方差分析、卡方检验、回归方程或类似的非参数方法，都有其各自的效应量公式。维基百科对这些方法的效应量计算进行了很好的描述，并将其分为 3 类统计分析：相关性、差异性和类别。维基百科信息的部分摘要见表 29-1。有许多使用不同统计方法计算效应量的在线计算器。表 29-2 列出了 Psychometrica[10] 网站上的几种计算器。这些计算器非常直观。另一个资源称为 G*Power，这是一个免费应用程序，用于计算效应量、效能和样本大小 [11, 12]。此应用程序可以在任何计算机平台上下载和运行。图 29-1 显示了给定效应量（0.50）、α 值（0.05）和效能（0.95）的情况下计算样本量大小所需的屏幕截图。结果是每组需要 88 名受试者。该应用程序网站有一本手册和一份出版物介绍了该应用程序。

　　为了说明效应量在解释结果中的使用，我们将使用独立组间 *t* 检验。图 29-2 显示了独立组间 *t* 检验的 Cohen's *d* 公式。它是均值之差除以两组的合并标准差。"合并标准偏差"是两组标准偏差的平均值。图 29-2 也给出了计算两个独立组合并标准偏差的公式。不同的统计方法有不同的效应量公式。如前所述，Wikipedia 对这些内容有一个很好的总结，并提供了更多信息的链接。

　　为了进一步说明效应量的使用，我们将使用一项虚构的研究，让两组学员进行模拟操作。一组接受新的培训方法，而另一组是我们的对照组，没有特殊培训。结果的衡量标准是正确完成的操作数量。假设结果变量是正态、高斯分布，那么独立组间 *t* 检验是检验两组之间差异

表 29-1 所选统计分析和各自的效应量公式

分析类别或系列	具体统计分析	效应量标志	名称	公式	解释
相关分析	*Pearson* 相关系数	r^2		R^2 or r^2	相关系数的平方是一个或多个变量的方差所占的比例
	回归	R^2	确定系数		
		η^2	相关比	$\eta^2 = \dfrac{SS_{\text{Treatment}}}{SS_{\text{Total}}}$	与 r 和 R 类似,但更具体地说,当控制其他预测变量时,预测变量在因变量中的方差
差异分析	独立样本 t 检验	d	Cohen's d	$d = \dfrac{(\bar{x}_1 - \bar{x}_2)}{S}$	两个独立样本的平均值除以合并标准差的差值(两样本)
		Δ	Glass's Δ	$\Delta = \dfrac{(\bar{x}_1 - \bar{x}_2)}{S_2}$	仅除以对照组或对照组标准差的平均值之间的差值
	方差分析	ω^2	ω 平方	$\omega^2 = \dfrac{SS_{\text{treatment}} - df_{\text{treatment}} \cdot MS_{\text{error}}}{SS_{\text{Total}} + MS_{\text{error}}}$	仅适用于组间方差分析,且所有组具有相等的 N
	两个相关系数差异检验	q	Cohen's q	$q = \dfrac{1}{2}\log\dfrac{1+r_1}{1+r_1} - \dfrac{1}{2}\log\dfrac{1+r_2}{1-r_2}$	用于检验 2 个 Fisher 变换关联系数之间的差异
	方差分析		均方根标准化效应	$\Psi = \sqrt{\dfrac{1}{k-1} \cdot \dfrac{\sum(\bar{x}_j - \overline{X})^2}{MS_{\text{error}}}}$	通过调整均方根将查看整个模型的总体差异。该公式适用于单向方差分析。更复杂 ANOVA 应用其他公式
分类数据	卡方检验	Phi	Phi 系数	$\phi = \sqrt{\dfrac{X^2}{N}}$	Phi 是卡方值除以总 N 的平方根
		V	Cramer's V	$\phi_C = \sqrt{\dfrac{X^2}{N(k-1)}}$	V 是总 N 乘以行或列中较小值再被卡方值相除后的平方根
		h	Cohen's h	$h = 2$ $(\arcsin\sqrt{p_1} - \arcsin\sqrt{p_2})$	用于比较两个独立比例或概率的公式。"Arcsin" 是反正弦变换

续表

分析类别或系列	具体统计分析	效应量标志	名称	公式	解释
	OR 值			较大比值 / 较小比值	这是一组的较大比值除以另一组的较小比值
	率差			（治疗组风险 − 对照组风险）	简单地说，治疗组中事件的风险（概率）与对照组中的风险（可能性）之间的数值差。这对于比较干预措施的效果特别有用
	相对危险度或比率			治疗组成功概率 对照组成功概率	与比值比类似，只是使用了概率而不是比值
定序数据	Mann-Whitney U	d	Cliff's d	$d=\dfrac{2U}{mn}-1$	U 是 Mann-Whitney 计算的值，m 和 n 是两组的 Ns

注：内容来自维基百科。

表 29-2　心理测量学网站上的计算器列表

1. 相同大小组的比较（Cohen's d, Glass Δ）

2. 不同样本量组的比较（Cohen's d, Hedges'g）

3. 校正测试测差异的前后对照研究的效应量

4. 重复测量设计中的效应量估计

5. 根据相关和独立 t 检验的检验统计数据计算 d

6. 根据方差分析（ANOVA）的 F 值计算 d

7. 根据组平均数计算多组 ANOVAs 的效应量

8. 通过干预提高成功率：二项效应量显示和需要治疗的数量

9. 风险比、优势比和风险差异

10. 两个相关性之间差异的影响大小

11. 非参数检验的效应量计算器：Mann-Whitney-U、Wilcoxon-W 和 Kruskal-Wallis-H

12. 合并标准偏差的计算

13. 效应量 r、d、f、优势比和 eta 平方的转换

14. 根据 χ^2- 和 z 检验统计数据计算效应量 d、r 和 η^2

15. 根据 Hattie（2009）和 cohen（1988）解释 d、r 和 eta 平方大小的表格

注：https://www.psychometrica.de/effect_size.html[10]。

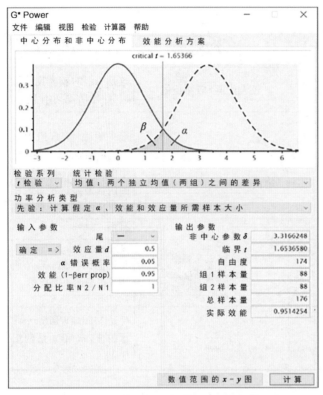

$$SD_{(合并的)} = \sqrt{\frac{SD_1^2 + SD_2^2}{2}}$$

$$\text{Cohen's } d = \frac{(均值_2 - 均值_1)}{SD_{(合并的)}}$$

公式中，SD=每组的标准差

图 29-2   Cohen's d 公式和 t 检验的合并标准偏差

图 29-1   G 的屏幕截图 * 所需样本量的效能计算

的统计量。经过讨论，研究人员认为分数提高 20% 将是一个有教育意义的差异。我们每组有 15 个学员。研究结束后，结果显示第 1 组的平均值为 10.67（SD = 3.11），第 2 组的平均值为 8.89（SD = 4.74）。第 1 组的平均值比第 2 组的平均值增加了（10.67 − 8.89）/8.89 = 20%。t 检验结果为 t = 1.216，df = 28，P = 0.23。因此，我们得到了 20% 的差异，但没有达到统计学意义。效果量是多少呢？使用 G*Power 应用程序，d = 0.46，这是一个中等效应量。然而，检测与这些 t 检验结果和效应量相关的 0.05 显著性水平的效能仅为 0.34。回想一下，效能是指在存在实际差异的情况下检测出差异的能力。在 P = 0.05 的条件下，我们的研究效能无法检测到中等效应量（0.46）。再次使用 G*Power 应用程序，但这次是为了预测 P = 0.05，效应量 = 0.46，效能 = 0.80 的条件下，要检测到差异所需的样本量，我们发现每组需要 59 名受试者。请注意，我们使用了相同的平均值和标准差，因此我们保留了第一组平均分高出 20% 的预设，我们认为这对教育是有帮助的。如果我们在每组中使用 59 名受试者，我们的 t 检验结果将在 P = 0.05 时具有统计学意义。在完成了所有研究准备和研究运行工作之后，如果结果不具有统计意义，那将是令人失望的。尽管效应量适中，但期刊不太可能发表 t 检验结果为 P = 0.23 的研究。

效应量也有助于解释具有统计学意义的结果。让我们来看看与上述相同但结果却不同的研究，t = 1.98，P = 0.05，效应量 = 0.28。这看起来是一个更好的结果；效应量更小，但 P 值显著。让我们来看看细节，第 1 组平均值 = 10.67，标准差 = 3.11；第 2 组平均值 = 9.59，标准

差 =4.47，每组 100 名参与学员。尽管有统计结果如此，但第 1 组的平均得分比第 2 组增加了 11%，仅略高于 1 分 (1.08)。这种差异是否仍具有教育上的研究意义？

在本例中，我们通过 t 检验发现了在统计学上的显著差异，表明我们错误地拒绝无效假设的可能性小于 5%。Cohen's d 表明产生的影响很小。即使 P 值为 0.01，效应量仍然可能很小。我们说，尽管 P 值为 0.05 有统计学意义，但产生的效应量很小（差异程度很小）。在界定研究结果时，效应量比 P 值更有帮助。有些人常常误解 0.01 的 P 值表示比 0.05 的 P 值得到的结果更大或更好，如上所述，P 值确实表示统计结果有更大的可能性是真实的结果。然而，这并不意味着产生的影响程度会更大。事实上，如果效应量不变，我们的概率可以是 0.01，但我们的结果仍然是"小"的。在最终的手稿中，这样的结果将被报告为"在 P = 0.01 时具有显著性的小影响"。

另一个被称为"自由度"的统计概念也在确定 P 值的最佳解释中发挥作用。自由度是社会科学统计中的一个概念，它涉及一组数据中有多少个数字可以发生变化而仍然保持相同的平均值。考虑下面的一组数字：2、4、6、8 和 10，总和为 30，平均值为 6.0。5 个数字中的 4 个可以变化，但在确定这 4 个数字之后，只有一个数字可以使平均值为 6.0。我们说这个数据集有 4 个自由度。在一项研究中，假设每个研究对象都有一个结果，那么自由度与研究对象的数量有关。再来看看我们的例子，对于我们的两个独立组中的每一组，自由度等于每组中的受试者数量减去 1。如果每组有 9 名受试者，则总自由度 =[(9-1)+(9-1)]=16。对于独立 t 检验，每组的受试者人数可能不同。接下来再举一个类似的例子，一项研究其中一组有 6 名受试者，另一组有 18 名受试者。对于这个变量的自由度为 [(6-1)+(18-1)]=22。相同的 t 值，自由度越大，错误接受无效假设的风险就越小。表 29-3 包含 t 检验临界值表。临界值是 t 检验计算的结果，必须达到或超过该值才能声称具有特定的统计显著性水平。如果我们有 10 个自由度，t 检验值 =1.725，那么我们的结果在统计学上并不显著。但是，如果我们有 100 个自由度，我们的结果将在 P < 0.05 时是显著的。

即使仔细预估了研究前的效应量，研究的实际结果也可能不同。如果你的研究数据没有达到统计学意义，可以考虑对所获得的效应量进行研究后计算。计算方法与研究前预估的方法相同，只是你将使用自己得到的研究数据。你可以使用此研究后分析来估算达到统计显著性所需的额外受试者数量。当然，前面提到的其他变化也可能增加你的统计效能，包括我们研究中更多的受试者、更强的干预措施、更可靠的结果测量、与我们的干预措施相关的初始差异更大的组别（如医学生和最后一年的住院医师），以及决定接受 P 值为 0.05 而不是 0.01 的作为我们最低的统计学显著性水平。

结语

总之，了解假设检验逻辑、错误拒绝无效假设的风险 (α)、错误接受无效假设的风险 (β)、存在实际差异时检测到实际差异的可能性（统计效能）、样本量（和自由度）和统计结果的实质性（效应量）之间的相互关系是非常重要的。互联网上有很多资源可以用来理解、计算和解释统计分析的这些组成部分。

表 29-3 　 t 检验的临界值

df	.25	.20	.15	.10	.05	.025	.02	.01	.005	.002 5	.001	.000 5
1	1.000	1.376	1.963	3.078	6.314	12.71	15.89	31.82	63.66	127.3	318.3	636.6
2	0.816	1.061	1.386	1.886	2.920	4.303	4.849	6.965	9.925	14.090	22.330	31.600
3	0.765	0.978	1.250	1.638	2.353	3.182	3.482	4.541	5.841	7.453	10.210	12.920
4	0.741	0.941	1.190	1.533	2.132	2.776	2.999	3.747	4.604	5.598	7.173	8.610
5	0.727	0.920	1.156	1.476	2.015	2.571	2.757	3.365	4.032	4.773	5.893	6.869
6	0.718	0.906	1.134	1.440	1.943	2.447	2.612	3.143	3.707	4.317	5.208	5.959
7	0.711	0.896	1.119	1.415	1.895	2.365	2.517	2.998	3.499	4.029	4.785	5.408
8	0.706	0.889	1.108	1.397	1.860	2.306	2.449	2.896	3.355	3.833	4.501	5.041
9	0.703	0.883	1.100	1.383	1.833	2.262	2.398	2.821	3.250	3.690	4.297	4.781
10	0.700	0.879	1.093	1.372	1.812	2.228	2.359	2.764	3.169	3.581	4.144	4.587
11	0.697	0.876	1.088	1.363	1.796	2.201	2.328	2.718	3.106	3.497	4.025	4.437
12	0.695	0.873	1.083	1.356	1.782	2.179	2.303	2.681	3.055	3.428	3.390	4.318
13	0.694	0.870	1.079	1.350	1.771	2.160	2.282	2.650	3.012	3.372	3.852	4.221
14	0.692	0.868	1.076	1.345	1.761	2.145	2.264	2.624	2.977	3.326	3.787	4.140
15	0.691	0.866	1.074	1.341	1.753	2.131	2.249	2.602	2.947	3.286	3.733	4.073
16	0.690	0.865	1.071	1.337	1.746	2.120	2.235	2.583	2.921	3.252	3.686	4.015
17	0.689	0.863	1.069	1.333	1.740	2.110	2.224	2.567	2.898	3.222	3.646	3.965
18	0.688	0.862	1.067	1.330	1.734	2.101	2.214	2.552	2.878	3.197	3.611	3.922
19	0.688	0.861	1.066	1.328	1.729	2.093	2.205	2.539	2.861	3.174	3.579	3.883
20	0.687	0.860	1.064	1.325	1.725	2.086	2.197	2.528	2.845	3.153	3.552	3.850
21	0.686	0.859	1.063	1.323	1.721	2.080	2.189	2.518	2.831	3.135	3.527	3.819
22	0.686	0.858	1.061	1.321	1.717	2.074	2.183	2.508	2.819	3.119	3.505	3.792
23	0.685	0.858	1.060	1.319	1.714	2.069	2.177	2.500	2.807	3.104	3.485	3.768
24	0.685	0.857	1.059	1.318	1.711	2.064	2.172	2.492	2.797	3.091	3.467	3.745
25	0.684	0.856	1.058	1.316	1.708	2.060	2.167	2.485	2.787	3.078	3.450	3.725
26	0.684	0.856	1.058	1.315	1.706	2.056	2.162	2.479	2.779	3.067	3.435	3.707
27	0.684	0.855	1.057	1.314	1.703	2.052	2.158	2.473	2.771	3.057	3.421	3.690
28	0.683	0.855	1.056	1.313	1.701	2.048	2.154	2.467	2.763	3.047	3.408	3.674
29	0.683	0.854	1.055	1.311	1.699	2.045	2.150	2.462	2.756	3.038	3.396	3.569
30	0.683	0.854	1.055	1.310	1.697	2.042	2.147	2.457	2.750	3.030	3.385	3.646
40	0.681	0.851	1.050	1.303	1.684	2.021	2.123	2.423	2.704	2.971	3.307	3.551
50	0.679	0.849	1.047	1.299	1.676	2.009	2.109	2.403	2.678	2.937	3.261	3.496
60	0.679	0.848	1.045	1.296	1.671	2.000	2.099	2.390	2.660	2.915	3.232	3.460
80	0.678	0.846	1.043	1.292	1.664	1.990	2.088	2.374	2.639	2.887	3.195	3.416
100	0.677	0.845	1.042	1.290	1.660	1.984	2.081	2.364	2.626	2.871	3.174	3.390
1 000	0.675	0.842	1.037	1.282	1.646	1.962	2.056	2.330	2.581	2.813	3.098	3.300
Z^*	0.674	0.841	1.036	1.282	1.645	1.960	2.054	2.326	2.576	2.807	3.091	3.291

注： t 检验的临界值。带框的值表示 $df=10$ 和 $df=100$ 的临界值之间的差异。计算出的 t 值必须等于或大于临界值，才具有统计意义。自由度为 100 时，临界值仅为 1.66。然而，自由度为 10 时，临界值为 1.812。因此，在自由度为 100 的情况下，两个平均值之间的相同数值差异在 $P=0.05$ 时具有统计学意义，但在自由度为 10 的情况下则不具有统计学意义。

参考文献

[1] SULLIVAN GM, FEINN R. Using effect size-or why the P value is not enough. J Grad Med Educ, 2012, 4(3): 279-282.

[2] FERGUSON CJ. An effect size primer: a guide for clinicians and researchers. Prof Psychol Res Pract, 2009, 40(5): 532-538.

[3] CUMMING G. Understanding the new statistics: effect sizes, confidence intervals, and meta-analysis. New York: Taylor & Francis Group, 2012.

[4] COHEN J. Statistical power analysis for the behavioral sciences. 2nd ed. Hillsdale: Lawrence Erlbaum Associates, 1988.

[5] COHEN J. A power primer. Psychol Bull, 1992, 112(1): 155-159.

[6] COHEN J. The statistical power of abnormal-social psychological research: a review. J Abnorm Soc Psychol, 1962, 65: 145-153.

[7] MURPHY KR, MYORS B, WOLACH A. Statistical power analysis: a simple and general model for traditional and modern hypothesis tests. 4th ed. New York: Taylor & Francis Group, 2014.

[8] ELLIS PD. The essential guide to effect sizes: statistical power, meta-analysis and the interpretation of research results. New York: Cambridge University Press, 2010.

[9] GRISSOM RJ, KIM JJ. Effect sizes for research: univariate and multivariate applications. 2nd ed. New York: Taylor & Francis Group, 2012.

[10] LENHARD W, LENHARD A. Calculation of effect sizes. [2024-06-06]. https://www.psychometrica.de/effect_size.html.

[11] FAUL F, ERDFELDER E, LANG AG, et al. G*Power 3: a flexible statistical power analysis program for the social, behavioral, and biomedical sciences. Behav Res Methods, 2007, 39(2): 175-191.

[12] FAUL F, ERDFELDER E, BUCHNER A, et al. Statistical power analyses using G*Power 3.1: tests for correlation and regression analyses. Behav Res Methods, 2009, 41(4): 1149-1160.

第30章 高级统计分析

Miguel A. Padilla

概要

　　统计模型提供了很大的灵活性，许多模型都属于几种通用的模型。线性混合模型就是这样一种模型，可以指定它来回答截然不同的研究问题。三种线性混合模型规范（或方法）是当存在集群数据构想时使用的分层线性模型；用于评价测量过程可靠性或一致性的概化理论；以及用于调查条件之间相似性的等效性检验。在这里，每种方法都是在模拟医学的背景下提出的，并附有一个已编制的示例，以突出其核心概念，同时将技术细节保持在最低限度。

实践要点

- 线性混合模型（LMM）是一种伞式模型，可用于回答各种研究问题。
- 用于解释集群（嵌套）数据构想的 LMM 称为分层线性模型。
- 概化理论是 LMM 的一种形式，用于评价测量（评价）的一致性。
- 等效检验是 LMM 的另一种形式，用于测量组的等效性。
- 任何带有 LMM 例程的统计包都可以获得所讨论的 3 种方法的基本结果。

前言

　　由于技术和研究方法的进步，模拟医学是一个快速发展的领域。统计方法是研究方法学的重要组成部分，本文介绍了 3 种先进的统计方法。统计模型已经发展了 1 个多世纪，其中许多模型可以归为几大类。线性混合模型（linear mixed model，LMM；或只是混合模型）就是这样一种伞形模型[1]。它被称为 LMM，因为它可以模拟任意随机和固定效应的组合。随机效应是指变量（或因子）的水平可以被认为是从相应的总体中取样的。例如，如果数据是从不同的医疗中心收集的，并且"中心"在模型中，那么"中心"可以被认为是随机效应。相比之下，如果研究中的水平代表变量（或因子）的所有可能水平，则称为固定效应。一些固定效应的例子包括性别（男性、女性）和治疗方法（治疗、安慰剂）。LMMs 的建模灵活性允许指定它们来回答各种研究问题。LMMs 已广泛应用于医学研究，以研究纵向变化、

M. A. Padilla(✉)
Department of Psychology, Old Dominion University, Norfolk, VA, USA
e-mail: mapadill@odu.edu

测量（评价）的一致性，并建立生物等效性。这里介绍的方法是这些实例中每一个示例。因此，这些方法应该适用于模拟医学的研究。具体来说，讨论了 3 种方法：分层线性模型、概化理论和等价性检验。

在继续之前，需要一份免责声明。这里的统计方法是先进的，并且是在一般模型（即LMM）的背景下提出的。为了使讨论保持简洁，使用了一些统计符号和方程式。然而，这些模型通过示例以最简单的形式呈现。因此，所有的学者和研究人员都能理解这些一般概念。

分层线性模型

LMM 的直观形式是分层线性模型（hierarchical linear model, HLM）[2, 3]。HLMs 的一个关键区别是，它们专门用于解释集群（嵌套）数据结构。最简单的集群数据构想是当分析单元嵌套在集群中时。这种集群构想可以发生在组织和个人的变化中。一个组织的例子是，学生（单位）嵌套在医学院（集群）中。个体变化的一个例子是对研究中的每个个体进行重复测量。在本例中，重复度量（单位）嵌套在个体（簇）中。这两个独立的集群构想也可以组合。假设一项肥胖研究正在该国的多家诊所进行，参与者在研究期间被多次称重。在这种情况下，重复的体重测量嵌套在每个参与者内，参与者嵌套在诊所内。

考虑接受两种培训方法之一护理受训人员随时间（a_i；4 次，间隔 2 个月）测量气道管理技能（airway management skills, AMS）的数据：修改模拟（ms；$n_{ms} = 16$）或标准模拟（ss；$n_{ss} = 11$）。在这种情况下，裂区 ANOVA 是分析 AMS 的标准方法，时间是受试者内因素，训练方法是受试者间因素。表 30-1 给出了表明显著方法和时间主效应的结果。这些影响通常通过事后测试进行调查。然而，另一种方法是通过 HLM 进行整体分析。

表 30-1　气道管理技能（AMS）方差分析表

Source	ss	df	ms	F	P 值
受试者间					
方法（M）	140.465	1	140.465	9.292	0.005
误差	377.915	25	15.117		
受试者内					
时间（T）	209.437	3	69.812	35.347	< 0.001
M×T	13.993	3	4.664	2.362	0.078
误差	148.128	75	1.975		

HLM 通过将模型分解为用于数据集群构想的级别来指定模型。为数据中的每个集群添加一个级别。因此，HLM 通常也被称为多级建模。当前示例构成一个两级模型，其中时间（单位）嵌套在辅助医疗受训人员（集群）中，并可通过随机系数回归模型（或随机系数模型）捕获。

1 级模型可以通过回归对每个学员的时间进行线性建模，并采用以下公式（30-1）：

$$y_{ti} = \pi_{0i} + \pi_{1i}a_{ti} + e_{ti}. \tag{30-1}$$

该模型具有每个学员的截距（π_{0i}）、斜率（π_{1i}）和残差（e_{ti}）。截距是每个学员开始时的 AMS。斜率为每个学员 2 个月的 AMS 变化；例如，AMS 每 2 个月变化多少。假设残差为独立正态分布，方差为常数 σ^2。1 级模型基本上模拟了受训人员从哪里开始学习，以及他们在学习过程中的变化程度。

关于 1 级模型，有两点需要指出。第一，这是一级模型所需时间的最简单形式。它可以根据需要扩展为包括高阶项。第二，个人测量之间的间隔可能不同；例如，学员不必每两年准确测量一次。

二级模型采用以下公式（30-2）（30-3）：

$$\pi_{0i} = \beta_{00} + \beta_{01}ms_i + r_{0i} \tag{30-2}$$

$$\pi_{1i} = \beta_{10} + \beta_{11}ms_i + r_{1i}. \tag{30-3}$$

注意，现在来自 level-1 的截距（π_{0i}）和斜率（π_{1i}）都是通过回归建模的。该模型现在可以用固定效应（βs）和随机效应（r_{0i} 和 r_{1i}）来描述。第一组固定效应是标准模拟的平均 AMS（β_{00}）和开始时修改模拟的平均距离差（β_{01}）。第二组固定效应是标准模拟的平均 2 个月距离斜率（β_{10}）和修正模拟的斜率差（β_{11}）。

用 r_{0i} 和 r_{1i} 捕捉随机效应，假设其分别为正态分布，方差为 τ_{00} 和 τ_{11}。这里，τ_{00} 表示 π_{0i} 的可变性（即学员在开始时在 AMS 中的变化量），τ_{11} 表示 π_{1i} 的可变性（即学员在变化量中的变化量）。上述模型中未明确显示的另一个分量是截距（r_{0i}）和斜率（r_{1i}）随机效应之间的协方差 τ_{01}。现在，学员的起点和变化程度之间的关系可以估计。

固定效应如表 30-2 所示。首先，修改后的模拟和开始时的标准模拟之间没有显著的 AMS 差异（P 值 = 0.088）。其次，标准模拟的 AMS 在研究期间显著增加（P 值 < 0.001）。然而，与标准模拟相比，改进模拟方法的 AMS 显著增加（P 值 = 0.026）。

表 30-2 随机系数回归模型的固定效应

固定效应	预测值	标准误	t 检验	P 值
起始 AMS				
标准模拟 AMS（β_{00}）均值	21.21	0.61	34.77	< 0.001
改良模拟差异（β_{01}）均值	1.41	0.79	1.78	0.088
2 个月 AMS 改变的斜率				
标准模拟 AMS 斜率（β_{10}）均值	0.48	0.10	4.80	< 0.001
改良模拟差异斜率（β_{11}）均值	0.30	0.13	2.31	0.026

随机效应如表 30-3 所示。第一，1 级残差方差显著，表明模型中存在无法解释的方差。也许添加一个二次项可以在 1 级早期对时间曲线进行建模，这有助于解释更多的方差并改进模型的拟合。第二，截距方差显著，表明学员 AMS 在开始时有所不同。第三，斜率差异不显著，表明学员的 AMS 变化率没有变化。最后，截距斜率协方差不显著，因此开始时 AMS 与其变化率之间没有关系。

表 30-3 随机系数回归模型的随机效应

随机效应	预测值	标准误	z 检验	P 值
残差方差(σ^2)	1.72	0.33	5.21	<0.001
截距方差(τ_{00})	2.91	1.14	2.55	0.006
斜率方差(τ_{11})	0.02	0.03	0.67	0.243
截距斜率协方差(τ_{10})	−0.01	0.15	−0.07	0.956

综上所述，改进后的模拟方法在改善 AMS 方面比标准模拟方法更有效。具体而言，学员 AMS 在修改后的模拟和标准模拟中都会随着时间的推移而提高，但在修改后的模拟中提高的速度更快。此外，两种方法的学员 AMS 在研究开始时是相似的，并且学员 AMS 随着时间的推移而改善，无论他们在研究开始时的 AMS 如何。HLM 示例见 Gadde 等人[4] 和 Elobeid 等人[5]。

概化理论

LMM 的另一种形式是概化（G）理论[6]。然而，这里讨论的问题与测量的一致性有关，假设检验几乎不感兴趣。测量是任何科学中的一个重要过程，因为它是产生数据的基础。这对于确定医疗干预的有效性和基于模拟的训练一样正确。测量本身就是一门学科，但所有的概念都属于两个同等重要的概念之一：有效性和可靠性（见第 26 章）。这里的重点是可靠性，因为它与 G 理论有关。然而，G 理论使用 LMM 建立并扩展了经典的真实分数模型。尽管如此，经典检验理论（CTT）的可靠性是最先讨论的。

CTT 的经典真实分数模型将测量的观察分数计算见公式（30-4）：

$$x = \tau + u \tag{30-4}$$

其中 x 为测量数据点（观察得分），τ 为真实得分，u 为随机测量误差。其思想是，每次测量一个数据点时，它都有一个真值元素（τ）加上一个误差元素（u）。该模型可用于形成以下可靠性指标，见公式（30-5）：

$$\rho = \frac{\sigma_\tau^2}{\sigma_\tau^2 + \sigma_u^2} \tag{30-5}$$

这是真实分数方差与真实分数方差加上测量误差方差的比例。理想情况是没有错误（即 u=0），因为数据点等于真值，可靠性将是完美的（即 $\rho=1$）。然而，这在行为 / 社会科学研究中极为罕见。根据假设，可靠性指数可以采取不同的形式。如果至少满足 tau 等价（或本质上的 tau 等价）的假设，则可靠性指标可以采用的一种形式是系数（或 Cronbach's）α[7]。

系数 α 是许多领域中测量仪器最常见的可靠性指标，包括医学和护理[8, 9]。系数 alpha 的流行归功于 3 个关键特性[7]。第一，它计算简单，只需要测量仪器中的项目数和相应的协方差矩阵。第二，它可以计算连续、有序或二分项目。第三，它只需要一次管理相应的测量仪器，系数 α 可以用如下公式（30-6）定义。

$$\rho = \alpha_C = \frac{k}{k-1} \left(1 - \frac{\sum_i \sigma_{ii}}{\sum_i \sum_j \sigma_{ij}} \right) \tag{30-6}$$

其中 k 是项目数，$\sum_i \sigma_{ii}$ 是所有 k 项方差之和，$\sum_i \sum_j \sigma_{ij}$ 是所有项目方差和协方差之和。

例如，假设研究人员感兴趣的是由 2 名评分员评分的一组 3 种急救模拟医学情景如何衡量低年资住院医师的急救医学知识。在这项研究中，13 名低年资住院医师的样本参与了每个评分员评分的每个情景。调查该设计可靠性的标准方法是计算情景和评分者的系数 α。以下协方差矩阵分别适用于情景和评分者：

$$\hat{\Sigma}_S = \begin{bmatrix} 2.59 & 2.50 & 1.29 \\ 2.50 & 4.17 & 1.75 \\ 1.29 & 1.75 & 1.56 \end{bmatrix} \quad \text{and} \quad \hat{\Sigma}_R = \begin{bmatrix} 6.86 & 3.71 \\ 3.71 & 5.14 \end{bmatrix}$$

对应的系数 α 对于情景为 $\hat{a}_C = 0.86C$，对于评分员为 $\hat{a}_C = 0.76C$。这里的问题是，场景和评分员之间的交互作用是设计（或测量过程）的一部分，每个场景和评分员的系数 α 忽略了设计的这一方面；例如，评分员的系数 α 忽略了情景的影响，反之亦然。这突出了 CTT 可靠性方法的局限性：它们一次只能评价一种测量形式。因此，需要一种能够同时评价多种测量形式的方法。这正是 G 理论所做的。

在进一步阐述之前，必须简要介绍一些有关 G 理论的术语。在 G 理论中，任何用于测量的东西都被认为是测量误差的来源，称为测量面。与测量面及其交互的任何内容相关联的方差被视为误差方差。另一方面，被测量的内容被称为测量对象，相关的方差是总的分数方差（如 G 理论版本的真分数方差）。在当前示例中，场景（s；$n_s = 3$）和评分员（r；$n_r = 2$）是两个测量面，低年资住院医师（p；$n_p = 13$）是测量对象。最后，G 理论将整个分析分为两部分：可推广性（G）和决策性（D）研究。在 G 研究中，研究人员获得测量过程中所有相关方差的估计值。D 研究是研究人员获得测量过程可靠性估计的部分。

在 G 研究中，测量过程中的可变性通过将经典真实分数模型重新表述为 LMM，每个方面和测量对象作为模型中的术语来捕获。因此，G 理论具有与 LMM 相同的建模灵活性，因为它可以具有固定和随机效应的任意组合。继续当前示例，每个低年资住院医师都参与了每个评分员评分的每个场景。在 G 理论中，这构成了一个完全交叉的设计（$p \times s \times r$），可以用以下模型捕捉到，见公式（30-7）：

$$x = \mu + p + s + r + ps + pr + sr + u \tag{30-7}$$

其中 x 为观察得分，μ 为总平均值，p 为低年资住院医师，s 为情景，r 为评分员，u 为误差（残差）。虽然这是一个具有所有随机效应的 LMM，但 G 理论的主要兴趣在于通过与每个术语（或来源）及其相应交互作用（如 $p \times s$）相关的方差分量（VC）的可变性。方差来源可通过方差分析表显示。

表 30-4 是急救医学知识示例的方差分析表。与传统的方差分析相比，有一些重要的差异需要注意。第一，没有 f 检验和伴随的 p 值，因为 G 理论对它们不感兴趣。第二，传统方差分析方法中的样本量现在是模型（p）中的一个重要来源，因为它捕获了知识、技能等方面的真实差异（即真实得分方差）。第三，最高阶相互作用（$p \times s \times r$）没有方差，因为没有 df 来估计它。这是因为样本量（即 p）现在是模型中的一个术语（参见前面的第二点）。因此，最高阶相互作用和误差的方差是混淆的，不能分开，它们一起被称为残差。

表 30-4　双面 $p \times s \times r$ 设计 ANOVA 表

变异来源	平方和	自由度	均方	方差分量	占总体变异百分率
低年资住院医师（p）	38.82	12	3.24	0.38	0.36
场景（s）	1.56	2	0.78	0.01	0.01
评分员（r）	5.65	1	5.65	0.13	0.12
$p \times s$	11.10	24	0.46	0.10	0.10
$p \times r$	9.18	12	0.77	0.17	0.16
$s \times r$	0.54	2	0.27	0.00	0.00
残差（u）	6.13	24	0.26	0.26	0.25

注：所有部分都是随机的，$u = (p \times s \times r) +$ 误差。

方差分析表是 G 研究和 G 理论分析的第一部分。表 30-4 中的最后一列包含每个 VC 的相对百分率。因此，低年资住院医师的 VC（0.36）最大（p），表明最大的方差是全面分数方差（即真实分数方差）。就误差而言，第二大风险投资是针对评级者（r）及其与低年资住院医师的互动（$p \times r$）。这表明评分员的评分不如情景一致，对低年资住院医师的评分各不相同，即评分员对低年资住院医师的评分不同。然而，最大误差 VC 为残差（0.25），表明 G 研究设计未考虑的因素正在影响测量过程。一旦估算出 VCs，就可以使用它们来估算 G 理论可靠性类似物 [6]。

在 D 研究中，G 理论提供了两种可靠性类比。第一个指标是广义系数，定义见公式（30-8）：

$$E\rho^2 = \frac{\sigma_\tau^2}{\sigma_\tau^2 + \sigma_\delta^2} \tag{30-8}$$

其中 σ_τ^2 是分数方差，σ_δ^2 是相对误差方差，定义见公式（30-9）：

$$\sigma_\delta^2 = \frac{\sigma_{ps}^2}{n_s} + \frac{\sigma_{pr}^2}{n_r} + \frac{\sigma_{psr,e}^2}{n_s n_r} \tag{30-9}$$

第二个是可靠性指数，定义见公式（30-10）：

$$\Phi = \frac{\sigma_\tau^2}{\sigma_\tau^2 + \sigma_\Delta^2} \tag{30-10}$$

其中，σ_Δ^2 是绝对误差方差，定义见公式（30-11）：

$$\sigma_\Delta^2 = \frac{\sigma_s^2}{n_s} + \frac{\sigma_r^2}{n_r} + \frac{\sigma_{ps}^2}{n_s} + \frac{\sigma_{pr}^2}{n_r} + \frac{\sigma_{sr}^2}{n_s n_r} + \frac{\sigma_{psr,e}^2}{n_s n_r} \tag{30-11}$$

使用估计的 VCs 继续当前示例，然后 $\hat{\sigma}_\delta^2 = 0.16$，$\hat{\sigma}_\Delta^2 = 0.23$。使用 $\hat{\sigma}_\tau^2 = \hat{\sigma}_p^2 = 0.38$、$E\hat{\rho}^2 = 0.70$ 和 $\hat{\Phi} = 0.62$ 的这些量。

在行为 / 社会科学中，适当可靠性的典型标准是 0.70 或更高 [10]。由于目前有 3 个项目和 2 个评分员的测量过程等于或低于 0.70，其可靠性值得怀疑。虽然 G 理论可靠性指标似乎没有这样的标准，但 0.70 的标准确实提供了一个可以从中开始良好的基准。当然，标准取决于测量过程的方法和目的。尽管证明了两种 G 理论可靠性指标，但在决定测量对象时，每种指标都有特定用途 [6]。概化系数仅适用于做出相对决策时，可靠性指数适用于做出绝对决策时。相关决策基于测量对象之间的比较，即一个人与其他人的比较。绝对决策的基础是将测量对象与预先确定的测量标准进行比较,即一个人是否达到一定的技能水平。有关 G 理论示例,请参见 McBride 等人 [11] 和 Nadkarni 等人 [12]。

等效性检验

讨论的最后一种方法是等效性检验,起源于药代动力学,用于确定各组之间的实际相似性(生物等效性)[13]。药代动力学中的一个典型情况是制药公司想要确定仿制药是否与当前药物一样有效。因此,在各种环境下,建立统计等效性在药代动力学以外的科学中越来越流行。

等价性检验是 LMM 可以采用的最简单的形式,但可能是最难掌握的。这是因为与传统的 NSHT 相比,使用相同的模型和相应的结果来检验看似相反的假设。NSHT 和等价性检验是同一枚硬币的两面。每种方法都建立了两个相反的假设:原假设(H_0)和备择假设(H_A)。这两种方法都假设 H_0 为真,除非数据提供足够的证据来拒绝它。两种方法之间的区别在于如何陈述这些假设。考虑两种方法的情况。在典型的 NSHT 场景中,H_0 表示平均差等于零,H_A 表示平均差不等于零。另一方面,等效性检验将 H_0 表示为超过或等于 Δ 的平均差,将 H_A 表示为 Δ 内的平均差,其中 Δ 是研究人员使用文献、先前知识或专业知识选择的内容特定值。

为了说明,考虑一项研究,其中医学学生在以患者为中心的沟通,通过在线互动工具进行培训。然后要求学生(T)和专业人员(C)观看 6min 的临床场景视频,并评价护理提供者的沟通行为。获得以下评价估算值:$n_T = 30$,$\hat{\mu}_T = 25.7$,$\hat{\sigma}_T = 1.8$;$n_c = 32$,$\hat{\mu}_C = 24.6$,$\hat{\sigma}_C = 2.1$。比较两种情况的平均值的标准方法是独立样本 t 检验,这是 LMM 的最简单形式,只有一个固定效应。在传统的 NSHT 中,想法是检验两种条件之间的差异。在这里,相应的假设可以呈现为公式(30-12):

$$H_0 : \mu_T - \mu_C = 0$$
$$H_A : \mu_T - \mu_C \neq 0 \tag{30-12}$$

上述假设建立了 $df = 60$ 的双侧检验,使用 $\alpha = 0.05$ 给出了 $t_{crit} = \pm 2.00$ 的临界值。相应的独立样本 t 检验为 $t = 2.21$。

双边检验为继续进行假设检验提供了两种选择。第一个选项使用以下标准:如果检验统计值超过临界值,则拒绝 H_0。对于当前示例,可以拒绝 H_0,因为 $t = 2.21 > t_{crit} = 2$。第二个选项考虑以下标准:如果零不在置信区间(CI)内,则拒绝 H_0。对于当前示例,95%CI 为 [0.103, 2.097],可以拒绝 H_0,因为零不在 CI 内。无论是哪种情况,都可以得出结论,学生比专业人士给予的评价更为有利。

相比之下,假设研究者想要检验学生和专业人士之间的等效性。此外,根据先前的评价研究,研究人员指定 $\Delta = 2.5$ 的评价差异没有意义。这是通过两个单侧 t 检验(TOST)进行等效性检验的情况 [14, 15]。在这里,相应的假设呈现为公式(30-13):

$$H_0 : |\mu_T - \mu_C| \geq \Delta$$
$$H_A : |\mu_T - \mu_C| < \Delta \tag{30-13}$$

TOST 基于 H_0 建立了 2 个复合假设。下部 H_0 采用形式见公式(30-14):

$$H_{0L} : \hat{\mu}_T - \hat{\mu}_C \leq -\Delta \tag{30-14}$$

对于相应的独立样本，t 检验 $t_L = 7.22$。上部 H_0 采用形式见公式（30-15）：

$$H_{0U} : \hat{\mu}_T - \hat{\mu}_C \geqslant \Delta \tag{30-15}$$

对于相应的独立样本，t 检验 $t_U = -2.81$，这是两个单侧 t 试验，通过将 α 除以试验次数（即 Bonferroni 程序）对 I 类误差进行校正。当 $df = 60$ 时，使用 $\alpha/2 = 0.05/2 = 0.025$，临界值为 $t_{crit} = \pm 2.00$。

TOST 程序还提供了两种继续进行假设检验的选项。第一个选项考虑以下标准：如果检验统计量下限（t_L）大于正临界值，而检验统计量上限（t_U）小于负临界值，则拒绝 H_0。对于当前示例，H_0 可以被拒绝，因为 $t_L = 7.22 > t_{crit} = 2$ 和 $t_U = -2.81 < t_{crit} = -2$。第二个选项考虑以下标准：如果 CI 在 $\pm\Delta$ 范围内，则拒绝 H_0。对于当前示例，95%CI 为 $[0.103, 2.097]$，H_0 可以被拒绝，因为 CI 在 ± 2.5 范围内。在这两种情况下，对学生的评价实际上等同于专业人员的评价。等价性检验背后的思想可以用图表简洁地表示出来。图 30-1 显示了 95%CI 以及等效边界（$\pm\Delta$），很明显 CI 在等效边界内。有关等效性检验示例，请参见 Anderson Montoya 等人[16]。

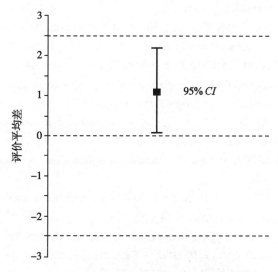

图 30-1　评价平均差 95% 置信区间（CI），等效范围（±2.5）

结语

简要介绍了 HLM、G 理论和等效性检验。然而，这篇简短的介绍并不能完整的讲述这些方法中的任何一种，读者可以参考相应的参考文献了解更多细节。此外，在 LMM 的背景下介绍了这些方法，以表明尽管这些方法回答不同的问题，但它们共享一个通用的统计框架。因此，任何标准统计包（如 SAS、SPSS、R 等）都可以通过其 LMM 例程运行任何模型。然而，软件包仅计算 G 理论 VCs，而不计算相应的可靠性指标。VCs 可用于手动计算或使用软件（如 MS Excel）获得所需的可靠性估计值（$E\rho^2$, Φ）。为了得到所有的 G 理论估计值，可以使用 GENOVA[6] 或 EduG[17]。对于等效性检验，可以使用来自软件包的简单 t 检验例程。

最后，介绍了医学研究中常用的三种统计方法。每种方法回答不同的研究问题，因此有不同的应用。因此，每种方法都是通过一个应用程序介绍的。在每个应用中，通过与传统分析方法的对比，证明了该方法的优势。通过这一过程，可以清楚地看出，HLM 和 G 理论分别比传统的方差分析和系数 α 提供了更大的灵活性和更丰富的分析。相比之下，等价性检验并不一定比 NSHT 更丰富，但它确实证明了如何使用相同的结果来回答看似相反的假设。尽管假设是相反的，但两者在研究中都有自己的位置。希望这里的介绍可激发模拟医学研究人员的好奇心，并就如何在研究中采用这些方法给出了想法。

参考文献

[1] MULLER KE, STEWART PW. Linear model theory: univariate, multivariate, and mixed models. Hoboken: Wiley-Interscience, 2006: 410.

[2] RAUDENBUSH SW, BRYK AS. Hierarchical linear models: applications and data analysis methods. 2nd ed. Thousand Oaks: Sage Publications, 2002: 485.

[3] SNIJDERS TAB, BOSKER RJ. Multilevel analysis: an introduction to basic and advanced multilevel modeling. 2nd ed. Los Angeles: Sage, 2012: 354.

[4] GADDE KM, FRANCISCY DM, WAGNER HR, et al. Zonisamide for weight loss in obese adults – a randomized controlled trial. Jama-J Am Med Assoc, 2003, 289 (14): 1820-1825.

[5] ELOBEID MA, PADILLA MA, MCVIE T, et al. Missing data in randomized clinical trials for weight loss: scope of the problem, state of the field, and performance of statistical methods. PLoS One, 2009, 4 (8): e6624.

[6] BRENNAN RL. Generalizability theory. New York: Springer, 2001: 538.

[7] PADILLA MA, DIVERS J, NEWTON M. Coefficient Alpha bootstrap confidence interval under nonnormality. Appl Psychol Meas, 2012, 36 (5): 331-348.

[8] CORTINA JM. What is coefficient alpha? An examination of theory and applications. J Appl Psychol, 1993, 78 (1): 98-104.

[9] HOGAN TP, BENJAMIN A, BREZINSKI KL. Reliability methods: a note on the frequency of use of various types. Educ Psychol Meas, 2000, 60 (4): 523-531.

[10] PETERSON RA. A meta-analysis of cronbach's coefficient alpha. J Consum Res, 1994, 21 (2): 381-391.

[11] MCBRIDE ME, WALDROP WB, FEHR JJ, et al. Simulation in pediatrics: the reliability and validity of a multiscenario assessment. Pediatrics, 2011, 128 (2): 335-343.

[12] NADKARNI LD, ROSKIND CG, AUERBACH MA, et al. The development and validation of a concise instrument for formative assessment of team leader performance during simulated pediatric resuscitations. Simul Healthc, 2018, 13 (2): 77-82.

[13] HAUCK WW, ANDERSON S. A new statistical procedure for testing equivalence in two group comparative bioavailability trials. J Pharmacokinet Biopharm, 1984, 12 (1): 83-91.

[14] SCHUIRMANN DJ. A comparison of the two one-sided tests procedure and the power approach for assessing the equivalence of average bioavailability. J Pharmacokinet Biopharm, 1987, 15 (6): 657-680.

[15] WELLEK S. Testing statistical hypotheses of equivalence and noninferiority. 2nd ed. Boca Raton: CRC Press, 2010: 415.

[16] ANDERSON-MONTOYA BL, SCERBO MW, RAMIREZ DE, et al. Running memory for clinical handoffs: a look at active and passive processing. Hum Factors, 2017, 59 (3): 393-406.

[17] CARDINET J, JOHNSON S, PINI G. Applying generalizability theory using EduG. New York: Routledge, 2010: 215.

第五部分

混合方法与数据整合

第31章　混合方法在模拟医学研究中的应用

Timothy C. Guetterman　Michael D. Fetters

概要

　　混合方法有可能通过为模拟医学提供信息、制订评估和措施以及评估模拟的有效性来增加模拟研究的价值。然而，相对于其他单一的方法设计，它似乎没有得到充分的利用。本章对模拟研究和评估中的混合方法进行了介绍。我们介绍了混合方法并涵盖了主要的设计。每种形式的研究都有其独特的优势。我们强调定性和定量研究的整合是混合方法的核心特征，并讨论了整合策略。为了说明混合方法在模拟医学中的应用，我们讨论了使用混合方法进行的研究：①通过整合定性和定量数据来评估模拟医学；②使用定性方法来开发模拟医学及其特征；③开发用于模拟研究的评估和调查，如开发学习者体验模型。最后，我们提供了适用于撰写和审查出版或资助提案的推荐标准。

实践要点

- 考虑用混合方法来解决复杂的研究问题和目标，这些问题和目的需要把可量化的结果或措施与定性的细微差别和背景信息结合起来。
- 确定你的核心混合方法设计——聚合式、解释性顺序式和探索性顺序式。核心设计提供了一种思考整个过程的方法，以及如何整合两种研究形式，并建立更复杂的应用，如交叉使用其他设计，如交叉使用随机对照试验或案例研究。
- 在进行混合方法时，定性和定量研究的整合是必不可少的。
- 撰写提案或稿件时，应包括混合方法的关键方面。用表31-2内的建议作为写作的自我检查。

混合方法研究和评估概述

　　混合方法研究和评估已经成为一种严格的、有价值的方法。简而言之，混合方法是一种研究和评估的方法，它涉及在一项研究或一系列紧密相连的研究中收集、分析和整合定

T. C. Guetterman(✉)
Creighton University, Omaha, NE, USA
e-mail: timguetterman@creighton.edu

M. D. Fetters
Department of Family Medicine, University of Michigan, Ann Arbor, MI, USA
e-mail: mfetters@umich.edu

性和定量数据。它是一种跨学科的方法，包括健康科学[1]、教育[2]和跨学科的研究课题。它在模拟医学研究中的应用也越来越多。混合方法的主要优势在于它能够解决复杂的研究问题和目的——既了解可量化的结果和措施，又了解定性研究产生的细微差别和背景信息。鉴于模拟医学研究涉及细微的主题，如（但不限于）患者的结果、教育和学习者的人类行为，以及模拟方法本身，混合方法可能是模拟研究的理想选择。然而，根据最近的几篇系统综述[3,4]，混合方法在模拟研究中似乎没有得到充分利用。

尽管混合方法的采用相对有限，但调查人员实际上正在使用这种方法进行创新的模拟研究。这种方法的应用包括评估作为教育干预的模拟[5,6]，比较模拟的有效性，同时测量情感投入和压力[7]，以及开发学习模型和理论[8]。混合方法背后的前提是，它有可能通过利用定性和定量方法的优势，让人们对研究问题有更全面的了解[9]。因此，本章的目的是介绍应用于模拟医学的混合方法研究和评估。我们定义了混合方法的主要特征，特别关注主要的混合方法设计和整合。根据我们进行混合方法模拟研究的经验和对过去十年发表的研究的回顾，我们讨论了实例研究和潜在应用，并为进行混合方法模拟研究和评估提供指导。

模拟医学的混合方法研究和评估的定义

我们将混合方法与多方法研究区分开来。多方法研究可以指其他研究方法的组合。例如，多方法研究包括在一项研究中使用未整合的定量和定性研究。它也可以指在一项研究中使用一种以上的定量或定性方法（如同时使用基础理论和人种学）[10]。本章的重点是混合方法研究，其关键区别在于研究中定性和定量研究的整合。

混合方法可由其主要特征来定义：①收集、分析定量和定性数据；②使用严格、系统的定性和定量研究程序（如抽样、数据收集和数据分析方法）；③采用混合方法设计来指导整个研究过程；④整合定性和定量研究。整合是定性研究和定量研究相互作用的点，可以在分析中、分析后（通过整合结果）或者通过使用一种形式或研究的结果为后续阶段提供信息[10]。最后，调查者可能依靠哲学、理论或概念框架来指导研究（例如，设计研究问题或下一个假设，为分析和解释提供信息）。

在模拟医学中，混合方法有很多优势，其核心是可以产生更全面的理解。例如，通过混合方法的研究，研究者可以开发案例和模拟内容，并进行评估或其他结果测量。此外，整合定性数据可以将学习者的观点带到最前面，这对于确保真实的学习和了解学习者自己所说的可用性问题至关重要，以便评估和改进模拟。然而，管理混合方法的复杂性带来了资源和技能方面的挑战。它往往是资源密集型的，这意味着它可能需要更多的时间来收集和分析定性和定量的数据。它还要求研究团队具备定量、定性和心理测量方法（psychometric methods）的技能，以及混合方法的具体技能[11]。心理测量方法包括开发工具和编写项目，检查评估工具的可靠性，以及进行验证研究。因此，在考虑这是否是解决研究问题或目标的最佳方法时，我们呼吁研究人员充分考虑这些实际问题，如进行混合方法的资源、所需时间和所需技能。

混合方法设计：研究者使用混合方法设计来指导研究的过程。尽管学者们为混合方法设计开发了许多不同的术语和类型，但它们可以通过定性和定量的时间、它们的相对重点以及整合的程度（在研究的某一点或多个点）来描述[12]。Creswell 和 Plano Clark[10] 提供了一套简明的3个核心混合方法设计(聚合式、解释性顺序式和探索性顺序式)作为一个基础,在此基础上可以发展出更复杂的设计。在聚合设计(convergent design)中,定性和定量数据在同一时间段内被收集和分析,然后将结果整合在一起(即汇集在一起)进行分析和比较。在这种设计中,定性和定量的研究往往被同等重视。解释式顺序设计从定量阶段开始,这通常更被强调。然后,在这些结果的基础上,调查者进行后续的定性阶段,目的是解释最初的定量结果。在这种设计中,当从定量阶段转到定性阶段,然后再解释定性结果如何帮助解释定量时,就会发生整合。在探索性顺序设计(exploratory sequential design)中,调查者从定性阶段开始[10]。在这些发现的基础上,当研究者系统地进入定量阶段(如制订调查和管理,制订干预措施和定量实施)时,就会发生整合。

通过在这些核心设计的基础上,采用多种核心设计,并将混合方法设计与另一种方法(如案例研究或干预)相交叉,从而产生更复杂的设计。使用干预性的混合方法设计,研究人员可能会开发、测试和完善一个模拟。例如,一个研究小组使用一系列的定性和定量内容开发一个虚拟人进行模拟,以训练沟通技能[13],然后通过混合方法开展随机对照试验,收集和整合多种数据来源,对干预进行评估[6]。在复杂的混合方法研究中,整合发生在多个点上。研究人员在进行涉及多个阶段的研究时,应仔细确保每个阶段都能为下一个阶段提供信息。从定性探索开始,研究者可以利用这些发现为后续试验中的重要结果提供参考,以及使用哪些评估工具或调查。同样,来自定量部分的结果可以系统地告知定性的后续阶段,以解开机制,阐述和解释定量的结果。

整合被公认为是混合方法研究的基石,对混合方法研究中的数据分析至关重要[14]。整合是定量和定性研究程序相互作用的点[10],构成了最终混合方法元推论或研究结论的基础[14]。元推论(metainferences)是指从定性和定量结果的整合中产生的新推论,超出了任何一个环节单独产生的推论[15]。在解释结果的过程中会出现元推论。例如,Kron等人[6]将交流模拟过程中学习者态度的定量调查结果与定性主题相结合,并研究了定量和定性结果的一致程度。另一个产生元推论的例子是对模拟中高、中、低层人员的不同经历进行定性比较。在这个例子中,新的见解可能是学习者对模拟的态度或动机是如何影响表现的,这又可以为修改模拟的方法提供参考。尽管整合可以以多种方式发生,但作为一个起点,我们通常首先考虑的是与不同的混合方法设计有关的整合[10, 16]。

在聚合设计中,整合是通过合并定性和定量数据进行比较,或者通过将数据从一种类型转化为另一种类型进行进一步的分析(例如,对定性代码进行计数和量化以建立统计模型)[2, 10]。聚合设计的目的是扩大理解或检查两方面的协调性。然后,研究者对结果的一致、不一致或扩大理解的程度进行元推论。接下来,解释性顺序设计(explanatory sequential designs)中的整合是通过系统的连接到定性阶段来进行的,目的是解释最初的定量结果[2, 10]。具体的程序可能包括使用最初的定量结果来确定哪些结果需要进一步解释,为访谈或焦点小组协议设计具体的问题或选择一个有目的的定性跟踪样本。通过考虑定性追踪阶段如何帮助解释最初的定量结果,会产生元推论。最后,当研究者从最初的定性阶段建立到后续的定量特征时,探索性顺序设计中的整合就发生了,比如系统地使用定性代码和主题来开发一个评估工具或开发模拟特征[2, 10, 16]。研究者用元推论来总结定量特征的背景如何或者定性结论的概括如何。

复杂的混合方法设计采用多种策略进行整合。例如,在一个干预性的混合方法设计中,整合可能通过使用最初的定性阶段的结果来预测之后的干预或评估。通过收集过程中的定性数据（如对体验的观察），整合可以发生在随机对照试验的干预过程中；也可以通过访谈结束后的面谈，发生在干预过程后。与其他设计一样，研究者会考虑通过整合两种形式的数据以便产生多元干预。

整合是通过叙述性写作和联合展示来报告的，联合展示是一种视觉上促进和表现整合的手段[17]。在所有的设计和整合策略中，联合展示可以用来明确连接定性和定量的部分。理想情况下，联合展示将包括定性和定量的结果，以及与所使用的整合策略相一致的混合方法元分析。我们强烈建议在设计混合方法时，仔细关注整个研究的整合，以便在进行和传播研究时实现有意义的整合[18]。

混合方法在模拟医学中的潜在应用

正如表 31-1 所指出的，定性研究和定量研究都为模拟医学研究带来了独特的优势。进一步的潜力在于在一个项目中整合这两种类型的研究。在下面的章节中，我们重点讨论混合方法的 3 种潜在应用。这些应用在我们审查的混合方法模拟医学研究中最为常见，但其他应用也是可能的。

表 31-1　在模拟研究中整合定性和定量数据的原因

定性成分的潜在目标	定量成分的潜在目标
● 进行需求评估，为模拟提供信息	● 对主要结果进行量化评估
● 在通信模拟中，找到实际的语言，将其建立在模拟中	● 使用随机对照试验来测试有效性
● 详细评估学习者的体验，并用他们自己的话说出来	● 收集有效性数据和措施的可靠性
● 从定性的角度出发，利用研究结果系统的开发工具	● 量化评估学习者的态度或技能的自我评估
● 建立一个理论、模型或框架来解释模拟	● 评估干预措施对临床结果的影响
● 了解受训者对体验的反思（教学和研究优势）	
● 解释模拟试验的结果和潜在的作用机制	
● 考察模拟学习体验的真实性	

评估模拟医学干预的混合方法

作为一种教育干预措施，模拟需要有效性的证据。评价是对模拟的优点、价值或意义的评估[19]，通常是通过评估结果和过程。随机对照试验（randomized controlled trial，RCT）可能是建立教育干预有效性的因果推断的理想选择[2, 20]。此外，混合方法的随机试验允许对结果和过程进行评估，允许对背景因素和学习者的经验进行探讨，以了解在试验之外的其他教育环境中的有效性。然而，定性方法的整合可以帮助确定试验前的相关结果措施，为招募程序提供信息或为干预成分本身提供信息。例如，可以从患者那里收集叙述内容，将其纳入病史采集模拟中，以提高其真实性。另一方面，整合试验后的定性数据，如对参与者进行后续访谈，可以阐明作用机制并帮助解释 RCT 的结果。

在 RCT 中使用混合方法的案例

Silberman 及其同事对物理治疗专业学生进行了一项高保真人体模拟的混合方法随机对照试验 [5]。该研究的主要研究结果是急症护理的自我效能感。他们收集的数据包括人口统计信息、学业成绩、评估自我效能的急症护理信心调查，以及与实验组进行的半结构化焦点小组讨论，以了解他们对模拟价值的看法。最后，他们将定性的主题和自我效能的结果合并起来。定量的结果与增强信心的定性主题一致，而定性主题则加深了他们对无威胁的模拟环境及模拟如何促进技能发展的理解。

用混合方法开发模拟功能

混合方法的一个创新应用是使用定性数据来指导模拟的发展。一般的想法是，从探索开始，比如相互观察学习者、临床医生或专家，并根据这些发现系统地开发一个模拟或其功能。例如，Kron 和他的同事开发了一个虚拟人体模拟系统，以提供共情交流技能的培训 [13]。随着模拟原型的开发，他们与学习者和专家一起测试，以完善原型。同样的，定性的引文可能是沟通模拟中实际使用的语言的基础。研究者还可以利用定性研究结果来开发一个教育模型，并利用这个模型来建立模拟的关键部分，以说明临床技能和学习者行为。

使用混合方法开发模拟功能的例子

Waznonis 使用混合方法研究护理模拟复盘练习，这是一个重要但经常被忽视的模拟特征，以便为未来的模拟复盘提供信息 [21]。研究者采用了一个有 62 个封闭式和开放式项目的调查表。我们应该注意到，开放式问题通常不会产生像其他来源（如访谈或焦点小组）那样丰富的数据 [22]。在这项研究中，研究者调查了在被认证的护理项目中任教的教师，内容包括：①背景和专业领域；②培训复盘；③复盘练习（如何时复盘，谁来复盘，使用何种类型的复盘）；④复盘挑战；⑤复盘评价。另一个主要的定性资料是教师对其复盘方式的一到两段描述。数字和文本问题的整合，除了对复盘的半结构化过程和使用折中方法的主题有了更多了解外，还产生了更多对现有复盘练习和评估的理解 [21]。尽管诸如复盘的挑战等方面的问题可以通过核对表式的项目来收集，但开放式项目的好处是它不会限制参与者的回答。整合研究结果产生了如下建议：拥有经验丰富的复盘主持人，创造安全的复盘环境，界定主持人的角色是观察模拟和引导学员参与复盘，使用结构化的格式及关注学习目标。研究者计划在未来的定性研究中，进一步阐述培训需求、学生参与和评估等问题 [21]。

使用混合方法制订调查或评估的案例

在模拟研究中，混合方法可以用来制订学习结果的评估，以及制订调查来研究学习原理。如前所述，探索性的顺序设计从定性阶段开始，并建立起定量的特征（比如，一个指令）。

例如,定性研究可能是为了更好地理解或发展相关健康技能的模型。然后,这些信息可以被用来确定需要测量的主要结构。随后的评估可能是自我评估或与标准化病人一起进行强有力的客观结构化临床考试(objective structured clinical examination,OSCE)。一种方法是使用定性主题来确定评估中的主要量表或部分,使用代码来确定每个项目中的变量,并使用参与者的引言来告知项目语言[10]。其目的是确保评估工具与目标人群的背景相关。从目标参与者的质量开始,确保工具以目标参与者的观点为基础。

Tripathy 等人使用混合方法在模拟中生成、测试和完善了学生对模拟人死亡的反应模型[8]。他们的目的是开发对心理和教育因素影响的模型,为未来的模拟提供信息。他们开始采用定性的基础理论方法,使用从学习者的焦点小组中收集的数据。基于所创建的主题和理论框架,他们制订了一项调查,并将其发送给学习者以测试和完善理论。通过使用混合方法,研究者能够在一项单一的研究中发展出一个关于学习者体验的理论(定性的),然后通过调查来完善并细化这个理论(定量的)。

将混合方法应用于模拟医学的推荐做法

表 31-2 介绍了我们在撰写或评阅混合方法模拟文献、基金和其他提案时应包括的关键方面建议。这些建议来自我们对文献的回顾。

表 31-2　关于混合方法模拟和评价研究出版物的写作建议

□ 确定使用混合方法研究问题的理由

□ 确保研究问题或目标反映出你希望使用混合方法来理解的内容

□ 确定混合方法设计

□ 纳入混合方法设计的程序图

□ 详细说明管理定量和定性两方面的严格程序

□ 明确整合的方法并描述整合的程序

□ 叙述的方式报告整合的结果

□ 用联合展示的方式报告整合的结果

□ 明确混合方法相对于单一方法的附加值

结语

混合方法研究和评估涉及定性和定量研究的收集、分析和整合。两者的整合使混合方法与众不同,并帮助研究者开发出超出这两种方法本身所能产生的元推论。研究者可以首先考虑哪种核心设计(聚合式、解释性顺序式或探索性顺序式)适用于他们的研究问题。除潜在的数据来源之外,对设计的思考也应该为整合的思考提供信息。简而言之,定量和定性的结果可以合并起来进行比较或者在聚合设计中相互关联。在一个解释性的顺序设计中,定量结果可以与后续的定性阶段相联系,通过使用定量结果来确定谁来取样和问什么问题。在探索性顺序设计中,定性结果可以建立在调查工具的具体项目上。更复杂的设计也存在,比如采用多种核心设计和整合方法的干预。

与独立的定性或定量方法相比，混合方法研究能更全面地了解研究问题或目的，从而有为模拟医学研究增添价值的潜力。然而，为了实现混合方法的附加值，需要进行严格的定性和定量研究，并将其整合。如果不把这两种形式结合起来，当研究问题需要这两种形式时，很可能会错过机会。随着模拟研究人员继续使用混合方法，我们鼓励经验性和方法性的文章传播关于如何利用该方法的重要例子和经验教训。

参考文献

[1]　CURRY L，NUNEZ-SMITH M. Mixed methods in health sciences research：a practical primer. Thousand Oaks：SAGE，2015.

[2]　CRESWELL JW，GUETTERMAN TC. Educational research：planning，conducting，and evaluating quantitative and qualitative research. 6th ed. Boston：Pearson，2019.

[3]　AURA SM，SORMUNEN MS，JORDAN SE，et al. Learning outcomes associated with patient simulation method in pharmacotherapy education：an integrative review. Simul Healthc，2015，10（3）：170-177.

[4]　ALANAZI AA，NICHOLSON N，THOMAS S. The use of simulation training to improve knowledge，skills，and confidence among healthcare students：a systematic review. Internet J Allied Health Sci Pract，2017，15（3）：2.

[5]　SILBERMAN NJ，LITWIN B，PANZARELLA KJ，et al. High fidelity human simulation improves physical therapist student self-efficacy for acute care clinical practice. J Phys Ther Educ，2016，30：14-24.

[6]　KRON FW，FETTERS MD，SCERBO MW，et al. Using a computer simulation for teaching communication skills：a blinded multisite mixed methods randomized controlled trial. Patient Educ Couns，2017，100（4）：748-759.

[7]　IGNACIO J，DOLMANS D，SCHERPBIER A，et al. Comparison of standardized patients with high-fidelity simulators for managing stress and improving performance in clinical deterioration：a mixed methods study. Nurse Educ Today，2015，35（12）：1161-1168.

[8]　TRIPATHY S，MILLER KH，BERKENBOSCH JW，et al. When the mannequin dies，creation and exploration of a theoretical framework using a mixed methods approach. Simul Healthc，2016，11（3）：149-156.

[9]　CRESWELL JW. A concise introduction to mixed methods research. Thousand Oaks：Sage，2015.

[10]　CRESWELL JW，PLANO CLARK VL. Designing and conducting mixed methods research. 3rd ed. Thousand Oaks：SAGE，2018.

[11]　GUETTERMAN TC. What distinguishes a novice from an expert mixed methods researcher?. Qual Quant，2017，51：377-398.

[12]　LEECH NL，ONWUEGBUZIE AJ. A typology of mixed methods research designs. Qual Quant，2009，43（2）：265-275.

[13]　FETTERS MD，GUETTERMAN TC，SCERBO MW，et al. A two-phase mixed methods project illustrating development of a virtual human intervention to teach advanced communication skills and a subsequent blinded mixed methods trial to test the intervention for effectiveness. Int J Mult Res Approaches，2018，10（1）：296-316.

[14]　BAZELEY P. Integrating analyses in mixed methods research. London：SAGE，2018.

[15]　TEDDLIE C，TASHAKKORI A. Major issues and controversies in the use of mixed methods in the social and behvioral sciences. //TASHAKKORI A，TEDDLIE C. Handbook of mixed methods in social & behavioral research. Thousand Oaks：SAGE，2003：3-50.

[16] FETTERS MD，CURRY LA，CRESWELL JW. Achieving integration in mixed methods designs-principles and practices. Health Serv Res，2013，48（6 Pt 2）：2134-2156.

[17] GUETTERMAN TC，FETTERS MD，CRESWELL JW. Integrating quantitative and qualitative results in health science mixed methods research through joint displays. Ann Fam Med，2015，13（6）：554-561.

[18] FETTERS MD，MOLINA-AZORIN JF. The journal of mixed methods research starts a new decade：the mixed methods research integration trilogy and its dimensions. J Mixed Methods Res，2017，11（3）：291-307.

[19] STUFFLEBEAM D. Evaluation models. N Dir Eval，2001，2001（89）：7-98.

[20] SHADISH WR，COOK TD，CAMPBELL DT. Experimental and quasi-experimental designs for generalized causal inference. Boston：Houghton Mifflin，2002.

[21] WAZNONIS AR. Simulation debriefing practices in traditional baccalaureate nursing programs：national survey results. Clin Simul Nurs，2015，11：110-119.

[22] STAKE RE. Qualitative research：studying how things work. New York：Guilford Press，2010.

第32章 在模拟医学研究中利用多样化的数据来源

Jill S. Sanko   Alexis Battista

概要

　　本章向读者介绍了一些可供模拟研究人员使用的多样化数据来源（diverse data sources）。本章是对前几章（如第 4 章）的补充，通过研究实例来强调从基于模拟医学的接触中产生的数据，这些数据可以帮助读者确定哪些数据形式可以最好地回答他们的研究问题。为了与本文的目标和模拟医学的多样性保持一致，本章还借鉴了各种卫生专业领域的例子，包括护理、医学和联合健康，同时强调了各种模拟模式，如现场模拟和增强现实。本章结语提出了意见和建议，以及对本书其他补充章节的指向。

实践要点

- 基于模拟的学习环境和活动为研究人员提供了不同的数据形式，包括参与者的表现或自我报告、教师和模拟人员（包括标准化病人、其他角色的扮演者；见本章末尾附录的定义）的表现、生物数据（biologic data）和视觉形式的数据，如视频等。
- 保持开放的心态，仔细考虑哪些数据能最好地支持你的研究目的和研究问题。
- 在处理你不太熟悉的数据形式时，要主动寻求帮助和指导。这可能包括增加专门从事特定研究方法或统计分析方法的研究小组成员。
- 要有策略：从研究设计开始，考虑你可能需要哪些类型的技术支持来支持你的研究项目。这可能包括需要你的信息技术人员、机构审查委员会的支持或者在某些情况下需要法律部门的建议。

引言

　　2004 年，David Gaba 发表了一篇广为流传的文章《模拟医疗的未来展望》，强调了模拟的应用和分类的 11 个不同层面 [1]。Gaba 恰当地指出，使用模拟技术来改善医疗实践是一

J. S. Sanko(✉)
School of Nursing and Health Studies, University of Miami, Coral Gables, FL, USA
e-mail: j.sanko@miami.edu

A. Battista
Graduate Programs in Health Professions Education, The Henry M. Jackson Foundation for the Advancement of Military Medicine, Bethesda, MD, USA
e-mail: alexis.battista.ctr@usuhs.edu

项复杂的工作，Gaba 表示：“未来愿景的一个基本部分是，临床人员、团队和系统应该在实践中不断进行系统培训、演练、绩效评估和改进。这一愿景在一定程度上受到了各种高可靠性组织的系统的启发，特别是商业航空，但这并不是一味地照搬他们的经验。毋庸置疑，将模拟作为医疗革新过程的一部分，比仅仅试图将模拟训练放在现有系统之上更为复杂。”

　　2011 年 1 月，模拟医学协会（SSH）举行了第一次研究共识峰会，其目的是为模拟医学的未来研究工作提供指导[2]。为了与 Gaba 的复杂性概念保持一致，峰会还强调了模拟在医疗领域的不同应用，包括使用模拟来支持系统分析、团队培训以及反馈和反思的重要作用。

　　Gaba 和 2011 年研究峰会的结果都强调了这样一个概念，即模拟可以支持医疗保健领域的各种目标，从个人层面的教育和培训到分析系统（这个想法强调了多样化的研究工作的发展需要）。他们还承认，解决医疗保健的复杂需求需要深思熟虑，而不是简单地模仿以前的做法或其他领域的做法。

　　为了与这些观点保持一致，本章强调了几个例子，说明研究人员如何寻求对模拟医学进行周密的研究。我们强调了研究人员使用的一些不同的数据类型，目的是帮助读者考虑如何使用各种数据类型来支持研究工作。本章还补充了前几章（如第 4 章），通过研究实例来强调从基于模拟医学的接触中产生的数据的使用，可以帮助读者确定哪些数据形式可以最好地回答他们提出的研究问题。我们还讨论了与复杂的、可能不常见的数据源合作的一些实际问题和挑战，并就如何克服出现的问题提出了建议和意见。

利用模拟中丰富的数据形式的优势

　　关于模拟研究的一个独特方面是，在一次模拟过程中可能会产生多种数据类型。本章讨论的研究表明，学习者产生的自我报告数据（如反思、调查、问卷、心理测量和自我评估）、生物或生理数据、视觉数据（如视频、音频、模拟电子图表记录）和模拟器产生的数据（如模拟器活动记录和模拟时间轴）。在探索基于模拟的接触对个人或团队表现的影响时，在寻求了解个人或团队在医疗系统内或与新医疗设备的互动时，或在寻求评估模拟项目或课程时，这些数据来源是有帮助的。表 32-1 总结了模拟研究者产生和利用的一些常见数据类型，同时强调了它们的一些优势、劣势和常见的分析方法。

表 32-1　对基于模拟的研究可用的各种数据形式的总结

数据类型	优势	劣势 / 限制	常见的分析方法
自我报告法	易收集，且可以在不同的研究或研究地点复制；数据收集可以嵌入到模拟环节中（如纳入作为模拟前或模拟后阶段的一部分）；可以纳入定性和定量的数据形式	确定或创建高质量的问卷或调查可能很耗费时间；受制于各种形式的偏倚（如默许偏差）；需要证明可靠性和有效性，在使用前应完成心理测量分析	各种形式的定量分析（如描述性、回归性）；开放式或分类式的定性编码

续表

数据类型	优势	劣势 / 限制	常见的分析方法
模拟人员—基于数据	如果被模拟人员已经是模拟的一部分，就很容易收集；采集工作可以在有限的中断或对模拟过程的影响下进行；数据收集可以嵌入到模拟过程中（如纳入作为模拟前或模拟后阶段的一部分）	需要受过训练的观察员；可能需要时间来培训收集数据的个人（如模拟参与者）；与自我报告的数据一样，可能会有各种形式的偏差；实时观测可能存在数据缺失的风险；与要求人类同时做两件事有关的困难（如扮演角色、进行观察和记录 / 收集数据）	各种形式的定量分析（如描述性、回归性）；开放式或分类式的定性编码
数字视频和音频	容易获得，因为视频记录通常是作为基于模拟学习的日常操作的一部分进行的；可以从多个地点、由多个人员多次观看或分析	视频文件可能很大，需要先进的数据库规划、充足的存储空间；可能需要具有分析或数据管理专业知识的团队成员；可能难以匿名化，因此在寻求机构审查委员会批准时，会带来额外的挑战；可能需要额外的软件来促进数据收集（如为收集观察性数据设计的软件）；数据收集设备可能出现故障或者研究人员可能忘记按记录键，因此需要使用一个以上的照相机或录音机	[a] 内容分析, [a] 符号学, [a] 话语分析
基于系统的接口数据	作为基于模拟的教育的一部分，定期收集或提供，因为许多模拟器和医疗设备都内置了这种功能；可以从多个地点、由多个人员进行多次分析；可能有助于提高测量一个程序或技能的时间长度或指定活动的时间的准确性	文件可能很大，需要充足的数据库空间和规划；要求研究人员确保完成数据文件的保存，并进行适当的存储；可能需要具有分析或数据管理专业知识的团队成员	[a] 内容分析, [a] 符号学, [a] 人机交互分析
模拟器和传感器产生的数据	很容易收集，因为许多模拟器都内置了这种功能；可以允许自动观察或收集数据，而不需要人在场。当希望在不寻常的时间段收集数据时，这可能特别有帮助；可以很容易地收集大量细微的数据	如果模拟器不具备先天的能力，就需要专门的设备，可能需要具有计算机编程知识的人进行编程；可能需要根据你的研究目的或问题设计特定的设备来收集数据；设备可能很昂贵。然而，技术的进步不断推动这些技术的成本下降，使其成本降低；设备可能需要特定的维护，如校准以确保准确的数据收集；通常需要具有分析或数据管理专业知识的团队成员	各种形式的定量分析（如描述性、回归性）

注：被模拟人员是指为了达到模拟的目的而扮演患者（模拟患者）、家庭成员或医疗服务提供者的人 [3]。[a]：见本章末尾的附录 A 中提供的定义。

数据类型，它们的用途和范例

自我报告法

　　调查、问卷或测试数据通常被用来评估知识或态度的变化或者是模拟训练后参与者的观点和经验。模拟参与者的观点或知识可以作为一个单独的措施来收集，也可以与其他调查和测试数据相结合。对于采用其中一些测量方法的高质量研究的例子（如知识、程序性技能、自我信心、自我效能），我们推荐使用 meta 分析[4, 5]。

　　对于基于模拟的研究，调查、问卷、测试或评估经常被用于前 / 后研究设计中。这意味着参与者在干预（模拟）前和干预（模拟）后都要回答这些问题。虽然在干预前 - 干预后的研究设计中使用自我报告措施是很常见的，但它也有一些局限性（见表 32-1），包括缺乏主体随机性，无法控制潜在的重要混杂变量，以及仅有一种统计方法来证明因果关系。虽然有局限性，但在基于模拟的教育的早期，当需要将基于模拟的学习（simulation-based learning，SBL）确立为一种有效的教学模式时，前 - 后干预研究设计是一种常见的研究方法。今天，这种方法仍然适用于新的或新颖的模拟使用，或者作为收集各种形式数据的一部分，在这种情况下，将使用相关性或三角法来评估干预的影响。

　　在考虑这种设计时，重要的是要记住，随着模拟医学领域的成熟，基于模拟的干预措施必须足够新颖，前 - 后自我报告设计研究才有可能被发表。如果你正在考虑这种方法，我们建议将自我报告数据与其他类型的数据、数据分析技术或能提高你得出有意义的结论的观点相搭配。例如，研究人员可能对参与模拟训练后的态度变化感兴趣。在这种前后设计的情况下，研究者可以考虑使用一种工具来测量态度的变化，再加上一些开放式的思考问题，重点是对经验的看法和对学习机会价值的看法。

模拟的基于人的数据

　　这类数据包括由个人（有时称为参与者或标准化病人）收集的数据，这些人在模拟的环境中扮演 / 模拟患者、家庭成员或医疗服务人员[3]。这些人经常被训练来评估学习者的表现，在练习中支持参与者的学习并提供反馈。虽然这些人的主要工作是在模拟中扮演人的角色，但他们也可能被要求为研究目的进行观察或评估[6, 7]。

　　这种方法效果特别好，因为模拟人员经常被训练来做与评估有关的决定和提供反馈。此外，他们在模拟的过程中的存在使他们能够不引人注意地收集数据（一种隐藏在众目睽睽之下的方法）。这种策略的一个例子是让模拟人员记录有多少学员在进行检查前和离开房间前洗手，这个人实际上是由作者之一在嵌入患者安全课程的模拟训练中聘用的。另一个例子是 Falcone 及其同事在 2014 年的研究中，模拟人员在参加客观的结构化临床考试时对学生进行沟通能力或某些方面执行能力的评估[8]。

生物和生理学数据

　　生物和生理数据（physiologic data）的使用包括生物来源的数据[如唾液、血液和压力激素皮质醇或脱氢表雄酮（dehydroepiandrosterone，DHEA）]和生理数据（如心率、血压、呼吸频率）。在模拟医学的研究中，生物标志物的使用也可能与生理标志物、自我报告措施一起使用或者单独使用。

在模拟医学研究中涉及使用生理和生物数据的研究还不普遍。然而，在研究模拟对个人的影响的方案中，它们正变得越来越普遍。当他们在执行程序性技能或参与某个场景时，测量生物标志物，如皮质醇水平，可以帮助研究人员更好地了解高度真实的环境和体验对学习者生物压力反应的影响。

DeMaria 等人的研究是收集生物和生理数据的一个范例。他们在美国心脏协会（American Heart Association，AHA）的高级心脏生命支持（advanced cardiac life support，ACLS）课程中研究了模拟患者死亡对医学生压力反应和学习的影响。心率、唾液皮质醇和 DHEA 水平被用来检查医学生在遇到患者死亡或在模拟抢救中幸存时的压力反应[9]。虽然研究人员没有注意到医学生在长期知识或技能方面的差异，但遇到模拟患者死亡的学生的心率与基线相比高于模拟患者存活的参与者[9]。

在另一项研究中，Bong. Lightdale、Fredette 和 Weinstock 研究了参加模拟训练（simulation-based training，SBT）的医生与参加传统导师互动式教育（traditional tutorial-based interactive education，IET）训练的医生在生理压力上的差异[10]。毫不奇怪，那些在 SBT 条件下的医生表现出心率的增加，而那些 IET 组的医生的心率从基线下降[10]。SBT 组的医生也显示出血清皮质醇水平的增加，而 IET 组的医生则是血清皮质醇的减少[10]。

此外，使用生理数据加上其他数据类型（如观察或自我评价）的方法可能有助于研究人员更好地理解压力对人类行为和特定情况下决策的影响。Harvey、Nathens、Bandiera and LeBlanc 在 2010 年"对模拟创伤抢救过程中压力对认知评估的影响"的研究是这种双重数据方法的一个很好的例子[11]。这项研究的结果表明，与参加低压力创伤复苏的个人相比，参加高压力创伤复苏的个人压力水平（用皮质醇水平和自我报告的情景需求来评估）更高[11]。此外，Harvey 及其同事的研究结果表明，高危事件应该包括针对压力管理技能的互动[11]。

使用生物和生理数据的研究结果可以促进旨在保证学习者在模拟学习过程中安全的策略的发展。它们还可以帮助研究人员更好地理解实际临床危机反应中的应激反应，如当模拟的事件是真实发生的情况时。此外，当与其他数据类型（如观察、自我报告测量）结合使用时，这种方法可以帮助模拟的受益者更好地理解在特定场景或情况下压力对人类行为和决策的影响。

数字视频和音频

替代现场观察分析数据的方法是使用视频或音频记录。这两种数据形式通常都可以广泛使用，因为这两种数据都是模拟实验室和中心日常工作的一部分，经常被收集。模拟医学中的视频和音频数据可以包括模拟过程中的视频记录、模拟后复盘或反思过程中的音频记录、视频记录的音频分析，以及各种模拟器或医疗设备（如除颤器或超声波设备）的记录。

视频和音频分析支持研究人员对社会环境进行深入分析，并能帮助他们研究个人在指定环境中如何互动[12]。视频和音频数据很适合帮助研究人员检查面向过程的研究问题，如检查个人如何沟通或个人在执行具体任务时如何思考。

数字视频

虽然视频经常被用来支持模拟的反思阶段，但它也可以被用于模拟医学研究。这些用途包括对模拟参与者的行为进行深入分析[13-15]和视频辅助评估[16]。例如，Battista 利用录制的护理学生参与 4 个场景模拟的视频，对常见的学习行为进行了分类和量化[13]。在另一个例子中，Sadideen 及其同事对参与者在跨专业模拟中的表现进行了全面的视频分析，以检查和分类哪些领导行为比其他行为更成功[14]。此外，Sanko 和 Mckay 使用视频分析来比较事先接受过药理学强化课程的小组和参加传统讲座式药理学课程的小组在用药方面的相关行为[15]。

视频辅助评估也可以用来让评估员或研究人员在他们更方便的时间审查表现，对参与者的表现进行更复杂的评估，并允许进行盲评估。例如，Kowalewski 和他的同事对学生参与者在腹腔镜技能测试前和测试后的表现进行了录像，并与指定的独立评估者分享该录像，以支持对参与者表现的盲法评估[16]。

音频数据

这些数据可以用来研究与参与模拟有关的参与者的经验或观点，这种用途与其他研究领域（如健康职业教育、人因工程学）相似。在这些情况下，音频数据是在采访个人或焦点小组时收集的。请参阅本书第 12、13 和 17 章以便了解更多关于这些类型的数据收集程序的信息。

研究人员还利用音频数据对参与者的反思或经历进行深入分析[17]，或研究临床或诊断推理过程[18, 19]。例如，Partin 和他的同事要求护理专业的学生对他们在模拟过程中的反思进行录音，以帮助研究人员了解学生如何在模拟中体验学习[17]。Forsberg 及其同事要求有经验的护士在参与虚拟患者诊疗时大声说出自己的思考过程，以调查他们在复杂的虚拟患者情景中如何做出临床决定[18]。在执行任务或观看视频时大声说出自己的思考过程可以提供丰富的信息，了解一个人在解决问题时是如何思考的[20]。最后，研究人员要求 2～3 名医生组成的团队参与一个模拟的情形，其中患者的诊断是故意复杂和模糊的，以探索医生团队如何做出诊断[19]。为了研究这些过程，研究人员对参与者的模拟表现进行了编码，并使用视频对他们的活动和行动进行了行为分析[19]。

在这些例子中，视频和 / 或音频的使用强调了这些数据形式如何使研究人员在预定的模拟活动之外参与模拟活动，同时也支持对参与者的活动或思维进行深入分析。采用视频或音频记录的研究应在开始前被仔细计划。下面的部分涉及与使用视频和音频数据有关的一些特殊考虑。

使用基于视频和音频的数据时的特殊考虑事项

在考虑使用和收集数字视频和音频数据时，有几个操作和监管问题必须牢记。例如，仔细考虑视频数据的整个生命周期是很重要的。这些步骤可以包括：①选择用于收集数据的视频或音频设备；②确定所需摄像机的数量以及对研究最有用的角度或视角；③征得参与者的同意（不仅仅是寻求录像的许可）；④如何维护参与者的隐私，以及如何去除视频数据的身份（如果可能的话）；⑤数据安全，包括如何运输、存储和共享视频；⑥如何管理视频数据直到其使用寿命结束的长期考虑。关于什么是视频研究质量的深入讨论，我们推荐

《教育中的视频研究指南：专家小组的建议》[21]。关于 SBL 和 SBR（基于模拟的研究）中视觉分析的更多细节，也请参见本书的第 15 章。

基于系统的接口数据

基于系统的接口数据（systems-based interface data）包括学习者在模拟接触过程中与之互动的系统所采集的数据。这些数据形式可能包括模拟的电子病历（electronic health records，EHRs）、不良事件报告系统，以及参与者的笔记和文件。其他形式的基于系统的接口数据包括从媒介设备的存储历史或数据记录中获得的数据。这类设备的例子包括静脉注射泵、医疗成像设备、呼吸机、药物分配站和除颤器。这些数据类型使模拟研究人员和评估人员能够研究学习者如何以及何时使用这些系统，并能帮助研究人员回答关于人类如何与医疗设备互动的各种问题。临床记录数据库也可用于提供更准确的细节，说明参与者何时参与了除颤或呼吸机操作等指定任务。当研究人员想研究人类如何参与和浏览临床环境并利用临床设备时，基于系统的数据也特别有用。这种方法在模拟界越来越受到关注，它借鉴人因心理学，并经常使用人机交互分析来分析数据。这些方法的明确目标是使系统更安全。

Al-Rasheed 在 2013 年的研究提供了一个在仿真研究中使用模拟器生成数据的优秀例子[22]。这项研究考察了在 6min 的模拟过程中，实时人体模型按压反馈对心肺复苏时胸部按压的影响[22]。实时反馈改善了胸外按压的表现[22]。

模拟器和传感器产生的数据

这一类别包括由模拟设备本身的内部传感器和／或软件捕获的信息，并可扩展到包括通过参与者佩戴的传感器或放置在模拟环境中的特定医疗设备（如血库门）捕获的数据。与基于系统的数据类似，基于模拟器和传感器的数据帮助研究人员检查参与者、团队或系统的过程，或支持在复杂场景中自动收集数据。

基于模拟器的数据

模拟器（全身式、任务训练器和计算机化）不仅变得更加逼真，而且许多模拟器都包含强大的用于收集和生成作为信息源数据的工具。例如，用于为参与者提供背景线索的生命体征（如血压、心率和呼吸率、氧饱和度）的变化也可以作为数据记录和收集。然后，这些数据可用于跟踪测量，如参与者花了多长时间认识到患者病情的变化，花了多长时间完成一项任务或支持分析参与者参与的过程或步骤。

除生命体征数据外，许多模拟器还具有允许记录各种程序中的行为的功能［如心肺复苏（cardio-pulmonary resuscitation，CPR）期间的按压深度或速率以及通气模式］。具有这些功能的模拟器记录了按压或通气的速率、深度、数量和持续时间，可用于研究各种问题。Ashton 及其同事以及 Bjorshol 及其同事都利用具有这种功能的模拟器来探索救援者的疲劳状态对连续外部按压性能的影响[23, 24]。除这些指标外，一些模拟器还有更先进的功能，可以测量潮气量、药物水平和气体交换／水平（二氧化碳和氧气）。

基于传感器的数据（sensor-based data）

随着技术的发展，使用可穿戴设备和其他电子传感工具产生新的和有趣的数据的能力也在提高。通过传感器捕获的数据通常被连接到学习者身上或模拟或临床环境中的关键位置（在现场模拟的情况下），使研究人员能够探索人类与患者、患者环境、临床设备以及与医疗团队其他成员的互动方式。这一类包括无线电频率识别装置（radio frequency identification，RFID）、近距离信标/传感器、深度感应相机、实时定位系统（real-time location systems，RTLS）。

　　研究人员使用这些设备研究的一些问题包括探索个人和团队在指定环境（如临床或模拟）中的互动。例如，迈阿密大学的一个团队使用深度感应相机（类似于 X-Box 使用的那些相机，它允许玩家与游戏系统进行动态互动）来创建和测试一个新的系统，提醒医务人员洗手。在另一个例子中，Barrat 及其同事使用可穿戴的接近传感器来探索个人之间的接触模式，以便更好地了解传染病是如何在人与人之间传播的（图 32-1）[25]。

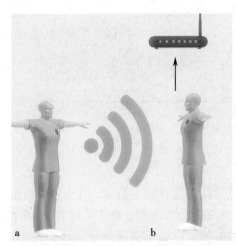

图 32-1　无线电频率识别装置（RFID）的传感基础设施示意图
RFID 徽章是由个人佩戴的：a. RFID 徽章的功能说明。当两个佩戴徽章的人进入预定的距离时，信号会被发送到位于环境中的 RFID 阅读器。b. RFID 设备的例子[25]。

结语

　　在本章中，我们介绍了模拟研究人员经常使用的最常见和最独特的数据形式，提供了一些研究人员如何使用它们的例子，并讨论了个人或研究团队可能遇到的一些实际问题和挑战。随着模拟医学领域的不断发展，参与模拟教育和模拟研究的人员必须深思熟虑地考虑哪些数据形式可以最好地帮助回答他们的研究问题。我们鼓励研究人员不断思考新的和创造性的方法来利用独特的和有趣的数据来推动这个领域。我们在下方提供了一些最后的实践要点，供个人和研究团队考虑。

> **实践要点**
> - 在制订研究计划时，要愿意"跳出框框"去思考。不要陷入一种"自说自话"的模式，即默认使用你最熟悉的数据或当前文献中经常出现的数据。

- 开始时要考虑到目的：识别并考虑哪些数据类型能帮助你最好地实现你的研究项目的目的和研究目标。
- 提前计划：在设计研究时，如果决定使用你不太熟悉的数据形式、方法或分析，请考虑可能需要哪些类型的研究或技术支持。你可能需要招募或与拥有专业知识的人合作，以帮助指导你。
- 制订一个数据管理计划：这个计划应该涉及数据生命周期的所有方面，包括如何收集、存储访问、分析、共享和保护数据的考虑。与你所在机构的信息技术、法律和研究部门合作，确保该系统与你的当地组织政策或需求相一致。当使用数字视频等新型数据时，可能还有新的或额外的监管步骤需要处理（如所有参与者的同意，参与者的隐私和保密性，数据共享和访问）。
- 关注基于模拟的学习研究：考虑研究模拟以外的研究，甚至健康职业教育，以获得研究设计和方法的新思路。

附录

本章中术语的定义

内容分析：是一种广泛使用的定性研究技术，用于分析数据以发现一组数据中出现的主题。它不被认为是一种单一的技术，而是 3 种不同的方法，帮助解释文本数据的意义。

话语分析：是对语言的分析。它被用来研究语言块在一起流动的过程，这种类型的分析允许解释语言考虑其背景，并考虑到环境和活动。

模拟人员：任何在模拟过程中扮演活生生角色的人；可能包括家庭成员、医疗服务提供者（业余扮演者、嵌入式模拟人、模拟演员）或患者[标准化病人（当标准化并向学习者提供反馈时）或模拟患者（当不标准化和/或不向学习者提供反馈时）]。

回归：是一套统计方法，用于衡量变量之间的关系。回归并不证明因果关系，而是允许人们观察两个或多个变量之间的密切关系。

符号学：是研究从符号和象征中创造意义的学科。

人机交互分析（human-computer interaction analysis）：是一种旨在了解人类如何在功能和可用性方面与计算机互动的分析。

参考文献

[1] GABA DM. The future vision of simulation in health care. BMJ Qual Saf, 2004, 13 (suppl 1): i2-10.

[2] DIECKMANN P, PHERO JC, ISSENBERG SB, et al. The first research consensus summit of the society for simulation in healthcare: conduction and a synthesis of the results. Simul Healthc, 2011, 6 (7): S1-9.

[3] LOPREIATO JO, DOWNING D, GAMMON W, et al. The Terminology & Concepts Working Group. Healthcare Simulation Dictionary. 2016. http:// www.ssih.org/dictionary.

[4] COOK DA, HATALA R, BRYDGES R, et al. Technology-enhanced simulation for health professions

education. JAMA，2011，306（9）：978-988.

[5]　MCGAGHIE WC，ISSENBERG SB，COHEN MER，et al. Does simulation-based medical education with deliberate practice yield better results than traditional clinical education? A meta-analytic comparative review of the evidence. Acad Med J Assoc Am Med Coll，2011，86（6）：706.

[6]　SWANSON DB，VAN DER VLEUTEN CP. Assessment of clinical skills with standardized patients：state of the art revisited. Teach Learn Med，2013，25（sup1）：S17-25.

[7]　PETRUSA ER. Status of standardized patient assessment：taking standardized patient-based examinations to the next level. Teach Learn Med，2004，16（1）：98-110.

[8]　FALCONE JL，CLAXTON RN，MARSHALL GT. Communication skills training in surgical residency：a needs assessment and metacognition analysis of a difficult conversation objective structured clinical examination. J Surg Educ，2014，71（3）：309-315.

[9]　DEMARIA S，SILVERMAN ER，LAPIDUS KA，et al. The impact of simulated patient death on medical students' stress response and learning of ACLS. Med Teach，2016，38（7）：730-737.

[10]　BONG CL，LIGHTDALE JR，FREDETTE M，et al. Effects of simulation versus tutorial-based training on physiologic stress levels among clinicians：a pilot study. Simul Healthc，2010，5（2）：272-278.

[11]　HARVEY A，NATHENS A，BANDIERA G，et al. Threat and challenge：cognitive appraisal and stress responses in simulated trauma resuscitations. Med Educ，2010，44（6）：587-594.

[12]　DERRY SJ，PEA RD，BARRON B，et al. Conducting video research in the learning sciences：guidance on selection，analysis，technology，and ethics. J Learn Sci，2010，19（1）：3-53.

[13]　BATTISTA A. An activity theory perspective of how scenario-based simulations support learning：a descriptive analysis. Adv Simul，2017，2（1）：23.

[14]　SADIDEEN H，WELDON SM，SAADEDDIN M，et al. A video analysis of intra-and interprofessional leadership behaviors within "The Burns Suite"：identifying key leadership models. J Surg Educ，2016，73（1）：31-39.

[15]　SANKO JS，MCKAY M. Impact of simulation-enhanced pharmacology education in prelicensure nursing education. Nurse Educ，2017，42（5S Suppl 1）：S32-37.

[16]　KOWALEWSKI TM，WHITE LW，LENDVAY TS，et al. Beyond task time：auto- mated measurement augments fundamentals of laparoscopic skills methodology. J Surg Res，2014，192（2）：329-338.

[17]　PARTIN JL，PAYNE TA，SLEMMONS MF. Students' perceptions of their learning experiences using high-fidelity simulation to teach concepts relative to obstetrics. Nurs Educ Perspect，2011，32（3）：186-188.

[18]　FORSBERG E，ZIEGERT K，HULT H，et al. Clinical reasoning in nursing，a think-aloud study using virtual patients-a base for an innovative assessment. Nurse Educ Today，2014，34（4）：538-542.

[19]　TSCHAN F，SEMMER NK，GURTNER A，et al. Explicit reasoning，confirmation bias，and illusory transactive memory：a simulation study of group medical decision making. Small Group Res，2009，40（3）：271-300.

[20]　FONTEYN ME，KUIPERS B，GROBE SJ. A description of think aloud method and protocol analysis. Qual Health Res，1993，3（4）：430-441.

[21]　DERRY SJ. Guidelines for video-research in education：recommen-dations from an expert panel. [2017-12-28]. https://pdfs.semanticscholar.org/1fd7/7f96cd217b18d71105686d4997d46731f816.pdf.

[22]　AL-RASHEED RS，DEVINE J，DUNBAR-VIVEIROS JA，et al. Simulation intervention with manikin-based objective metrics improves CPR instructor chest compression performance skills without improvement in chest compression assessment skills. Simul Healthc，2013，8（4）：242-252.

[23]　ASHTON A，MCCLUSKEY CL，GWINNUTT AM，et al. Effect of rescuer fatigue on performance of

continuous external chest com pressions over 3 min. Resuscitation，2002，55（2）：151-155.

[24] BJORSHOL CA，SUNDE K，MYKLEBUST H，et al. Decay in chest compression quality dues to fatigue is rate during pro longed advanced life support in a manikin model. Scand J Trauma Resusc Emerg Med，2011，19（46）：1-7.

[25] BARRAT A，CATTUTO C，TOZZI AE，et al. Measuring contact patterns with wearable sensors：methods，data characteristics and applications to data-driven simulations of infectious dis eases. Clin Microbiol Infect，2014，20（1）：10-16.

第六部分
模拟医学研究的专业实践

第33章　撰写资助或基金项目申请书

Debra Nestel　Kevin Kunkler　Joshua Hui　Aaron W. Calhoun
Mark W. Scerbo

概要

　　撰写资助或基金项目申请书的一个主要目的是获得资金或其他非货币形式的资助。在本章中，撰写研究计划书的主要目的是通过获得资金来支持研究项目。我们的许多读者都已经知道，没有一种研究计划书"公式"可以适用于所有的基金项目申请。虽然许多申请过程都有相似的步骤，需要提供的许多信息也相近，但不应将先前的申请书简单地"剪切和粘贴"到另一个组织或机构的申请书中，因为各个研究计划书各有不同的侧重点。研究计划书需要在一定程度上进行重新包装，只有通过适当的调整才能符合资助组织或机构的要求。本章将主要讲解撰写研究计划书过程中的一些常见步骤，并重点讨论模拟医学研究在基金申请过程中一些特有的要点。此外，本章节还将探讨一些导致研究计划申请失败的常见原因。

实践要点

- 研究计划书是为了获得财政资助而提出的一种正式申请。
- 在准备和撰写研究计划书时，非常重要的是要充分了解你的资助方。
- 必须彻底阅读申请要求，并从一个以上的角度了解该组织或机构提供资助的目的。
- 彻底完成申办方/资助者要求的结构化步骤，在填写过程中需要注意研究设计的创新性和创造性。
- 了解相关的历史资料和范例可以帮助您在提交之前，发现和解决研究计划书中潜在的导致申请失败的部分。
- 在提交之前，让具有不同观点和背景的同事审查你的研究计划书也很重要。

D. Nestel
Monash Institute for Health and Clinical Education, Monash University, Clayton, VIC, Australia
Austin Hospital, Department of Surgery, Melbourne Medical School, Faculty of Medicine, Dentistry & Health Sciences, University of Melbourne, Heidelberg, VIC, Australia

K. Kunkler(✉)
School of Medicine – Medical Education, Texas Christian University and University of North Texas Health Science Center, Fort Worth, TX, USA
e-mail: k.kunkler@tcu.edu

J. Hui
Emergency Medicine, Los Angeles Medical Center, Kaiser Permanente, Los Angeles, CA, USA

A. W. Calhoun
Department of Pediatrics, University of Louisville School of Medicine, Louisville, KY, USA

M. W. Scerbo
Department of Psychology, Old Dominion University, Norfolk, VA, USA

引言

研究计划书，也称为研究申请书，是个人、组织或机构提出资金资助或其他非货币形式支持的正式请求。研究计划书是研究者说服组织或资助机构的审稿人认为该研究计划值得资助，并应获得批准的工具和途径[1, 2]。它还可以作为研究的参考指南，特别是在研究实际实施过程中的项目管理。一些计划书的篇幅和内容有限，而另一些计划书可能需要大量的信息，这取决于资助机构的具体要求。然而，几乎所有的研究计划书都需要包含几个共同的组成部分，具体是：

1. 研究问题（即，您希望研究什么）
2. 研究目标和 / 或目的
3. 研究计划和 / 或研究方法
4. 用于评价研究结果的指标 / 工具
5. 项目的估计成本［预算］
6. 项目的预计时长和时间表
7. 研究完成后的潜在影响和预期成果
8. 研究创新性，即与资助机构可能收到的其他项目申请不同的关键特征
9. 拟定的可交付研究成果
10. 项目的主要研究人员

研究计划书根据研究类型、组织或资助机构的说明，可能还需要包括其他一些部分。常见的内容还包括，人体和动物实验伦理审查、预试验、评价研究机构条件、政策和法规的合规性、标准操作规范 / 流程。此外，一些机构还需要特别的提交流程，如提交预先计划书或意向书，这些步骤必须在提交完整计划书之前完成。我们必须始终彻底阅读基金申请要求，因为不遵守提供支持或资金的机构或组织的要求可能导致申请被拒绝。如果条件允许，与组织或供资机构提供的联络点联系，直接询问他们关于申请过程中的问题也可能有所帮助。

研究计划书撰写的多样性

研究计划书的撰写并不是模拟医学和医学教育所独有的。事实上，几乎每个市场、行业、学术机构和非营利性组织都会在某个时间点撰写研究计划书，以便获得赞助和支持。有许多专业书籍阐述了撰写研究计划书所需的步骤[3-5]。

在第一次撰写这样的计划书时，重要的是要始终注意到基金资助者的不同要求。例如，一些研究的资助者是在有限的时间内提供少量资金，而另一些则是在数年内支付大笔资金。国际或联邦资助的赠款、企业或风险投资家和私人基金会之间的资金来源也可能不同。这也适用于基金支持的不同研究类型，一些组织和资助机构需要的研究是有广度的、跨专业的，而大多数则不是。表 33-1 只是用于解释同一个资助机构如何定义不同研究阶段的申请要求。研究经费往往分为基础和理论型研究、先进和应用型研究。一些研究经费还专注于获取研究后期阶段的数据，以最终完成我们对特定问题的解答（如发生在临床试验中）。研

究的一些后期阶段,例如在生产阶段,通常已不再是由国际或联邦机构来资助了。然而,它们仍然是总体研究过程的一部分。虽然获得基金资助的潜在机会是巨大的,但所谓的"误区"是,通常存在着某种形式的规则、条例和预期会直接影响您能否顺利获得资助或支持。这类协议或合同条款,往往非常"八股"和 / 或"格式化",但却可能使原本具有潜力的申请遭到拒绝。这些"合同"义务的涉及范围相当广泛,内容可能包括报告提交、知识产权、处罚,甚至成果和产品所有权的问题。研究者必须阅读整个申请时机和过程。本章不涉及规则、法规和预期。然而,了解它们的存在是至关重要的。

表 33-1　美国国防部的研究经费范围

基础研究(6.1)	倾向于拓展对于基本现象和事实的知识或理解
应用研究(6.2)	研究满足公认和特定需求的方法
先进技术开发(6.3)	开发子系统和组件,并努力将子系统和组件集成到系统原型中
演示和验证(6.4)	在高保真和真实的操作环境中评估集成技术、代表模式或原型系统
工程与制造开发(6.5)	[执行]工程和制造开发任务,旨在开始全速生产之前,达到经验证的制造要求
RDT&E 管理支持(6.6)	为研究、开发、测试和评估工作提供管理支持,并提供资金,以维持和 / 或使装置或操作现代化
操作系统开发(6.7)	升级已部署或已获得批准的系统的开发工作

研究计划书撰写步骤

　　研究者会出于各种目的来制订和撰写研究计划书。这种动机将在一定程度上推动实现研究的方向、重点、目标、目的和预期成果。就本章而言,这些激励因素的动机并不重要,无论是财务激励、学术进步(如聘任)、学术地位 / 声望、工作保障、自尊(如相关性)、表达自己的创造力和独创性或科学能力对于撰写研究计划书的步骤并没有区别[6]。无论申请者的动机如何,决定因素始终是资助组织或机构的规则、法规和期望。当然,我们仍然有必要采取多种策略来提高申请成功的机会;可是我们必须清醒地认识到,即便申请者遵循了本书的各种建议,也永远无法保证每次申请都取得成功。研究计划书策略的概念将在另一章中详细讨论,但本章可以简要总结一下研究计划书的主要撰写步骤和策略:

- 遵循基金说明并理解所有要求!
- 了解"听众"是谁,他们想要的回报是什么。
- 概述章节并解构内容,以提供详细信息。
- 创建清晰的标题。有时一个贴切的标题会有很大的帮助!
- 强调研究的影响和意义。分析研究在多个层面上的影响,如机构、提供资金或支持的机构 / 组织、直接获益的社区范围。
- 强调现实性和可行性,同时清晰阐述研究概念和研究团队的特色。
- 确保摘要清晰、有影响力,并解决核心问题。
- 提供并论证拟定的方法和 / 或技术。

- 通过引用文章、既往研究或其他循证研究来提供初步数据/信息。
- 提供并论证拟定的目标、目的、指标和评价工具，以帮助确定研究的"成功"与"失败"。
- 提出时间表和项目管理方案。
- 提出预算。
- 确定主要研究人员和参考书目/简历。

　　从我的角度来看，研究计划书中需要特别关注一些重要部分，如创造性的"为什么"、策略、大纲、方法、内部和外部条件的权衡、测量评估工具、平衡创新性和可行性、成果影响性和研究价值的体现。毫无疑问如果需要解决这些问题，关键还是在于付出辛勤的工作和进行前期广泛的研究。选择合适的研究团队成员也在研究计划书中起到重要的作用，特别是当课题领头人或机构在某一领域缺乏具体的专业知识背景或研究条件支撑时，有相关研究背景的团队成员将会增加计划书获得认可的机会。当然，其他人对于成功的研究计划书的关键构成部分有自己的见解[2, 7, 8]，因此人们应该利用多种资源来确保制订出一份最有效的研究计划书提交给资助机构。

　　另一方面，尽量确保每次提交前都让同事审查和修改研究计划书。审查时通过提出多种观点能显著提高计划书的质量，可以从总体研究概念、项目管理、语法水平、预算以及研究影响和预期成果等多方面提出修改建议或意见。尽量为研究计划书的撰写预留充足的时间，并在可能的情况下尽量减少"通宵熬夜"的方法进行写作。当然，偶尔会有允许延迟提交的情况，在这种情况下，研究者和团队必须在选择延迟提交前仔细权衡利弊。

　　此外，还有一点也非常重要，那就是在研究计划书撰写的每一步骤过程中，都必须始终保持适当的"正面情绪或精神"。有时这确实很难保持，毕竟撰写研究计划书并不是一件容易的事情。而且不幸的是，在研究计划书的撰写过程中，不可避免地会有不按照原计划进行的事情发生。在写作和准备阶段，尽最大努力在研究团队成员中保持积极热情的态度是非常重要的。在此过程中，关注于以下注意事项可能会对您有所帮助：

- 对提出的研究充满激情。
- 尽可能做到现实，即使是在力求领先时。
- 有总体战略。尽量减少研究项目中与总体策略关系有限的部分。
- 讲究伦理、认真负责、实事求是。
- 了解研究的各个组成部分所处的阶段（或周期）。即使研究计划书在内容、方法学等方面是精心设计后撰写完成的，但如果该研究本身已经处于应用阶段，可此次资助机会是针对基础研究的，那极有可能最终不会被接受。
- 遵循组织和资助机构的指南和申请流程。
- 多提问题！

独特性和选择

　　模拟医学研究具有许多潜在作用[9]，并且存在广泛的资助来源选择，包括以下方面：①教育和培训；②过程和方法；③产品开发；④临床应用或临床结局。近期，美国食品药品监督管理局等组织对模拟医学和建模的关注程度都正在逐步提高[10]。比如最新的微软全息眼镜（Microsoft Hololens™）已获得 510K 批准用于术前规划手术方案[11]，这是将仿真技术用于未来医疗,为医生和患者提供帮助的一个真实示例。

　　由于模拟医学可模拟场景的广泛性和多样性,在撰写研究计划书时,并没有一刀切的方法(one-size-fits-all approach)能适用于所有情况。上述各个重点领域在研究项目交付和预期成果方面都存在着明显的差异,因此相关申请的内容和结构不仅在不同组织或机构之间,甚至在同一组织或机构内也会有所不同,这在一定程度上是符合模拟医学研究本身规律的。如果进一步考虑到不同的研究类型(从基础研究到应用研究)以及众多的组织和资助机构时,也就并不奇怪没有一个全能公式可以适配所有的申请要求。如上所述,至关重要的是,研究者和团队应全面阅读申请流程或说明,以便明确理解组织或资助机构的所有规则、要求和期望。

申请被拒绝:一些常见原因

　　那么,为什么一份研究计划书会被拒绝?为什么这么多人似乎都"失败"了?首先,申请书中可能存在道德问题,如抄袭。详见第 34 章。同样重要的是要记住,资金池是有限的,因此有价值的项目(包括那些评审分数非常好,甚至极好的项目)仅仅是因为资金不足而无法获得资助。当然,如果研究申请被拒绝的原因仅仅是因为该组织或机构缺乏充足资金,这样的理由可能并无法减轻申请者的"痛苦",但这是研究领域的真实现实,而且不幸的是,这在今后仍然将是一个无法改变的基本事实。

　　各资助机构之间拒绝申请的比例各不相同。不是所有组织或机构都公开其接受或拒绝率。一些美国联邦基金机构记录了其拒绝率,某些研究申请拒绝率超过 80%。美国国立卫生研究院报告部门在 2017 年的数据显示,特定基金申请的拒绝率范围为 0~100%,总体平均拒绝率接近 78.8%。在我过去担任的基金机构方面,经常看到 33%~95% 的拒绝率,而这取决于具体项目。单个申请书被拒绝的原因有不完整的研究计划书(如缺失部分,比如预算)、缺少研究如何完成的细节、对拟定研究方向的自相矛盾或不一致、几乎与资助主题不一致的申请。

　　鉴于此,在提交申请前有必要确保在您的研究计划书中不出现低级错误,造成该申请被拒绝。如果组织或资助机构要求研究计划书必须有目录,则创建符合要求的目录,并在申请书中插入目录。如果基金机构要求摘要,则创建符合格式要求的摘要,并在申请书中插入摘要。至关重要的是,应该在撰写和提交研究计划书时,认真核查申请过程的基本步骤。关注这些细节并不能确保成功,但可以确保您的申请将被阅读、审查和考虑,而不是立即被拒绝。

结语

　　总之,遵循组织或资助机构发布的申请说明。切实阐明组织或资助机构的需求和合规项目。研究申请书除了包括研究内容、目标、方法、技术等之外,更重要的是提供组织或资助机构需要的数据和信息。尽可能为自己预留充足的时间,以便抓住潜在的资助机会。认真完成背景调查研究。充满激情,尽量减少沮丧。让别人协助你修改申请,尽量邀请不同专业背景的人在修改过程中从不同视角提出修改意见或建议。撰写研究计划书需要动力、创造力、创新性、时间、耐心、毅力、组织、辛勤工作、研究背景，最重要的是需要一个研究团队。祝您好运！

参考文献

[1]　AL-RIYAMI A. How to prepare a research proposal. Oman Med J，2008，23（2）：66-69.

[2]　BRADSHAW CJA. Twenty tips for writing a research proposal. [2015-05-04]. https://conservationbytes. com/2015/05/04/twenty-tips-for-writing-a-research-proposal/.

[3]　CHRISTOPHER T. How to write a research proposal. [2024-03-20]. https://www.wikihow.com/Write-a-Research-Proposal.

[4]　How to write your research proposal. https://www.westmin-ster.ac.uk/study/postgraduate/research-degrees/how-to-apply/ entry-requirements/how-to-write-your-research-proposal.

[5]　SUDHEESH K. How to write a research proposal? Indian J Anaesth，2016，60（9）：631-634.

[6]　von HIPPEL T，VON HIPPEL C. To apply or not to apply：a survey analysis of grant writing costs and benefits. PLoS One，2015，10（3）：e0118494. https://doi.org/10.1371/journal.pone.0118494.

[7]　BOURNE PE，CHALUPA LM. Ten simple rules for getting grants. PLoS Comput Biol，2006，2（2）：e12.

[8]　PROCTOR EK，POWELL BJ，BAUMANN AA，et al. Writing implementation research grant proposals：ten key ingredients. Implement Sci，2012：7：96.

[9]　KUNKLER K. The role of medical simulation：an overview. Int J Med Robot，2006，2（3）：203-210.

[10]　MORRISON T. How simulation can transform regulatory path-ways.（2018-08-09）. https://www.fda.gov/ScienceResearch/AboutScienceResearchatFDA/ucm616822.htm.

[11]　NOVARAD. OpenSight augmented reality system is the first solution for Microsoft HoloLens 510（k）cleared by the FDA for medical use.（2018-10-24）. https://www.businesswire.com/news/ home/20181024005714/en/Novarad%E2%80%99s-OpenSight-Augmented-Reality-System-Solution-Microsoft.

第34章　撰写伦理申请书

Gabriel B. Reedy　Jill S. Sanko

概要

　　符合伦理的研究实践应是所有模拟研究人员的目标。然而,这一意图不一定能始终在伦理申请书写作中成功地体现出来。在本章中,我们讨论符合伦理要求的模拟研究需要考虑的几个问题,以及伦理审核的原则和要求之间的关系。我们也将就伦理委员会和机构审查委员会(IRB)的共同要求给出切实的建议,帮助你的模拟研究尽可能顺利地获得伦理批准。

实践要点

- 符合伦理的研究实践要求你展现出对研究的清晰计划以及审慎地保护研究数据的决心,还要证明你的研究决策的正确性。
- 伦理申请书需要包括整个研究中数据保存方式的细节、研究人员简历在内的所有要素的详细信息。
- 通常情况下,伦理申请书的写作可以借用现有模板,即你的其他研究项目中的文件和材料。
- 邀请在伦理申请书写作方面有经验的同事参与进来,或者经常听取研究伦理办公室相关人员的意见。在某些重点项目上,有些院系指派相关人员与研究人员协同工作。
- 通常伦理审查流程需要耗费一定时间,研究计划会根据审查结果做出相应修订,而且要求你审慎选择研究方式。

引言

　　在模拟医学研究人员的眼里,对其研究的伦理审查流程可能会让他们心生畏惧,深感迷茫。对一般从事模拟教学,经过临床和技术训练,但没有接受学术训练的部分人员来说,更是如此。符合伦理的研究实践在模拟医学研究中也特别重要,因为学习者也许会感到模

G. B. Reedy(✉)
Faculty of Life Sciences and Medicine, King's College London, London, UK
e-mail: Gabriel.Reedy@kcl.ac.uk

J. S. Sanko
School of Nursing and Health Studies, University of Miami, Coral Gables, FL, USA
e-mail: j.sanko@miami.edu

拟的某些方面可能造成他们表现欠佳或做出与临床实践中不同的决策。意识到伦理审查上的障碍可能会让研究人员打消继续研究该领域的念头。然而，模拟医学研究的潜在益处巨大，不仅对该领域，而且对学习者、患者和整个社会都是如此。在本章中，我们将探讨伦理模拟医学研究背后的原则，如何向伦理委员会提出申请及获得批准，以及在你设计和计划自己的研究时需要留意的一些问题。我们将讨论伦理审查过程中影响申请书获批和研究顺利开展的一些常见问题。

实践伦理：什么是符合伦理的研究人员

　　符合伦理的研究是从事高质量学术研究的一个重要因素。以前，因为研究中缺乏伦理方面的规定和监管，导致受试者（通常也称为研究对象）在科学的名义下，遭受了极大的痛苦（参见框 34-1 中的知名案例）。这些错误是悲剧性的，但也在警醒世人，这样的惨剧永远不能再发生，同时推动当前已在广泛实践的研究流程和相关政策、法律和行为准则的发展。总之，它们在促进研究潜在收益最大化的同时，也能尽量减轻对受试者的潜在伤害。

框 34-1　推动我们认识到加强监管和监督的必要性的著名研究案例

- 塔斯基吉梅毒实验
- 集中营医学研究，包括：
  - 约瑟夫·门格勒双胞胎实验
  - 神经、肌肉和骨骼移植实验
  - 人体低温实验
  - 生育和绝育实验
- 切斯特·索萨姆活体恶性肿瘤实验
- 海里埃塔·拉克丝和海拉细胞系
- 霍尔姆斯监狱实验
- 斯塔维尔监狱疟疾研究
- 威洛布鲁克州立学校肝炎实验

　　研究的伦理问题不仅对个人比较重要，对社会以及可能受研究及其结果影响的人群，也具有一定的意义。维护现有研究规范有助于维护伦理标准、推动问责制的落实、加强公众的支持，并与大众道德和社会价值观保持一致[1]。

　　遵守行为规范能促进实现获得知识和真相、减少误差等研究目标[2]。即使是简单的研究活动，团队中多元化研究人员的合作和协调也是该研究成功的关键所在。以道德标准作为研究团队所有成员精诚合作和协作的基本原则，有助于形成对研究合作至关重要的各种价值观[3]。

　　问责制是符合伦理的学术研究的另一主要方面和重要组成部分。研究人员在工作时必须遵守基本的前提，即他们应对自身、研究被试者、同事、所在机构乃至整个社会负责。目前多种机制都可用于建立问责制。比如道德委员会，以及全国性和国际性相关监管机构。

　　研究成果一般有意或无意间会对某一学科以及整个社会产生一定的影响和作用。因此，公众对其正确性和合理性的信任，对于研究获得相应支持，具有重要意义。获得公众的支持,意味着公众若信任研究的流程和结果,参与和关注的意愿就更强烈。最后,遵行研究规范对于维护社会责任、人权、健康和安全等人类基本道德和社会价值观,也大有裨益。一项研究要做到符合伦理和有责任心,必须保证各种价值观和道德规范得到遵行,即使坚守高水平的道德标准会妨碍研究本身的推进,也在所不惜。

在投入研究之前,有必要向经验丰富的同事求助,征询他们的意见。你应熟悉所在机构、整个学术圈以及所处社会和文化背景下的符合伦理的一般性研究原则和研究流程。你在这些方面的准备有助于研究实践更加符合伦理性。研究人员在启动研究项目之前,须掌握此类信息,从而保证其研究在生产必要知识成果时,最大限度减少对受试者的伤害和风险,同时遵守"勿伤害"受试者身体健康的根本原则[4]。谨记,大多数模拟医学研究与干预医学研究并不完全相同,因此影响两者的问题也差异极大[5, 6]。

为什么需要伦理申请书

伦理申请书是启动研究的第一步,也是让人望而生畏的一步。它是造成很多新手踌躇不前的一个原因。组织这些书面材料看似是一个不可逾越的障碍,然而,我们认为这些环节并不是,也不应是限制新手开展研究的原因。当然,期待这一过程轻而易举、一帆风顺,恐怕也是奢望。但是在一定指导之下,对伦理申请书有一定理解之后,这一环节就能变得更加得心应手。本章将分享我们从模拟医学研究伦理审查的成功案例获得的经验,希望能对你有所助益。

熟练掌握伦理申请的第一步是,基本理解为什么研究必须通过伦理审查。就最基本层面而言,一项研究获得伦理批准,就是在告诉公众,它已经通过具有公信力的机构的审查。后者认为此研究的目的、程序以及方法是适当的、合理的,研究过程对受试者并无潜在的不当风险。此外,提交伦理申请这一流程可保证涉及人类的研究[人体受试者的研究(human subjects research)]在中立机构的持续监控之下,该机构负责保证受试者的安全以及监督研究实践的合伦理性。伦理申请书批准程序也有助于提供直接的问责途径。

当前伦理审查和监管流程的相关法规致力于保证研究受试者的安全。它们的制订是对一些臭名昭著的严重伤害受试者的研究案例的拨乱反正。《贝尔蒙报告》(*Belmont Report*)总结了使用人类作为受试者的研究需遵守的伦理指导原则[7]。

伦理申请书是必需的吗

对于大多数模拟医学研究人员而言,首先要考虑是否需要通过伦理批准。某些制度或法律将一些工作归到研究一类,因此需要接受伦理审查,而另一些类似的项目归类为评估或质量改进,则无须接受伦理审查。而且,即使一个项目被认为属于研究,但如果它不需要与受试者进行密切互动,也无须接受伦理审查。然而,大多数模拟医学研究需要受试者的参与,因此确实需要机构伦理委员会的批准。事实上,很多模拟医学研究本质上是定性研究,因此侧重于研究模拟环境下的人类及其互动和行为。因此,此类工作必须经过伦理审查。

即使你提出的研究没有使用人类受试者,你仍然需要机构的批准。不涉及人类受试者的研究批准流程较为简单，速度也较快。机构指导原则、检查单以及决策树可为你判断自己的项目需要哪些条件提供依据。帕格斯利（Pugsley）和多南（Dornan）列出了规划医学教育研究的问题清单，这个清单对我们很有裨益，能帮助我们探讨和构思符合伦理的模拟医学研究[8]。

同意书和征求同意

许多研究要求受试者提供知情同意书。也就是说，受试者通过这一流程证明自己完全知悉研究的目的、程序和过程，包括正在收集的数据的性质及其使用方式。他们根据这些信息，决定是否同意参与研究。

知情同意书通常需要经过正式程序，并形成双方签名生效的正式文件。干预性研究通常需要获得正式签署的同意书，但在某些情况下（如大学课程的模拟评估），可能就没这个必要。

其他类型的同意包括默示同意（implied consent）和口头同意（verbal consent）。默示同意通常用于通过调查收集数据的研究。在这种情况下，向潜在受试者提供有关研究的信息以及提出对他们的要求。他们随后完成调查，则等同于他们同意参与研究。口头同意是获得受试者同意的另一种途径。有时要求受试者签署同意书可能会将其置于暴露或受伤害的境地，此时可使用口头同意。例如，如果以女性性工作者为研究对象，她们签署同意书可能会导致其容易受到虐待或遭到法律诉讼。伦理委员会通常会提供知情同意书模板。审慎地根据项目具体情况调整该模板。

使用模拟或关于模拟的研究的特殊注意事项

弱势群体和相对权利

研究中的弱势人群是指那些因参与研究而处于高水平潜在风险的人群。这些人群包括患者、儿童、囚犯、孕妇、认知障碍的人士或社会或文化上被剥夺权利的群体。另外，在某些情境下，学生、实习生和员工也是模拟医学研究中极常见的弱势人群。

如果学生相信参与或不参与研究会影响他们的学习成绩、学业发展或是否能顺利毕业，那么，这种不均衡的权力梯度（你若是该机构的学者）可能会使他们感到过大的压力而不得不参加[9]。为此，他们保护自己免受研究风险的自主权和能力就不如非学生人群。这不是说你不能吸纳学生作为潜在受试者，而是说你需要特别谨慎和留意，尽量不要直接以研究人员的身份出现。

所采取的防范措施包括委派不直接参与教学工作和学生管理的人员负责与学生沟通以及征求潜在受试者同意的相关事宜；而且在同意书中以适当的措辞向受试者指出，他们是否参与该研究的决定将不会影响其学习成绩，是否能顺利毕业以及未来是否在该校深造；还应提供强制性声明，即学生可随时退出研究，而并不因此受到惩罚。另外，应该向受试者说明，如果他们退出某个项目，其数据可能必须保留下来，因为它们已经经过分类和汇总。

学生还可通过其他途径参与无须签署同意书的模拟医学研究。比如使用在日常课程中收集的数据，如考试分数、课后评测或视频录像（如果这是你模拟中心的常规操作）等等。在伦理委员会批准后，此类数据可能被用于前瞻性或回顾性研究。在使用这些类型的数据源时，你应该判定数据是否受到保护。在美国，学生数据可能受《家庭教育权和隐私权法案》（Family Educational Rights and Privacy Act，FERPA）的保护。在欧盟，此类情形适用《通用数据保护条例》（General Data Protection Regulation，GDPR）。而在其他国家，也有具体的法律管辖学生信息的使用。

　　除了需要使用学生这样的潜在弱势人群，你在临床环境中进行模拟医学研究时，可能还需要患者和员工的参与。患者一般不会自动列入弱势群体，但在某些情况下，也就视为弱势群体（如儿童、孕妇和囚犯）。然而，像学生一样，当你作为研究人员时，他们与你的关系也可能让其感受到过度的压力而不得不参与研究；如果他们认为是否参加研究可能影响到你对他们的治疗，那就更是如此。因此，当研究需要患者的参与或使用其数据时，你仍然必须慎之又慎，尽量减轻这方面的潜在影响。再次强调，征求同意的过程中，必须谨慎选择措辞。此外，你需要确保这些信息不受联邦法律的保护。在美国，大部分患者数据受《健康保险便携性和责任法案》（Health Insurance Portability and Accountability Act，HIPPA）保护。在欧盟，《通用数据保护条例》不仅适用于患者，还适用于通过患者生成或收集到的任何可识别个人身份的数据。在生成或收集数据之前，你需要判定是否需要书面许可，哪些内容受法律保护，哪些不受保护，以及所在机构在患者数据使用方面有哪些规章制度。你可以在参考资料部分找到更多这方面的信息。

　　最后，如果你计划在模拟医学研究中邀请员工参与或使用其数据，你同样需要审慎考虑上述问题。你作为研究人员时，尽可能与员工保持距离，在征求同意过程中注意措辞，确保受试者理解他们的参与是基于自愿的原则，其决策不会影响自己的工资、加薪、晋升、裁员、解雇等待遇。始终与你所在的机构核实，并参阅机构和政府针对特定规则和条例的政策。

向伦理委员会提交申请书的流程

　　由于研究可能对受试者造成潜在伤害，管辖该研究的机构也面临一定法律和声誉风险。因此，模拟医学研究人员在努力让自己的研究获得批准的过程中，通常必须克服重重障碍。伦理审查的第一关是部门级别的委员会，它们可能承担正式或非正式把关职能（gatekeeping function）。如果有正式的审查程序，那么你可能需要按照所在部门的要求提交完整的申请书；一般情况下，该申请书在提交上级机构之前，会经过审查并得到反馈。如果审查程序是非正式的或者不需要正式签署，那么你可能只需要给出初步研究计划，以作为所在部门讨论和批准的基础材料。在某些情况下，在你的研究提交伦理委员会之前，如需同行评议，你所在部门的审查就构成了同行评议的基础。

　　大学的伦理委员会通常由具有研究管理背景的专家领导和申请书审查所涉及的学科和领域的学者代表组成。始终建议与伦理审查部门的同事保持联系，咨询审查流程的相关信息。几乎所有机构都提倡流程的透明，大多数负责研究伦理工作的同事都视协助研究人员成功且安全地开展研究为自己的职责。除了有关基本流程和时间进度的问题，你可能还想知道：

- 伦理委员会是如何形成的？
- 委员会成员有哪些人？他们各自的背景是什么？
- 委员会成员做出决策的指导原则是什么？
- 研究计划被拒的常见原因是什么？他们需要特别考虑哪些问题？
- 在撰写申请书时，可以借鉴哪些模板或指南？
- 如果委员会要求提供更多信息或做出修改，抑或第一次驳回申请书，需要什么样的流程？委员会是否会为再次提交申请书，提供一些反馈意见？

　　模拟医学研究人员的工作经常跨越医院或医院系统与大学之间的边界，因此，需要特别考虑这两种环境的对接。例如，在英国，涉及医院、社会关怀或监狱雇员或患者的研究几乎必须通过综合研究应用系统（Integrated Research Application System，IRAS）的批准。而其他地方也存在适用的全国性、州级或省级批准流程。随后，该申请书被发送到医院或当地综合医院的相应审查委员会进行审查。如果研究人员是大学生或大学教师，该研究还必须随后或同时得到大学伦理委员会的批准。美国这方面的程序基本差不多。在另外一些情况下，如果这所大学经过人类研究保护计划认证，本身就可以成立校级审查委员会。

完成申请书

　　即使对于资深模拟医学研究人员来说，第一次研究在线申请系统或者下载空白表格，也是一件令人生畏的事。将伦理审查申请书视作整个研究流程的一部分，有助于我们认识到，它就是任何研究项目的一部分。此外，在大多数情况下，你无须从零开始组织伦理审批流程所需的书面材料。你应该在申请基金或者经历同行评议的过程中就探讨过这些问题，或者这些问题就是学术项目的一部分。另外，提交伦理委员会审批的内容通常可作为你研究申请书中的任何一部分。

　　切记，伦理审查过程需要平衡潜在的收益和风险，因此你可以借助撰写申请书的良机，向审查委员会解释你工作的重要性，以及你为了最大程度消除受试者的潜在风险所做出的思考并将采取哪些相应措施。设身处地地站在评审的角度，思考如何撰写申请书，如何达到上述的平衡。研究总是存在帮助和伤害受试者的可能性。当你开始撰写时，思考你的书面伦理申请如何能展示你的研究，甚至帮助你调整研究设计，从而最大化潜在价值，同时最小化潜在负面影响。

　　撰写申请书时要考虑读者的感受，做到清晰易读，让评审顺利完成工作。评审通常需要在繁忙的本职工作之外，抽出时间审查申请书。因此，你撰写申请时必须既要表达出研究符合伦理性，也要做到语言简明扼要。

研究目的和理论基础

　　一般都要求申请书阐述研究的目的及其理论基础。阐述你的研究目的或研究问题可能就可以满足要求，但是最好能更详细地解释为什么要开展这项研究。无论是否有硬性要求，撰写申请书时最好使用通俗易懂的语言，而不要使用专业术语。因为委员会中有些成员是社会科学家、伦理学家或质量改进方面的专家，但他们可能对你提出的特定研究方法和概念框架知之甚少。撰写申请书的关键是要做到尽量明白易懂，同时严谨地解释其中的内容。

在详述模拟医学研究项目的理论基础时，记得强调你的项目将如何对模拟学习者和患者安全产生影响或者将如何提高患者护理的质量，即使离现实还有一两步之遥（模拟医学研究经常如此）。一般情况下，任何类型的科学知识都不能一产生，就直接且立即得到应用，但是，如果你能说明潜在的影响链，那么你就能有力地说明你的研究将如何解决收益和风险之间的平衡。

参考文献和引文

大多数伦理申请书要求注明参考文献，以表明你的工作建立在现有文献之上（即使它可能会弥补当前的某个知识缺口），并且你的研究是基于众所周知和广为接受的研究实践。谨记你的读者是审查委员会成员，参考文献应能少则少，能简洁则简洁，引用的文献应能展示你认识到研究中存在的问题。

方法学和研究方法

一般来说，对申请书这一部分的审查最为苛刻。评审希望看到研究人员能清晰明确地说明他们将如何与受试者互动，基于这些互动生成哪些数据，以及如何保护受试者的权利、隐私和健康。研究方法学自然应该始终和你的研究目标、问题保持一致，你应该清楚地解释你的研究所采用的方法学。同时，研究方法应该与选择的方法学保持一致。

如果你在研究中使用调查或检查单等工具，你应该将它们写入申请书中——审查委员当然会希望能清楚地了解你对受试者使用了哪些研究工具。同样，如果你计划采访受试者，你需要在申请书中给出访谈安排，即使它们只是半结构化访谈的主题概览。如果你正在进行现场观察，需要增加观察时间表或框架；如果你正在分析视频记录，需要增加编码框架。如果你正在生成和收集可测量及可量化的数据，你生成和收集数据的方法需要得到充分的解释，相应工具也应得到简要说明。如果此项研究具有探索性，你需要从方法学上解释你如何得到授权，以及你期望产生的数据的性质；审查委员会希望确定你生成或收集与研究目的相关的数据都经过授权，并无不适当之处。

无论审查过程是否需要，研究过程的可视化流程图对作为研究人员的你和审查委员会都有帮助。当研究通过流程图呈现出来，你可以借此找出研究过程中可能出现问题的环节，这样可以在启动研究之前对流程进行适当调整。总之，清晰地描绘流程概貌有助于评审理解你的研究计划，并让他们相信你的研究方法已经过深思熟虑。

潜在的风险或伤害

大多数申请流程要求研究人员阐明受试者面临的潜在风险。在这方面，就像申请流程的一样，研究伦理办公室和更有经验的同事的建议非常宝贵。许多伦理委员会认为，所有研究对受试者都存在固有的风险。如果研究人员在伦理申请书中拒绝承认对受试者有任何潜在风险，表明他工作态度不认真，没有审慎地考虑研究过程对受试者的影响。伦理委员会对申请书的分析，总是会平衡研究结果的潜在价值与研究对受试者的潜在伤害。即使风险较小，并已通过研究设计得以降低，也要突出对受试者的潜在风险。这样做才能说明你将有目的且缜密地展开研究，并履行研究人员的伦理义务。

例如，在需要模拟受试者访谈的研究中可能存在一种小风险，即访谈的话题可能会引发造成受试者情绪敏感。审查委员会通常期望受试者知晓并能获得训练有素且合格的支持服务,这也是非常明智的研究策略。在涉及生物反馈标记的研究中,存在极小的对传感器过敏反应的风险;务必强调存在风险的可能性以及受试者有反应时你可能采取的应对措施。

关于隐私的特别注意事项

研究发生地不同,保护受试者隐私的具体法律或法规可能也会有差异。这个问题可在研究过程中单独解决,也可以在潜在风险和伤害部分解决。你应多方采纳这方面的建议,但重要的是,你要考虑研究发生地的社会、文化以及法律背景。例如,如果研究数据被泄露,会对受试者产生什么潜在危害?而且,一旦发生泄露事件,你会采取何种手段降低受试者的风险,改变他们面临的不利局面?不同的法律背景(如美国的 FERPA,HIPAA 和欧盟的 GDPR)也适用框 34-2 的内容。

框 34-2　顺利完成伦理审查流程的建议

- 始终记住,研究伦理审查流程的目标是平衡研究的潜在风险和潜在收益。你的任务是向评审展示研究的收益如何大于风险,而且你已经考虑过存在的风险,并试图在可能的情况下尽量降低风险。
- 切记不要过度承诺,要量力而行。设计数据收集或生成方法,从而真正承担研究人员的道德义务。
- 向同事或所在机构的研究伦理办公室的相关人员寻求标准化语言范文或模板,这对申请流程大有助益。例如,知情同意书通常有一个需要严格遵循的格式。使用特定方法并成功达到目的的伦理申请书,可以成为日后的研究设计和其他伦理申请的基础。
- 无论是出于学术目的还是为了申报项目,缜密设计的研究计划通常包含证明该研究具有意义的根据,伦理审查过程也需要这方面的内容。如果可能,使用你以前撰写的内容作为此次申请书的基础。
- 撰写申请书时要考虑目标读者的要求,因此要使用朴实的语言;帮助评审理解你的思路;让评审容易找到批准你的申请的关键点。
- 在提交申请书进行正式审查之前,请经验丰富的同事审查你的申请书并给予反馈,即使在这一流程中,同行评议并不是必需部分。

结语

虽然撰写伦理申请书有时是件看似没有重大收益的额外工作,但符合伦理的研究行为的重要性怎么强调都不为过。大多数通过同行评议的研究出版物,包括重要模拟期刊,在发表或出版之前,需要相关权威机构(如伦理委员会或机构审查委员会)批准研究的证明。就像患者一样,模拟学习者依赖我们这些专业人员,并相信我们在工作中会遵循相关伦理原则。符合伦理的模拟医学研究人员遵从研究中符合伦理的行为原则,同时也确保贯彻和遵循任何必要的流程。符合伦理的模拟医学研究人员高度重视患者、学习者、医疗服务使用者、家庭和护理人员的需求,不会为了获得新知识而牺牲他们的利益。他们认识到,合理且符合伦理的研究带来的收益——无论是对其所在的领域还是对社会——都比那些不道德的权宜手段带来的收益要大。研究可以帮助我们理解模拟学习的力量,但要做到这一点,它必须是合理的,并且是合乎道德的。

参考文献

[1] World Medical Association. World medical association declaration of helsinki: ethical principles for medical research involving human subjects. JAMA, 2013, 310(20): 2191-2194. https://doi.org/10.1001/jama.2013.281053.

[2] RESNIK DB. What is ethics in research and why is it important? Pan-Pacific Management Review, 2011, 14(2), 131-135. https://www.niehs.nih.gov/ research/resources/bioethics/whatis/index.cfm.

[3] MAGGIO LA, ARTINO JR AR, PICHO K, et al. Are you sure you want to do that? Fostering the responsible conduct of medical education research. Acad Med, 2018, 93(4): 544-549.

[4] MILES SH. The Hippocratic Oath and the ethics of medicine. Oxford: Oxford University Press, 2004.

[5] EVA KW. Research ethics requirements for medical education. Med Educ, 2009, 43(3): 194-195. https://doi. org/10.1111/j.1365-2923.2008.03285.x.

[6] TEN CATE O. Why the ethics of medical education research differs from that of medical research. Med Educ, 2009, 43(7): 608-610. https:// doi.org/10.1111/j.1365-2923.2009.03385.x.

[7] The Belmont Report. Ethical principles and guide lines for the protection of human subjects of research. J Am Coll Dent, 2014, 81(3): 4-13.

[8] PUGSLEY L, DORNAN T. Using a sledgehammer to crack a nut: clinical ethics review and medical education research projects. Med Educ, 2007, 41(8): 726-728. https://doi.org/10.1111/j.1365-2923.2007.02805.x.

[9] BOILEAU O, PATENAUDE J, ST-ONGE C. Twelve tips to avoid ethical pitfalls when recruiting students as subjects in medical education research. Med Teach, 2018, 40(1): 20-25. https://doi.org/10.1080/0142159X.2017.1357805.

拓展资料

[1] Australian code for the responsible conduct of research. https://nhmrc.gov.au/about-us/publications/australian-code-responsible-conduct-research-2018.

[2] Collaborative institutional training initiative(CITI) certification. https://about.citiprogram.org/en/homepage/.

[3] Family Educational Rights and Privacy Act(FERPA). https://www2.ed.gov/policy/gen/guid/fpco/ferpa/index.html.

[4] Health Insurance Portability and Accountability Act(HIPAA) Privacy Rule and Research. https://privacyruleandresearch.nih.gov/clin_ research.asp.

[5] Research Ethics Timeline(1939–present). https://www.niehs.nih.gov/research/resources/bioethics/timeline/index.cfm.

[6] The Belmont Report. https://www.hhs.gov/ohrp/regulations-and-policy/belmont-report/index.html. *该报告是关于医学研究伦理的主要出版物之一。这份报告有助于确立我们作为医疗卫生研究人员所遵循的基本原则,包括:(a)尊重人、(b)保护自主性以及(c)知情同意。

[7] United Kingdom National Health Service(NHS) Health Research Authority(HRA) Guidance on the General Data Protection Regulation. https://www.hra.nhs.uk/hra-guidance-general-data-protection-regulation/.

模拟研究申请书的撰写策略　第**35**章

Sharon Muret-Wagstaff　Joseph O. Lopreiato

概要

　　本章重点介绍研究人员在开始撰写基金项目申请书之前可以采取的步骤,以增加获得资金的可能性。

实践要点

- 首先,提出一个好的研究问题。
- 考虑你的研究问题与你的专长和目标,你独特的研究环境,以及潜在的资助者的要求、目标和优先事项。
- 选择可靠的合作者。
- 为标书制订一个现实的时间表。

引言

　　当今对医疗质量和患者安全的重视,加上模拟技术的快速发展,为基于模拟的研究创造了巨大的需求和机会。然而,为获得必要的研究资源而进行的标书写作仍然可能会令人望而生畏。研究人员可以通过在开始撰写申请书之前进行战略性的背景研究来增加成功的可能性。我们建议考虑6点内容。

首先,提出一个好问题

　　你的研究问题是否重要、可行、明确、合乎伦理、新颖、及时、影响大,并可转化为实践或政策? 它有可能推动这一领域向前发展吗? 你能为这个项目的必要性提出令人信服的论据吗? 换句话说,这个问题应该得到回答吗[1-4]? 最终,评审专家建议接受医学教育标书的一个最常见原因是,该研究解决了一个"重要、及时、相关、关键、普遍的问题"[5],如果是一

S. Muret-Wagstaff
Department of Surgery, Emory University School of Medicine, Atlanta, GA, USA
e-mail: smuretw@emory.edu

J. O. Lopreiato (✉)
Uniformed Services University of the Health Sciences, Bethesda, MD, USA
e-mail: joseph.lopreiato@usuhs.edu

个对临床结果能产生影响的问题则尤其有竞争力[6]。

基于模拟医学的研究问题通常分为两大类[1]: 研究模拟医学作为培训方法的有效性[2]; 使用模拟医学作为调查方法的研究[7]。两者都利用模拟来复制临床任务和场景,进行严格的评估,并快速、持续地重复这些情境,而不会给患者带来风险。

研究人员可以通过多种方式确定并完善热点问题。深入的系统化文献检索和综述可以揭示当前知识库中的主要问题、有探索价值的理论和概念框架,以及对未来研究方向的建议。专业团体、组织和政府机构等团体发布的研究议程或政策声明也可能是出于同样的目的。

当然,其他人可能正在考虑与你类似的问题,尚未公开发表的项目也可能正在进行中。美国国立卫生研究院(NIH)提供了研究项目组合在线报告工具(research portfolio online reporting tools,RePORT),可以帮助您了解这些正在进行的待公开研究。该报告工具包括一个可搜索的公共数据库,其中包含过去和当前美国联邦资助项目的详细信息。浏览各类会议摘要也会收获颇丰。最后,参加模拟医学国际会议等专业领域会议可以提供更直接的机会,从而接触到最新的尚未发表的研究,并与模拟医学领域的同行讨论您的想法和潜在的研究问题。

你的研究问题如何符合你的专业知识和目标

一旦你发现了一个潜在的、令人兴奋的研究问题,它又是符合上述标准的一个很好的研究主题,则需要考虑它是否适合你的专业水平和你的职业目标和轨迹。

通常,评审委员会都会认真且仔细地了解你的研究背景是否适合你提出的项目。时间不足和培训不足是临床医学教育工作者获得资助的最常见障碍[8]。你的相关训练、该领域的经验、学术水平和职称、之前的资助和出版记录以及专业领域内认可度都是重要的考虑因素。如下所述,各种类型的资助基金分别适应处于不同职业阶段的研究人员。例如,助推类青年基金非常适合处于职业生涯早期的研究人员,但不适合高级研究员。

如果你想回答的问题超出了你目前的能力范围,考虑一个不同但相关的问题,这可能是成功申请到基金资助的关键一步,或者你可以选择该领域的高年资研究人员作为你的主要参与人以提高成功申请的可能。

你的研究问题如何与你自身的研究环境相适应

对于职业生涯早期的研究人员来说,能否找到适合的研究导师对规划研究工作至关重要。在选择和聘请导师时,需要考虑采用最有效的指导方式,并明确指导的具体内容、导师职责和具体日程安排,这对你和你的导师来说都是至关重要的[9]。

你的研究环境是否包括足够数量(基于样本量计算)的研究参与者,他们是否符合研究所需的要求?你估计招募参与者需要多长时间?你将如何保护你研究对象的权利和福利,无论他们是患者、受训者、执业医师还是其他人? 当地伦理委员会的要求是什么?

如果你的研究涉及模拟医学实训中心的使用,你会希望利用你的仿真设备提供的特定功能支撑你的研究。在美国,经由医疗保健或美国外科协会等组织进行认证的模拟中心,将增加人们对模拟医学研究能够按计划进行的信心。你需要全面了解仿真设施的设备和功能、人员配备、评估工具和功能、视频系统、数据捕获和管理等细节，以及高仿真地执行研究的能力[10]。选择最适合回答你的研究问题的模拟模式非常重要。如果一旦出现故障，你将如何解除这些障碍也非常重要。

最后，你必须提前获得当地领导层的支持和机构的承诺。资助机构希望确保你的领导愿意提供所需的空间、时间和资源作为你研究成功的基础。

你的研究问题是否与潜在资助者的研究任务、目标和优先资助要求相符合

当你试图寻找与你利益相一致的研究资助者时，可以首先考虑校内资助（特别是对试验测试和收集初步数据）、患者救助组织、慈善家、基金会、专业团体、行业和联邦机构[11]。在你检索文献时，就需要留意与你类似的已发表项目是如何获得资助的。

在开始撰写申请书前，你必须认真准备，包括阅读潜在资助者的研究任务、目标、优先事项、要求和当前战略计划，以及他们最近资助了哪些类型的项目，谁是受益者？在资助者的预算范围和项目期限内，你的项目是否可行？向组织寻求资助标书的写作指导，以及你希望发表研究结果的期刊所需的投稿要求。例如，医疗保健研究与质量局（Agency for Healthcare Research and Quality，AHRQ）为资助申请人提供资助申请书撰写建议[12]。与项目负责官员交谈，更好地理解你的研究问题与机构之间的潜在契合性也可能会对你的研究申请有所帮助。

同一资助者也可能会提供各种类型的资助。例如，基金会可能同时提供小额的助推基金或大型成熟项目的大量赞助。美国国立卫生研究院（NIH）提供各种类型的基金，包括职业发展基金、探索或发展研究基金、研究者发起的研究项目基金、中心基金和用于技术开发的小企业创新研究基金。

一旦缩小了你潜在资助者的选择范围，在你开始撰写之前，就需要进一步考虑如何回应各个组织的同行评审要求，以及如何在申请书中提供相关支持材料，支持你的观点[13, 14]（注：本书其他章节介绍了研究方法和研究设计的相关内容）。许多非政府组织遵循或改良NIH研究审查标准，该标准通过审核研究申请的重要性、研究背景、创新性、研究方法、研究环境和总体影响，以及可能适用于特定资助项目的其他审查标准和因素[15]。

NIH 关于"开始写作前"的章节中[16]提供了适用于任何基金申请书写作的具体建议和简明语言清单。例如，你可以与你所在机构经验丰富的评审专家交谈，列出同行评审专家可能想到的问题，并计划每一部分都要清晰地回答其中一个或多个问题。请记住，评审专家可能不是你研究领域的专家。

你将如何组建一个高效的合作团队

你对合作者的正确选择将极大地提高你项目申请成功的可能性。确保你的共同参与者拥有相关研究问题的适当经验和培训，团队成员之间的互补性和综合性专业知识是非常重要的。统计专业知识尤其重要；最近的一项分析表明，拒绝教育研究论著投稿的首要原因是"统计数据不恰当、不完整或描述不足"[5]。

另外,考虑一下你将如何领导、组织、管理并与你的合作团队进行沟通进展,阐明各种角色、期望、时间分配,以及就作者排名和学术责任做出决定,应当确保透明,可以避免以后不必要的误解。这些承诺、安排和分配必须在支持材料中明确说明。

制订、审查、修订和提交申请书的时间表

从你的申请书截止日期开始倒推,创建一张甘特(Gantt)图,列出执行每个过程的实际时间框架。除了写作和修订之外,你的时间表中还包括以下元素:

- 进行文献检索、上述初步规划和安排的步骤。
- 要求导师和资深同事审查你的具体目标。
- 根据协作项目的要求,启动跨机构协作单位之间的安排。
- 制订预算和预算理由,并要求部门和机构管理员进行审查。
- 请导师、合作者和团队使用同行评审标准对申请书的初步草案进行内部评审和反馈,然后进行再修订。
- 收集材料、流程图和推荐信。
- 进行最终校对。
- 向伦理委员会提交申请。
- 满足所有伦理管理要求。
- 根据您所在机构的资助项目办公室流程,提前提交您的资助申请书。
- 为意外延误留出时间。

制订一个有效且有说服力的基于模拟医学的研究方案需要时间和毅力。研究人员可以通过在开始编写研究申请书之前解决上述 6 个基本考虑事项,以及成功制订并执行研究时间表,来增加获得模拟医学研究资金支持的可能性。没有一家资助机构会资助一项不能按要求地预算、按时完成的研究。最后,研究申请书的书写过程并不完全是线性的,成功的研究者会在整个写作前阶段反复、多次考虑这些因素。

参考文献

[1] Society for simulation in healthcare. SSH research tools. [2018-12-26]. https://www.ssih.org/ssh-resources/research-tools.

[2] MORRISON J. Developing research questions in medical education: the science and the art. Med Educ, 2002, 36(7): 596-597.

[3] BLANCO MA, LEE MY. Twelve tips for writing educational research grant proposals. Med Teach, 2012, 34(6): 450-453.

[4] PRIDEAUX D, BLIGH J. Research in medical education: asking the right questions. Med Educ, 2002, 36(12): 1114-1115.

[5] BORDAGE G. Reasons reviewers reject and accept manuscripts: the strengths and weaknesses in medical education reports. Acad Med, 2001, 76(9): 889-896.

[6] CHEN FM, BURSTIN H, HUNTINGTON J. The importance of clinical out-comes in medical education research. Med Educ, 2005, 39: 350-355.

[7]　CHENG A，AUERBACH M，HUNT EA，et al. Designing and conducting simulation-based research. Pediatrics，2014，133（6）：1091-1101.

[8]　ARNSTEN JH，GROSSMAN P，TOWNSEND JM. A scholarship-generating project for clinician educators. Med Educ，2005，39（5）：532-533.

[9]　KASHIWAGI DT，VARKEY P，COOK DA. Mentoring programs for physicians in academic medicine：a systematic review. Acad Med，2013，88（7）：1029-1037.

[10] MCIVOR WR，BANERJEE A，BOULET JR，et al. A taxonomy of delivery and documentation deviations during delivery of high-fidelity simulations. Simul Healthc，2017，12：（1）：1-8.

[11] WISDOM JP，RILEY H，MYERS N. Recommendations for writing successful grant proposals：an information synthesis. Acad Med，2015，90（12）：1720-1725.

[12] Agency for healthcare research and quality. AHRQ Tips for grant applicants. [2018-12-26]. https://www.ahrq.gov/funding/process/grant-app-basics/apptips.html.

[13] BORDAGE G，CAELLEIGH AS，STEINECKE A，et al. Joint task force of academic medicine and the GEA-RIME committee. Review criteria for research manuscripts. Acad Med，2001，76（9）：897-978.

[14] BLANCO MA，GRUPPEN LD，ARTINO AR Jr，et al. How to write an educational research grant: AMEE guide No. 101. Med Teach，2016，38（2）：113-122.

[15] National Institutes of Health. Review criteria at a Glance. [2018-12-26]. https://grants.nih.gov/grants/peer/guidelines_general/Review_Criteria_at_a_glance.pdf.

[16] National Institutes of Health. Before you start writing. [2018-12-26]. https://www.nih.gov/institutes-nih/nih-office-director/office-communications-public-liaison/clear-communication/plain-language/before-you-start-writing.

第**36**章 　基金项目的挑选和申请

Kevin Kunkler

概要

在当前国家级资金日益减少的环境下，找到合适的基金并成功申请变得比以往更加重要。运用自己的研究策略，确保资金来源与自己的策略一致而不是相反，这一点至关重要。认真阅读公告或招标书对于确保资格是否符合、时间期限、预算额度以及许多其他关键因素非常重要。项目经理和编辑团队的参与对于增加成功机会也很重要。

> ### 实践要点
>
> - 了解各种基金来源。
> - 使您的战略目标与资金赞助方保持一致。
> - 阅读公告或说明，然后重新阅读公告或说明。
> - 了解您研究团队的角色、职责和团队的动态变化和依从性。

引言

出色的研究策略有助于确定寻找资金的优先次序，有助于节省宝贵的时间，并有助于确定你或你的组织想与资金来源方协商的条款类型。

提交基金项目申请书时，应首先确定资方是否认可你的研究计划，这对项目资金申请的成败尤为重要。为成功申请基金项目，你须认真阅读公告或说明，以获取研究方向、研究阶段、预算，以及许多其他的关键信息。此外，如有科研项目管理人员和编辑团队协助申请，申请基金项目的成功率将大大提高。

为使你的申请书得到资助方的青睐，你需考虑以下几个方面。如你的项目进展是处于基础研究阶段、高级研究阶段还是应用研究阶段？在考虑研究的广度、深度或推动医疗实践模式转变时，你应反复斟酌哪些因素可以让你获得资助方的青睐？所以，你应尽可能灵活地设计你的研究计划，以增加获得资金的机会，但同时研究目标也应足够明确，这样你就可以专注于某一项特定研究，而不是把时间花在研究获得资助机会上。如果从不同的角度

K. Kunkler(✉)

School of Medicine – Medical Education, Texas Christian University and University of North Texas Health Science Center, Fort Worth, TX, USA

e-mail: k.kunkler@tcu.edu

和不同的层次来解读你的研究,你会发现你的研究领域会相应变得更为广泛,这样也可增加获得基金的机会。比如化学、生物化学和生物学。你的研究可能基于常见的粒子、电子、质子和中子。那么,接下来你可以想想这些粒子可以构成哪些元素,比如氢、碳、氧、氮、硫。下一步,你要思考的是如何赋予这些简单研究更多的可能性,比如,这些元素可以构成氨基酸。同时,它们还可以构成蛋白质、蛋白酶、激素、细胞结构、抗体,等等。当然,你还可以选用其他例子。无论你选用什么样的例子,切记它都应与你的研究目标、与潜在的资方存在某种密切关联。因此,如果你想获得更多潜在的资金,你可以试试调整你的研究类型、研究阶段、研究方向。

下面我将举一个例子来帮你更好地理解如何增加获得资金的可能性。美国国立卫生研究院,是由国家联邦政府赞助的机构,他们所研究的主题多、层次广、范围宽。在编写本章内容之时,美国国立卫生研究院共设有 27 个研究所及研究中心(图 36-1)。并且每个研究中心都设有一个特定的研究内容,通常侧重于某种特定的疾病或身体某一系统。其中有些研究内容与其他研究所和研究中心的研究有所重叠。

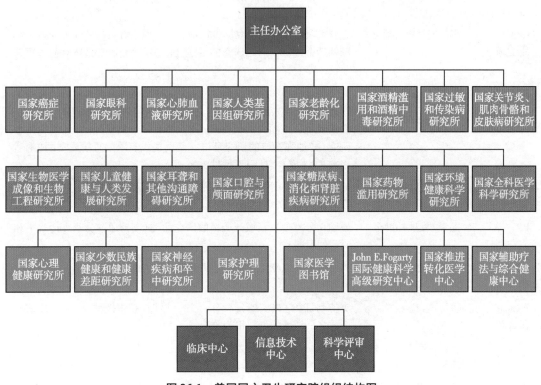

图 36-1　美国国立卫生研究院组织结构图

研究层次

许多联邦资助机构(Federal Funding Institutes)〔如 NIH、国家科学基金会(National Science Foundation, NSF)〕都会根据研究类型划分项目资金。大多数设有多层研究的机构都会区分"基础研究"和其他层次研究。在你提出项目资金申请计划书时,请注意你申请资金的机构是否按照相关标准划分项目资金，如"关于生命系统的本质和行为的基本认识的研究"（NIH）；"为加深对现象和／或可观察事实的基本认识或理解的系统研究，但没有具体到应用"；或是"提出可持续的、科学的解决方案"（盖茨基金会）的研究。提交申请书前，你需理解什么是"基础""深度""应用""发展""试验"或"测试和评估"，然后根据这些定义划分自己的研究层次。

　　如果研究人员想要获得项目资金，那么他们的研究内容需与资方要求的研究内容相一致，同样地，他们的研究层次也需要保持一致（表 36-1）。

表 36-1　资助类别的范围和类型示例

代码／类别	标题	描述
R00/ 研究项目	研究过渡奖	支持职业／研究过渡奖的第二阶段，该项目提供 1～3 年的独立研究支持（R00），前提是获得独立研究职位。预计获奖者将在 R00 研究过渡奖期间成功竞争 NIH 的独立 R01 支持
R01/ 研究项目	研究项目	指定研究人员在代表其特定兴趣和能力的领域执行的离散、指定、限定的项目
R03/ 研究项目	小额研究补助金	为分类项目领域的研究提供特别有限的时间和数量的研究支持。小额补助金提供了启动研究的灵活性，这些研究通常是针对初步短期项目，不可再生
R15/ 研究项目	学术研究提升奖 （地区）	支持教育机构的小规模研究项目，这些机构为美国大量的研究科学家提供学士学位或高级学位，但这些科学家尚未成为 NIH 支持的主要接受者。该项目的目标是：①支持有价值的研究；②让学生接触研究；③加强学校的研究环境。奖励提供有限的直接成本，加上适用的 F&A 成本，期限不超过 36 个月
R18/ 研究项目	研究示范和传播项目	提供支持旨在开发、测试和评估卫生服务活动的项目，并促进应用现有知识防治各类疾病
R21/ 研究项目	探索／发展补助金	鼓励在分类项目领域开展新的研究活动（支持通常受到支持水平和时间的限制）
R24/ 研究项目	与资源有关的研究项目	支持将提高资源为生物医学研究服务能力的研究项目
R25/ 研究项目	教育项目	支持制订和／或实施与教育、信息、培训、技术援助、协调或评估一个或多个领域的类别相关的计划
R28/ 研究项目	与资源有关的研究项目	支持有助于提高资源为临床研究服务能力的研究项目
R34/ 研究项目	规划补助金	为临床试验或研究项目的初步开发提供支持，包括建立研究团队；开发数据管理和研究监督工具；开发试验设计或实验研究设计以及研究或项目的其他基本要素
R35/ 研究项目	杰出研究人员奖	为有杰出研究记录的经验丰富的研究人员提供长期支持，这种支持旨在鼓励研究人员着手进行具有巨大潜力的长期项目
R41/ 研究项目	小型企业技术转让（STTR）补助金——第一阶段	支持小企业和研究机构之间的合作研发项目，时间和数量有限，以确定具有商业化潜力的想法的技术价值和可行性。奖励只针对小型企业

续表

代码 / 类别	标题	描述
R42/ 研究项目	小型企业技术转让（STTR）赠款——第二阶段	支持小企业之间合作研发项目的深入开发，以及时间和数量有限的研究机构，其可行性已在第一阶段建立，并具有商业化潜力。奖励只针对小型企业
R43/ 研究项目	小企业创新研究资助（SBIR）——第一阶段	支持时间和数量有限的项目，确定项目的技术优势和可行性，最终可能产生商业产品或服务的研发理念
R44/ 研究项目	小企业创新研究资助（SBIR）——第二阶段	支持研发理念的深入发展，其可行性已在第一阶段确定，并可能产生商业产品或服务。SBIR 第二阶段被认为是"快车道"，不需要国家委员会审查
R61/ 研究项目	第一阶段探索 / 发展补助金	作为资助探索性和 / 或发展性研究的双阶段方法的一部分，R61 为奖项的第一阶段提供支持。当需要更大的预算和 / 或项目周期来确定项目可行性时，使用该活动代码代替 R21 活动代码
R90/ 研究项目	跨学科常规研究训练奖	为支持本科生的综合跨学科研究培训项目，通过利用现有多学科和跨学科研究项目的基础设施，达到十年前和 / 或博士后水平。对于不符合 NRSA 认证资格的学员

注：https://grants.nih.gov/grants/funding/ac_search_results.htm。

授予或合同

当研究人员发现可申请的项目资金时，他们需考虑这些项目资金是以哪种形式提供的，是赠款、合作协议、合同，还是其他形式。项目资金的提供形式可能是研究人员最后需要花时间去了解的事情了。"基金就是提供资金？不是吗？"基金与合作协议（Grants and Cooperative Agreements）十分相似，但两者有一个很大的区别：合作协议允许提供资金的机构实质性地参与研究人员的工作。而基金和合作协议都是由一个机构支付给研究人员的无须偿还的资金，如用于开展实体研究或概念研究的经费。基金和合作协议基本上都是为了某个公共目的而进行的资助，并最终需向公众公布其研究结果。

合同则是另一种截然不同的东西。合同通常有利于提供资金的一方。提供资金的一方通常（但不总是）有权将结果交付给相应的机构部门，或者提供资金的一方有权声明他们有优先拒绝的权利。并且，如果是以签订合同的方式提供项目资金，那么研究人员的研究内容通常由资助方决定。这项规定对于研究工作的开展十分重要。因为出资方实际上有权编辑、合并、删除条款中的项目，而这些项目可能并不包含在研究人员最初的研究计划内。此外，这种合作方式对研究人员提交的研究报告和相关文件的审核通常也更加严格。

由于赠予、合作协议、合同的自身差异，研究人员可能会主动放弃申请项目资金，以避免签订合同。当然，课题领头人（PI）和机构可自由选择是否签订合同。然而，如考虑项目的进展或研究周期、研究类型，那么 PI 和研究机构不应过早地主动放弃签订合同。事实上，这些资助机构可以促进某一个特定项目或产品的进一步发展，而这往往是大多数赠予项目资金无法做到的。此外，研究人员还可以寻找一些可替代政府组织的资助机构，比如股票投资者或风险投资家；与联邦政府签订的合同相比，其中一些相关资助机构提出的条款和要求可能妨碍项目或产品的未来发展。

申请

对于新手来说，申请项目资金的过程可能让人心生恐惧。即使对于很多专家来说，申请项目资金的过程可能同样令人生畏。而对大多数人来说，申请项目资金过程是"繁文缛节""官僚主义""纸上谈兵"，也像是无聊的剪报或是八股文章。但是，这个过程是不可避免的。

即使在明确了可申请的项目资金时，研究人员也要做出一些决定。如前所述，研究计划是至关重要的。通常在考虑最终是否申请这个资金项目时，需要从自己的研究计划出发，而往往此时你会发现最佳答案通常是不申请。有获得项目资金的机会，并不意味着你就应该申请这个机会。不申请的原因有很多，这里只略举几例：①项目资金要求的研究阶段和你的研究阶段并不匹配：你的研究可能正处于基础研究阶段，而资方要求项目已经处于高级研究阶段。而更糟糕的情况是，当你的项目已经处于高级研究阶段时，你获得的研究资金只可用于基础研究。②合同中规定的条款和条件可能会过多干涉研究内容，如资方享有主要拒绝权或资方要求研究一个你并不看好或不感兴趣的项目。③不要过度追逐申请项目资金的机会。研究人员可能会为获得资金而开设许多无法整合的、无任何关联的研究项目。这样的话，资方可能认为你和你的研究机构并没有设置完善的、明确的研究计划；那么，当有更好的机会出现时，你可能无法获得项目资金。所以，不要害怕对某些项目资金说"不"。

其他可供研究人员使用的资源。有些研究人员似乎不愿意申请公共资助机构的项目资金。通常，研究人员在接触某个机构时，他们可能会收到很多不同的反馈，但研究人员还是应该尝试与之建立联系。有些时候，项目审核工作人员会在倾听你的研究计划内容或者具体课题时产生兴趣。他们还可能会告知你，你正在进行的研究是否与其他的受资研究项目重复。然而，出于严肃和公平竞争的原则，一些公共资助机构可能无法提供太多的有效信息。

一定要认真地阅读项目资金的相关要求。仅匆匆浏览，就认为可以提供出资方所需要的信息是盲目自信的。申请项目资金的过程很复杂，如果你或你的团队成员没有很好地把握机会认真阅读申请要求，可能会有无数个夜晚你都将忙于制作符合申请项目资金要求的材料。更糟糕的是，你和你的团队可能会因此被取消申请资格。

资源

我们无法在此处一一列举所有可用资源，以下我将列举一些可供研究人员使用的资源。医疗或模拟医学和建模领域跨越几个不同的领域，如教育和培训，计算机科学，计算建模与数学，生物工程，材料特性，医疗保健流程和政策，系统和器官组织（如心脏、肺、血液或糖尿病和消化系统疾病），标准，科学基础，医疗保健协会或相关学院。因此，可以与多个领域不同专业的专家（如护理、药学、社会工作、物理治疗、社区医师、呼吸治疗师等）合作，如工程师（计算机、生物医学、化学、电气、机械、系统、航空等），教育，剧院和通信，及其他行业（娱乐、科技、信息；设备、制药、基因组等）。合作范围广，变量多，方向杂也使得在最短时间获得最好的潜在资助机会变得更加困难。然而，由于机会众多，只要你知道在哪里找资金,如何寻找资金,也可获得更多的多样化的融资机会。系统的和有规律的搜索方法通常比随机和零星的方式更有助于研究人员寻找资金。例如,与出资团队、合作者等举办季度会议有助于在特定的时间梳理出相关项目资金。同时,也不要忘记在你自己的机构内部寻找资助的机会,特别对于那些以获取项目初期数据或进行概念验证的研究。表 36-2 列出了一些可提供项目资金的基金机构和组织。请注意,有些机构只资助某些特定组织。例如一些出资方仅针对美国的组织、学术机构、商业机构等提供项目资金。

表 36-2　不同机构及其一些融资机会的示例(获得的所有信息均为开源——
可从各自的组织 / 机构网站公开获取)

组织机构	Web 地址	概述
美国国立卫生研究院	https://grants.nih.gov/funding/index.htm	NIH 为许多类型的拨款、合同甚至项目提供资金
国家癌症研究所	https://www.cancer.gov/grants-training/grants-funding/funding-opportunities	国家癌症研究所开展并支持将引领未来的研究,在未来能够在癌症发生之前预防癌症,识别最早发生的癌症,通过创新的治疗干预消除癌症,以及从生物学角度控制目前无法消除的癌症
国家眼科研究所	https://nei.nih.gov/funding	开展和支持有关盲眼病、视觉障碍、视觉功能机制、视力保护和特殊健康的研究、培训、健康信息传播和其他计划、解决盲人的问题和要求
国家心肺血液研究所	https://www.nhlbi.nih.gov/grants-and-training/funding-opportunities-and-contacts	研究、培训和教育计划,以促进心、肺和血液疾病的预防和治疗,并增进所有人的健康
国家人类基因组研究所	https://www.genome.gov/10000884/funding-opportunities/	基因组研究的伦理、法律和社会意义研究
国家老龄研究所	https://www.nia.nih.gov/research/grants-funding	老龄化过程的生物医学、社会和行为方面的研究;预防与年龄有关的疾病和残疾;以及提高生活质量
国家酒精滥用和酒精中毒研究所	https://www.niaaa.nih.gov/funding-opportunities	研究集中在改善酒精中毒和酒精相关问题的治疗和预防,以减少巨大的健康、社会和经济负担
国家过敏和传染病研究所	https://www.niaid.nih.gov/grants-contracts/opportunities	努力理解、治疗并最终预防各种传染性疾病,威胁数百万人生命的免疫和过敏性疾病

续表

组织机构	Web 地址	概述
国家关节炎、肌肉骨骼和皮肤病研究所	https://www.niams.nih.gov/grants-funding	支持关节炎、肌肉骨骼和皮肤疾病的病因、治疗和预防研究
国家生物医学成像和生物工程研究所	https://www.nibib.nih.gov/research-funding#quicktabs-funding\u tabs = 1	引领生物医药技术的发展和应用。学院致力于物理、工程科学和生命科学的研究
Eunice Kennedy Shriver 国家儿童健康与人类发展研究所	https://www.nichd.nih.gov/grants-contracts/FOAs-notices	生育、妊娠、生长发育和医学康复研究，努力确保每个孩子出生时健康
国家耳聋和其他沟通障碍疾病研究所	https://www.nidcd.nih.gov/funding/all-nidcd-funding-opportunities	生物医学研究和正常机制研究培训，以及听觉、平衡、嗅觉、味觉、声音、言语和语言的疾病和障碍研究
国家牙科和医学研究所颅面研究	https://www.nidcr.nih.gov/grants-funding/funding-opportunities	旨在理解、治疗并最终预防传染性和遗传性颅颌面口腔疾病和紊乱
国家糖尿病、消化和肾脏疾病研究所	https://www.niddk.nih.gov/research-funding/current-opportunities	传播有关糖尿病和其他内分泌疾病的科学信息，代谢性疾病；消化系统疾病、营养紊乱和肥胖；肾脏、泌尿系统和血液系统疾病研究
国家药物滥用研究所	https://www.drugabuse.gov/funding/funding-opportunities	毒品使用和成瘾的原因和后果研究进展，并将这些知识应用于改善个人和公共健康
国家环境和健康科学研究所	https://www.niehs.nih.gov/funding/index.cfm	了解环境如何影响人们，以促进健康生活
国家普通医学科学研究所	https://www.nigms.nih.gov/grants/Pages/Funding.aspx?tab = All	研究从分子和细胞到组织、整个有机体和种群，生命系统如何在一系列水平上工作：影响多器官系统
国家精神卫生研究所	https://www.nimh.nih.gov/funding/index.shtml	通过基础教育了解、治疗和预防精神疾病、大脑和行为研究
国家少数民族卫生和健康差距研究所	https://www.nimhd.nih.gov/funding/nimhd-funding/index.html	改善少数民族健康和消除健康差距的研究
国家神经疾病和卒中研究所	https://www.ninds.nih.gov/Funding/Find-Funding-Opportunities	支持并开展正常人的基础、转化和临床神经系统疾病研究
国家护理研究所	https://www.ninr.nih.gov/researchandfunding/desp/oep/fundingopportunities	终身健康与疾病基础研究和研究训练，为临床实践奠定科学基础，预防疾病和残疾，管理和消除疾病症状，改善、姑息性和临终关怀

续表

组织机构	Web 地址	概述
国家医学图书馆	https://www.nlm.nih.gov/ep/Grants.html	支持生物医学通信研究；创建分子生物学、生物技术、毒理学和环境信息资源
国家科学基金会	https://www.nsf.gov/funding/azindex.jsp	促进科学进步；促进国家健康繁荣和福利；保障国防安全
国家技术标准协会	https://www.nist.gov/about-nist/funding-opportunities	
国家技术标准协会——生物科学	https://www.nist.gov/oam/funding-opportunities	核酸定量分析测量工具的发展，核酸、蛋白质、代谢物和细胞系统帮助工业部创新生物技术和先进生物材料
国家技术标准协会——健康	https://www.nist.gov/oam/funding-opportunities	通过开发医疗设备、临床诊断和成像工具的测量工具，为生物医学利益相关者提供测量保证，以及评估复杂生物疗法的特征
国家技术标准协会——信息技术	https://www.nist.gov/oam/funding-opportunities	网络安全和生物特征学
国家技术标准协会——材料	https://www.nist.gov/oam/funding-opportunities	开发试验平台，定义基准并开发可成形性各种新兴材料的测量和模型
国家技术标准协会——纳米技术	https://www.nist.gov/oam/funding-opportunities	协调标准发展的前沿研究
国家技术标准协会——恢复力	https://www.nist.gov/oam/funding-opportunities	重点关注灾难对建筑物和社区的影响，以及灾后研究
国防部		
国防高级研究项目机构	https://www.darpa.mil/work-with-us/opportunities	明确实现转型变化而不是增量变化的进展研究
美国陆军医学研究和装备司令部	http://mrmc.amedd.army.mil/	在军事医学发展中起主导作用
美国陆军研究实验室	https://www.arl.army.mil/www/default.cfm?page=8	专注于科学发现、创新和技术发展
国会指导医学研究计划	http://cdmrp.army.mil/	推进医疗模式转换研究，治愈或改善患者护理或突破性技术和资源以增加临床效益的解决方案
美国陆军研究办公室	https://www.arl.army.mil/www/default.cfm?page=29	陆军工程、物理、信息和生命科学的主要校外基础研究机构；开发和利用创新，确保国家技术优势的进步

续表

组织机构	Web 地址	概述
美国海军——海军研究办公室	https://www.onr.navy.mil/en/Contracts-Grants/Funding-opportunities/broad-agency-announcements	解决当前和未来问题的创新科技解决方案，符合海军和海军陆战队要求
国防医学研究和开发	http://cdmrp.army.mil/dmrdp/default	管理和执行国防健康计划（DHP）研究，开发、测试和评估（RDT&E）拨款
医疗保健和质量研究机构	https://www.ahrq.gov/funding/index.html	负责改善美国卫生保健系统
国家医学考试委员会——Stemmler 医学教育研究基金	https://www.nbme.org/research/stemmler.html	研究或开发创新评估方法，以加强对准备或继续医学研究的评估
Robert Wood Johnson 基金会	https://www.rwjf.org/en/how-we-work/grants-explorer/funding-opportunities.html	资助建设健康文化的创新方法
Josiah Macy Jr. 基金会	http://macyfoundation.org/grantees/c/society-for-simulation-in-healthcare	通过创新研究和计划改善公众健康
全国护理联盟	http://www.nln.org/professional-development-programs/grants-and-scholarships	深化教学学术促进循证护理教育
国际临床模拟和学习护理协会	https://www.inacsl.org/resources/inacsl-grant-opportunities/	对护理模拟相关问题进行研究。旨在资助推进模拟医学科学的研究，至少与 INASL 优先级之一相关
美国卫生与公共服务资源管理部	https://www.hrsa.gov/grants	
加拿大卫生研究所	https://www.researchnet-recherchenet.ca/rnr16/LoginServlet?language＝E	
加拿大 Canarie	https://www.canarie.ca/	
虚拟基金会	http://www.virtualfoundation.org/	
美国儿科学会	https://www.aap.org/en-us/about-the-aap/Sections/Section-on-pediatric-trainees/pages/sopt.aspx	
美国心脏协会	https://professional.heart.org/professional/ResearchPrograms/applicationinformation/scientistprincipalinvestigators/ucm_316962_for-scientists.jsp	
外科教育协会	https://surgicaleducation.com/grants-awarded/	
Laerdal 基金会	https://laerdalfoundation.org/history/	
Zoll 基金会	http://zollfoundation.org/apply.html	

组织机构	Web 地址	概述
grants.gov	https://www.grants.gov/web/grants/search-grants.html	为联邦机构提供一个公共网站，用于发布自由裁量资金、受赠人寻找和申请的机会
FedBizOpps	https://www.fbo.gov/	联邦政府采购的政府入口点（GPE），25 000 美元以上的资助

结语

　　尽管目前某些国家层面的项目资金在逐渐减少，但对于个人、团队和机构来说，还是可以通过一些方法获得额外的项目资金，以资助他们进行模拟医学研究和建模研究。虽然制订研究计划是一个痛苦的过程，但完善的研究计划确实可以有效地提高获得项目资金的可能性，帮助你确定如何寻找项目资金，如何提交申请计划书。

　　学会对不适合你研究计划的项目资金说"不"，并尽量减少采取"广撒网"式的方法。如果你所做的只是简单的数字游戏，那么"广撒网"方法可能确实会帮你获得一些资金。然而，这些资金很可能是分散的，你和你的机构很难将资金拼凑在一起以支撑完成当前的研究，更别说后续的研究。因此，要在了解自己项目的基础上，有策略、有方法地寻找资金来源，不要因害怕这些烦琐的程序而不敢申请项目资金。

拓展资料

[1] Agency for healthcare research and quality. Tips for grant applicants. [2017-09-18]. http://www.ahrq.gov/funding/process/grant-app-basics/apptips.html.

[2] National Institutes of health. What to know before you start writing. [2017-09-18]. https://grants.nih.gov/grants/how-to-apply-application-guide/format-and-write/write-your-application.htm.

[3] U.S. Army Medical Research Acquisition Activity（USAMRAA）.

第37章 剖析成功基金申请要素

Rosemarie Fernandez   Shawna J. Perry   Mary D. Patterson

概要

我们在本书的其他章节详述如何撰写一份精美的研究计划书（第33章）。在本章中，我们将主要探讨如何成功地申请基金项目。当然，对于研究计划来说，科学的理论依据是最为重要的，但一些被称为"成功获得项目资金的秘诀"的其他因素，同样深深地影响着评审人员对研究计划的看法和评价。因此，在本章中我将列举一个申请美国联邦政府项目基金的例子，并加以说明。当然这些信息同样适用于其他出资机构。

本章作者是一位曾经成功申请基金项目，并担任过政府机构、私人基金会和国际机构的项目资金评审人员。下面我们将从评审人员的角度去分析项目资金的审核机制，并探讨如何通过项目申请书激发评审人员对项目的兴趣。

实践要点

- 即使项目资金十分充裕，出资方也不会资助一个不堪一击的或粗制滥造的研究计划。
- 谨记项目评审人员并不一定是该领域的专家。
- 一份出色的项目申请书应是简洁易懂的，即使是没有该领域专业知识的评审人员也可以读懂。
- 申请人应使撰写的申请书易于评审人员审阅。
- 项目申请书中最重要的部分应是研究目的。
- 评审人员也希望你的项目申请书能顺利通过。因此，应提交一些与项目有关的必要信息。
- 最好让不熟悉拟申请领域工作的人员在提交申请前审查申请书。

R. Fernandez
Department of Emergency Medicine and Center for Experiential Learning and Simulation, College of Medicine, University of Florida, Gainesville, FL, USA
e-mail: fernandez.r@ufl.edu

S. J. Perry
Department of Emergency Medicine, University of Florida College of Medicine – Jacksonville, Jacksonville, FL, USA

M. D. Patterson(⊠)
Department of Emergency Medicine and Center for Experiential Learning and Simulation, College of Medicine, University of Florida, Gainesville, FL, USA
e-mail: m.patterson@ufl.edu

引言

　　项目评审人员对研究计划书（也称项目申请书或标书）的评判很大程度上取决于申请书的可读性。尽管如此，在撰写申请书的过程中，你往往会忽视评审人员的看法。事实上，项目评审人员想要寻找的是逻辑性强、简洁、可读性高并满足出资要求的研究计划。申请书的读者是那些背景各异、具有丰富专业知识的人，除此以外，你对他们一无所知。本章将从评审人员的角度出发，针对如何使申请书具备特色，着重分析影响评审人员评估、评分和看法的一些申请因素。

　　项目申请人普遍有一种误解，他们认为项目评审小组的每一位成员都是你的研究领域的世界知名专家。因此，他们必然精通你的研究课题。然而，这种情况很少。评审小组是由来自不同领域的具有丰富专业知识的高等人才组成的。审核过程中，项目申请书将被分配给评审人员，然后由评审人员将审核结果提交给上级部门；然而，项目申请书是随机分配的，所以评审人员收到的申请书常常并不是他们熟悉领域的申请书。通常一份项目申请书由 3 名评审人员进行审核。例如，一项关于保健诊所计算机模拟患者就诊计划的项目申请可能分配给一位计算机模拟专家，一个卫生保健质量监督方面的专家，还有一位家庭保健医生和公共政策方面的专家进行审核。基于此，在撰写申请书时，应设法说服评审人员认可项目申请书，促使他们将申请书提交给上级评审人员进行讨论和打分，最终促成出资方出资赞助项目。

撰写项目申请书的时间安排

　　通常情况下，项目申请书的撰写应在申请截止日前 4～6 个月内开始。虽然看起来准备的时间很长，但在此期间需要解决无数的细节问题。如果申请人已经与某个学术组织建立了联系，那么项目申请书所需的证明和在出资方处的注册可能已经准备就绪。然而，对于很少提交申请书的医疗保健机构，提供申请所需证明以及注册可能需要更多的时间。大多数出资方还要求申请机构出具额外的内部审查报告，并对内部审查情况进行说明。通常，出资方发布课题申请（release requests for proposals，RFP）的期限较短，例如，须在 6 周内提交项目申请。因此，成功的申请者通常会准备几份已经部分完成的申请材料，当潜在的可申请的项目基金出现时，他们可以在短时间内润色并提交这些材料。

研究课题：制订研究框架，为评审人员提供评分依据

　　一个成功的项目申请书应该告知评审人员，你的工作是：①重要的；②可行的，并与出资机构的目标相同。评审人员很可能会根据项目申请书的前几页内容做出评价。每个出资机构的申请格式可能各不相同。一般来说，你应在申请书的前几页详述你的研究问题（具体目标）、研究方法、研究阶段，并解释研究的重要性（意义和理由），为什么你的研究将推动该领域的发展（创新性／重要性）。下面，我们将从评审人员的角度出发，详细讨论这些内容。

研究目标

　　如何利用项目资金是你在撰写申请书时应该多加笔墨的部分。大多数联邦政府审查项目申请书时，由于申请书多，审查量大，所以，可能大多数评审人员只会花时间阅读这一页。这意味着在这一部分，你需要传达你试图填补的知识缺口，说明研究工作的总体目标、研究问题，提出相关假设，以及阐明你的研究结果与出资机构的相关性。研究目标中包含大量的重要信息，所以，在撰写这一部分时，应注重简明扼要。事实上，评审人员无须深入了解你的初步工作、研究方法或研究团队的工作细节。如果你是一个权威团队，在相关研究方面有独特的优势，那么可简要提及你的优势。然而，如果在申请书中详述有关研究人员的细节，占用申请书空间，可能会引发评审人员的怀疑，为什么你会着重介绍你的团队，而不是提供更多关于研究目标、研究方法，以及期待发现的研究结果方面的相关信息。

建议

- 评审人员希望看到具体研究目标。如果你的研究目标成功与否取决于另一个研究目标，那么评审人员将质疑你申请书的可行性。
- 评审人员希望清楚地看到你的研究目标、研究假设，以及明确的预期研究结果。此外，评审人员还需了解你的研究内容、研究方法，以及评估研究的方法。
- 评审人员希望了解你的主要研究发现是什么。
- 评审人员希望确切了解，为什么你的项目申请书是出资机构的优先选择。如果你满足任何一个出资要求，应明确地做出相应说明。
- 通常评审人员并不是你研究所在领域的专家，也没有读过你的整个申请书。减少使用行话可以避免不必要的误解。
- 评审人员也希望你的申请书是值得推荐的，并可以说出你的研究将如何推动临床、教育、模拟或安全等学科的发展。因此，在申请书中，最后的几句话一定要向评审人员清楚地说明你的研究是怎样成功完成的，它将对这个领域有怎样的推动作用。

研究意义 / 背景 / 合理创新

　　各个基金机构的要求各不相同，但最终他们都想通过背景信息来了解你项目的重要性。背景信息和基本原理可帮助评审人员理解项目的重要性，回答如"那又怎样？"这样的问题。换句话说，我们为什么要关心你的研究课题？是因为每年有 500 万人受到这种疾病的影响吗？还是因为你们正在解决阻碍循证医学实施的知识鸿沟？更重要的是，你要记住，评审人员中至少有一个或多个并不熟悉你想要解决的临床或教育问题。在项目申请书中，你要做的是引导并说服他们，你试图说明你的研究对解决相关问题或知识缺口具有的重大影响和意义。因此，如读完你的背景信息内容，评审人员应该能够清楚了解你的研究对解决相关问题或知识缺口的重要性。

　　有些基金机构还要求在申请书中单独列出研究方法及基本原理。评审人员想要了解研究人员选择使用这项技术或研究方法的原因。例如，如果你打算在高中使用虚拟现实培训心肺复苏术技能,那么评审人员可能想了解以下问题:使用虚拟现实的原因是什么? 为什么培训心肺复苏技能? 为什么会有这么多的学习者? 这种方法比现有的方法更好吗?

建议

- 评审人员想要了解你试图解决的知识缺口是什么,解决这个知识缺口重要吗,你的方法可行吗? 因为,在审查过程中,评审人员需要能够回答"那又怎样?"的问题。例如,如果你的项目成功了,那又怎样呢?
- 阐明你对已有的科学理论的透彻理解。在撰写项目申请书时,应确保你参考的材料是最新的。如果在参考文献时,发现与你的研究课题不同的见解,首先承认不同,然后再为你的研究做出合理的解释。
- 最重要的是,在介绍研究背景、理论依据时,你要阐明对此研究领域的理解。记住,充满专业术语的论述对你的申请没有任何帮助。如果你使用专业术语,应给出明确定义,并统一使用。同时给出缩略语明确定义,并问问自己是否有必要使用这个术语的缩略语形式。你肯定不想看到因为评审人员看不懂你的缩写而放弃你的申请书吧!

创新点

这可能是新进研究人员最难理解的领域之一。因为,研究创新点和研究意义必然有部分重叠的内容。然而,对于评审人员来说,这是两个完全不同的部分。当评审人员审查你的"研究意义"时,他们希望看到你正在处理的问题的重要性以及它值得关注的原因。相比之下,创新点要讨论的是你的研究方法和解决方案的新颖之处,以及这种创新如何推动该领域的发展。当然,并不是所有的项目申请书要求研究有所创新。然而,如果你的研究方法确实有创新之处,那么你需要强调创新在哪里,特别是在研究过程中,采用了哪些新的方法、技术、工具、视角或技术。

建议

- 评审人员想要清楚地了解你的研究工作的创新点。你可能正在对一个新的人群开展实验,或使用一种新的技术,或运用一个以前应用于非医学领域的理论框架。总之,让评审人员清晰地了解你的全部创新。
- 在撰写申请书时,应避免研究背景或研究意义部分与创新点的内容重复。创新点部分无须赘述,通常少于一页,直切要点。
- 有时,虽然某个申请书旨在解决重要的知识缺口,但这不一定符合"创新"的要求。评审人员同样十分明白这一点。如果这样的话,你可以利用这个机会来说明整个项目及其采用的研究方法将如何推动其所在领域的发展。

研究团队:评审人员在寻找什么

研究团队的组成也是申请书中至关重要的一部分。评审人员将专门确认研究团队成员是否有能力执行并完成研究计划。这听起来可能很简单,但对团队成员的介绍部分通常是令评审人员失望的一个方面。一份成功的申请书应明确每位研究人员在团队中扮演的角色,承担的责任,不会留有不确定是否对研究项目有贡献的研究人员。对团队成员的考察将从审查评估研究团队成员的科学专业知识领域开始。如在一项关于ICU护士和医生之间使用智能手机进行非正式临床沟通的研究中,团队成员应不仅包括各个学科的专业人员,还应包括具有沟通领域专业知识的研究人员,可能还需包括社会学或人因工程学(human factors engineering)相关领域的研究人员。为此,每个团队成员的知识构成可清楚地表明他们对研究工作的重要性。因此,在介绍团队时简洁地描述各个领域专业知识在研究中的作用,以及简述每个团队成员的研究职责。

此外,评审人员还会寻找证据验证PI和团队成员的研究经验水平是否与所申请的资助水平相匹配。具体来说,团队成员是否有执行项目申请书所必需的项目资金的管理经验?例如,一个由初级研究人员组成的小组试图申请数百万美元的项目资金,这样的申请书就会引发人们对他们是否有能力完成研究项目的担忧。如果研究团队有这方面的困扰,他们可以通过聘请一位资深经验丰富的研究员解决这个问题,并在申请书,以及他/她的个人简介中清楚地注明项目资金管理是他们的任务之一。

评审人员还希望团队中的每个人都能够获得足够的资金支持他们的研究工作,也就是说"购买他们的时间"做研究,完成他们应尽的项目职责。这意味着,分配给每个团队成员作为工资的项目金额应该准确地反映他/她在项目中应尽的责任。研究人员也会关心,如在一个4年的研究项目中,承担许多关键任务的重点研究人员每年能够分配多少时间在此项研究中。如果你的团队成员也参与了许多其他的研究项目,这就特别值得研究人员的关注了。评审人员考虑的问题是:每个团队成员是否有足够的时间完成申请书的研究工作。

在申请书中,你必须写明,研究团队能够切实地收集到它所需要的研究数据,如招募受试者和/或访问数据库。评审人员也需寻找证据证明你不仅可以获得研究所在地的支持,而且在项目进行的所有站点都可获得研究支持。通常评审人员会通过与相关研究站点通信的方式来证实你是否能够获得相关支持。他们可提供证明,例如,"诊所的医疗主任将协助研究包括在这项研究在内的课题"。数据表明,附加证明的申请书通过率较高。

最后,评审人员还希望了解你们如何协调与其他机构的合作。即使在同一个地方收集研究数据,参与研究的调查人员也可能来自不同的机构。这种合作是很常见的,但在合作过程中可能出现各种挑战。评审人员需要了解你们是否考虑过这一点,并是否有管理分布式团队的计划,比如,是否具有虚拟会议软件,面对面会议的预算或者成功的远程协作经验。

建议

- 评审人员希望看到你的团队具备完成研究项目的专业技能。
- 在研究项目中,如有除医疗保健领域以外的专业人员参与研究,则有助于研究展开。在撰写申请书时,应根据项目的性质和重点,包括社会科学、工程或人文学科领域的研究人员,向评审人员表明你的项目是有所创新的,并将促进该领域取得进步。
- 评审人员更倾向有过成功研究项目经验的研究团队。虽然情况往往并非总是如此,但在申请书中应注明你与其他研究人员共享的所有项目。
- 并非所有的研究人员都是经验丰富的科学家。如果研究人员可获得导师或直接主管的推荐可进一步证明研究人员完成研究项目的能力。
- 事实上,评审人员知道在远程站点招募受试人员和收集数据有多困难。因此,在提交申请书时，要证明你在每个研究站点都得到了必要的支持。

- 申请书内容需保持一致。例如，在申请书中，个人陈述与研究申请书、预算论证和支持信中的描述相匹配。因为，评审人员可能注意到，申请书中使用的人物简介并不适用于当前申请书，而是之前研究项目的人物简介。
- 申请书附上的证明信不应相同；每一封证明信都应该反映出其具体的来源、责任和个人或单位的承诺。

环境：是否具备成功开展项目的环境

评审人员需要知道你所在机构和你所在研究地点可以推动你的研究工作。比如，开展仿真研究，你需拥有必要的仿真设备以及录制能力和视频处理能力。如果研究中需要的模拟工作对研究很重要，评审人员希望看到你制订了模拟教员和员工的时间预算。如果该机构以"实物"的方式资助研究项目，那么评审人员将要求该机构提供一封证明信，明确说明他们可提供哪些支持。

当你提交一个基于模拟的项目申请书时，同时也应描述研究开展所需的环境。如果你正在招募护士，评审人员希望知道你的临床环境是否可以支持你的招募计划，并希望看到护理领导层的信件，以确保他们将帮助你实现招募计划。如你所在机构的研究基础设施将应用于你的研究中，应在申请书中注明相关信息。

建议

- 评审人员需要了解研究机构是否具备完成研究工作所需的资源。
- 证实你的研究环境能够支撑你的招募计划。
- 证明信应清楚说明将如何提供及提供哪些资源。

研究方法

可以说，除了研究目标之外，研究方法是申请书中第二重要的内容。评审人员（包括那些无须审查申请书的评审人员）将在阅读研究目标之后，阅读研究方法。在本书的第 33 章中，我们提供了撰写研究计划的详细说明；本章的重点是如何编写评审人员更喜爱的研究方法，以及在编写研究方法时，应避免的误区。

在编写研究方法时，应包括充分的背景介绍，帮助评审人员能够了解现有的理论知识和知识缺口。此外，还应涉及研究人员以前的研究工作，特别是申请人以前的研究工作，可列入背景信息或作为预试验的一部分使用。另外，有关团队或团队成员执行的相关前期工作的描述可以增强评审人员对项目申请书的信心。

每个实验或每项干预措施都应该与研究目标有关。并且每个实验或每项干预措施都应该充分体现其可行性，每一项干预措施应独立于其他干预措施，即：每项干预措施不应依赖于申请书中的其他早期干预方法。当然，也有例外情况，尤其是当一个研究目标的可行性不高时，那么其余的研究目标不应该依赖于一个看似不太可能成功完成的目标。当考虑项目申请书的工作、时间框架和可用资源时，项目申请书中的研究工作都应是可行的。评审人员通常会质疑一些他们认为过于雄心勃勃的项目。最后，研究小组的成员应该具备执行研究计划中各项研究方法的技能。如申请书中采用尚未开发的研究方法可能会降低评审人员对申请书的热情。

理论框架是申请书的另一个关键方面；他是评审人员理解支持项目申请书的理论结构基础。可是，理论框架常容易被忽略，而忽略理论框架会被评审人员认为是致命的缺陷。根据理论框架组建研究内容（度量、结果和分析），这不仅可帮助评审人员理解研究工作，还能让他相信你的研究方法是具备充分理论基础的。运用可视化的图表来说明理论框架的关键组成部分也有助于评审人员的理解。

研究方案也很关键。一般来说，最好采用能够实际执行的设计方案。在模拟医学研究中很少采用模拟对照实验，但可采用阶梯式楔形设计，效果比简单的对照试验好得多。再次声明，并不是所有的评审人员都是模拟或医学教育的专业人员。在设计研究方案时，必须按照医学研究的标准严格开展研究工作，打破工作的固有限制和偏见。这样的研究方案可帮助评审人理解项目申请书并最终支持申请书。在申请书中应注明任何由于实际原因而不得不缩减的步骤。评审人员可以理解，研究方案是实用性和科学严谨性之间的一种谨慎的平衡状态。

合适的研究结果也是成功申请基金项目的关键。在模拟实验中，过去有一种倾向，即选择较弱的结果来衡量学习者对模拟经验的反应或知识、技能的即时变化。然而，目前成功的基金申请更倾向于行为改变、临床结果或系统/过程衡量。这并不意味着多层面的成果不重要，而是说实验结果应与理论模拟结果相一致，并与你申请的项目的严密性和资助水平相匹配。

最后，申请书中应包括甘特图或其他类型的任务计划表，以说明每项项目申请的计划任务间隔。接下来应该叙述研究的局限性。项目申请书中经常缺少一两个关于研究局限性或替代方法的段落，而审查人员通常对这种遗漏很敏感。他们明白基金项目都有其局限性。然而，出资机构希望知道申请人已经考虑过整个研究过程，并且已经确定了如果最初的干预不成功，也能产生其他有贡献意义的结果的方法。

建议

- 使用清晰易懂的语言，避免过多使用专业术语。
- 在申请书中详述前期工作。
- 使用条理清晰的图表，列出研究步骤可帮助评审人员理解申请项目！
- 明确你的主要和次要结果是什么。在申请书中，一定要说明在进行样本计算时使用的是哪种结果。
- 在研究方法中，应和临床研究一样详述以下内容：如背景、受试者、干预措施、结果、数据收集、分析等。
- 将研究目标与每次干预措施结合起来。
- 使用最优设计，采用可实现的结果。

预算

预算需求是由出资机构以及完成研究工作所需的资源决定的。评审人员需要确定申请书中的预算足够完成申请书所涉的研究工作。同时,评审人员会质疑看起来奢侈或过度的预算。预算通常是非常详细的,并应遵循不偏离研究目标的原则。如有任何含糊不清之处,申请人应咨询出资助机构。基金项目经理或与基金项目和发展办公室有关的人员可协助制订项目资金预算。对于大多数出资机构,模拟设备(模拟器)被视为不适当的开支,而提供模拟相关服务则是预期中的开支。在制作预算时,应确保预算包括团队协作所需的研究方法和研究工具的成本,例如,预算应包含在关键时间节点参加团队会议进行数据分析,电话会议所需费用等。

制作项目资金预算应考虑以下方面:

- 某一固定时间节点内的总预算。
- 包括或不包括间接成本。
  (很多非公募基金不考虑间接费用)
- 是否采用模块化预算(NIH 使用模块化预算;许多其他组织/机构没有)。
- 基金费用的预算使用(预计使用数年的昂贵设备,如模拟器)。
  (许多出资机构只允许一小部分基金支出或者不考虑任何基金支出)
- 许多出资组织采用美国联邦政府联邦机构的工资上限。所有的工资报销都受工资上限的限制。
- 许多基金会要求申请人所在机构提供一定比例的实物捐助。如果在申请书中列入实物资金和资源,则应体现在相关证明文件中。

人体受试者

参见"第 34 章 撰写伦理申请书"。

出资机构负责人体受试者的安全,关于这方面的职责划分也是所有项目申请的必要内容。通常情况下,人体受试者(human subject)的保护申请是由申请人申请,列在申请书的最后。虽然一个出色的人体试验计划不一定会赢得评审人员的赞赏,但一个草率或被遗漏的人体试验计划可能会导致申请失败。学生、实习生和医疗保健专业人员经常是模拟医学研究的对象。鉴于这些受试者是医疗保健机构的学生和/或雇员,他们被视为脆弱的研究人群。因此,他们有权在征聘和不查验数据时得到额外的保护和照顾。在实验过程中,必须避免任何带有胁迫性的暗示。虽然申请人可以提出申请书作为人体研究的相关文件,无须受到监管,但只有伦理委员会可以做出相关决定。除了基金项目申请外,还需要进行伦理(或 IRB)审查。伦理审查不一定要在提交项目申请时候完成。然而,伦理审查的安排应该考虑预期的拨款日期,因为特定机构的伦理审查需要预留一定的间隔时间,如果有多个站点参与,可能需要多个组织进行伦理审查。

项目资金和其他条目

基金申请被定义为"获得资助的艺术"[1],本节将重点讨论"艺术性"。要注意申请书的细节,比如申请书的"外观"会给评审人员留下第一印象,注意不要出现拼写错误、语法错误等。还要注意文件的页面布局、页边距、行间距、字体大小和图片,因为它们会影响审稿人对申请书的看法和理解。如果一份页数超过 15 页或更多的申请书,采用窄页边距,单行距,字号 9,那么这是一份不令人满意的申请书。因为这申请书内容密集,充满了难以理解或参考的信息。这也可能意味着制作这份申请书的人没有经过深思熟虑。一定要与出资方确认申请书格式规范,因为有些出资方不会接受不符合其格式和布局标准的申请书。如无任何规范的情况下,可先由你、同事或家庭成员帮你审核,不要提交你们也不想阅读和评估的申请书。

建议

- 确保你仔细阅读了申请书(至少两次),记下所有的要求。这些包括。
- 格式(字体、间距、页边距、页面限制)。
- 涵盖必要信息。
- 必须涵盖的关键材料(考虑在申请书中加粗这些信息,以确保不会被遗漏)。
- 预算要求或工资和贡献要求。
- 项目长度。
- 资助机构的优先事项。
- 适当的包含流程图或模型来演示申请书的重要特性(如特定目标相互之间关系的研究方法,数据收集的过程,分析方法等)。特别是如果项目有多个干预措施或者采用复杂的研究方法时,通常可以有助于审查者审核申请书。
  - 使数据具有可读性,并确保这些数据可提高审稿人对申请书的理解。
- 每个出资机构都有其评审人员使用的最低评审标准(如对申请请求的响应、意义、方法、研究的特定人群等),这些通常可以在申请或出资机构的网站上找到。正如前面所讨论的,基金申请艺术包括使申请书易于理解和操作。即使确定了具体的评审标准,但是一些编写草率的申请书中常常会忽略这些标准。最终只能得到一个没有竞争力的分数。
- 应确保参考资料是正确的、最新的且与主题相关。评审人员会定期进行检查,以验证他们的有效性。
  - 引用时,须在括号中标明引用的作者和年份,而不是上标。这种方法虽然稍微占用了一些空间,但易于评审人员的理解。
  - 在撰写申请书时,一定要引用经典或开创性的参考文献——如果引用相关文献,审稿人将此情况记录下来。也许评审人员就是其中一个文献的作者!
- 将附录使用在重要的内容上。过多的附录会耗费评审人员大量的时间,而且通常无益于对申请书的理解。目前,美国联邦出资机构限制可附录的材料类型。
- 申请书的"可理解性因素(understandability factor)"对评审人员的重要性怎么强调都不为过。有时候,尽管申请书是一个创新的、有潜在影响力的项目,但因为这个申请书不易理解,就无法得到好评(例如,列举过多无法解释相关性的复杂方程或是全文都是包含过多想法和假设的句子),可让几个人(其中一些人并不熟悉主题)阅读申请书草案,以确保其清晰易懂。这个方法可测试申请书是否易于理解。
  - 避免行话。
  - 尽量少用缩写,并尽早定义缩写。不要在摘要或研究目的部分使用缩写。

– 在整个申请书中，同一个概念代表同一个术语。

如果第一次申请基金项目失败时

在度过库伯勒 - 罗斯（痛苦）阶段后（Kubler-Ross's stages），当你的申请书得到一个无法获得资金的分数时，你就需要对申请书、提交的材料，最重要的是，得到的评价进行批判性分析。这将首先包括解析出资机构使用的计分系统，以确定你的申请书如何可以获得基金项目。再加上对评审意见的反复推敲，会有助于确定怎样修订才能重新提交。评审意见将以书面形式提供，它会讨论申请书的优缺点，也通常会包括精练和改进申请书和整个项目的建议。这些都是基于评审人员推进科学探索的愿望而提出的建设性批评——虽然在阅读这些评价时你可能会觉得被针对了，但它们本质上并不是针对个人的。当重新提交申请书时，你可以将这些评论看作是通向成功的路线图。如果申请书被分流，这意味着初步评审人员的分数不够高，需要整个评审人员小组进行讨论，申请人将只收到评审人员的书面意见。评审人员讨论过后，申请人也会收到一份讨论的摘要。在这种情况下，与出资机构的项目官员进行电话沟通也是有益的。项目官员也许能够给出更详细的评审反馈。

如果将申请书重新提交相同的出资方，首先应附上一封信，感谢评审人员的审稿，并简述之前评审人员的评论以及在新版申请书在相关评价方面做出了哪些改善（或者不简述）。最好对重新提交的申请书中所作的具体修订进行说明。包括对所有逐点修正的概述，以及体现出修订文本的变化（如采用斜体、高亮显示等）。这些都有助于在第二次评审过程中获得好感，因为有时重新提交的申请书可能被分配给同一位评审人员。因此，表达对第一次评审的感谢是十分必要的。

结语

一般来说，在研究申请审核会议前，审核人会花数小时审核申请。然后他们在没有窗户的会议室里花 2～3d 讨论大量的研究申请。每次研究申请只讨论 15～20min。最重要的是，分配给您研究申请的所有审阅者可能都不是您所在领域的专家。但是，万事皆有希望——你成功的最佳机会是确保分配给你申请的审核人对你的基金申请充满热情，并且会大力支持你的基金申请。我们希望本章将支持你们实现这一目标。

增加成功机会的建议

- 用通俗易懂的语言讲述一个令人信服、理性、激动人心的故事。
- 在提交申请之前，请几位不熟悉你工作的同事审查申请，以确保非专家容易理解。
- 让审核专家更容易喜欢你的申请并为你辩护。
- 使用符合审核标准的标题——确保让审核人充分理解。
- 明确说明申请书如何充分满足了基金建议说明的各项要求。
- 将页面分为空白、数字和图表，并分开打印。
- 遵守格式、边距和字体的要求。

- 确定精准且有意义的结果。

常见问题

评审专家在审阅申请书时发现的常见错误有哪些？
- 申请项目与资助组织 /RFP 规定的优先资助事项不匹配。
- 乏味 / 没有意义地研究问题或假设。
- 项目计划时间范围内的具体目标太多。
- 高度技术化且难以理解的语言。
- 重复的具体目标。
- 缺乏概念框架。
- 没有限制 / 替代方法。
- 缺乏拟申请项目的具体专业知识，特别是统计分析。
- 承诺的时间和精力过多。
- 结果不佳。
- 不遵守预算要求。
- 缺乏受试者或招募困难。

参考文献

[1] Merriam webster online dictonary. [2018-01-22]. https://www. merriam-webster.com/dictionary/grantsmanship.

拓展资料

[1] National Institutes of Health. Write Your Application（2016-01-28）[2018-01-22]. https://grants.nih.gov/grants/ how-to-apply-application-guide/for-mat-and-write/write-your-application.htm.

多中心模拟医学研究的建立与维护　第**38**章

Travis Whitfill　　Isabel T. Gross　　Marc Auerbach

概要

多中心研究（multicenter research）是一种强大的研究工具。与单中心研究相比，多中心研究具有显著优势，比如样本量更大、研究结果更具普遍性、资源可供多方共享等。但要想取得成功，多中心研究同样也需要大量的准备工作和周密详尽的研究策略，这些在基于模拟的研究中需要予以特别考虑。本章中，我们提供了一种基于多中心模拟医学研究的可用于设计和操作的研究框架：①前期规划阶段（明确问题、开展预试验工作、组建团队）；②规划阶段（制订方案、确定和招募合作者、开展文书工作、协调方案、对研究分中心进行培训以确保符合方案要求）；③研究的执行（招募、注册、质量保证、合规）；④研究的维护（沟通、维护、一致性）；⑤数据分析和推广（摘要、社交媒体、稿件）。本章将详细介绍基于模拟的多中心研究的各个方面，并将重点关注定量研究问题。

实践要点

- 在进行多中心研究之前，有必要先了解研究问题，确保有必要使用多中心方法，然后进行试点工作，并做好研究和后勤方面的规划。
- 组建一个互补的多学科团队，确保团队能够进行有效合作。
- 确保工作的透明度和良好的沟通，这是成功的关键。
- 考虑采用"培训教员"模式和其他有效方式，确保各研究分中心使用正确的方法，确保所收集数据的质量。
- 注意人体试验委员会／伦理审查，并提前做好计划。

引言

尽管多中心研究具有优势，但在已发表的基于模拟的研究中，只有为数不多的一部分采用了多中心的方法[1, 2]。大部分基于模拟的研究都使用了单中心研究方法，但这种方法在效应量、研究结果的强度或普遍适用性上都比较有限[3]。多中心研究拥有多种重要优势，其样本量更大、研究结果更具普遍性、可实现资源和观点的跨机构和跨学科共享，并且可以

T. Whitfill · I. T. Gross · M. Auerbach(✉)
Pediatrics and Emergency Medicine, Yale University School of Medicine, New Haven, CT, USA
e-mail: travis.whitfill@yale.edu; isabel.gross@yale.edu;marc.auerbach@yale.edu

链接到其他数据存储库和注册中心[4-7]。在医学研究的其他领域，大多数具有高影响力的出版物都是多中心研究的结果[5]。由于基于模拟的研究通常追求模拟结果与患者结果之间的相关性（尤其是对于小概率事件），因此需要使用多中心研究方法。然而，由于这些项目规模较大、需要额外的资源，因此其在标准化、经费和可扩展性等方面均面临挑战。此外，若在尚未准备充分时便以合作的方式进行基于模拟的研究，不仅会导致资源浪费，而且也缺乏可持续性。

多中心研究方法一个显而易见的好处是，它经常增加能够报名参与研究的受试者的数量，因此利用这种方法可以在较短的时间内进行更大规模的研究，这在预期效应量较小、需要更大的样本量或研究结果较为罕见的情况下尤其重要[8]。不过，需要注意的是，更多的研究对象并不一定会转化为更好的研究功效[9]，因为其他因素，如研究设计、仪器设备、测量工具和效应量均会对研究功效产生较大影响。对于多中心研究，研究设计是样本量和研究功效的主要决定因素[10]。

总体来说，由于不同的研究分中心在做法、实践或人群等方面存在差异，多中心研究提高了研究结果的普遍适用性[3, 11]。一个设计得当、运作良好的多中心研究有助于改善研究结果的普遍适用性。这在基于模拟的研究中尤其重要，这类研究的目标便是将研究结果扩展至患者结果。来自多中心研究的重要发现——尽管不同的研究分中心之间在实践、实施或培训中存在差异——可提高其普遍适用性。

多中心研究还有其他一些好处。比如有助于实现研究资源、专业知识、专业技能在多个机构间的共享和汇集，这有助于提高各机构的专业能力和生产力，同时也可促进跨学科的团队合作、推动高级和初级研究人员之间建立导师关系[2, 4, 12]。此外，多中心研究还可以将所需的经费责任分散到各个机构。

本章将以 Cheng 等人[2]描述的框架为基础，提出一个可用于设计和维护多中心研究的框架：

（1）前期规划（定义问题、开展预试验工作、组建团队）。

（2）规划（制订方案、确定和招募合作者、开展文书工作、协调方案、对分中心进行培训以确保符合方案要求）。

（3）研究执行（招募、注册、质量保证、合规）。

（4）研究维护（沟通、维护、一致性）。

（5）数据分析和推广（摘要、社交媒体、稿件）。

图 38-1 和图 38-2 描述了该框架的概况，表 38-1 提供了详细信息。

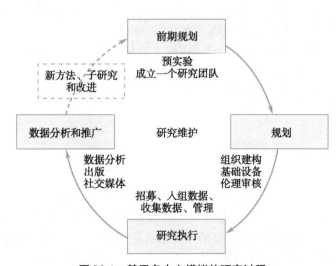

图 38-1   基于多中心模拟的研究过程

注：多中心研究包括以下几个阶段：前期规划、规划、研究执行、研究维护以及数据分析和推广。由于计划外的研究问题、子研究或多中心研究产生的新情况，这一过程可能是周期性的。

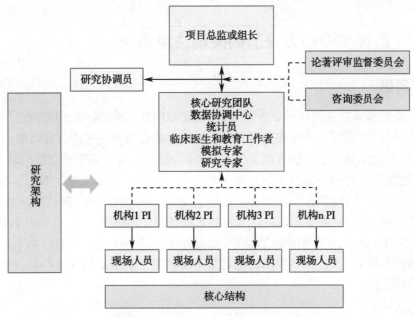

图 38-2　多中心研究的可能组织架构

注：该组织架构包括指导研究的项目总监或组长；核心研究团队，由隶属于不同地点的团队成员组成；每个不同地点的研究机构都有 PI（课题领头人）和关键人员。多中心研究组织非必要但有帮助的组织架构包括：论著（或作者）评审监督委员会、咨询委员会、研究协调员，以及与专业研究协会的联络人员。

表 38-1　基于模拟的多中心研究的各个阶段和活动

阶段	活动	考虑事项
前期规划	研究问题形成 文献综述 试点研究 组建研究团队	研究问题是否可行、是否有趣、是否新颖、是否符合伦理、是否切题？预试验数据如何影响多中心研究的设计
规划	组织设置 基础设施 经费 方案开发 提交人体试验委员会 研究团队的培训	是否需要成立委员会（如稿件监督委员会） 在招募研究分中心课题领头人之前，是否已定义其职责 研究团队是否为多学科团队，并且包含了必要的专业知识以确保研究成功 作者身份是否进行了明确界定 是否需要研究协调员 是否考察了解了各种可能经费来源 应如何培训研究团队
执行	招募和注册 数据管理和提取	各研究分中心的招募工作是完全一致，还是存在差异 谁负责数据管理 - 数据协调中心？数据是如何收集的
维护	质量保证 沟通 利用多中心协作	核心团队是否可确保在所有研究分中心对数据进行统一收集 沟通计划是什么，项目总监 / 核心团队是如何实施或跟踪沟通计划的
结果的分析和推广	数据分析 作者身份 作品发表	数据分析是否考虑了多中心研究的独特属性 除了稿件和会议之外，如何以其他形式推广研究结果

前期规划：选择多中心方法前的关键注意事项

形成研究问题

多中心研究的早期过程有 3 个方面：①明确研究问题；②收集预试验数据；③成立工作小组。和开展单中心研究一样，在进行多中心研究之前必须首先形成研究问题，包括：该研究是否可行；研究主题是否足够有趣？想法是否新颖，能否对文献资料有所贡献；研究是否合乎伦理；这个想法对科学界或医学界来说是否重要且及时[13, 14]？它是否会影响学习者或患者的结果？对于研究问题，模拟是合适的研究形式或对象吗？要想回答这些问题并确定是否需要进行研究，研究人员必须对已发表的文献进行全面综述[2, 13]，对于一个多中心小组来说，系统性的文献综述是为团队合作建立跟踪记录的第一个重点项目。然后再精心选择结果测量指标和研究工具，在研究问题的背景下所使用工具的效度证据（validity evidence）需要予以特别考虑。

预试验数据

大多数情况下，在进行多中心研究之前，必须首先在某一个机构进行预试验研究[15]。这样做的好处包括：

（1）对研究问题和研究项目做进一步确认，确保真正有必要进行多中心研究。

（2）为后期的功效分析和样本大小计算收集预试验数据。

（3）完善研究方案。

（4）为参与者招募提供指导。

（5）完善分析计划和数据收集。

（6）评估可行性并预测成本。

（7）评估普遍适用性。

应将预试验研究的结果和其中的经验教训纳入多中心研究的设计中。重要的是，在来自统计学专家的早期支持下，预试验研究可以提供多中心研究样本量方面的信息，让功效计算变得更精确[14]，此外，在试点研究中发现的方案偏差或招募问题也需要纳入功效计算当中[16]。

组建研究团队

在开展多中心研究的早期过程中，研究人员将组建一个研究团队，该团队由一批在各自学科内具有一定专业造诣的人员组成。研究团队可以作为多中心研究关键人员的早期合作基础，可为研究问题和研究设计提供早期支持和反馈。多个研究网络的存在有助于在更大的网络中推动工作组的工作。基于模拟的研究网络尤其是一种有效的组织方式，它能够汇集专业知识、提高工作组效率、促进人员协作，从而成为多中心研究的基石。例如，INSPIRE 网络（International Network for Simulation-Based Pediatric Innovation, Research and Education——基于模拟的儿科创新、研究与教育国际网络）就是一个以儿科模拟为重点的研究网络，其目标为促进协作式的、基于模拟的多中心研究[17]。这个网络至今已促成多项

多中心研究 [18-22]。

制订研究时间表

项目总监（project director，PD）和研究团队应为如下各个阶段制订时间表。为各个阶段设定最后期限具有重要意义，这有助于确保研究进度。如果没有明确的期限要求，许多研究可能无法顺利完成阶段性工作。

规划

一旦多中心方法被选定为适用的研究类型，研究团队在正式开始研究之前需要进行周到细致的规划。这涉及以下几个关键活动：①组织设置；②基础设施；③经费；④方案制订；⑤伦理审查；⑥研究团队的培训。

组织设置

研究分中心的选择和团队的组成对多中心研究的成功至关重要。多中心研究的团队成员可能包括临床研究人员、教育工作者、模拟专家、统计学家和非临床研究科学家。团队应推举某一位项目总监或某一个小组担任团队的领导者。由资历较浅的团队领导和资深导师共享领导权、共同负责也是一种比较可行的策略。此外，还可以采用设置咨询委员会的方式，如稿件监督委员会或指导委员会。图 38-1 提供了一种标准的组织设置方式。

项目总监负责在规划阶段将团队成员召集起来。项目总监通常拥有临床背景，能够帮助其他团队成员更迅速地融入团队工作中。教育工作者、统计学家和非临床团队成员可能和项目总监来自同一机构，也可能分属不同的研究中心。在各个参与中心，项目总监必须指定一名站点负责人或站点课题领头人。

十分重要的是，相关方需要向潜在的研究分中心明确表达对其的要求。其中包括分中心课题领头人的角色、职责、时间表和时间承诺。在描述研究方案的同时，也必须保证其对研究团队和作者的吸引力。我们建议相关方与合作者一起推广方案，以便尽早获得反馈。

在邀请合作者时，我们建议邀请方明确说明邀请对方加入的原因以及对方在项目中将要承担的角色。应尽早确立作者身份规则和角色，并且应予以明确的定义。此外，还应讨论作者纳入问题，讨论过程应遵循国际医学期刊编辑委员会（International Committee of Medical Journal Editors，ICMJE）相关要求与准则 [23]。我们建议尽早确定拟议学术成果的主要作者（第一、第二、第三作者）。对于其他合作者同样应该给予明确的信息，说明他们必须满足哪些要求才能获得作者身份。比如参加一定数量的研究会议，加入一定数量的团队或做出其他具体贡献。组织设置中的稿件监督委员会（Manuscript Oversight Committee）将有助于确保作者身份标准在整个研究过程中以合乎伦理规范的方式得到执行——尤其是在研究产生了多项学术成果的情况下。

让其他学科的专家参与进来也非常重要。例如，在研究过程的早期即让统计学家参与到相关工作中，以提供统计学相关支持并制订分析计划，从而最大限度地提高多中心研究的成功概率，尤其是考虑到多中心研究相对于单中心研究在统计方面的复杂性。其他类似情况包括心理测量学家、教育工作者、人因工程师、模拟技术人员和心理学家。此外，患者和非专业利益相关者也越来越多地参与到研究过程中，成为相关研究的积极贡献者。

基础设施

基础设施是扩展多中心研究的关键要素。主研究中心和分研究中心的能力和功能、模拟设施、设备、人员配备和管理支持以及数据收集平台可以作为基础设施的初始资源。这有助于提高研究的一致性，并加强与模拟技术人员的合作。

多中心研究的协调或管理需要大量的时间投入。这项工作应当由项目总监在研究协调员的支持下完成。这通常需要经费——但也有另一种策略，即为这个人提供署名的机会，如果项目没有所需经费向其支付报酬，这种方式往往能够招募到所需人员来担任这个角色。协调工作包括制订项目计划、编制联系人名单、明确相关人员的角色和职责、拟定时间表以及确定人体试验委员会或其他人体研究伦理审查程序。

经费

多中心研究必须有充足的经费支持，来保障基础设施的正常运行，包括支付行政管理、沟通平台、会议和差旅等方面的费用[24]。研究经费可能来自多种来源和机构，可能包括联邦项目基金、内部来源或非营利组织。在制订详细的经费申请过程中，一个潜在的好处是，研究员在此过程中将不得不极为细致地描述研究方法并精心规划出研究策略，这样一来，即使项目未能立即获得所需经费，项目的整体研究计划也会在无形中得到增强。

制订方案

全面而综合的方案是研究项目的支柱，可确保多个研究分中心之间的一致性。在研究开始之前，需要周到细致地制订方案以避免方法学上的错误。团队的多元化可有助于优化研究设计，避免在研究开始之前就犯下数据收集方面的错误。来自非基于模拟的多中心研究的经验表明，研究设计、数据管理和数据分析都需要周到细致的规划和考虑，以最大限度避免出现偏差，提高研究结果的普遍适用性[14]。此外，可以考虑将方案公开，这样研究的各个方面会得到更加彻底的审查，标准化也可得到改善。

作为方案制订过程的一部分，多中心研究涉及的作者身份和机构信用等问题也应在申请书中展开讨论。某种意义上，持续的合作承诺和意愿可以说是确保多中心研究成功和高效的两个最重要的因素[25]。

在基于模拟的多中心研究中，必须在申请书中对模拟环境和具体干预措施的标准化进行明确的定义和详细描述[2]。此外，提前制订数据采集方案也很重要。方案中必须包括操作手册和统计分析计划，以便明确数据元素的操作定义，并设定针对数据质量、数据管理和数据分析的期望。

人体试验委员会或伦理审查

制订最终方案后，研究团队必须将其提交人体试验委员会或人体研究伦理委员会进行伦理审查。虽然临床研究领域存在多个权威性人体试验委员会或人体研究伦理委员会[26]，但我们发现，对于基于模拟的研究，最佳策略是首先让主研究中心进行审查，在其完成审查之后，再向各独立研究分中心提交审查。模拟医学研究的性质不同，审查流程可能亦会有所不同，可能是标准教育实践相关的豁免协议，也可能是综合性委员会审查（比如当涉及具体患者、需要保护其健康信息时)。我们强烈建议研究分中心研究员在提交审查前先行与当地委员会进行讨论,并建议项目总监提供一份时间表和一份经其批准的方案,以便于双方的讨论。项目总监应认识到这一流程是可变的,并为每个研究分中心提供充足的时间以完成审查。

如果作者正在进行随机试验,许多期刊和资助机构可能要求在临床试验注册中心(clinicaltrials.gov)等网站上对研究方案进行登记或者要求将其发表在同行评审期刊上。这一步必须在研究开始之前完成。

研究团队的培训

基于模拟的多中心研究中,有必要对研究团队进行培训,这是保证一致性的关键所在,培训工作应在研究开始之前进行。可以采用现场或远程"培训教员"的方式对各研究分中心的课题领头人和团队进行培训,这有助于确保合规性。培训内容可以包括对模拟方法和数据录入方法进行熟悉和了解辅助因素相关预期。可以通过使用预先编写的脚本和预先设计的场景来增强模拟事件环境的各种细节,包括模拟者、环境和参与者。关于在基于模拟的研究中对合作者进行培训的例子可参考 Adler 等人所著资料[27]。

随着项目的逐渐推进,必须择机对方案的遵守情况进行审查。一个方法是派一名研究协调员或调查员前往各研究分中心去现场观察了解。最近的模拟报告指南列出了与标准化有关的重要元素,包括参与者培训、模拟者类型、模拟环境、模拟事件和场景、教学设计和任务汇报[27]。

研究的执行

在广泛的前期规划和计划之后,我们来到了研究的执行阶段,多中心研究由此正式开始。这个阶段由许多部分组成,内容庞杂,建议针对各部分做好具体计划,这将有助于研究的顺利进行。

招募和注册

招募和注册的研究计划将取决于研究方案。在有些方案中,每个研究分中心都需要注册一定数量的受试者或团队,而另外一些方案只需有最低数量的受试者或团队参与。必须招募和注册的研究计划必须在伦理申请中予以阐明。同样重要的是,要写明招募的最后期限或时间表,以及如果一个研究分中心无法达成既定目标会有何后果(如将会被排除在研究之外)。有些研究会招募后备研究分中心,但只有在既有分中心无法完成注册任务时才会安排这些研究分中心参与进来。

研究中,某些入选者的自我志愿行为可能导致选择性偏差[8]。需要制订明确的纳入和排除标准,以确保不同研究分中心的入选者具有相似特征。此外,随机分组也有助于确保研究小组之间的入选者具有相似特征。区组随机化可以确保研究小组在研究分中心内部的平均分配[2]。

数据管理和提取

如果在多中心研究中使用定量数据，数据的管理可能存在一些挑战，但这对研究结果却又至关重要。有多种方法可用于数据采集。我们建议采用集中式的数据管理方法，由主要机构（或一个单独的机构）来收集、存储和管理所有数据，并充当数据协调中心（Data Coordinating Center，DCC）。数据协调中心负责从所有参与研究的中心收集数据，确保数据质量，管理本地收集的数据，监控研究分中心，并对数据进行统计分析。有数种较为实用的数据管理系统，但最为常用的一个研究工具是研究电子数据采集（research electronic data capture，REDCap）[28]。

在研究中使用评分表作为评估工具时，需要对评定者进行培训和校准。在可能的情况下，集中评分、允许使用盲法会有助于提高评分的可靠性。当使用多位评价者时，需要对评价者之间的可靠性进行计算，这一点至关重要，并且应该针对分数的子集进行统计。

研究的维护

多中心研究中一个常被忽视的方面是研究的维护，研究项目可能持续数个月或数年的时间，维护工作便需要伴随项目全程，这既需要各个研究分中心的积极参与，同时也需要对研究分中心本身进行管理。维护需要大量的时间和资源，但对研究的成功和质量至关重要。

质量保证

质量保证在研究期间是一个持续的过程，相关措施可协助研究者预防问题的发生。作为多中心研究的一部分，本地授权和研究分中心所有权对研究的成功至关重要。必须确保所收集数据的质量和可比较性，并确保各机构对研究方案的严格遵守。质量保证有三个关键组成部分[29]。第一部分是预防，可以通过精心编写的方案、调查员培训和现场访问来实现。第二部分为中央数据监测、数据审查和统计调查，这有助于发现整个研究过程中的质量问题。第三部分是需要采取措施来纠正错误，并且需要在出版物中报告违反方案的情况。对本地模拟医学研究的数据和视频文档进行集中监控、分析和存储有助于保证研究的质量[2]。

沟通

沟通包括项目总监、核心团队和研究分中心之间经过深思熟虑的、有计划的互动，这对于多中心研究的成功至关重要。我们特别鼓励进行面对面交流（face-to-face interaction），但有时这种方式可能不现实。在通常情况下，研究员可以召开学术会议（conferences），可以利用这个机会来了解项目情况。网络会议平台（web-conferencing platforms）和小组在线会议既可以为整个研究团队提供持续的互动机会，也可以为研究团队中工作小组的沟通提供便利。与此同时，项目总监或项目协调员应努力与各位研究员保持定期沟通（通过电子邮件或电话）。此外，以电子邮件或简报的形式定期更新整个团队的研究进展和某些分中心采取的具体措施也会有较大的帮助。协作工作站和文件共享站是两种常用工具，通常被用于为团队成员创建一个虚拟的工作环境以便进行异步交互，但是，如果选择将数据存储在共享服务器上，必须对其采取安全保护措施。

结果的分析和出版

数据分析

对于多中心研究所独有的数据分析，其关键部分是数据的相关性。这是因为来自同一个研究中心的参与者比来自不同研究中心的参与者彼此更为相似[10]。如果团队参与了每个分中心的研究，这就增加了另一层数据聚类。这些都可以用统计方法加以解决，例如，广义估计方程或混合效应模型都可以解释数据聚类。针对用于分析多中心研究数据的方法，相关文献已做了十分详尽的描述[30]。

数据缺失在基于模拟的研究中是比较常见的。例如，一些研究分中心或团队可能会遇到技术困难，可能无法录制模拟会议的视频。有些时候，研究参与者可能不同意录像。所有这些问题都应该得到有效的解决，并且应该对数据进行评估，以了解缺失的值是不是随机缺失（missing at random，MAR）［或者完全随机缺失（missing completely at random，MCAR）］[31]。数据插补可用于随机缺失或完全随机缺失的值，其中可以包括删除或插补[32]。插补可包括用集中趋势（即均值或中位数）或回归或多重插补进行简单替换。如果数据不是随机缺失的，则不建议删除或插补，因为这可能会使研究结果产生偏差。在所有这类情况下，统计学家将能够帮助团队解决数据分析中的细微差别和各种问题。

论著发表和作者身份

任何研究项目都需要一个战略推广计划。除了会议摘要和同行评议的稿件外，还可以利用网站和社交媒体来分享观点和信息并推动项目推广[33]。正如我们前面提到的，必须尽早考虑作者身份的问题，后续也需要持续不断地讨论。在认可所有作者和研究者所做贡献的同时，确保责任制落实到位，这是成功合作的基石。如果研究小组有名称，可以在出版物的署名处予以注明。

多中心研究可能会产生多项研究成果。由于研究员人数较多，团队应考虑将额外研究成果的作者身份进行拆分。此外，研究过程中可能出现某些人员无法完成既定任务的情况，此时团队应考虑根据实际情况对作者身份进行调整（例如，如果一篇论文的第一作者未能在截止日期前完成草稿，那么可以让第二作者替补成为第一作者）。这些问题通常由稿件监督委员会监督或解决。我们建议在完成并发表主要文章之后再提交这类补充稿件和摘要。

利用多中心协作

研究完成后，团队需要继续考虑下一步做什么的问题。团队拥有一整套为刚完成的项目提供支持的基础设施，这套基础设施可以再用于其他项目。因此，团队可以考虑调整领导结构，为后续项目做准备，并可能希望根据此前的项目经验扩大或缩减研究分中心的数量。团队还可以考虑利用这一过程来搭建一个研究网络（INSPIRE 网络便是这样创建的[34]）。

基于模拟的多中心研究中的挑战

多中心研究和项目较为常见的挑战包括项目的可扩展性、可持续性和可行性。项目总监和团队不需要亲自去到不同的中心进行研究[35]。与项目总监的密切合作可提供所需支持，各研究中心之间的多方位合作和交流互动为本地化的解决方案和想法提供了更多机会，这有助于提高研究的质量[36]。标准化的"培训教员"计划有助于确保各个研究分中心遵照方案的要求行事。本地文化差异和赋权固然重要，但如果能做好质量保证措施，评估人员能够淡化对模拟医学研究工具的定位，也可避免收集的数据表现出异质性。

远程模拟（tele-simulation）是一种经济有效且方便的工具，既可以用于教员培训工作，也可以支持多中心模拟医学研究的可持续性、提高研究的质量。这在资源受限的环境中尤其重要，包括一些资源较为有限的国家或美国一些规模较小的研究中心，在这些地方，可用于基于模拟的研究的资源通常比较有限。教员可以以不同方式和不同程度参与到远程模拟中：可以通过软件远程运行本地模拟器，并在模拟过程中充当协调员的角色，并通过音频和视频传输进行汇报。教员还可以在协调和汇报过程中观察和帮助学习者，甚至可以观察远程模拟，并在模拟结束时以元复盘（meta debrief）的形式向学习者提供反馈[37]。虽然远程模拟有助于节省资源、缩减专家提供现场指导所消耗的时间，但它也会带来一些挑战，包括技术困难以及与当地学习者距离太远造成的各种不便[38]。

结语

多中心研究的前期规划、计划、执行、维护和推广需要大量的资源和时间投入。与单中心研究相比，多中心研究具有显著优势，包括样本量更大、研究结果更具普遍性、可实现资源和观点的跨机构和跨学科共享，并且可以链接到其他数据存储库和注册中心。多中心研究方法对于基于模拟的研究是必要的，它有助于我们推动本领域的发展，让我们能够更好地利用模拟医学研究来改善患者结果。

参考文献

[1] COOK DA, HATALA R, BRYDGES R, et al. Technology-enhanced simulation for health professions education: a systematic review and meta-analysis. JAMA, 2011, 306(9): 978-988.

[2] CHENG A, KESSLER D, MACKINNON R, et al. Conducting multicenter research in healthcare simulation: Lessons learned from the INSPIRE network. Adv Simul(London, England), 2017, 2: 6.

[3] BELLOMO R, WARRILLOW SJ, READE MC. Why we should be wary of single-center trials. Crit Care Med, 2009, 37(12): 3114-3119.

[4] SCHWARTZ A, YOUNG R, HICKS PJ. Medical education practice-based research networks: facilitating collaborative research. Med Teach, 2016, 38(1): 64-74.

[5] PAYNE S, SEYMOUR J, MOLASSIOTIS A, et al. Benefits and challenges of collaborative research: lessons from supportive and palliative care. BMJ Support Palliat Care, 2011, 1(1): 5-11.

[6] O'SULLIVAN PS, STODDARD HA, KALISHMAN S. Collaborative research in medical education: a

discussion of theory and practice. Med Educ, 2010, 44 (12): 1175-1184.

[7] HUGGETT KN, GUSIC ME, GREENBERG R, et al. Twelve tips for conducting collaborative research in medical education. Med Teach, 2011, 33 (9): 713-718.

[8] CHENG A, AUERBACH M, HUNT EA, et al. Designing and conducting simulation-based research. Pediatrics, 2014, 133 (6): 1091.

[9] VIERRON E, GIRAUDEAU B. Design effect in multicenter studies: gain or loss of power? BMC Med Res Methodol, 2009, 9: 39.

[10] LOCALIO AR, BERLIN JA, TEN HAVE TR, et al. Adjustments for center in multicenter studies: an overview. Ann Intern Med, 2001, 135 (2): 112-123.

[11] SPRAGUE S, MATTA JM, BHANDARI M, et al. Multicenter collaboration in observational research: improving generalizability and efficiency. J Bone Joint Surg Am, 2009, 91 (Suppl 3): 80-86.

[12] PAYNE S, SEYMOUR J, MOLASSIOTIS A, et al. Benefits and challenges of collaborative research: lessons from supportive and palliative care. BMJ Support Palliat Care, 2011, 1 (1): 5.

[13] HULLEY SBCS, BROWNER WS. Designing clinical research: an epide-miologic approach. 2nd ed. Philadelphia: Lippincott Williams and Wilkins, 2001.

[14] CHUNG KC, SONG JW. A guide to organizing a multicenter clinical trial. Plast Reconstr Surg, 2010, 126 (2): 515-523.

[15] van TEIJLINGEN E, HUNDLEY V. The importance of pilot studies. Nurs Stand, 2002, 16 (40): 33-36.

[16] LANCASTER GA, DODD S, WILLIAMSON PR. Design and analysis of pilot studies: recommendations for good practice. J Eval Clin Pract, 2004, 10 (2): 307-312.

[17] CHENG A, AUERBACH M, CALHOUN A, et al. Building a community of practice for researchers: the international network for simulation-based pediatric innovation, research and education. Simul Healthc J Soc Simul Healthc, 2017, 13: S28-34.

[18] KESSLER D, PUSIC M, CHANG TP, et al. Impact of just-in-time and just-in-place simulation on intern success with infant lumbar puncture. Pediatrics, 2015, 135 (5): e1237-1246.

[19] KESSLER DO, WALSH B, WHITFILL T, et al. Disparities in adherence to pediatric sepsis guide- lines across a spectrum of emergency departments: a multicenter, cross-sectional observational in situ simulation study. J Emerg Med, 2016, 50 (3): 403-415. e1-3.

[20] AUERBACH M, WHITFILL T, GAWEL M, et al. Differences in the quality of pediatric resuscitative care across a spectrum of emergency departments. JAMA Pediatr, 2016, 170 (10): 987-994.

[21] KESSLER DO, PETERSON DT, BRAGG A, et al. Causes for pauses during simulated pediatric cardiac arrest. Pediatr Crit Care Med, 2017, 18 (8): e311-e317.

[22] CHENG A, BROWN LL, DUFF JP, et al. Improving cardiopulmonary resuscitation with a CPR feedback device and refresher simulations (CPR CARES Study): a randomized clinical trial. JAMA Pediatr, 2015, 169 (2): 137-144.

[23] ICMJE. Defining the Role of Authors and Contributors. [2024-06-04]. http://www.icmje.org/recommendations/ browse/roles-and-responsibilities/defining-the-role-of-authors-and-contributors. html.

[24] SCHWARTZ A, YOUNG R, HICKS PJ, et al. Medical education practice-based research networks: facilitating collaborative research. Med Teach, 2016, 38 (1): 64-74.

[25] HOGG RJ. Trials and tribulations of multicenter studies. Lessons Learn Experiences Southwest Pediatr Nephrol Study Group (SPNSG) Pediatr Nephrol. Berlin, Germany, 1991, 5 (3): 348-351.

[26] MASCETTE AM, BERNARD GR, DIMICHELE D, et al. Are central institutional review boards the solution? The national heart, lung, and blood institute working group's report on optimizing the IRB process. Acad

Med J Assoc Am Med Coll, 2012, 87 (12): 1710-1714.

[27] ADLER MD, OVERLY FL, NADKARNI VM, et al. An approach to confederate training within the context of simulation-based research. Simul Healthcare J Soc Simul Healthc, 2016, 11 (5): 357-362.

[28] HARRIS PA, TAYLOR R, THIELKE R, et al. Research electronic data capture (REDCap) —a meta-data-driven methodology and workflow process for providing translational research informatics support. J Biomed Inform, 2009, 42 (2): 377-381.

[29] KNATTERUD GL, ROCKHOLD FW, GEORGE SL, et al. Guidelines for quality assurance in multicenter trials: a position paper. Control Clin Trials, 1998, 19 (5): 477-493.

[30] AUSTIN PC. A comparison of the statistical power of different methods for the analysis of cluster randomization trials with binary outcomes. Stat Med, 2007, 26 (19): 3550-3565.

[31] BHASKARAN K, SMEETH L. What is the difference between missing completely at random and missing at random? Int J Epidemiol. 2014; 43 (4): 1336-1339.

[32] TALJAARD M, DONNER A, KLAR N. Imputation strategies for missing continuous outcomes in cluster randomized trials. Biom J Biometrische Zeitschrift, 2008, 50 (3): 329-345.

[33] ROLLS K, HANSEN M, JACKSON D, et al. How health care professionals use social media to create virtual communities: an integrative review. J Med Internet Res, 2016, 18 (6): e166.

[34] CHENG A, AUERBACH M, CALHOUN A, et al. Building a community of practice for researchers: the international network for simulation-based pediatric innovation, research and education. Simul Healthc J Soc Simul Healthc, 2018, 13 (3S Suppl 1): S28-S34.

[35] YARBER L, BROWNSON CA, JACOB RR, et al. Evaluating a train-the-trainer approach for improving capacity for evidence-based decision making in public health. BMC Health Serv Res, 2015, 15 (1): 547.

[36] MADAH-AMIRI D, CLAUSEN T, LOBMAIER P. Utilizing a train-the- trainer model for multi-site naloxone distribution programs. Drug Alcohol Depend, 2016, 163: 153-156.

[37] HAYDEN EM, NAVEDO DD, GORDON JA. Web-conferenced simulation sessions: a satisfaction survey of clinical simulation encounters via remote supervision. Telemed J E-health Offic J Am Telemed Assoc, 2012, 18 (7): 525-529.

[38] HAYDEN EM, KHATRI A, KELLY HR, et al. Mannequin-based telesimulation: increasing access to simulation-based education. Acad Emerg Med, 2018, 25 (2): 144-147.

模拟医学研究督导：创造丰富的经验　　第**39**章

Debra Nestel　Andree Gamble　Grainne Kearney　Gerard J. Gormley

概要

　　督导是科研的一个重要方面。两者在本质上高度相关，并会为所有科研相关人员创造丰富的体验。督导关系在规范实践标准和实现共同目标方面具有重要作用。本章中，我们关注的是高学位研究型学生和他们的导师之间的常见督导关系。尽管这些做法在全球范围内存在差异，但我们认为，关注这种关系具有普遍意义。本章中我们分享了自己过往在模拟医学研究方面关于导师及其研究生之间关系的经验。

> **实践要点**
>
> - 模拟医学研究督导是该领域学者的一项重要专业活动。
> - 督导角色的本质和导师、学生科研人员的实践标准存在很大差异。
> - 鼓励导师参加专业继续教育活动，这样能为他们的角色做好最佳准备。
> - 公开发表的督导方法已经转变了监管职责的主体，越来越多的学生而不再是导师被定位为"推动"研究的主要人员。
> - 督导关系的质量对未来实践有着深远的影响。这种关系是推动伦理研究和论文撰写的关键驱动力。

引言

　　高质量的督导关系超越了单纯的知识传授和制度管理，它以促进规范和期望为目的，最终强化了知识产生的过程[1]。

D. Nestel(✉)
Monash Institute for Health and Clinical Education, Monash University, Clayton, VIC, Australia
Austin Hospital, Department of Surgery, Melbourne Medical School, Faculty of Medicine, Dentistry & Health Sciences, University of Melbourne, Heidelberg, VIC, Australia
e-mail: debra.nestel@monash.edu; dnestel@unimelb.edu.au

A. Gamble
Nursing Department, Holmesglen Institute, Southbank, VIC, Australia
Faculty of Medicine, Nursing & Health Sciences, Monash University, Clayton, VIC, Australia
e-mail: Andree.gamble@holmesglen.edu.au; andree.gamble@monash.edu

G. Kearney · G. J. Gormley
Centre for Medical Education, Queen's University Belfast, Belfast, UK
e-mail: g.kearney@qub.ac.uk; gkearney03@qub.ac.uk;g.gormley@qub.ac.uk

　　本章的重点是对获得高学位的研究人员进行督导。尽管已经有很多关于督导作用的报道，但通常督导主要侧重于功能性和实用性[2-6]。随着大学加强管理和规范，特别是加强对于高学位研究活动相关资金使用情况的监督，需要完成的督导任务和检查清单似乎越来越多。与此同时，学生的角色也在发生着变化，现在这种变化正越来越清晰；学生已经被定位为"推动"研究的主体。正如上面引文中指出的那样，督导实际上是一种工作关系，远不止是一篇论文的撰写——它还可能对未来的研究实践和学生的职业选择产生深远的影响。尽管成功完成一篇论文是督导关系的一个明显目的，但在这一过程中，这种关系还会产生很多其他重要的影响。

　　督导关系也处于一种社会政治环境中，这种环境会对研究的进展和学生研究人员产生不同的影响（或没有影响）。研究发现，督导会影响学位完成情况、毕业时间的长短、学生的幸福感、对整体博士经历的满意度以及学习期间培养的能力[7]。虽然本书是关于模拟医学研究的，但本章节的内容可能涉及社会环境。然而，当地条件和社会文化背景会影响督导和社会环境的相关性。

　　在探讨更深入的科研督导内容之前，我们先分享一下自己的经验。作者在不同的机构经历了一系列的督导关系。DN 完成了在香港的博士学位，主要研究领域——采用混合策略研究模拟患者方法学。DN 目前共同指导 AG 的博士研究——探索以儿童和青少年作为模拟患者的相关伦理问题。GG 在贝尔法斯特完成了博士学位，主要研究领域——探索如何使用模拟来增强全科医生完成关节和软组织注射的能力。GG 目前是 GK 读博过程中的共同导师，指导她采用一种称为建制民族志的方法学，对客观结构化临床考试（OSCE）进行研究。目前，DN 管理着 12 名研究生、GG 管理着 7 名研究生。这些学生研究的主要内容是医疗专业教育，采用定性或混合方法进行研究。在借鉴最新文献的同时，我们也分享了自己的个人经验，以使本章内容更具有实际意义。还值得注意的是，导师作为博士生时被督导的个人经历，会对他们现在的督导方式产生深远影响[4]。

　　我们本章内容的顺序是：督导关系的特征—方法和分类—督导关系和共同督导的重要角色的形成。我们从导师和学生的角度揭示高质量督导的实践方法。我们列出了督导的步骤，囊括了起步阶段，直至督导完成，最后涉及督导过程中的两个关键问题——学习伦理知识和论文写作。

督导关系

　　已有很多研究涉及科研督导关系。有一些督导方法的分类，如 Lee[4, 8] 分类法。这些不同的督导方法在整个研究过程中分别起到不同的作用。了解这些方法可能有助于导师和学生反思他们当前的关系。

　　1．功能性——管理学生的项目。

　　2．学术融合——鼓励学生成为专业学术团体的成员。

　　3．批判性思维——鼓励学生质疑和分析他们的研究。

　　4．自由探索——鼓励学生探索和发展自己。

　　5．发展优质关系——让学生充满热情、受到启发和关心[5]。

表 39-1 提供了与这些方法相关的，DN 和 AG 对他们之间督导关系的描述性反馈[5]。

表 39-1　关于导师(DN)和学生研究人员(AG)在读博过程中进行的督导方法的描述性反馈

督导方法	描述性反馈
功能性	莫纳什大学医学、护理和健康科学学院(FMNHS)的博士课程在大部分方面将学生定位为管理者，包括考核活动的安排。FMNHS 研究生院管理流程会自动向导师和学生发送电子邮件。这些电子邮件概述了考核(口头和书面报告)的要求，并提供了一个平台，通过该平台，在导师审查后，考核报告将提交给考核小组。虽然评估责任由导师承担(如确定考核小组成员)，但此类活动的后勤(与考核小组成员联络、后勤安排)由学生自己承担，而研究生院则负责监督总体完成情况。AG 还负责完成人类研究伦理委员会(机构审查委员会)的年度报告，协调所有月度督导会议，制订会议议程，并填写记录与督导人员分享
学术融合	DN 帮助 AG 进入了全国性的模拟患者(SP)方法学学术和实践者协会(澳大利亚模拟年度大会，尤其是参加 SP 特别兴趣小组；与同事建立联系，促进研究参与者的招募；参与国家模拟教育工作者教师发展计划的资源开发)；也包括国际(通过个人介绍给同事)协会。DN 全额资助 AG 参与当地活动(维多利亚模拟联盟；SP 网络——举办研讨会、成为会员、参加活动)。DN 还鼓励 AG 参加和/或出席国内和国际会议，以推广研究成果并建立新的学院间联系
批判性思维	从一开始，AG 的共同导师就鼓励她批判性思考她研究的各个方面。关键内容包括分析现有文献、为系统性审查做准备、选择合适的理论体系(关于"权力")和方法学(现象学)。为了证明研究方法的合理性，引导 AG 进行了广泛的文献检索，包括阅读一些看似无关紧要的文献。而该论文的主题——权力和伦理，这本身就是批判性思维的一个重要领域。因为与共同导师的观点不同，批判性思维的发展也随之产生，而在对两种观点进行反思和评估后，最终决定往往由 AG 做出。提供批判性反馈也为分析和深入思考提供了机会，旨在提高科研和论文写作的质量
自由探索	成功通过中期考核，发表了一篇同行评议论文(系统性回顾)，对论文的主体部分进行了数据收集，分析了数据可以用于撰写两篇论著，现在鼓励 AG 提出并修正其研究方向。因为有共同导师，而且两位导师都致力于该研究项目，所以两位导师都对论著的形成作出了贡献。然而，构建论文的主体框架仍然是 AG 的"全部"责任。这种自由探索程度，以及相应增加的重大决策责任，对 AG 来说是一个挑战。导师能够认识到自信心的不同程度，并提供持续的支持和指导，同时鼓励独立性，这是自由探索过程的关键部分
发展优质关系	该研究团队的目标是每月开展一次例会，在将近 4～5 年的时间里，他们之间建立了一种温暖的同事关系和互相支撑的协作关系。了解到两位导师都可以参与并致力于该研究项目后，这种关系鼓励着 AG 在此专业邻域进一步发展。这种优质的督导关系还提供了机会考虑 AG 在取得博士学位后的职业发展问题，当然目前阶段我们的优先考虑仍然是博士研究

类似地，Halse 和 Malfroy[3] 提出了 5 种督导实践的分类法：

1. 学习联盟——导师和学生就共同目标达成的一致。
2. 思维习惯——以合乎伦理的方式学习、反思和决策的能力。
3. 学术专长——研究学科的理论知识。
4. 技术能力——创造性和高效地使用专业知识和技能。
5. 背景知识——知道专业学科知识的背景来源。

在表 39-2 中，GG 和 GK 通过这个分类法的视角分享了他们的督导关系经验[3]。

表 39-2　导师(GG)和学生研究员(GK)对督导实践分类的描述性思考

督导实践分类	描述性反馈
学习联盟	GG 和 GK 的学习联盟从很早就开始了,在她正式开始博士研究工作之前就进行了非正式和公开的沟通,从一开始就鼓励形成一种共同参与的氛围。随着时间的推移,他们达成了更深入的一致性,以实现共同的目标,即撰写一篇他们都满意的博士论文,同时认识到培养研究兴趣和能力同等重要。他们认同联盟内的各种责任,例如,GK 有责任安排会议时间,编写总结和行动要点,并将其分发给整个团队。GG 和 GK 的合作联盟始终建立在相互尊重的基础上,而形式上有时相当具有灵活性,比如在需要时进行更多非正式的讨论。当然,共同目标可以而且已经随着合作联盟的建立发生变化,GG 和 GK 在需要时会重新评估并适应这些变化,以促进和保护彼此的利益
思维习惯	作为一名经验丰富的研究人员,GG 非常清楚,研究项目通常不会遵循线性平滑过程。就像挑战、跨栏和弧线球一样,在开展研究和攻读博士学位的道路上也会出现很多出人意料的情况!从难以招募足够的研究参与者,到"我为什么要攻读博士学位"——我们都经历过!GG 利用自己作为研究人员、主管、导师甚至临床医生的各种经验,帮助 GK 培养反思和参与研究的能力,以及驾驭这些磨难和经历的能力。通过研究、讨论和反馈,GG 支持 GK 将这些时刻视为学习机会。GG 鼓励 GK 在之前的学术和临床工作中,能"活学活用"她的知识,以帮助她能恰当地掌握、规划和完成该研究项目。对于 GG 和 GK 来说,这种支持是以价值观(如研究伦理)和标准(如研究规章制度)为基础的——无论是在行动上还是在语言上,都是通过研究倡导社会正义,以造福学习者、教育者,当然还有患者
学术专长	GG 长期以来通过积极参与项目研究、参加重要座谈、阅读大量出版物和参加现场会议,参与 OSCE 考核。这使他在这一领域有了深刻的、实质性的知识,并不断渴望提升这一专业技能。GG 对这一领域的热情激发了 GK 扩大她在 OSCE 方面的知识储备,他们通过不断对话和思考鼓励她养成独立和批判性思考的习惯。当他们在现场审查 OSCE 过程以及分析如何有效组织 OSCE 考核时,GG 和 GK 的目标是让人们熟悉的 OSCE 变得更加有特色、针对性和新意。作为一个研究团队,GK 和 GG 已经成功地在同行评议期刊上发表了两篇有关这方面的研究论著
技术能力	那些刚开始接触定性研究的人经常会对许多新的专业术语和概念感到困惑。如果旁听他们关于定性研究的讨论,就好像他们是在讲另一门外语。从认识论到本体论;从自反律到定位——研究生(包括 GK)在处理这些新术语时经常会遇到困难。随着 GK 的知识和信心的增长,GG 鼓励她在推广研究成果时培养适应能力,她的推广、展示方式取决于她的受众,从更倾向于实证主义、非定性研究的人到精通机构民族志和其他批评方法的人都应该有充分的适应能力。这是一项有用的工作,因为这将帮助 GK 未来向参与者、决策者、从业者、研究人员和学者传播她的研究
背景知识	对于攻读博士学位期间的科研机构和学科背景的相关知识和理解,GG 不论在其工作的科研机构内,还是机构外都已经指导了许多研究生,早已充分掌握了这些机构的法规和要求的知识;也包括在需要获得资源和行政支持时。他在医学教育领域拥有 18 年的研究经验,通过参加会议和在同行评议期刊上的各种职位,他了解了学科动态的必要条件和预见能力。此外,GG 在研究网络中的各种社会关系为 GK 提供了许多有趣的引荐!此外,深入认识背景知识的各个方面让 GG 看到了他和 GK 参与的工作的价值,促进了集体自豪感和志向

建立联系

在决定攻读以研究为基础的更高学位后,确定一名导师是起步的关键一步。有些人可能会说这是最重要的一步！找到合适导师（或找学生）的方法取决于进行研究的社会环境，也可能取决于当地的监管问题。有时可能几乎没有选择，而在另一些情况下，可能会有很多的选择。导师和学生可以通过研究内容或方法的相关专业知识，通过工作场所或其他科研机构环境取得联系。无论接触的过程如何，重要的是要认识到建立联系的过程中潜在的权力变化。权力基础可能由导师或学生负责。例如，模拟中心主任是一名临床医生，她在职业生涯中已经转向了一个重要的教育角色。模拟中心的一名教员拥有教育博士学位，并在该学生（中心主任）就读的大学获得教员任命。在一开始就认识到这些关系和潜在的复杂性，并定期更新可能会及早发现新出现的问题。定期核对以确保遵守大学政策也是监督关系的一个关键因素。确保导师和学生都意识到自己的责任和阶段性报告的要求，有助于确保更顺畅地过渡到博士课程。申报潜在的利益冲突（conflicts of interest，COI）也很重要。这些通常在大学规章中有明确的规定，通常情况下，一旦启动并遵循这些流程，就可以对申请博士学位的时间进行有效管理。尽管针对不同的社会环境进行了描述，但 Schmutz 等 [9] 描述了团队自反性的方法。也许值得考虑将这种方法应用到监督关系中 [9]。

共同督导

在博士研究阶段，通常有两名或两名以上的导师。共同督导有诸多益处，但也会带来新的挑战。学生可能很难理解导师间不同的观点，在某些情况下，也很难理解导师之间的关系。重要的是，导师们要同时从导师和学生的角度出发，互相了解"共同督导"的进展情况。本章作者（DN）反馈了共同督导带来的巨大益处，即利用共同督导的专业知识帮助她自己成功提高了对研究内容、研究方法、督导方法的思考和实践。导师的多样性也会丰富学生的经验和研究思路。然而，这是一个动态过程，需要所有参与者不断反思，并分享大家的目标形成共识，这样才能帮助学生根据目标相应调整研究工作。这种体验是本章标题"创造丰富体验"的关键。最后，将经验丰富和经验不足的研究人员配对为导师，也为新导师提供了一种合理的专业发展模式。

高质量督导活动

上文已经概述了督导过程的基本目标，概括而言，包括知识内容、研究过程、审计研究过程（即按照预期进行的研究）以及指导学生达到标准。在本节中我们将探讨高质量督导实践活动，以实现上述文献中所描述的相关目标。20 年前，James 等（1999）报道了高明的研究生导师（effective postgraduate supervisors）的 11 项实践活动 [10]（框 39-1），他们将活动分为基础阶段（1～4）、进展阶段（5～9）和最后阶段（10～11）。作者将这些实践活动与基本原则结合起来，在更广泛的意义上，将督导视为一种强化的"教学"形式，而不仅仅是传递知识。这反映在上文所述的一些督导方法中，例如导师会帮助学生进入新的科研协会，学生可以通过"切身体验"或"身处"科研协会来学习科研实践活动的各项要素。督导同样加强了有效教学的其他原则，如组织性、热情、渊博的知识和及时反馈学生的进步。学生通常会将导师视为榜样，这种做法有一定的道理；然而，传统的导师往往单纯从学术导师的角度出发，却对教学实践的具体方法认识较少。根据我们的经验，现代督导方法已经将更多的关键责任转移到了学生身上。

框 39-1　有效的 11 项研究生导师实践活动(James 等)[10]

有效的督导活动：

1. 确保合作伙伴关系适合该科研项目。
2. 了解学生，仔细评估他们的需求。
3. 建立合理、一致的预期。
4. 与学生一起建立牢固的理论架构和研究计划。
5. 鼓励学生尽早且经常写作。
6. 定期联系并提供高质量的反馈。
7. 让学生参与到系里的生活中来。
8. 激励和奖励。
9. 如果出现学术和个人危机，请提供帮助。
10. 积极关注学生未来的职业生涯。
11. 仔细审核研究的最终成果和成效。

　　最近，van Schalkwyk SC 等总结了医疗教育专业博士研究的督导实践活动 [11]，详见框 39-2，这综合了导师和学生的实践活动。由于将复杂的督导实践活动归类到只有"十二种技巧"，使得这种分类方法明显受到限制，但这些技巧是由经验丰富的导师总结提出的，并提供了注意事项的快速建议。每一条建议都可能会增加督导实践活动的价值，并成为打开局面的基础方法，但这份列表主要是从导师的角度出发设定的。

框 39-2　督导的十二种技巧(van Schalkwyk SC 等 [11])

1. 明确督导目的，并取得一些成功经验。
2. 了解学生。
3. 共同督导。
4. 选择正确的方法。
5. 对研究项目要实事求是。
6. 时间管理。
7. 通过量化科研任务来协商制订研究计划。
8. 完整的伦理要求。
9. 讨论所需的支持级别。
10. 就沟通计划达成一致。
11. 接受挫折。
12. 寻找推广研究的途径。

　　从框 39-1 和框 39-2 中可以明显看出，导师可能需要了解很多复杂的督导关系。大多数大学都为导师提供督导实践活动培训，涵盖多方面内容，包括了解当地监管机构关于高学位要求，以及如何审查政策性文件，比如科研实践行为诚信准则。在博士研究阶段，通常强制要求具备督导资格。

　　如果我们从分析学生实践活动或督导关系责任出发，那么很容易发现这种责任关系是互补的。然而，如前所述，与框 39-1 和框 39-2 中列出的清单相比，在我们的实践活动中，主要督导责任的转移对学生的影响更大。学生通常需要在导师的"支持"下启动研究过程的各个方面。当然，这也取决于研究项目的性质和导师在其中的地位。也就是说，如果该项目是学生构思的，并且在很大程度上是独立进行的，或者如果该项目是涉及其他研究人员（可能还有其他学生）的更广泛研究项目的一部分，将更多地影响发起人和具体开展科研实践活动的人。Franke 和 Arvidsson（2011 年）将这些类型的督导区分为"以研究实践为导向的督导（research-practice oriented supervision）"（其中督导和研究人员参与研究），以及"以研究关系为导向的督导（research-relation oriented supervision）"（其中督导和学生不开展共同的研究实践活动）。不过，这两种方法都可以有效地开展工作[6]。

督导程序

以下督导程序取决于学位性质和当地的具体要求。在下文中，我们将分享一些自己的经验，供大家在开始学习、指导期间以及顺利完成研究学位后参考。

从督导开始

- 一开始，尽可能确保项目主题、学生、管理团队和研究计划时间表是合适的。
- 为所有人制订"基本规则"，包括职责、角色和流程。
- 如果有共同督导——每位导师都需要知道他们的职权范围，以及他们如何合作；主管不得组建主管团队。
- 为研究项目团队的每个成员阐明目标（梳理不同成员在目标上的异同。虽然学习、探索知识对所有团队成员都同等重要，但对于学生而言能成功完成学位可能更为重要，而对于导师来说，能力扩展、同行评审申请和推广学术成果就显得更加重要）。
- 分享"最终研究成果"的标准示例，以便学生了解预期结果。
- 定义督导关系的界限。
- 同意尽早探讨"研究问题"。
- 同意关注健康（导师和学生）。
- 同意定期会议的日程安排（根据需要增加）以及如何安排——学生主导的过程。
- 按照约定会面，交流想法，检查进度，并协助学生发展其成为合格的研究生。
- 同意人类研究伦理审批的方法。
- 分享科研报告的研究标准和指南。

在督导期间

- 保持积极的互动，同时向所有研究团队成员阐明，有时会优先进行其他方面的研究活动——无论是预期的还是意外的。
- 继续定期召开正式研究会议。
- 支持即兴非正式对话。
- 经常与研究目标保持一致。
- 持续检查最初在导师和学生之间设定的界限是否在整个督导期间得到维持。
- 在最终考核之前对学生的研究进展进行详尽审查。
- 重新审视论文格式和研究计划。
- 在合理范围内，学生应在预定的科研例会前提交书面作业，导师应提前阅读。

- 导师定期对学生的工作提供反馈，学生对反馈做出回应——如果没有取得进展，请分析原因。通常为书面意见反馈。
- 导师鼓励学生传播 / 出版他们的作品，并参与专业协会。
- 促进学生参与各项活动（如写作训练营）。
- 学生有机会参与专业协会。
- 导师协助学生获得科研机构层面的资源（如研究生院、图书馆等），学生共享导师可能不知道的资源（如社交媒体、研究生信息活动等）。
- 利用专业（临床）背景培养灵活性、对不断变化的需求的应变能力等技能。
- 针对个别学生进行定制设计（如写作技能研讨会）。
- 完整的人类研究伦理报告。

完成督导

- 审查最终提交的论文。
- 导师可能对学生在论文和博士研究之外的专业发展同样起着重要的作用，帮助学生规划获取博士学位之后的职业规划同样是很重要的。
- 计划完成或继续推广论文相关的各项研究成果。

　　其中一位作者（DN）获得了更高的研究型学位。学生参与确定以学生为主导的活动。框 39-3 总结了几年来开展活动的反馈，但此处仅列出了学生的责任清单。尽管学生们完成了与导师期望相同的任务，但此处并不包括导师任务，不过其实两者在很大程度上是互补的。学生如何"推动"研究与前文的督导程序不同。

框 39-3　研究型硕士课程期间，学生被问及学生责任时的反馈摘要

学生在督导关系中的责任是什么？
- 首先，意识到他们自己的责任。
- 在研究过程的各个方面都要积极主动——"推动"研究。
- 尽早讨论督导关系。
- 与导师定期召开会议。
  - 提出每 2 周或每月 1 次的例会——30～60min 或根据需要决定。
- 记录会议并发送给导师确认 / 补充。
  - 将最近的会议记录保存在最上面，作为活动的连续记录。
- 使用文件管理系统进行组织——使用系统方法命名文件，包括日期或其他时间顺序。
  - 考虑与导师能共享信息的共享驱动器。
  - 设置文件夹，如会议、参考管理系统、伦理、申请书、会议、论文文件夹以及子文件——介绍、方法、结果、讨论、附录等。
- 记日记——注意自我监督和反省（明确假设 / 偏见）。
- 思想开放，思维灵活，计划灵活，愿意适应变化。
- 对反馈做出回应。
- 了解自己在研究内容和过程中的优势和技能限制。
- 了解督导关系的复杂性。
- 花时间学习。
  - 了解内容和方法——阅读、参与教育研究活动。

通过督导关系学习伦理和写作

现在，我们关注督导过程中两个重要且有相关性的方面：伦理和写作。研究伦理通常是通过督导过程学习的 [7]。尽管导师是教授伦理的直接责任者，但这同时也是学术部门的重要职责 [7]。只是导师在促进学生融入学术部门的过程中也发挥着重要作用。通过成为机构成员，学生可能会了解与研究过程相关的伦理问题（如招募研究参与者、管理参与者身份、存储数据、保留数据、向资助机构报告、授权过程等）[7]。

写作是完成论文的重要组成部分，并且有研究指出，不论学生能力高低，写作都是一个极具挑战性的领域 [5, 12]。写作能力与反馈次数、何时以及如何提供反馈有关。本章开篇概述的督导方法可能是这些问题的答案。导师可以分别或同时成为专家评审员、主动贡献者、校对员。重要的是，随着研究的进展，定期进行对话，以确保达到导师和学生共同的期望。导师和学生应按照国际医学期刊编辑委员会制订的标准，以书面形式制订出版行为准则。每门学科都有各自关于作者身份的特殊规定，导师应该指导学生熟悉这些规则。作为研究过程的一部分，学会针对不同受众的不同写作方法也很重要。

结语

在本章中，我们分享了科研督导的经验。这种督导关系是复杂的，但也是持续的，且发生在关键的专业发展阶段，而现代督导关系中学生的身份发生了重大转变。督导关系会为所有相关人员提供丰富的学习体验，并为他们参与推进该领域的研究提供机会。督导也是一项重要且令人兴奋的专业活动，通常会为各专业领域带来新知识、塑造更多的未来学者。督导是一种专业实践活动，需要有针对性的专业培训。

参考文献

[1] HALBERT K. Students' perceptions of a 'quality' advisory relationship. Qual High Educ，2015，21（1）：26-37.

[2] MURNAN J，COTTRELL R，ROJAS-GUYLER L. Survey of practices in health promotion and education supervision of theses and dissertations. Heath Educ，2009，41（1）：11-18.

[3] HALSE C，MALFROY J. Retheorizing doctoral supervision as professional work. Stud High Educ，2010，35（1）：79-92.

[4] LEE A. How are doctoral students supervised? Concepts of doctoral research supervision. Stud High Educ，2008，33：267-281.

[5] LEE A，MURRAY R. Supervising writing: helping postgradu-ate students develop as researchers. Innov Educ Teach Int，2015，52（5）：558-570.

[6] FRANKE A，ARVIDSSON B. Research supervisors' different ways of experiencing supervision of doctoral students. Stud High Educ，2011，36（1）：7-19.

[7] LOFSTROM E，PYHALTO K. Ethics in the supervisory relationship: supervisors' and dcotral students' dilemmas in the natural and behavioural sciences. Stud High Educ，2017，42（2）：232-247.

[8]　LEE A. Successful research supervision. Abingdon：Routledge，2012.

[9]　SCHMUTZ J，KOLBE M，EPPICH W. Twelve tips for integrating team reflexivity into your simulation-based team training. Med Teach，2018，40（7）：721-727.

[10]　JAMES R，G. BALDWIN，Eleven Practices of Effective Postgraduate Supervisors. The university of melbourne，centre for the study of higher education and the school of graduate studies. Parkville：Centre for the Study of Higher Education and The School of Graduate Studies，1999.

[11]　van SCHALKWYK SC. The supervisor's toolkit: a framework for doctoral supervision in health professions education：AMEE Guide No. 104. Med Teach，2016，38（5）：429-442.

[12]　MCALPINE L，MCKINNON M. Supervision-the most variable of variables: student perspectives. Stud Contin Educ，2013，35（3）：265-280.

拓展资料

例如 National Health and Medical Research Council，Australian Research Council，& Universities Australia.（2018）. Code for Responsible Conduct of Research：Australian Government.

参见各国和国际伦理研究指南。

模拟医学研究中的项目管理　第40章

Cylie M. Williams　Felicity Blackstock

概要

　　开展模拟医学研究时，研究人员可借鉴许多项目框架帮助他们制订研究计划。研究项目不是常规业务，而是为实现特定目标而设计的特定操作。模拟医学研究的目标通常是寻找一些离散研究问题的答案。因此，同一个研究项目中，来自不同地方、不同组织、不同职业背景的研究人员和具有共同目标的人在一起工作，共同开展研究工作。本章将探讨一些常见的构成项目框架的重要组成元素。首先，项目管理框架需要列出降低风险的策略，以确保项目的平稳运行。研究人员可通过预试验发现一些可能会在项目进行期间出现的问题。研究人员还需面对一些模拟研究可能发生的特定问题，而详细的项目计划可以帮助研究人员有效避免这些风险。此外，完善的项目计划还可以有效地管理某些不可控的因素，确定研究时间计划和项目预算。

> **实践要点**
>
> - 谨记，试点干预将决定项目成败。
> - 在策划项目计划时，可参考多个项目管理框架。因为每一种项目框架都有自己的优势和局限性。
> - 所有的项目框架都包含指导项目管理的关键知识。
> - 研究人员对不可控因素的管理也是降低风险的关键因素之一。不可控因素涉及很多项目外的关键元素。
> - 团队合作，以及确定项目外部的关键因素是项目成功的另一个关键。

引言

　　无论是没有项目资金资助的只需 20 个样本的小型研究，还是一个获得数百万美元资助的大型随机对照试验项目，结构化的操作方法都有益于研究项目的开展。在本章中，我

C. M. Williams
School of Primary and Allied Health Care, Monash University, Frankston, VIC, Australia
e-mail: cylie.williams@monash.edu

F. Blackstock (✉)
School of Science and Health, Western Sydney University, Campbelltown, NSW, Australia
e-mail: F.Blackstock@westernsydney.edu.au

们将探索研究团队可利用的项目管理框架，系统和资源，并将它们应用在模拟医学研究中。研究与风险是共存的，但是研究框架可有效避免相关风险。

项目管理框架

研究项目是指在一定的资金范围内，为开发独特的产品、服务或结果而进行的一种独特的研究 [1]。因此，研究项目有预计的开始时间和结束时间以及指定的研究范围和资源。研究项目不是常规业务，而是为实现特定目标而设计的独特研究 [2]。模拟医学研究通常是为了回答离散问题而进行的研究。因此，项目的研究团队可能是由来自不同地方、不同组织、不同职业背景的研究人员和利益相关者组成。在进行研究的过程中，参与项目的研究人员可能使用未经实验室测试的技术或者将其本身作为他们研究的一部分。因此，在同一个项目中，团队成员之间互动复杂，如果不加以处理，就可能导致不好的结果，最终无法实现项目研究目标。

项目管理可将管理知识、技能、工具、战略和技术应用于研究项目中，以确保研究项目满足研究要求并按时实现项目目标 [3]。有些模拟医学研究项目的管理散漫，没有利用结构化管理方式制订项目计划和行动。这样的管理方式可能导致研究过程混乱，研究工作效率低下，无法按时完成项目目标。为了解决这个问题，项目管理专家开发了可以协助研究人员进行项目研究的框架。研究框架可通过以下方式促进研究项目的开展：

1. 在项目中开发、复制、实践。
2. 在研究过程中，研究人员使用一种共同语言更有助于团队的沟通。
3. 简化工具、模板、软件、流程和系统。
4. 为所有团队成员确定一致的工作方法。
5. 规划每个项目阶段重点，特别是在项目早期阶段。

因此，项目管理框架是为研究团队改进项目计划、实施计划和控制项目活动而设计的工具，也是适当调整人员和渠道资源的方法 [4]。

不同的研究项目可采用不同的项目管理框架。如专门为软件开发团队开发的管理框架，为满足软件开发市场的需求，需不断更新框架内容。然而，迄今为止，还没有明确适合模拟医学研究项目的管理框架。因此，模拟医学研究项目团队可借鉴使用通用项目框架。项目人员可根据项目类型选用项目管理框架。如在一个大型的、由人力资源团队参与项目实施及监管预算、多团队共同协作、研究课题复杂的大型研究中，研究人员对项目的管理需求可能与工作内容少、项目单一、研究人员单纯的研究项目不同。此外，一些组织也会依照项目管理框架相关的政策选择管理框架，这些政策也可起到指导意义。

项目管理所包含的研究框架和研究方法都可确保项目的顺利开展，其中包括项目设计、项目实施直到项目结束 [3]。为了进一步支持项目团队开展研究工作，大多数项目框架还配有配套的补充模板、工具和软件，以便研究人员在模拟医学研究中使用。表 40-1 总结了常用的项目管理框架和研究方法，并概述了每个框架的特性。

表 40-1　项目管理框架和方法

框架	原理和原则	优势	缺点
瀑布法 [5, 6]	线性顺序设计方法,项目平稳地通过以下阶段: 1. 概念和可行性 2. 计划和分析 3. 设计 4. 建设 5. 测试 6. 部署 7. 支持和维护	可以在开发阶段确定潜在的问题,并且可以在早期制订主动的解决方案 整理文件是所有阶段的重点工作 因为是线性的,所以经验较少的团队更容易理解	在项目设计初,不确定具体需要哪些功能或者可能需要随着研究的进展而改变;而瀑布法不适宜改变 这个过程是非常固定的,不适合存在项目修改或变更风险的地方
范围说明 [7]	结构化模板,可提供对项目范围的基线理解,包括可交付成果、任务和时间线,确保了对项目范围的共同理解。声明定义: 1. 目的和理由 2. 项目所有者、发起人和团队成员 3. 项目目标 4. 项目需求 5. 项目范围管理计划	结构化模板,可在项目开始时完成,具有前瞻性规划,高度组织化的项目阶段 项目前规划文件有助于解决冲突 当出现争议时,团队可以审查商定的项目计划,对于缺乏经验的团队和管理者来说,更容易执行	项目开始时,可能设置耗时项目,然后从来没有使用,这可能是浪费时间 不易于灵活改变,需要进行修改范围声明
Agile 方法 [8, 9]	项目的增量和迭代方法,可以跨职能团队交互,同时实施多个并行阶段 项目的每个迭代阶段的目标是生成一个产品,该产品可以接收反馈并适应项目的下一个迭代 有效的面对面交流和短的反馈循环	产品的每次迭代都是更快的、连续的迭代可以频繁地交付 快速适应变化 将利益相关者之间的密切合作作为反馈频繁排序方式明确的持续改进的机会 高度透明的团队之间频繁联系	方法更难理解,不易有效地执行,特别是对于缺乏经验的团队或经理来说 文档有时会因为面对面的团队交流而被忽视,如果执行得不好,可能会导致效率低下
Scrum 方法 [8]	基于敏捷方法学的原则,强调根据真实世界的结果而不是推测来做出决策 将项目划分为短的工作阶段,称为冲刺阶段(一周或两周) 在每一个冲刺阶段结束时,团队成员会前来查看产品并计划下一步	大的项目被分成容易管理的"冲刺"阶段,这对快速进行的项目非常有效 "scrum 会议"中的透明沟通采纳所有团队的反馈意见,快速调整项目方向和产品	由于缺少定义的结束日期,通常会导致延时 如果团队成员不配合或不合作,项目失败的概率就会很高 在大型团队中使用该框架是具有挑战性的 所需相关经验 团队成员对于项目开发的知识至关重要,因此员工的流失会对项目的成功产生负面影响

续表

框架	原理和原则	优势	缺点
管控环境下的项目（PRINCE2）[10]	框架是面向过程的，项目被划分为阶段，每个阶段都有自己的计划和操作要遵循。项目文档是框架的基础	为了准确地实施，应认可项目经理的工作 支持文档化和指导团队的模板	很难实现项目方向或产品的快速变化，因为过程烦琐，大量文件需要修改

请注意，大型研究项目中不同的子项目可能采用不同的管理方法或项目框架。因此，研究人员必须根据每个项目的研究目标选用合适的项目框架。

除了上述方法，项目管理学会还开发了《项目管理知识体系指南》（PMBOK®Guide）[7]。PMBOK® 指南概述了在项目开展过程中，可将项目管理过程分为五部分：①启动；②计划；③执行；④监测和控制；⑤结束，并包含来自 10 个不同领域的项目管理知识（框 40-1）[7]。

框 40-1　项目管理关键知识领域

1. 集成
2. 范围
3. 时间管理
4. 成本
5. 质量

6. 采购
7. 人力资源
8. 通信
9. 风险管理
10. 利益相关者管理

所有项目管理都与以上 10 个领域有关；不同之处在于项目管理可在这些领域与项目的特定目标之间建立联系。因此，项目经理的工作是开发、维护研究团队与利益相关者的关系，保持两者间良好的沟通，管理项目时间，帮助研究人员进行时间管理。由于研究项目可能涉及广泛的知识、横跨不同的专业领域，因此，对于一些复杂的大型的研究项目，为保证项目的顺利开展，最好聘请一名受过正式培训的项目经理。你也可根据项目管理学会划分的这些知识领域寻找一名合格的项目经理。

模拟医学研究项目管理的关键策略

制订研究计划就像制订一个单元的课程或者安排家庭休假活动一样。为了最终的成功，你要设定明确的研究目标以及你希望实现的结果。

无论你采用哪种研究框架或流程，你都应该考虑模拟医学研究的具体研究目标。你所选择的框架应有助于你完成工作，也要包括规划策略、降低风险策略等。此外，研究人员在项目管理中需要考虑的其他因素还包括对未知事物的计划管理。减少未知事物是确保项目成功的关键之一。下面我们将探讨一些可以减少项目管理过程中遇到的未知问题和风险的策略。

管理不可控因素

研究人员如何管理项目中存在的不可控因素是决定项目成败的关键因素，有效的管理不可控因素可降低项目风险，制订相应策略可以将这些不确定因素对项目的影响降到最低。因此，研究人员应在研究计划上尽力标注出这些不确定因素。如果你的团队之前处理过这方面问题，那么你就无须过度担心。如果你刚接触一个新的团队或你最近受聘管理一个项目或管理学生研究员，那么你可能要花点时间联系各个组织、部门委员会的关键人员，了解他们的研究计划，因为他们在你的研究项目中扮演重要角色，你必须确保他们有时间完成自己的职责，包括：

- 批准招聘计划并招聘员工（这可能包括演员的面试或特定设备或 IT 技术人员的面试）。
- 划分成本中心经理或业务部门的财务责任。
- 从其他国家订购大型设备的采购计划到小型消耗品的采购流程。
- 获得机构审查委员会或人类研究伦理委员会的批准。
- 你的公司或任何合作伙伴的法律或合同部门。

　　了解各个部门的工作流程是提高项目管理效率的必要条件。有时候，即使很小的事情也会阻碍项目的进展。事实证明，许多小事都会拖延项目的发展，比如在向审查委员会提交项目申请时，缺少必要的负责人的签名。

预试验

　　这听起来很简单，但是在预试验中，通常你会发现许多可能干扰项目进展的因素。许多人认为，只进行一次研究场景试验就足够了。然而，一次试验并不能帮你真正确定在高压的情况下会发生什么。事实上，有很多因素可能会阻碍你的研究。例如，研究人员无法预测到试验参与者在某些情况下的反应，或者设备可能出现故障，反复无常，或者时间安排不当等问题。而预试验，演员扮演患者或仿真模拟设备中的一小群学生的同伴模拟，都能帮你找到这些压力点。根据预试验情况，你也能够重新安排，更改研究计划，甚至更换某些必要的组员，以确保未来每个模拟医学研究的平稳运行。最后，你也能够通过试点测试了解你们团队是否具备研究能力，或者你的团队成员是否还需要接受额外的培训或进行额外的练习。当项目的领导、团队成员或学生自己经验不足时，进行预试验就更加重要了。

确定和管理项目关键人员

　　通常，研究人员在提交项目申请书时，须确定项目的主要负责人。一般来讲，项目负责人不会选用团队外部人员，即使该研究人员在项目中承担重要的作用。主要研究人员可能由具备其他技能的研究人员担任，如统计学家或卫生经济学家。项目团队的研究人员配备通常也会决定这些人员在项目中担任的关键角色，人员设置时会有所重叠，但某些角色只能由特定的人担任。如何安排适用于大学和医疗保健组织研究人员担当的职责需要多加考虑。

　　虽然团队中大多数成员的职责在处理不可控因素时就已经确定了，但是在项目之初妥善安排某些特定岗位人员可以推动项目的有序开展。这些人将负责：

- 房间预订和设备使用。
- 资金或成本中心管理。
- 安排采购或日常花费，费用的报销。

- 合同谈判。
- 研究对象。

在项目开始之初,真实的参与者参与研究可以确保你干预的目标语言和策略是正确的。参与者的参与对转化的影响更大[11]。由学生代表(大学环境)或工作人员、管理人员和社区参与者(医疗保健环境)组成的项目管理小组适用性更强、转化性更高。

一个功能完善、技能互补的团队可保证研究项目的顺利进行。早期确定能力组合是很重要的,同时也要明确谁是领导者,谁是管理者。当许多角色交织在一起的时候,清晰地划分整个和日常项目管理的职责是至关重要的。参与研究的每个人应具备的知识、研究中需要的设备、聘用的研究助理或学生应该具备的能力都应是互补的。重要的是,你要考虑谁更适合负责工作人员的日常管理工作。

著作权计划(authorship plans)[12]和知识产权(intellectual property)协议[13]并不是模拟医学研究项目管理所独有的。在开发协议或进行项目申请时,你必须考虑这些问题。学生项目参考知识产权和后续出版物作者身份的机构协议。研究合作者也应该在项目早期讨论这个问题。你可制订一个常设议程,供项目委员会探讨作者计划问题,并在项目开展期间定期回顾相关问题。

制订时间计划和计算项目预算

制订切实可行的时间计划需考虑预算以及对利益相关者的承诺责任,这三者是无法分割的。如果你的团队中没有一个有经验的项目经理或研究人员,制订时间计划和计算项目预算是很困难的。当考虑降低项目风险时,你会发现研究计划无法满足时间计划或者预算的要求。如果出资机构已经确定好研究时间,那么你就根据这个已经设定好的时间表向后追溯,找出每个可能影响你的时间计划或预算的危险因素。

任何因素都可影响时间计划和项目预算,如出资机构的成本要求,你希望参与研究的学生的时间计划,这些都会影响你的时间计划和项目预算。此外,项目接近尾声时的竞争需求、预算超支或支出不足,以及进入下一个研究时的人员组合,往往是影响研究成果转化或发表的因素。图40-1简要总结了每个可能影响时间计划和预算关键压力点。这个列表绝不是详尽无遗的,但它涵盖了一些可能产生严重影响的因素。

甘特图是在制订和确定时间计划时研究人员最常用的可视化计划工具。此外,你也可以使用许多其他的项目管理工具,如许多免费的在线项目管理软件、白板等。

最终成果和项目结束

就在你认为研究工作已经结束的时候,事实上还有很多工作要做。然而,在这个时候,很多研究人员可能已经离开了,而且研究团队已经准备好进入下一个研究项目。然而,你可能忽略了一些基本的工作。如:

- 道德规范最终报告。
- 数据归档。
- 课程存档。

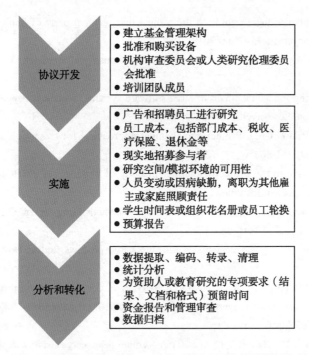

图 40-1 在制订时间计划和计划预算时需要考虑的关键条件

- 处理其他机构或研究人员的请求。
- 在会议或出版物上发表研究结果。

你可能已经准备开展下一个研究项目了，但是这些基本工作还是需要在项目的时间计划内完成。对于转化来说，你必须考虑不同的推广策略，以及哪种会议最适合将你的研究成果推广出去。你也可考虑与你的机构媒体联络人合作，确保你的成果在网站和社交媒体上得到报道。

结语

所有的研究项目都需要项目管理，但不是每个人都具有领导力方面的专业知识。但是，在适当的管理框架和风险降低战略帮助下，项目管理和任务就不那么令人生畏了。许多机构为一些刚接触项目管理的人提供相关培训。所有成功的大型资助项目的共同之处在于他们对每一个阶段的仔细规划和管理。虽然，模拟医学研究在设备和人员配备方面有许多独特性，但许多管理框架适用于模拟医学研究。

参考文献

[1] KERZNER HP. Project management: a systems approach to planning, scheduling and controlling. 12th ed. Hoboken: Wiley, 2017.

[2] ROSENAU MD, GITHEN GD. Successful project management: a step-by-step approach with practical examples. 4th ed. Hoboken: Wiley, 2005.

[3] Project Management Institute. A guide to the project management body of knowledge. 6th ed. Newton Square: Project Management Institute, 2017.

[4] MEREDITH JK, MANTEL SJ. Project management: a managerial approach. 8th ed. Wiley: Hoboken, 2012.

[5] ROYCE W. Managing the development of large software systems. Technical Papers of Western Electronic Show and Convention. Los Angeles: WESCON, 1970.

[6] COLLYER S, WARREN CMJ. Project management approaches for dynamic environments. Int J Proj Manag, 2009, 27(4): 355-364.

[7] SNYDER CS. A guide to the project management body of knowledge: PMBOK(®) guide. Newtown Square: Project Management Institute, 2014.

[8] CERVONE HF. Understanding agile project management methods using Scrum. OCLC Syst Servi Int Digit Library Perspect, 2011, 27(1): 18-22.

[9] HIGHSMITH J. Agile project management: creating innovative products. 2nd ed. Boston: Pearson Education, 2010.

[10] SARGEANT R, HATCHER C, TRIGUNARSYASH B, et al. Creating Value in Project Management using PRINCE2. London: Office of Government Commerce, 2010. https://eprints.qut.edu.au/52853/1/Final_Report v1.0e%5B1%5D.pdf.

[11] LEAPE L, BERWICK D, CLANCY C, et al. Transforming healthcare: a safety imperative. BMJ Qual Saf, 2009, 18(6): 424-428.

[12] NEWMAN A, JONES R. Authorship of research papers: ethical and professional issues for short-term researchers. J Med Ethics, 2006, 32(7): 420-423.

[13] HERTZFELD HR, LINK AN, VONORTAS NS. Intellectual property protection mechanisms in research partnerships. Res Policy, 2006, 35(6): 825-838.

模拟医学研究成果推广　第**41**章

Adam Cheng　　Brent Thoma　　Michael J. Meguerdichian

概要

目标受众可通过相关研究成果了解到最新的教育、临床护理等领域研究的研究结果，掌握该领域未来的发展趋势。在本章中，我们将探讨分享推广模拟医学研究的研究成果的方法，如会议、出版物、课程、线上课程、社交媒体、博客（blogging）和播客（podcasts）等。同时，我们还将探讨一些衡量推广效果的标准，即：期刊影响因子、文章下载量、Altmetrics 和开放教育资源度量等。事实上，研究成果的推广宣传对研究人员来说非常重要。出资要求、人脉网络和目标受众的选择都会对研究成果的推广效果产生影响。

> **实践要点**
>
> - 可通过多种方式分享推广研究成果。
> - 研究成果推广是研究的一个重要阶段。因此研究人员应该认真分析不同推广方式的利与弊，以达到最佳推广效果。
> - 研究成果的推广可影响未来的学术发展。

引言

模拟医学研究可用于研究教育模式的价值，也可用于调查研究，同时也可是医疗团队和医疗系统的常用研究手段[1]。无论模拟医学研究成果的实际应用情况如何，模拟医学研究通常都有一个最终目标：改善医疗技术。而实现这一目标关键在于目标受众是否获知研究成果（如医疗保健提供者、教育工作者、管理人员、研究人员等）。通过开展模拟医学研究，研究人员可能会揭示教育、临床护理及特定领域未来的研究轨迹[2]。因此，在本章中，我们将探讨各种可用于分享推广研究成果的手段，并讨论这些推广手段的宣传效果。

A. Cheng(✉)
Department of Pediatrics & Emergency Medicine, Albert Children's Hospital, University of Calgary, Calgary, AB, Canada

B. Thoma
Department of Emergency Medicine, University of Saskatchewan, Saskatoon, SK, Canada

M. J. Meguerdichian
Department of Emergency Medicine, Harlem Hospital Center, New York, NY, USA

研究成果的推广宣传

学术会议

会议是研究人员分享推广模拟医学研究成果的理想场合。研究人员可在会议上展示自己正在进行或已完成的研究，因此会议为研究人员提供了交流互动的场合——给研究人员当面交流的机会。在会议上，研究人员也可以得到该领域其他研究人员的意见、建议和反馈。会议上研究人员之间的讨论可能会推动该项目研究人员修订自己的研究计划，并促进具有共同研究兴趣的个人或团体之间的合作。

研究人员可在会议中以通过不同形式展示模拟医学研究的成果。如很多会议可以以口头汇报或者张贴壁报的形式推广研究成果。虽然壁报的宣传效果可能不如口头汇报，但它们仍为研究人员提供了从行业专家那里获得反馈的珍贵机会[3]。而且，研究人员可以利用壁报的视觉效果使用简短、简洁的语言展示正在进行的或者已经完成的相关研究，并且如有需要，壁报旁边的研究人员也可以为观众补充说明相关的研究内容[3]。与会者可在会议期间与研究人员互动，回答与研究项目有关的任何问题[4]。由于只有少数参加国际会议的代表会驻足观看宣传壁报，所以研究人员在设计宣传壁报时应以数字或图表的形式呈现研究内容，以达到最佳的视觉效果[5]。有些会议可使用电子壁报，可以在屏幕上动态展示研究内容，而不是用印刷品进行展示。与其他类型的医疗保健会议相比，研究人员很少有机会在国际模拟会议上分享展示他们的研究成果[6]。"教授巡讲"结合壁报演示，可以为研究人员提供一个由专家指导撰写文章、交流新思想、进行研究创新的平台。此外，其他形式的学术报告会议还包括：①会前课程和研讨会，这类研讨会常选用以真实的研究成果指导教育家或研究人员，帮助他们改进自己的研究计划；②专家小组，由一群行业专家以结构化的形式分享他们的专业知识；③演讲，研究人员可通过演讲的形式介绍研究项目或研究计划。

当然，研究人员还可通过参加会议分享推广自己的研究成果，如地方、国家、国际级的模拟医学会议。这样的会议为研究人员提供展示研究工作的机会，即使你的研究成果已经在之前的会议上进行过展示，你仍然可以分享你的研究成果。如果在会议中，研究人员可以采用研究摘要形式分享研究成果，那么请仔细审查会议要求，以确保提交的研究摘要符合会议的要求。行业领头的模拟协会也会举办一些重要的模拟医学国际会议，包括：①由模拟医学协会提供的国际模拟医学会议（IMSH）；②国际护理临床模拟教学协会（INACSL）年会；③欧洲模拟医学学会年会；④大洋洲举办的模拟大会；⑤由加拿大皇家内科和外科医生学院主办的皇家学院模拟峰会。表41-1列举了主要的模拟医学会议。

除了模拟医学会议外，研究人员还可以通过专业会议、患者安全会议、医学教育会议分享和推广他们的研究工作。在参加会议前，研究人员应该查找之前会议中展出的研究摘要或研究摘要类别，以确定该会议是否适合模拟医学研究类型的研究参会分享研究成果。

期刊

对于研究人员来说，最好的分享推广研究成果的方式是将研究成果刊登在可供同行评议的期刊上。研究人员可通过许多途径发表自己已取得的研究成果：传统的同行评议期刊、

表 41-1　模拟医学会议

会议名称	组织机构与网站	举办地区
国际模拟医学会议	模拟医学协会 https://www.ssih.org	美国
国际护理临床模拟协会年会	国际临床模拟护理协会 https://www.inacsl.org	美国
欧洲模拟医学学会年会	欧洲模拟医学学会 https://www.sesam-web.org	欧洲
加拿大皇家内科和外科医生学院模拟峰会	加拿大皇家内科和外科医学院 http://www.royalcollege.ca	加拿大
模拟大会	模拟澳大拉西亚 http://www.simulationaustralasia.com	澳大利亚
国际儿科模拟研讨会	国际小儿模拟学会 https://www.ipssglobal.org	全球范围
泛亚模拟医学会议	泛亚模拟医疗协会 http://passh.org/events.html	亚洲
模拟医学实践协会年度会议	模拟医学实践协会 https://aspih.org.uk	英国
沙特模拟医学会议	沙特模拟医学协会 http://shscmoh.com	中东

开放期刊和网络发表。传统的同行评议期刊要求作者提交稿件，然后进行同行评议，如果稿件最终被接受，作者无须支付任何费用。目前，有许多传统的、可同行评议的期刊专注于模拟医学领域，包括 *Simulation in Healthcare*、*BMJ Simulation and Technology Enhanced Learning* 和 *Clinical Simulation in Nursing*。这些期刊也提供收费式的刊登服务。研究人员还可以在专业领域期刊上发表文章。例如，一个与心搏骤停护理相关的模拟医学研究项目，研究人员可将研究成果刊登在急救医学杂志（如 *Resuscitation*、*Academic Emergency Medicine* 或 *Annals of Emergency*），医学教育期刊（如 *Academic Medicine*、*Medical Education*），患者安全期刊（如 *BMJ Quality and Safety*）和 / 或建模和游戏期刊（如 *Simulation and Gaming*）是其他可供出版的期刊。

对许多研究人员来说，将研究成果刊登在开放性期刊上是一个不错的选择。因为研究成果发表在开放性期刊时，公众可免费获知相应的研究成果。而大多数传统的同行评议期刊需要读者付费或机构付费（如大学图书馆）才可获取相应的研究成果。开放性期刊的好处是，公众可以轻松下载和分享研究成果，这使得研究成果的传播速度快、效率高。因此，一些出资机构明确要求研究团队须将研究成果发表在开放性期刊上。有证据表明，开放性期刊的文章被引用的频率更高 [7-9]。大多数开放性期刊要求研究人员在发表文章后支付一笔出版费用；某些情况下，如果研究人员隶属于已经预付此费用的学术机构，那么研究人员无须支付这笔费用。《模拟进展》是一份关于模拟医学的开放性期刊，他们可将文章发表在网上，并且对发表文章进行线上同行评审，但与传统开放性期刊发表一样，作者须在文章发表后支付出版费用。*Cureus* 是新创办的在线开放性期刊，他们可以在很短的时间内完成同行评审工作，并将文章发表。当然，模拟医学研究类文章也可刊登在其他专业领域期刊或专业领域特定的开放性期刊上。最后，研究人员还可将文章直接发表在网上，如 MedEdPortal，它可以为研究人员提供发布模拟医学研究、课程的机会；这些网站的优点是可以进行同行评议，而且只要作品发表上网，读者可随时引用相关研究成果。

在选择一个潜在的目标期刊时，研究人员应该考虑各种因素，包括：①目标读者和期刊的读者群；②与期刊影响力相关的工作质量；③希望发表在公开性期刊上，作者须有能力支付出版费用；④出资方要求；⑤目标期刊的有关模拟医学研究的既往记录，研究人员可以回顾该期刊过去刊登文章的内容类型以判断目标期刊是否适合刊登你的文章。之前没有发表过模拟医学研究文章的研究人员可以咨询已经成功发表过相关论文的同事，征得他们的建议。

模拟课程

模拟课程是分享研究成果的另一种途径。市面上很多机构都提供注重实践的指导课程。通常，引用相关研究的目的是提供支持论点的论证，例如，借助引用，课程讲师可以用特定的方式创建课程或设计场景。在许多培训项目中，课程讲师通常由已经作出行业贡献或者发表过文章的专家担任，这样也为研究人员提供了更多的推广研究成果的机会。

同样地，研究协会也是培养未来教育家的一种方式，研究协会的课程内容主要是分析文献和相关研究。在最近一项关于国际研究协会的调查中，84% 的国际研究协会将期刊俱乐部（journal club）作为自己的发展战略[10]。期刊协会是一个专门讨论和评估研究期刊的协会。研究协会还可督促研究人员参加上述会议，因为在这些会议上，参会人员可以了解关于有关当前模拟医学研究的研究成果、观看研究成果展示和聆听演讲[11]。

慕课

慕课（massive online open courses，MOOCs）是另一种知识共享方式，研究人员可以通过慕课分享推广他们的研究成果[12]。全世界的人都可以参与慕课，并通过慕课将他们的研究传递给其他人。Coursera、Edx、可汗学院（Khan Academy）和 Udacity 等平台都是最流行的慕课平台。学生通过大学校园网找到慕课资源。与真正的课堂一样，大多数慕课是以讲座和小组互动结合的方式进行的。这种虚拟课堂的一个好处是，他的观众都是对同一个课题感兴趣的人[13]。借助慕课平台，大家可以通过案例研究开展讨论，做出反馈；慕课同样也是通过分享文献来论证论点的。随时随地，任何人都可通过慕课分享研究成果。不过，这些在线课堂大多以英语授课，因此，慕课对某些国际社会的影响可能较小。还有些人还认为慕课没有严格的组织形式，结构过于松散，并且高度依赖于程序开发人员，以及那些乐于分享并直言不讳的个体分享信息[12]。

社交媒体

社交媒体可以说是最新的可以用于分享研究成果的手段[14]。在过去的 20 年里，社交媒体不断发展。与此同时，越来越多的人利用社交媒体分享推广模拟医学研究成果，推动了研究领域的发展。社交媒体与其他研究推广方式的区别在于，目标受众无须从文献库中获取信息。相反，目标受众可以将相关信息推送给他或她的社交网络[15]中的其他用户，达到分享目的。目前，用户使用较多的社交媒体网站包括 Facebook®，Linkedin®，Twitter™，Academia.edu，ResearchGate 和 Mendeley（表 41-2）。研究人员可通过分析每种社交媒体模式的优势及劣势，最终决定选用哪个平台分享他们的研究成果，分享他们对模拟医学研究领域做出的贡献。

通常，个人用户多使用 Facebook 分享个人经历。和其他社交媒体网站一样，用户可在 Facebook 上创建话题，用户可以在话题中自由分享，研究和讨论[16, 17]。用户也可以发文分享研究内容、参考文献、研究成果等，而其他用户可以在帖子下面评论和留言。领英

(Linkedin)是一个类似的平台,用户可通过它进行社交,寻找工作机会。用户可以在 Linkedin 平台发布包括作品和简历的个人信息。用户可利用这些信息创建团体,寻找其他志同道合的人。另一个备受青睐的社交媒体平台 Twitter 只允许用户发送 280 个字符内的"文章",并可以搭配图片、GIF 等动画或投票使用。用户常用 Twitter 谋求事业发展[18-20]。研究表明,Twitter 用户明显更关注学术研究,并建议 Twitter 增加引用的功能[19]。Twitter 的另一个优势是,它可以提供一些指标,帮助用户衡量他们发布的帖子的可见性。在 Twitter 上有一个正在发展的虚拟实践社区,可以通过搜索 #FOAMsim 标签来找到它[21]。

表 41-2　社交媒体平台传播机会

平台	分享方式	出处
Facebook®	发帖分享 创建专题兴趣小组	www.facebook.com
Linkedin®	通过简历分享建立工作网络 发帖分享	www.linkedin. com
Twitter™	发布学术作品,并使用标签标注类似的主题 预先存在的和不断增长的实践虚拟模拟社区 查看文章可见性	www.twitter. com
ResearchGate	与其他学者分享 pdf 文件 可查看文章可见性和下载量 查找其他感兴趣的研究人员	www. researchgate.net
Mendeley	建立参考文献库,以帮助确定联系志同道合的读者建立 专题兴趣小组	www.mendeley. com

　　如果研究人员想要分享研究成果,学术型网站(Academia.edu)也是一个不错的选择,用户可在 Academia.edu 网站上关注或创建有相同兴趣的小组,并在该小组内分享文章。Academia.edu 网站通过浏览次数和下载数量计算文章的影响力。如果研究人员缴纳一定费用,Academia.edu 还可提供更高级的评测文章影响力的指标参数,并为研究人员列出相关的阅读情况和引用情况。ResearchGate 也可提供类似服务,因为它可以监控出版物被阅读次数,并根据阅读次数计算文章的影响力[22]。此外,ResearchGate 可以以共同署名发表期刊的形式帮助个人用户建立联系,从而建立社交网络。值得一提的是,用户可以通过该平台查找个人。通过这种查找功能,用户可以了解研究人员的兴趣以及他们当前和过去的工作内容。用户还可以通过 ResearchGate 分享自己或同事编写的完整文章。研究表明,发表在 ResearchGate 上的文章被其他研究人员引用的可能性更高[23]。

　　最近,像 Mendeley 这样的文献管理工具已经开发了一种社交网络组件。Mendeley 将你的文件作为文件参考库,然后通过电子邮件向用户推送他们可能感兴趣的特定主题的文章。随着文献管理工具(Mendeley)中文章下载次数的增多,读者阅读该文章的次数和引用该文章的可能性也随之增加[24]。像其他社交媒体平台一样,用户可以在 Mendeley 平台上以创建群组,以便更好建立个人社交网络,分享已发表的作品。

　　资讯图像和视觉摘要(visual abstracts)有助于梳理研究发现和文献。资讯图像和视觉摘要能够清晰地呈现研究数据与研究结论,以便读者能够很容易地掌握这些研究成果[25, 26]。

研究人员常用信息图表帮助读者读懂研究结论。Twitter 和 Facebook 等社交媒体常使用资讯图像和视觉摘要表述方式，促进了用户的期刊阅读。因为读者可以在阅读整篇文章之前通过简短的信息预览研究主题。研究发现，如果在社交媒体，如 Twitter 上分享带有资讯图像和视觉摘要的文章，可引发用户分享和评论此文章 [25, 26]。与社交媒体协作的资讯图像和视觉摘要提高了文献的阅读量 [14]。

社交媒体的功能十分强大，因为用户可以通过这些平台进行交流。如果研究人员发表带有标签的文章，那么研究人员可以通过该标签确定研究的特定受众。例如，标签 #debriefing 会将所有带有该标签的文章或与 debriefing 相关的文章放在一个公共存储库中。同时，人们越来越喜欢在开放的社交媒体平台上分享教育信息。然而由于社交媒体平台具有缺乏监管，难以控制社交媒体平台信息的特性，这可能会降低用户分享的欲望。必须强调的是，用户在社交媒体的分享并不意味着他们已经读过整篇文章 [27]。所以，在用户将文章分享到社交平台时，他们还必须考虑到文章内容的可靠性和准确性，尽量避免误传。最近，研发人员正在开发工具试图监管博客和播客内容的质量，以确保视频内容的真实 [28-31]。

为了更好地将社交媒体作为一种知识分享手段，用户对社交媒体的信任是十分重要的。因为在线交流不受控制的性质，人际关系通常通过之前的个人互动、同行推荐、信息共享等方式建立，因此用户在分享时应确保内容、理论框架、专业地位等的一致性 [32, 33]。

博客和播客

博客是另一种有效传播学术著作的方法。博客倾向于用简洁的语言解析概念，使用直白的语言为终端用户翻译原本高深的概念。博客通常围绕着中心主题进行排列，如"汇报""超声波"或"基于游戏的学习"。博客文章可以推广一篇文章，也可以围绕一个相关主题引用多篇文章 [21]。博客还可以将文章结构化，以合并信息图形或可视抽象来分析数据。如果用户通过博客发布一篇文章，那么这篇文章在社交媒体上浏览量和下载量可能会增加 [34]。

播客是另一种传播研究成果的媒介，它可以记录用户下载并播放音频的次数。因为用户可使用移动设备访问播客，所以播客正被纳入许多异步课程中 [35, 36]。用户会上传很多模拟教育的视频到播客上，然后用户围绕某一个特定的话题进行采访和讨论，收集想法并推动研究发展 [21]。Thoma 等人发现博客增加了抽象读者的数量，但可能浏览全文的用户数量并没有增加 [14]。为更好地了解社交媒体对读者的影响，我们需要围绕模拟医学研究进行更多的研究。

研究影响维度

以往，我们常常根据出版期刊的订阅者数量来统计一篇研究论文的影响力。随着我们进入数字时代，研究人员可将研究成果发布在网上，供读者用户查阅。因此，现在使用线上指标衡量研究文章影响力的方式更为普遍。这些指标也越来越多地用于相对新兴的学术形式，如博客和播客。

期刊影响因子

期刊影响因子（journal impact factor, JIF）首先由 Garfield 提出 [37, 38]，现在由汤姆森路透

（纽约）每年统计一次，并发表在他们的期刊引文报告（journal citation report）中。期刊影响因子（JIF），是代表期刊影响大小的一项定量指标。也就是某刊平均每篇论文的被引用数，它实际上是某刊在某年被全部源刊物引证该刊前两年发表论文的次数，与该刊前两年所发表的全部源论文数之比。虽然人们常用期刊影响因子衡量研究的影响力，但也有人批评期刊影响因子存在弄虚作假[39]、影响因子数据不外露[40]、衡量方式狭隘[41]的问题。考虑到这些批评，人们开发了其他度量标准（如特征因子度量标准），但这些新的量化标准要么无法解决这些问题，要么在应用过程中产生了新的问题[42, 43]。

期刊的度量标准，如期刊影响因子的重要性是建立在这样一个假设之上的：用户更乐于阅读高影响力的期刊，因此其中发表的文章产生的影响就更大。然而，特别是在数字时代，文章传播更加频繁，因此影响力高的期刊可能会发表一些影响力较小的文章，这类文章只会引起少数读者的兴趣，而影响力较小的期刊也可能会刊登可以引发巨大影响的文章。幸运的是，现在有很多方法可以从研究文章本身而不是从期刊角度衡量研究的影响。

文章下载量

虽然我们很难确定一篇文章被浏览过的次数，但可以统计一篇文章的下载量或用户在线全文浏览的次数。事实上，大多数出版商（如 Elsevier）悄悄统计这些指标，并将这些数据传递给文章作者，而另一些出版社（如剑桥大学出版社）则直接在他们的网站上公布相关数据。其他文章存储库同样追踪类似的统计数据。我们在前面提到过，ResearchGate 和 Academia.edu 是学术社交平台，研究员可将 PDF 格式的研究报告上传至这些网站，并通过网站统计相关阅读量及下载量[22]。最后，研究人员也可将研究报告上传至某些机构存储库（如 eScholarship），并通过机构存储库统计查看文章的浏览次数及和下载量。

越来越多的研究人员通过社交媒体发表文字，这种方式的缺点是由于研究人员使用不同的网站和平台，因此很难全面了解一篇文章被访问的次数。即使可以将不同网站的数据统计起来，然而无法统计通过作者、印刷文章、期刊俱乐部、研究小组或开源传播网站（如 Sci-Hub）直接分享文件的次数——也就是 Sci-Hub 网站就无法跟踪访问所有学术文献的数据[44]。

Altmetric 评分

Altmetrics 也被称为"替代性计量（alternative metrics）"或"文章水平标准（article-level metrics）"，以社交媒体指标来衡量一篇文章影响力，以反映线上读者对研究文章的兴趣[45]。Altmetric 评分（Altmetric score）可追踪维基百科、博客文章和新闻文章的引用情况；Twitter 和 Facebook 上的转载数；以及在 Mendeley 库的下载量[46]。

使用 Altmetric 评分的潜在优势包括它的评判速度（它几乎是即时更新的）、文章内容的特异性和公众可访问性。Altmetric 评分的缺点包括：

（1）可能存在争议性高的文章获得高评分的情况（即读者可能关注有缺陷、失真的文章）。

（2）专有性质（即尚无可确定 Altmetric 评分的准确性的方法）。

（3）刚刚出版的文章有相对优势（受益于社交网络的快速发展）[45]。最终，Altmetrics 可能更倾向于分享次数高，传播范围广，但不经常被引用的文章。

尽管该评分没有采用传统的引用量化标准，但是研究表明，获得高"Altmetrics 分数"的文章可能具有重要的学术价值[45]。

开放教育资源指标

传统上被认为是"灰色文献"（即不发表在传统期刊上的作品）的作品越来越受到学者们的关注。读者可通过线上开放教育资源（open educational resources，OERs）或以博客和播客的形式取得所谓的灰色文献。播客和博客也常被用来传播新思想[47]。因此，新思想的开创者可以在不发表传统研究论文的情况下对一个领域产生重大影响[27]。然而，目前我们常用的量化标准无法计算这些渠道的影响。

然而，文献中描述了几个可以量化这些渠道影响的标准。比如，可以通过页面浏览次数统计该网站产生的影响（如使用谷歌分析）以及 Alexa Score 等专有工具进行跟踪统计浏览次数，Alexa Score 根据流量和内容的入站链接对网站影响进行排名[48]。播客对下载量也很容易被追踪。随着院校越来越多地认可这些新兴的学术形式，我们预计可以很快确定可以准确衡量这些渠道产生影响的指标系统，以比较它们的相对影响。

期刊影响维度可推动学术发展

人们越来越认可文献和机构的影响指标对于推动学术发展的价值。Sherbino 等人已经定义了卫生领域、教育学术领域的社会媒体影响力的衡量标准。新的衡量标准可以指导人们认识到新的学术研究形式的影响，但这些指标不适用于传统的推广方式[49]。Cabrera 等人描述了通过社交媒体组合来量化和表明这些新型学术形式的影响，同时呼吁学术界给予发展中或已经采用的替代指标更多的认可[50,51]。梅奥诊所是一个成功的例子，它充分利用替代指标和社会媒体的重要性来推动自己的发展[51]。值得注意的是，目前已就此主题出版了大量文献，预计将在未来十年内会有戏剧性的发展。

结语

综上所述，研究成果的分享与推广是研究过程中至关重要的一步。研究人员应该从项目之初就计划安排推广策略，为项目的展开留有灵活的空间。研究成果的有效推广确保了读者可通过阅读研究成果了解该领域的未来的发展趋势——这些趋势甚至可能最终改善患者的护理方式。目前，有多种指标可以衡量研究成果的影响力。研究人员应考虑或跟踪这些措施，以推动学术进步与发展。

参考文献

[1] CHENG A，AUERBACH M，HUNT EA，et al. Designing and conducting simulation-based research. Pediatrics，2014，133（6）：1091-1101.

[2] WILSON PM，PETTICREW M，CALNAN MW，et al. Disseminating research findings：what should researchers do？A systematic scoping review of conceptual frameworks. Implement Sci，2010，5：91.

[3] ROWE N，ILIC D. Poster Presentation a visual medium for academic and scientific meetings. Paediatr Respir Rev，2011，12（3）：208-213.

[4] SHERBINSKI LA，STROUP DR. Developing a poster for disseminating research findings. J Am Assoc

Nurse Anesth，1992，60（6）：567-572.

[5] GOODHAND JR，GILES CL，WAHED M，et al. Poster presentations at medical conferences：an effective way of disseminating research? Clin Med，2011，11（2）：138-141.

[6] CHENG A，LIN Y，NADKARNI V，et al. The effect of step stool use and provider height on CPR quality during pediatric cardiac arrest：a simulation-based multicentre study. CJEM，2018，20（1）：80-88.

[7] DAVIS PM，LEWENSTEIN BV，SIMON DH，et al. Open access publishing，article downloads，and citations：randomised controlled trial. BMJ，2008，337：a568.

[8] EYSENBACH G. Citation advantage of open access articles. PLoS Biol，2006，4（5）：e157.

[9] CRAIG I，PLUME A，MCVEIGH M，et al. Do open access articles have greater citation impact? A critical review of the literature. J Informet，2007，1（3）：239-248.

[10] NATAL B，SZYLD D，PASICHOW S，et al. Simulation fellowship programs：an international survey of program directors. Acad Med，2017，92（8）：1204-1211.

[11] FRALLICCIARDI A，VORA S，BENTLEY S，et al. Development of an emergency medicine simulation fellow-ship consensus curriculum：initiative of the society for academic emergency medicine simulation academy. Acad Emerg Med，2016，23（9）：1054-1060.

[12] GILLANI N，YASSERI T，EYNON R，et al. Structural limitations of learning in a crowd：communication vulnerability and information diffusion in MOOCs. Sci Rep，2014，4：6447.

[13] GOLDBERG LR，CROCOMBE LA. Advances in medical education and practice：role of massive open online courses. Adv Med Educ Pract，2017，8：603-609.

[14] THOMA B，MURRAY H，HUANG SYM，et al. The impact of social media promotion with infographics and podcasts on research dissemination and readership. CJEM，2018，20（2）：300-306.

[15] ALLEN HG，STANTON TR，DI PIETRO F，et al. Social media release increases dissemination of original articles in the clinical pain sciences. PLoS One，2013，8（7）：e68914.

[16] TRIPATHY JP，BHATNAGAR A，SHEWADE HD，et al. Ten tips to improve the visibility and dissemination of research for policy makers and practitioners. Public Health Action，2017，7（1）：10-14.

[17] SEIDEL RL，JALILVAND A，KUNJUMMEN J，et al. Radiologists and social media：do not forget about facebook. J Am Coll Radiol，2018，15（1 Pt B）：224-228.

[18] ALSOBAYEL H. Use of social media for professional development by health care professionals：a cross-sectional web-based survey. JMIR Med Edu，2016，2（2）：e15.

[19] SCHNITZLER K，DAVIES N，ROSS F，et al. Using Twitter to drive research impact：a discussion of strategies，opportunities and challenges. Int J Nurs Stud，2016，59：15-26.

[20] CHOO EK，RANNEY ML，CHAN TM，et al. Twitter as a tool for communication and knowledge exchange in academic medicine：a guide for skeptics and novices. Med Teach，2015，37（5）：411-416.

[21] THOMA B，BRAZIL V，SPURR J，et al. Establishing a virtual community of practice in simulation：the value of social media. Simul Healthc，2018，13（2）：124-130.

[22] THELWALL M，KOUSHA K. ResearchGate：disseminating，communicating，and measuring scholarship? J Assoc Inf Sci Technol，2015，66（5）：876-889.

[23] BATOOLI Z，RAVANDI SN，BIDGOLI MS. Evaluation of scientific out-puts of Kashan University of Medical Sciences in Scopus Citation Database based on scopus，researchgate，and mendeley scientometricmeasures. Electron Physician，2016，8（2）：2048-2056.

[24] KUDLOW P，COCKERILL M，TOCCALINO D，et al. Online distribution channel increases article usage on Mendeley：a randomized controlled trial. Scientometrics，2017，112（3）：1537-1556.

[25] IBRAHIM AM. Seeing is believing：using visual abstracts to disseminate scientific research. Am J Gastroenterol，

2018, 113 (4): 459-461.

[26] IBRAHIM AM, BRADLEY SM. Adoption of visual abstracts at circulation CQO: why and how we're doing it. Circ Cardiovasc Qual Outcomes, 2017, 10 (3): e003684. https://doi.org/10.1161/CIRCOUTCOMES.117.003684.

[27] CHAN T, SETH TRUEGER N, ROLAND D, et al. Evidence-based medicine in the era of social media: scholarly engagement through participation and online interaction. CJEM, 2018, 20 (1): 3-8.

[28] THOMA B, CHAN TM, PATERSON QS, et al. Emergency medicine and critical care blogs and podcasts: establishing an international consensus on quality. Ann Emerg Med, 2015, 66 (4): 396-402. e4.

[29] CHAN TM, THOMA B, KRISHNAN K, et al. The derivation of two simplified critical appraisal scores for use by trainees to evaluate online educational resources: a METRIQ study. West J Emerg Med, 2016, 17 (5): 574-584.

[30] CHAN TM, GROCK A, PADDOCK M, et al. Examining reliability and validity of an online score (ALiEM AIR) for rating free open access medical education resources. Ann Emerg Med, 2016, 68 (6): 729-735.

[31] LIN M, THOMA B, TRUEGER NS, et al. Quality indicators for blogs and podcasts used in medical education: modified Delphi consensus recommendations by an international cohort of health professions educators. Postgrad Med J, 2015, 91 (1080): 546-550.

[32] PANAHI S, WATSON J, PARTRIDGE H. Fostering interpersonal trust on social media: physicians' perspectives and experiences. Postgrad Med J, 2016, 92 (1084): 70-73.

[33] PANAHI S, WATSON J, PARTRIDGE H. Social media and physicians: exploring the benefits and challenges. Health Informatics J, 2016, 22 (2): 99-112.

[34] BUCKARMA EH, THIELS CA, GAS BL, et al. Influence of social media on the dissemination of a traditional surgical research article. J Surg Educ, 2017, 74 (1): 79-83.

[35] VOGT M, SCHAFFNER B, RIBAR A, et al. The impact of podcasting on the learning and satisfaction of undergraduate nursing students. Nurse Educ Pract, 2010, 10 (1): 38-42.

[36] NWOSU AC, MONNERY D, REID VL, et al. Use of podcast technology to facilitate education, communication and dissemination in palliative care: the development of the AmiPal podcast. BMJ Support Palliat Care, 2017, 7 (2): 212-217.

[37] GARFIELD E. The history and meaning of the journal impact factor. J Am Med Assoc, 2006, 295 (1): 90-93.

[38] GARFIELD E. Citation analysis as a tool in journal evaluation. Science, 1972, 178 (4060): 471-479.

[39] ARNOLD DN, FOWLER KK. Nefarious numbers. Noti AMS, 2011, 58 (3): 434-437.

[40] ROSSNER M, VAN EPPS H, HILL E. Show me the data. J Cell Biol, 2007, 179 (6): 1091-1092.

[41] BRODY T, HARNAD S, CARR L. Earlier web usage statistics as predictors of later citation impact. J Assoc Inf Sci Technol, 2006, 57 (8): 1060-1072.

[42] WEST JD, BERGSTROM TC, CARL T. The eigenfactor metrics: a network approach to assessing scholarly journals. Coll Res Libr, 2010, 71 (3): 236-244.

[43] RIZKALLAH J, SIN DD. Integrative approach to quality assessment of medical journals using impact factor, eigenfactor, and article influence scores. PLoS One, 2010, 5 (4): e10204.

[44] HIMMELSTEIN DS, ROMERO AR, MCLAUGHLIN SR, et al. Sci-Hub provides access to nearly all scholarly literature. Elife, 2018, 7: e32822.

[45] TRUEGER NS, THOMA B, HSU CH, et al. The altmetric score: a new measure for article-level dissemination and impact. Ann Emerg Med, 2015, 66 (5): 549-553.

[46] ZAUGG H, WEST RE, TATEISHI I, et al. Mendeley: creating communities of scholarly inquiry through research collaboration. TechTrends, 2011, 55 (1): 32-36.

[47] CADOGAN M，THOMA B，CHAN TM，et al. Free open access meducation（FOAM）: the rise of emergency medicine and critical care blogs and podcasts（2002–2013）. Emerg Med J，2014，31（e1）: e76-77.

[48] THOMA B，SANDERS JL，LIN M，et al. The social media index: measuring the impact of emergency medicine and critical care websites. West J Emerg Med，2015，16（2）: 242-249.

[49] SHERBINO J，ARORA VM，VAN MELLE E，et al. Criteria for social media-based scholarship in health professions education. Postgrad Med J，2015，91（1080）: 551-555.

[50] CABRERA D，ROY D，CHISOLM MS. Social media scholarship and alternative metrics for academic promotion and tenure. J Am Coll Radiol，2018，15（1 Pt B）: 135-141.

[51] CABRERA D，VARTABEDIAN BS，SPINNER RJ，et al. More than like and tweets: creating social media portfolios for academic promotion and tenure. J Grad Med Educ，2017，9（4）: 421-425.

第**42**章　论 文 撰 写

William C. McGaghie

概要

　　本章从 7 个角度讨论研究人员如何出版或发表他们的研究成果：①创作动机；②出版物类型；③国际医学期刊编辑委员会（ICMJE）建议；④研究设计和报告惯例；⑤同行评审；⑥巧妙的语言；⑦写作技巧。从研究人员开始撰写学术文章，到文章发表出版，需经历一个艰难的过程。不过，研究人员可通过不断地写作实践，收集反馈，提高他们的写作水平。初接触专业写作的人可以向经验丰富的同事或者和其他的出版资源寻求建议。在一定程度上，模拟医学领域的学者和作家推动了模拟医学研究领域的发展。

> **实践要点**
>
> - 学术创作是一项艰苦的工作。
> - 研究设计应符合研究报告惯例。
> - 研究报告惯例可以简化学术论文的准备工作。
> - 阅读并遵循期刊要求。
>
> 　　学术创作不是一项简单的工作。护理、药学、物理治疗、临床心理学、医学和许多其他专业的学术保健专业人员都知道发表著作的艰难。当然，这些医疗保健从业人员也知道，学术文章的发表往往是职业发展的关键，然而很少有人学过专门的学术文章写作的方法和技巧。如何表达学术概念，它的各种形式和出口，学术工作的报告惯例，以及如何提交与评审学术文章，这些都是模糊的、不透明的、不确切的。这些因素增添了学术论文写作的神秘感，加大了学术论文写作的劳动强度。
>
> 　　在卫生专业领域，通往学术和出版的道路往往是崎岖不平的，尤其是对刚刚从业的临床医生来说。我之前在一篇专著中写道，"新进入医疗专业教育的学术、出版和职业发展领域的人，就像刚刚进入了一种陌生的文化一样。"这种外来文化有一种固定语言、行为准则、交易模式和交往规则，他们表达的核心思想与医院、与课堂上的思想不同。新学者和经验丰富的学者都必须以理解、接受、研究和推动该领域的发展作为核心思想。他们需在卫生专业、学术和出版方面表达的几个核心思想（举例）包括：

W. C. McGaghie(✉)

Feinberg School of Medicine, Department of Medical Education and Northwestern Simulation, Northwestern University, Chicago, IL, USA

e-mail: wcmc@northwestern.edu

- 价值观——以提升知识和专业实践为核心思想；构建概念思维与学术理论框架；清晰简单的写作。
- 志向——进行"前沿的"生物医学、临床和行为研究；在同行评议的期刊上发表研究报告；在教学、项目开发和管理、社区服务等方面表现优异；通过研究改善教育；个人和职业发展。
- 实践——个人和团队研究；学院的辩论；阅读；写作。
- 活动形式多样——撰写期刊文章和其他出版物；准备申请研究项目；教学；参与、参加科学和专业会议；评估同行撰写的论文和项目申请；专业项目组合管理。
- 判断标准——文章的重要性和可出版性；研究方法学的严谨性；明确的研究目标、学术准备、正确的研究方法、有意义的研究成果、有效的展示和学术成果的反思批评；写作的质量。
- 质量标准——对提交的论文一律采用高要求标准、有竞争力的标准；项目同行评审；认可"鉴赏力"的作用。
- 反复出现的冲突和紧张——判断学术质量和数量；年度期刊页数限制；关于作者信用的紧张；职业晋升和晋升规则不明确；资金支持或赞助可能产生偏见 [1]。

在医疗保健行业中，这些关于学术和出版的核心理念往往是不言而喻的、没有说出口的，并且是从工作经验中学习到的。卫生专业人员每天很少有机会获得提高写作能力和技能的机会，然而写作能力和技能可以帮助从业人员发表出版专业著作。目前，世界范围内为培养医疗专业人员的学术技能和其他领导素质而开设的高等学位课程越来越多 [2]。

本章的目的是弄清和简化一些必要的内部知识，以提高从业人员成功发表文章的机会。这样做的目的是扫除那些缺乏经验的卫生专业学者认为出版发表文章很神秘的现象。本章共分 7 个部分：①创作动机；②出版物类型；③国际医学期刊编辑委员会（ICMJE）建议；④研究设计和报告惯例；⑤同行评审；⑥巧妙的语言；⑦写作技巧。

这一章没有论述基本的写作风格和写作技巧，这些都应该在开始的英语作文课程中教授过、学习过。写作风格和写作技巧包括文稿内容，句子和段落结构，名词和代词，名动词一致，修辞手段，展开论点，结论，以及许多其他写作事项。如果你想获得此类写作要点的信息和建议，请查阅其他资料 [3, 4]。

创作动机

激发研究人员学术创作的动机既有外部的，也有内部的。外部动机（external motivation）可能来自研究人员的专业工作场所、国家或国际社会的要求。内在动机源于自个人的努力和志向。这两种动机对学术创作产生的激励作用是互补的，不可分离的。期刊写作的外部和内部动机（internal motivation）会迫使作者在截止日期前写出最好的作品。

对于医疗卫生从业人员来说，外部动机激发的专业写作和出版的渴望是特别强烈的。在大多数学院、大学和教学医院的学术环境中，出版专业刊物的写作是"该领域的通用货币"。个人的职业发展往往与期刊的发表和出版有着直接关系，如果研究人员在具有高影响因子的期刊上发表论文,那么他的职业生涯可能会有更好的发展。学术压力和其他外部动机可推动研究人员进行学术创作,动机包括期望医疗手段的改进,对患者护理的承诺,新护理和教育技术的推广,以及希望推进自己的领域或学科的发展与进步。

专业写作的内在动机源于一个人取得成就的冲动,获得职业晋升和地位提升的雄心,得到学院认可的需要,对挑战的回应,做出创造性贡献的愿望,以及对知名度和认可的渴望。写作是一种个人表达方式。写作和它所带来的知名度有助于建立个人的职业形象或"品牌"。专业写作和出版也是研究人员获得个人满足感的来源,并且作者可以从一系列的成就中建立自我效能感。

激发学术写作的外部动机和内部动机的结合,提高了医学教育学者的生产力,充实了他们的知识体系。

出版物的类型

世界上有许多类型的出版物,所有这些出版物都推动了医学专业的教育和实践的发展,为医学领域提供写作知识和技能。《模拟医学》(*Simulation in Healthcare*)杂志列出了 10 个文章类别,涵盖了各类合格的文章形式。其他的期刊如《模拟进展》(*Advances in Simulation*)也有类似但不完全相同的文章类别。卫生与健康研究所列出的十个出版物类别如下:

1. 实证调查,分为定性报告(见本书第 9～21 章第 3 节)、定量报告(见本书第 22～31 章第 4 节)和混合方法报告(见本书第 32～33 章第 5 节)[5]。

2. 技术报告,包括介绍新的模拟技术、新的研究方法,以及模拟项目的相关改进。

3. 阐述关于模拟医学新方向的概念和评论,以及关于最佳模拟医学实践的辩论。

4. 病例报告和模拟情境,临床病例和模拟情境,卫生专业学生通过实践证明了循证教育的有效性。

5. 经济或卫生政策文章,关于基于模拟的教育干预的投资回报和实施模拟医学的科学等问题的反思报告。

6. 评论文章,涉及至少 5 种研究评论传统的综合学术:叙事、系统、范围、批判现实主义和开放的同行评论[6]。这些在本书的第 7～8 章第 2 节中有涉及。综述文章综合现有知识,为新的研究指明方向。

7. 特别文章,受邀或自愿撰写的文章,处理新观点,阐明反复出现的问题,或者只是增加期刊特色的文章。

8. 函件,给编辑的信件;学者对已发表报告的反馈;关于医学研究、成果和后遗症的建议。

9. 模拟社区感兴趣的医疗保健策略和研究会议的会议报告、会议记录和摘要。

10. 其他文章,一个可报告的模拟医学研究论文的总括类别,不适合放置在前面的九个列表的文章。

为各位提供这样一份来自模拟医学领域领先期刊所给出的收录文章类型列表是为了向学者们展示各种各样的发表文章的机会。模拟医学研究期刊渴望收到从多个专业角度探讨卫生医疗问题的有实质内容和语言流畅的手稿。其中,含有定性、定量和混合方法的实证报告,期刊发表的惯常方式,只是某些期刊寻求的学术写作的几个类别之一。

国际医学期刊编辑委员会（ICMJE）建议

国际医学期刊编辑委员会（ICMJE）"是一个普通医学期刊编辑的工作小组，其小组成员每年举办会议，并自己出资开展关于医学期刊学术工作、报告、编辑和出版建议的相关工作"[7]。本组织声明这些建议的目的："ICMJE 制订了建议，以制订在医学期刊上发表的研究和其他材料的行为和报告中的最佳做法和道德标准，并帮助作者、编辑和其他参与同行评议和生物医学出版的人创建和发布准确、清晰、可复制的、公正的医学期刊文章"[7]。

目前，ICMJE 给出的建议是包括模拟医学领域在内的各种卫生科学学科的期刊出版标准的行为准则。此《建议》共分为四部分：

1. 关于建议。

2. 作者、贡献者、审阅者、编辑、出版商和其他人的角色和职责。

3. 与医学期刊出版有关的出版和编辑问题。

4. 稿件的准备及提交。

打算发表模拟医学研究手稿的作者可以参考 ICMJE 建议书，获取关于期刊文章发表和其他学术著作发表（如书籍章节）过程中涉及问题的建议。值得注意的是，ICMJE 建议还就作者信用问题提出了一些实用建议。该文件指出，"按照 ICMJE 建议，成为学术著作署名作者需满足以下 4 个标准：①对作品的构思或者设计有重大贡献；或者为研究工作顺利开展获取、分析或解释数据；②对重要知识内容进行起草或者批判性修改文章内容；③拟出版版本的最终批准书；④同意对工作的所有方面负责，以确保与工作的任何部分的准确性或完整性有关的问题得到适当的调查和解决"[7]。

医疗卫生专业学术界广泛认可这四个对署名作者的要求。现在，许多期刊坚持要求，所有提交发表的稿件上列出的作者必须以书面形式证明他们符合这四个标准。《建议》继续写道：确定所有署名作者符合所有四个标准是作者的集体责任，而不是收到投稿的期刊的责任；编辑没有义务决定谁有资格成为作者或仲裁作者署名冲突。当然，这样做的目的是确保作者身份是真实的、实至名归的，而不是出于专业礼貌或行政命令任命的。

医疗卫生专业的学者也可以查阅出版伦理委员会（Committee on Publication Ethics，COPE）发表的一份题为"促进研究发表诚信"的在线报告，以了解关于学术礼仪和职业行为规范的相关建议[8]。

研究设计和报告惯例

有效的科学和专业学术研究不仅依赖于清晰和简单的写作，而且也依赖于结构一致的手稿。一份最简单的实证研究报告，它常见的手稿应是遵照介绍、方法、结果和讨论（introduction，methods，results，and discussion，IMRaD）的格式。在过去的几十年中，研究报告写作一直使用 IMRaD 格式，相信未来 IMRaD 格式可能仍将是研究报告使用的主流格式。

当然，很多模拟医学研究领域和许多其他学科的学者都注意到，IMRaD 格式并不适用所有的研究报告。如具有新的和复杂的研究设计、准实验、模拟医学、meta 分析、掌握学习、定性调查和许多其他变体的研究则需要使用多于 IMRaD 格式的报告惯例。

表 42-1 列出了 12 个不适用 IMRaD 格式的含有效报告结果的研究设计。对于每一项研究设计，该表还列出了一个或多个发表指南，这些指南可处理单独的研究报告部分的结构和顺序。表 42-1 所示的许多报告公约准则还包括一份作者自我清单，以便核对是否遗漏关键的研究方法和报告项目。许多期刊现在要求基于这 12 种设计为基础的研究文章必须用正确的报告惯例。新从业人员和有经验的调查人员都将发现，遵循表 42-1 中给出的报告惯例可使概述和撰写符合出版规则的手稿规范化、标准化。另外一个好处是，在研究计划中使用报告惯例和它们的要求清单可提高研究计划的严谨性和完整性。

有关研究设计和发表公约的信息也可从 EQUATOR 网络报告（EQUATOR network report）《提高卫生研究的质量和透明度》中获得 [24]。

表 42-1　研究设计和报告惯例

研究设计	报告惯例
1. 随机对照试验和定量报告	CONSORT 报表[9] APA 定量研究报告标准[10]
2. 观察性研究（队列、病例对照、观察性）	STROBE 报表[11]
3. 非随机对比研究	TREND 报表[12]
4. 模拟医学研究	CONSORT 报表 STROBE 报表[13]
5. meta 分析：随机对照试验	QUOROM 报表[14]
6. meta 分析：观察性研究	MOOSE 报表[15]
7. 掌握学习报告	ReMERM 报表[16]
8. 定性研究报告	COREQ 指南[17] SRQR 报表[18] APA 定量研究报告标准[19]
9. 现实主义的合成	拉美西斯标准[20]
10. 网络分析	网络结构[21]
11. 诊断准确性	STARD 报表[22]
12. 医学的改善	SQUIRE 报表[23]

同行评审

基于学术传统，所有的模拟医学研究报告的论文都须经过同行评审。因为这一传统认为，学者群体的评判可以更好地体现学术工作的价值。期刊编辑本身就是一名有造诣的学者和作家，他会从一群具有该领域或具有论文主题相关知识的专家中挑选少量人担任审稿人员（通常是 3~5 人）。审稿人可以是期刊编辑部的成员，杰出的专业人士，经常在期刊上发表文章的学者，或者是由自愿审查涉及某些主题稿件的人担任评审工作。

同行评议是将作者或研究团队的学术论文或观点交由同一领域的其他专家审查的过程。同行评审工作需要在投稿发表在期刊、会议记录或专著或著作之前完成。同行评审后，评审人会将评审结果通知期刊编辑或编辑委员会，以告知编辑他们的评审意见，是否可以收录手稿以待发表，还是需在审查和修改后重新考虑或者拒绝手稿。同行评议工作并非完美无缺的，但它仍是评判学术工作的最好的方法[25]。

研究人员可通过期刊网站提交稿件，以供评审人员评审或考虑发表。通常，编辑或编辑人员首先审查期刊办公室收到的稿件，以确定其是否满足基本的提交要求。稿件提交时，须包含一封介绍信，说明论文没有被投送到其他杂志，无利益冲突保证，以及作者信用的证明。接下来，评审人员将开展评审工作，以确保手稿符合期刊的要求，如文稿主题需符合期刊的专注的领域范围内、文稿的研究范围、长度、格式、表格、字数、参考文献等都需符合期刊要求。不满足期刊要求的这些文档通常被退回或丢弃。

经过最初的筛选之后，投稿将与用来评审论文的具体标准一起发送给评审人员进行评审工作。审查标准通常依据科学的准确性，文章的连贯性和清晰性，以及在接收期刊上发表的适宜性。《医疗保健模拟》和《模拟进展》会对投递的手稿进行定量和定性标准[13]的评估。其他报告详细描述了对提交给专业和科学期刊的稿件进行评审的方法和标准[26-28]。

如一篇投稿经过同行评议后被退回，期刊编辑或编辑委员会可能作出三种决定：①接受；②拒绝；或③修改并重新提交（revise and resubmit，R & R）。接受和拒绝是明确的最终决定。而"重新研究"意味着编辑相信这篇论文有前景，但需要改进。作者应通过阅读评审决定而感到安慰，因为一篇包含了审稿人建议的修订论文很有可能被期刊重新接受。大多数医学专业的期刊，包括那些发表模拟医学研究的期刊，最终都会发表约 10% 的接收稿件。因此，请将编辑的决定当作是一种鼓励的信号。

有研究报告列举了医学学术期刊拒绝投稿的最常见原因。常见原因中出现的一致问题包括：研究成果包括未能确定的研究问题，有缺陷或薄弱的研究设计，不完整的、不适当的数据分析，小或偏倚的研究样本，以及未能解决与期刊使命一致的研究主题。其他问题包括不完整、不准确的或过时的文献综述、拙劣的写作、可疑的科学行为[29-31]。在研究计划和撰写研究报告时，作者应注意这些常见问题以及其他事项，在进行学术创作时尽量避免这些问题，增加他们文稿的发表概率。

巧妙的语言

对于新从业人员和经验丰富的模拟医学学者来说，期刊文章的发表不是一场孤独的战斗。他们可以从很多方面获得如何在专业期刊和书籍上发表文章的具体建议。这里重点介绍了两个来源：第一篇是《欧洲医学教育协会指南第 43 条：卫生专业教育的奖学金、出版和职业发展》[1]；第二篇是心理学家罗伯特·J. 斯滕伯格（Robert J. Sternberg）撰写的一篇期刊文章，题为《如何赢得心理学期刊的认可：21 条更好的写作技巧》（*How to win accepted by psychology journal: 21 tips for better writing*）。以下，以举例和简写的形式，简要概述了这两篇文章中的建议内容。

欧洲医学教育协会指南第 43 条 [1]

1. 了解你所在的大学、学院或医院的当地规则，并定制可以满足这些规则的出版策略。

2. 设定写作目标，明确写作目的。确切地知道你要写的成果，并为每个成果准备一个时间表。

3. 计划并组织你的写作。为你的工作设定一个主题，并坚持下去。

4. 广泛而深入地阅读。多读专业范围内或之外的书。

5. 承认出版物竞争和配额。期刊版面有限，只有"精华"才会出版。

6. 为自己和所有的学术合作者设定高标准。

7. 原创。

斯特恩伯格的建议 [32]

1. 仔细组织你的语言　用声明式的语句开始；告诉读者为什么他们应该感兴趣；简单明了地描述方法和结果；解释数据；以明确的关键信息结尾。

2. 注意表达方式　写清楚简明的句子；注意流程和组织方式的逻辑性；给出具体的例子；尽量有趣地写作，可利用故事增添趣味性；应以广泛且技术水平较低的读者作为读者群体；避免自传的形式。

3. 如何处理你的手稿　校对你的作品；检查是否符合期刊指南和主题；在向期刊投稿之前，先征求当地同事的意见。

4. 如何对待别人的评论　认真对待期刊评论，但要承认评论家不是上帝；审稿人的评论并不针对你个人的；坚持不懈总会有回报的。

注意这些建议并不能保证写作和出版的成功。然而，这些建议一致认为，好的专业写作是有计划的、专注的、深思熟虑的，并且需要时间的。

写作技巧

学习专业写作技能不是一件简单的事情，它源于语言能力、广泛而深入的阅读和持续的刻意练习 [33]。现在有许多有用的资源可以帮助模拟医学学者提高他们的写作技能 [1,3,4,34,35]，特别是对于那些在英语写作方面有困难的作者 [1,35]。年轻作家也可以从经验丰富的同事那里学习写作，参加专业会议的写作技能研讨会进行学习，如年度国际模拟医学会议（IMSH），以及在期刊《医学教育展望》的作家写作技巧系列文章中学习写作。学术创作，像其他专业技能一样，可以通过不断的练习，不断地通过反馈学习来提高。学术写作希望作者可以用清晰而明确的语言分享他们的数据和观点。

参考文献

[1] MCGAGHIE WC. Scholarship, publication, and career advancement in health professions education. AMEE Guide No. 43. Med Teach, 2009, 31（7）: 574-590.

[2] TEKIAN A, HARRIS I. Preparing health professions leaders world- wide: a description of masters-level programs. Med Teach, 2012, 34（1）: 52-58.

[3] STRUNK W, WHITE EB. The elements of style. 4th ed. New York: Longman, 2000.

[4] SINGH AA，LUKKARILA L. Successful academic writing：a complete guide for social and behavioral scientists. New York：Guilford Press，2017.

[5] CRESWELL JW，PLANO CLARK VL. Designing and conducting mixed methods research. 3rd ed. Los Angeles：Sage Publications，2018.

[6] MCGAGHIE WC. Varieties of integrative scholarship：why rules of evidence，criteria，and standards matter. Acad Med，2015，90（3）：294-302.

[7] International Committee of Medical Journal Editors（ICMJE）. Recommendations for the Conduct，Reporting，Editing，and Publication of Scholarly Work in Medical Journals. [2024-06-06]. http://www.icmje.org.

[8] Committee on Publication Ethics（COPE）. Promoting integrity in research and its publication. [2024-06-06]. https://publicationethics.org/.

[9] SCHULZ KF，ALTMAN DG，MOHER D，et al. CONSORT 2010 Statement：updated guidelines for reporting parallel group randomized trials. Ann Intern Med，2010，152（11）：1-7.

[10] APPELBAUM M，COOPER H，KLINE RB，et al. Journal article reporting standards for quantitative research in psychology：the APA publications and communications board task force report. Am Psychol，2018，73（1）：3-25.

[11] VANDENBROUCKE JP，VON ELM E，ALTMAN DG，et al. Strengthening the reporting of observational studies in epidemiology（STROBE）：explanation and elaboration. PLoS Med，2007，4（10）：e297. https://doi.org/10.1371/journal.pmed.0040297.

[12] DES JARLAIS DC，LYLES C，CREPAZ N，et al. Improving the reporting quality of nonrandomized evaluations of behavioral and public health interventions：the TREND Statement. Am J Pub Health，2004，94（3）：361-366.

[13] CHENG A，KESSLER D，MACKINNON R，et al. Reporting guidelines for health care simulation research：extensions to the CONSORT and STROBE statements. Simul Healthc，2016，11（4）：238-248.

[14] MOHER D，COOK DJ，EASTWOOD S，et al. Improving the quality of reports of meta-analyses of randomized controlled trials：the QUOROM statement. Lancet，1999，354（9193）：1896-1900.

[15] STROUP DF，BERLIN JA，MORTON SC，et al. Meta-analysis of observational studies in epidemiology：a proposal for reporting. JAMA，2000，283（15）：2008-2012.

[16] COHEN ER，MCGAGHIE WC，WAYNE DB，et al. Recommendations for reporting mastery education research in medicine（ReMERM）. Acad Med，2015，90（11）：1509-1514.

[17] TONG A，SAINSBURY P，CRAIG J. Consolidated criteria for reporting qualitative research（COREQ）：a 32-item checklist for interviews and focus groups. Int J Qual Health Care，2007，19（6）：349-357.

[18] O'BRIEN BC，HARRIS IB，BECKMAN TJ，et al. Standards for reporting qualitative research：a synthesis of recommendations. Acad Med，2014，89（9）：1245-1251.

[19] LEVITT HM，BAMBERG M，CRESWELL JW，et al. Journal article reporting standards for qualitative primary，qualitative meta-analytic，and mixed methods research in psychology：the APA publications and communications board task force report. Am Psychol，2018，73（1）：26-46.

[20] WONG G，GREENHALGH T，WESTHORP G，et al. RAMSES publication standards：realist syntheses. BMC Med，2013，11：21.

[21] VAN DE WIJNGAERT L，BOUWMAN H，CONTRACTOR N. A network approach toward literature review. Qual Quant，2014，48：623-643.

[22] BOSSUYT PM，REITSMA JB，BRUNS DE，et al. The STARD statement for reporting studies of diagnostic accuracy：explanation and elaboration. Ann Intern Med，2003，138（1）：w1-12.

[23] OGRINC G，MOONEY SE，ESTRADA C，et al. The SQUIRE（Standards for Quality Improvement

Reporting Excellence）guidelines for quality improvement reporting: explanation and elaboration. Qual Saf Health Care, 2008, 17（Suppl. 1）: i13-32.

[24] EQUATOR Network. Enhancing the quality and transparency of health research. [2024-06-06]. http://www.equator-network.org/.

[25] CICCHETTI DV. The reliability of peer review for manuscript and grant submissions: a cross-disciplinary investigation. Beh Brain Sci, 1991, 14: 119-186.

[26] SHARTS-HOPKO NC. How does a peer review scholarship? J Assn Nurses Aids Care, 2001, 12（6）: 91-93.

[27] HANCOCK GR. The reviewer's guide to quantitative methods in the social sciences. New York: Routledge, 2010.

[28] DURNING SJ. Review criteria for research manuscripts. 2nd ed. Washington DC: Association of American Medical Colleges, 2015.

[29] BORDAGE G. Reasons reviewers reject and accept manuscripts: the strengths and weaknesses in medical education reports. Acad Med, 2001, 76（9）: 889-896.

[30] COOK DA, BECKMAN TJ, BORDAGE G. Quality of reporting of experimental studies in medical education: a systematic review. Med Educ, 2007, 41（8）: 737-745.

[31] MEYER HS, DURNING SJ, SKLAR D, et al. Making the first cut: an analysis of Academic Medicine editors' reasons for not sending manuscripts out for external peer review. Acad Med, 2018, 93（3）: 464-470.

[32] STERNBERG RJ. How to win acceptances by psychology journals: 21 tips for better writing. Pan-Pacific Mgmt Rev, 2008, 11（1）: 51-59.

[33] KELLOGG RT. Professional writing expertise//ERICSSON KA, CHARNESS N, FELTOVICH PJ, et al. The Cambridge handbook of expertise and expert performance. New York: Cambridge University Press, 2006: 389-402.

[34] BELCHER WL. Writing your journal article in 12 weeks: a guide to academic publishing success. Los Angeles: Sage Publications, 2009.

[35] ROCCO TS, HATCHER T. The handbook of scholarly writing and publishing. San Francisco: Jossey-Bass, 2011.

同行评审：评审专家指引　第**43**章

Debra Nestel　Kevin Kunkler　Mark W. Scerbo

概要

　　在本章中，我们将为期刊论文出版公司的同行评审工作提供一些指导意见。我们将分析同行评审程序的目的，并对模拟医学期刊给出的评审建议进行总结。论文评审是一份享有一定特权，但要求高度负责的工作。我们将列举审稿人员做出的评审报告，加以分析，并分析作者应如何回应评审意见。尽管本章是为论文审稿人员编写的，但事实上，它与所有参与审阅程序的人都息息相关。

> **实践要点**
>
> - 同行评审是一项重要的工作。
> - 同行评审有多种形式，同行评审的工作重点是评审出可以发表的文章。
> - 同行评审有不同的类型，如开放评审、单向盲审和双向盲审。
> - 在同行评审过程中需要考虑很多因素，而审稿人员可能在接受评审邀请时忽略了这些因素。

引言

　　在本章中，我们将探讨不同类型的同行评审，重点讨论学术期刊的同行评审工作。同行评审（peer review）被定义为"将作者的学术作品、研究或观点交由同一领域的其他专家审查的过程"[1]。研究文章的出版适宜性是根据特定的标准进行评估的，通常考虑文章的质量（研究方法是否健全）、原创性、重要性和连贯性。这些因素的评分将决定出版社能否出版

D. Nestel(✉)
Monash Institute for Health and Clinical Education, Monash University, Clayton, VIC, Australia
Austin Hospital, Department of Surgery, Melbourne Medical School, Faculty of Medicine, Dentistry & Health Sciences, University of Melbourne, Heidelberg, VIC, Australia
e-mail: debra.nestel@monash.edu; dnestel@unimelb.edu.au

K. Kunkler
School of Medicine – Medical Education, Texas Christian University and University of North Texas Health Science Center, Fort Worth, TX, USA
e-mail: k.kunkler@tcu.edu

M. W. Scerbo
Department of Psychology, Old Dominion University, Norfolk, VA, USA
e-mail: mscerbo@odu.edu

相关文章。在本章中，我们的目标读者是所有参与学术期刊稿件评审工作的人，但事实上，本篇文章与包括作者在内的所有参与评审过程的人都有关联。我们将从分享同行评审的目的、类型开始分析同行评审，然后描述同行评审期间的审稿人员应该考虑的因素，包括同行评审过程、同行评审报告、利益冲突（以及可以对此做些什么）、作者如何回应评审意见，最后我们将探讨成为一名合格审稿人员的方法。

同行评审的意义

学术期刊的同行评审的目的是通过该领域专家对学术文章的独立审查，确保保持或提高学术文章的水平。同行评审的次要目的是为被评议的手稿提供修订意见。大多数期刊会安排两名审稿人员评议收到的投稿。经过同行评审，审稿人将会通知出版社是否出版该篇学术文章。是否出版的决定一般由编辑委员会成员（助理编辑或编辑）做出，通常需经总编辑确认。编辑负责协调作者和审稿人之间的交流，并有责任确保同行评审的公平、公正和及时。总编对稿件有最终决定权。在大多数情况下，总编会接受助理编辑或编辑的决定。然而，当对稿件有不同意见时，总编辑必须做出最终决定，甚至在迫不得已的情况下否决助理编辑或编辑的决定或建议。

评审工作由两个或两个以上被认为具有相关专业知识的审稿人员独立进行的。通常，审稿人员是没有薪资报酬的。需要注意的是，模拟医学研究类文章也可以发表在各种临床、教育、工程和其他领域的学术期刊上，这些期刊的评审流程大体相同。表 43-1 列出了专注模拟医学期刊的例子。

表 43-1　期刊关注于发布模拟医学、同行评审类型和网址

名称	同行评审类型	网址
Advances in Simulation	单盲评审	https://advancesinsimulation.biomedcentral.com/
BMJ Simulation and Technology Enhanced Learning	单盲评审	https://stel.bmj.com/
Clinical Simulation in Nursing	双盲评审	https://www.nursingsimulation.org/
Journal of Surgical Simulation	双盲评审	http://www.journalsurgicalsimulation.com/
Simulation in Healthcare	单盲评审	https://journals.lww.com/simulationinhealthcare/pages/default.aspx

同行评审的类型

不同的学术期刊可能采用不同类型的同行评审方式。它们有好处也有缺点，这取决于你的观点。在开放同行评审（open-peer review）中（如 *BMJ Open* 和 *BMC Medical Education*），作者和读者可以知道审稿人的身份（如果稿件已发表）。审稿人的报告也以一些开放的方式发表。请参阅框 43-1 以获取文章的示例，以及作者、评审者和编辑之间提交和交换的过程。

框 43-1　两个开放评审过程的例子

示例 1：

- NESTEL D，BEARMAN M，BROOKS P，et al. A national training program for simulation educators and technicians：Evaluation strategy and outcomes. BMC Medical Education，2016，16：25. https://doi.org/10.1186/s12909016-0548-x. 完整的评论可查看：https://bmcmededuc.biomed- central.com/articles/10.1186/s12909-016-0548-x/open-peer-review

示例 2：

- HUDDY JR，WELDON S，RALHAN S，et al. Sequential simulation（SqS）of clinical pathways：a tool for public and patient engagement in point-of-care diagnostics. BMJ Open，2016，6：e011043. https://doi.org/10.1136/bmjopen-2016-011043. 完整的评价可查看 https://bmjopen.bmj.com/content/bmjopen/6/9/e011043.reviewer-comments.pdf

---

而在单盲同行评审（single-blind peer review）中，审稿人知道作者的姓名和隶属关系，但审稿人以匿名的形式作出评审报告。然而，有时审稿人员会要求将他们的名字添加到报告中。*Advances in Simulation*、*Simulation in Healthcare* 和 *BMJ Simulation and Technology Enhanced Learning* 常使用单盲同行审查系统。双盲同行评审（double-blind peer review）是指在评审过程中，作者或审稿人的姓名都不会相互透露。在这个审查过程中，作者需要在提交时去掉作者的身份，只有稿件被期刊收录后，才添加作者和审稿人员的名字。如《护理临床模拟》和《外科模拟》使用双盲的评审方式。

同行评审程序

尽管每个期刊都有自己处理同行评审的流程，但大多数期刊都遵循这些基本步骤。总编辑对稿件进行审核，并初步决定是否送稿审稿。在这一阶段，总编辑可能会因为几个原因（例如，该研究课题超出了期刊的课题范围或尚未开发相关工作）而拒绝一篇论文。更常见的情况是，总编辑将稿件分配给助理编辑或编辑，后者也可以在评审前建议退稿，但通常会根据评估工作所需的专业知识邀请一组评审员开展评审工作。

审稿人接受评审邀请，那么审稿人将被要求在某个日期前提交一份评审报告。当助理编辑收到审稿人的评审报告时，他或她为作者准备一份综合评论，并给出出版建议。总编辑审阅所有的评论，并做出最终决定，接受或拒绝稿件，或要求作者修改并重新提交稿件。如果作者接受了修改和重新提交的邀请，这里描述的评审过程将重复进行，直到最终出版社决定接受或拒绝稿件为止。

同行评审时的考虑事项

在接受邀请之前，审稿人要判断（通常基于摘要）他们是否具备作为审稿人的相关专业知识。尽管出版社会根据投稿涉及的专业知识选择同行业的审稿人，但从作者的角度来看，往往情况并非如此。根据评审过程（如单盲或双盲等）和组织要求，审稿人的专业知识可能或多或少与稿件相关。有些组织确实允许作者提名潜在的审稿人，并提供可能有冲突的审稿人列表。邀请也可以根据审稿人在期刊审稿人数据库中选择的关键词、手稿中引用的参考文献或编辑的专业网络发送。此外，具有必要知识和专门知识的审稿人员可能不会接受审查邀请。这就导致投稿人和审稿人之间可能无法产生最合适的搭配。

当审稿人被邀请时，通常出版社会提供一个接受邀请和完成审查的时间计划表。如果审稿人不能接受，那么应该快速拒绝，这样不会减慢审查过程。如果审稿人认为他们将无法在规定的时间内完成审查，那么他们应该拒绝评审邀请或要求一个将评审报告截止日期改为一个他们认为合适截止日期。如果审稿人定期对期刊进行评论，那么通过编辑管理系统，编辑可查看审稿人是否有空。在审稿人员拒绝评审邀请时，如审稿人以个人名义推荐其他可能适合评估手稿的潜在审稿人也可推动评审工作的顺利进行。在接受评审邀请时，查阅期刊规定的评审指南，审查格式，审稿人可以在网站上查看评审报告标准及要求。

在评审过程中，审稿人应专注阅读作者的文章。对审稿人来说，在开始写评审报告之前，审稿人应以开放的心态，全面地阅读稿件。投稿的作者可能就某一课题持有与审稿人不同的观点，当然这并不意味着它是错误的，只是不同而已。我们欢迎审稿人，也确实要求他们提供最诚实的评价——无论积极的和消极的评价。虽然有时投稿会很令审稿人失望，但审稿人应该尽量尊重作者。审稿人应该礼貌地表达他们的评审意见。因为审稿人的评论对作者很重要，审稿人应该尝试给出有助于提高投稿作品质量的建议。

一般情况下，总编辑不会修改审稿人的评论，但可能会与审稿人沟通，调整审稿人的语气，然而有时，如果审稿人态度傲慢、不配合，那么总编辑可能在审稿人不知情的情况下调整审稿人的反馈内容。不过，审稿人员大多都会积极回应这些罕见的请求。主编偶尔会删除一些不适当的评论，当然，主编做出的改动会相应地通知审稿人。一名作者，不应收到令人无法容忍的评论（对个人的侮辱和不知所谓的评价），这些评论也不应被允许发送给作者。当然，这不是必需的审查过程，却是调解学者之间相互尊重关系的重要一环。虽然当一篇手稿质量不佳或对审稿人之前的著作提出挑战时，审稿人可能需要一些技巧，尝试给出具有建设性的、诚实和鼓舞人心的评审意见，因为一篇深思熟虑的评论是对作者的理解。作家有时会代入些许的（或缺席的）男性形象。审稿人的角色不是指导的角色，而是对他们面前的手稿做出独立的判断。通常，评审员需对评审意见做出解释。然而，评审人员很难把握解释的详细程度。虽然详细的指导对作者非常有价值，但审稿人员没有义务重写被审文章。此外，审稿人也无须承担文字编辑的工作。虽然指出一些编辑错误是有帮助的，但如果审稿人员提供一些例子，并要求作者重新加以思考，以举一反三，这可能对作者更有意义。

有时候，评审报告评论看起来更多的是关于审稿人的内容，而缺少对被审文章的评价。这种情况时有发生，因为审稿人接受评审邀请很可能因为他们的专业知识和对课题的热情。但是，审稿人更应该花些时间集中精力，专注于审查稿件。当审稿人感觉一篇稿子引起了他的一种特别的情感反应时，他们应该在提交评审报告之前暂停评审，并重新阅读。也许一天之后，在重新审阅那篇文章时，可以更容易地保持冷静，表达对作者的尊重，并提出对作者有益的建议。

被审文章是机密性文件。它们不应该被任何人使用（即使是你的研究团队的成员，没有首先征求编辑的批准也不可随意使用被审文章内容）。此外，请别人代表你进行审查也是不可以的，有些人可能会认为这是不道德的行为。

如果审稿人认为一篇稿件存在严重的问题，那么审稿人通常可以向编辑提供需保密的评论。最常见的问题是剽窃他人的作品，自我剽窃，在多个场所发表相同或非常相似的内容，数据操纵，或在研究进行的某个阶段的道德问题。不确定的研究资金来源也可能是一个潜在问题，因为可能会与某篇文章产生利益冲突。

Arnold DN 鼓励审稿人要求作者收集更多的数据。如果审稿人员认为研究需要更多的数据，那么审稿人应该建议拒绝原稿。然而，其他编辑（Chisolm MS，Fowler KK）要求作者考虑他们手头可能有的额外数据和 / 或信息，并考虑其他已发表的可能支持他们自己稿件的数据和信息。当然提供当前数据集不足的反馈（可能还有原因）是有帮助的。如果数据收集后研究似乎可行，编辑可能会邀请作者重新提交文稿。然而，当无法收集额外的数据的时候，审稿人应该拒绝稿件。

审稿人可能不会对手稿的所有方面都做出评价。尤其是当作者引用审稿人不熟悉的理论或临床程序或使用不熟悉的方法或统计方法时，审稿人可能不会对这方面做出评价。如果审稿人认为他们缺少某些领域的专业知识，那么审稿人员应该主动告知编辑。

同行评审报告

审稿人可以以不同的形式给出评审报告，可能包括对文章的结构和内容组成部分的在线勾框判断或列表检查（如明确陈述的研究问题 / 假设；人类研究伦理的陈述等）。我们可以在 Cheng 等人（2016 年）发表的一篇论文中找到相关的例子，该论文由 *Advances in Simulation*，*BMJ Simulation & Technology Enhanced Learning*，*Clinical Simulation in Nursing*，*and Simulation in Healthcare*[2] 联合发表。作者修改了随机对照试验（CONSORT，合并报告试验标准）和观察性研究（STROBE，加强流行病学中观察性研究的报告）的报告标准。这些清单是基于一套指导方针，旨在减少在实证研究中文献不一致的情况。它们提供了具体研究设计的报告中应包括的标准化的细节清单。Cheng 等人发布的内容清单是专门为基于模拟的医学研究开发的。

审稿人员也可以给出介于接受投稿或拒绝投稿的建议。编辑可根据评审意见给出作者几种选择（如轻微修改；重大修订；同行评审前修改；拒绝和转移；在同行评审前拒绝；同行评审退回，重新提交；同行评审后拒绝等）。审稿人员须就评审意见做出合理的解释。框 43-2 包含《模拟的进展》和《模拟医学》的同行审稿人的指导意见。

如有潜在的利益冲突，请声明

可能会出现某些潜在的利益冲突（COI）情况，影响个人的审查能力。最明显的利益冲突是，审稿人通常不能审查他们的直接同事的投稿，或者审查那些与他们同单位的同事的投稿。此外，审查家庭成员或近亲属的手稿被视为一种利益冲突的情况。如果出现这种情况，请通知总编辑，他们可能重新安排评审工作。在双盲同行评审下，审稿人不知道作者的身份。在这种情况下，无关利益冲突。利益冲突的另一个重要问题是潜在的财务激励。审稿人需要敏锐地认识到财务冲突，例如从编写团队的成员或他们各自的组织收到资金。如果在评审过程中的任何时候出现利益冲突情况（因为全文只有在接受后才发送），只需通知总编辑。

框 43-2 同行评审过程中审稿人员的注意事项

1. 审稿人员可接受评审邀请，如果投稿课题在你的知识和实践范围内，满足评审时间。如果认为手稿的某些方面你欠缺相关的知识，请告知编辑。

2. 按时审稿。

3. 在阅读投稿和整个审查过程中保持开放的心态。

4. 专注于投稿内容。

5. 不要把手稿与别人分享。

6. 使用编辑管理系统与编辑沟通稿件问题。

7. 在评审过程中，不要直接联系作者。如果你觉得需要作者提供更多的信息或澄清，请在评论中提出要求（或联系编辑）。

8. 阅读杂志指南，如果有任何问题，请向编辑寻求建议。

9. 如果你对稿件有疑问，但又不想告知作者，请使用"秘密通知编辑"功能（或同等功能）。

10. 撰写评审报告——使用标题和副标题，参考手稿行和页码，并给每个要点标上序号。这些结构可以帮助作者系统和完整的回答相关问题。

11. 回应编辑对某项评审意见做出解释的要求。

12. 如果作者有机会修改他们的手稿，请做好准备，编辑会再次邀请你对修改后的手稿进行审查，并考虑作者是否解释你的评议。

如何回复审稿意见

当作者有机会修改和重新提交他们的投稿时，通常作者会回复审稿人。有几种方法可以处理对审稿人评论的响应。重要的是要遵循总编辑审稿意见。作者应该系统地对评审做出反应，并提供逐点的评论，以便审稿人搜索哪些已经做出了更改。审稿人给出的评价应按顺序列出，并指出在原稿中哪些地方作了修改。作者不同意审稿人的意见和建议是可以的，也是很正常的。他们应该简单地提供理由，充分、周到和礼貌地回应拒绝审稿人评价的原因。作者应该承认审稿人所做的努力，特别是当审稿人为他们的反馈提供了指导和详细的理由时。作者响应表（author response table）通常用于处理审稿人的反馈。在作者响应表中，作者将所有审阅者的评论复制到第一列，按顺序排列。在第二列中，作者相应的对每个评价做出回应（无论是积极的还是消极的）。第三列可以用来表示已更改的页号和行号。有时，作者被要求用彩色文字标明他们在原稿中所做的修改。

成为审稿人

大多数期刊都欢迎新的审稿人。只要有相关研究和相关出版物的经验，期刊可能会考虑邀请他们作为新的审稿人。一些期刊为审稿人提供在线审稿人培训，而还有一些期刊，特别是那些与专业协会有关的期刊，可能组织会议开展对审稿人的培训工作。还有一些期刊为审稿人提供指导，帮助他们更好地从作者过渡到审稿人的角色。

结语

　　最后，审稿人是推进我们专业领域发展过程中不可或缺的一部分。审稿人需要以开放的心态来承担这个角色。我们很荣幸能够审查那些提供了新想法的研究文章。很高兴，这些研究遵循了伦理道德和诚信原则。并且这些研究可能会取代或改变审稿人在工作之余对自己特定兴趣进行的重新思考和实践。此外，通常，审阅文章也有助于提高自己的写作水平。总而言之，审稿人推动了专业领域的知识和研究实践的发展，为专业领域的进步作出了功不可没的贡献。

参考文献

[1] KELLY J，SADEGHIEH T，ADELI K. Peer review in scientific publications：benefits，critiques，and a survival guide. EJIFCC，2014，25（3）：227-243.

[2] CHENG A. Reporting guidelines for health care simulation research：extensions to the CONSORT and STROBE statements. Simul Healthc，2016，11（4）：238-248.

拓展资料

[1] BORDAGE G. Reasons reviewers reject and accept manuscripts：The strengths and weaknesses in medical education reports. Acad Med，2001，76（9）：889-896.

[2] MCGAGHIE WC. Scholarship，publication and career advancement in health professions education//Association for medical education in Europe. Dundee：AMEE，2010.

第七部分

开始模拟医学研究：实用技巧
和案例分析

第44章　剖析研究的社会维度：如何开展模拟医学研究

Margaret Bearman　Adam Cheng　Vinay M. Nadkarni　Debra Nestel

概要

　　学术研究为模拟医学事业作出了突出贡献。很多模拟医学教学者和从业者都希望着手从事学术研究，但他们却不知从何下手。本章能够为他们提供多种入门途径。在本章中，我们会为新接触模拟医学研究的个人介绍实用策略，以帮助他们把握学术研究的社会维度（social dimensions）。从开始寻求指导到研究成果的最终发表，整个研究项目的生命周期中，我们一共为这些有需求的个人给出了10条建议。

> **实践要点**
> - 研究的构想、进行和发表是由一系列相关社会实践支撑的。
> - 新手可以通过运用一些实用但往往是隐性的策略进入模拟医学研究领域。
> - 考虑自己该如何与他人合作，使自己逐步成为一名研究者。
> - 从一开始就考虑到研究的受众，并认识到受众群体有可能会变化！

引言

　　探索模拟医学的设计、实现和影响的学术研究具有十分重要的意义[1, 2]。模拟医学研究是多样化的研究。一些研究将模拟作为研究对象（如"教育干预"），而另一些研究则将模拟作为调查方法（如过程调查）[3]。这些研究的方法既包括对模拟如何及为什么可以增强学习和实践的深度探索（本书第二部分），也包括对采用不同干预措施的实验方法的比较（本

M. Bearman
Centre for Research in Assessment and Digital Learning(CRADLE), Deakin University, Docklands, VIC, Australia
e-mail: margaret.bearman@deakin.edu.au

A. Cheng
Department of Pediatrics & Emergency Medicine, Albert Children's Hospital, University of Calgary, Calgary, AB, Canada

V. M. Nadkarni
Department of Anesthesiology, Critical Care and Pediatrics, The Children's Hospital of Philadelphia, Perelman School of Medicine, University of Pennsylvania, Philadelphia, PA, USA
e-mail: Nadkarni@email.chop.edu

D. Nestel(✉)
Monash Institute for Health and Clinical Education, Monash University, Clayton, VIC, Australia
Austin Hospital, Department of Surgery, Melbourne Medical School, Faculty of Medicine, Dentistry & Health Sciences, University of Melbourne, Heidelberg, VIC, Australia
e-mail: debra.nestel@monash.edu; dnestel@unimelb.edu.au

书第四部分）。因此，对于那些刚着手开始研究，但对模拟怎样、如何及为何会可能对医疗过程与结果的内容、方式和原因产生影响确有兴趣的个人，模拟医学研究的这种多样性可能是既令人振奋，又令人困惑的。

　　培养模拟医学研究者是必要的。我们发现，许多模拟医学教学者和从业者缺乏专业的研究技能，而那些没有接受过正式研究培训的人员尤其如此。此外，不够熟悉教育学或社会科学研究方法的临床研究科学家可能也面临着类似的问题。所幸的是，我们有大量关于如何开展教育研究和社会研究的相关文献 [4-8]（框 44-1）。然而，身为积极引导他人的专业研究人员，我们认为，我们很有必要制订一些策略来帮助他人进入研究领域。诚然，我们每个人都可以通过社交方面的互动来进入研究领域，而通过做与从事相应研究相关、公开且往往要求很高的任务，我们就很有可能进入这些社交互动。对研究生而言，他们的导师和同辈一般都在心底里认可这些社交互动的知识（本书第 39 章）。但对于那些在正规研究结构之外的人而言，他们则很难了解到这些概念。通过我们研究团队多年来的反复试验和收集，我们总结了一些与社交互动相关的隐性知识。

框 44-1　如何开展教育研究和社会研究的相关文献

TAVAKOL M，SANDARS J. Quantitative and qualitative methods in medical education research: AMEE Guide No 90: Part I. Med Teach，2014，36（9）：746-756.

TAVAKOL M，SANDARS J. Quantitative and qualitative methods in medical education research: AMEE Guide No 90: Part II. Medical Teacher，2014，36（10）：838-848.

RINGSTED C，HODGES B，SCHERPBIER A. 'The research compass': an introduction to research in medical education: AMEE Guide No. 56. Medical Teacher，2011，33（9）：695-709.

CLELAND J，DURNING S.（Eds.）. Researching medical education. West Sussex: Wiley Blackwell，2015.

CRESWELL，J. Research design: qualitative，quantitative，and mixed methods approaches. Beverly Hills: Sage Publications，2013.

MERTENS DM. Research and evaluation in education and psychology: integrating diversity with quantitative，qualitative，and mixed methods. Beverly Hills: Sage Publications，2014.

Simulcast: getting started in simulation research an interview with margaret bearman

---

　　本章旨在从开展研究的社会维度出发，指导新手对模拟医学进行研究。对于目前已有的大量有关"模拟医学实践"类的文献，本章将会是一个补充。我们还特别提供了简明实用的建议，可以帮助"模拟医学研究新手"将创意的火花转变为研究成果（框 44-2）。

　　我们的建议特别适用于那些有志于从事模拟医学研究的医疗职业教学者。这些建议都来源于我们与那些寻求扩大学术活动的教育专家之间进行互动的经验。例如，某团队发起了一项名为"跨专业环境下领导能力和追随能力的培养"的创新项目，那么该团队可能想知道自己的工作是否具有价值。于是，他们就可以研究以下两个方面：其一，如果他们有兴趣研究自己的项目是否提高了学员对应的能力，进而改进自身教学 [9]，这种研究就可以被认为是一种教学法的研究；另一方面，如果该团队感兴趣的是从更加宽泛的角度理解领导力和跨专业教育现象，那么这就是波伊尔所称的"研究的学术"（scholarship of research）。本章重点讨论的就是后一种类型的学术研究，它也通常被简称为"研究"。我们这里为那些有兴趣从事"研究"的人提供了 10 条建议。

框 44-2　开展模拟医学研究的社交互动建议

1. 在开始阶段，投入时间建立你的研究网络。
2. 查找文献，确定你想研究的课题。
3. 投入一定时间，向多方寻求意见。
4. 从超越临床研究的视角，以不同的方式思考遇到的伦理问题。
5. 从你的研究网络开始研究，但要准备好超越它。
6. 明白什么是高品质的研究。
7. 明白不必事事亲力亲为。
8. 大胆出席会议，克服怯场心理。
9. 把出版想象成对读者的"说服"。
10. 总是从可实现的目标开始做起：发表、通过审核等。

建议 1：从寻求指导开始

　　校园、学院内的互动是学术研究过程的核心环节。如果没有这些互动，那么对每个研究者而言，想要将工作与更广泛的研究领域当中各种显性与隐性的标准进行对标将是非常具有挑战性的。没有指导的新手可能长时间耗费在徒劳无益，甚至是适得其反的任务上。这里我们提到了"指导"，而指导是可以采取多种形式的。指导可能来自正式的导师、经验丰富的研究合作者、稳定的研究团队，甚至是我们"重要的朋友"。这些指导者通常比我们更有经验，但他们能指导我们的地方也是有限的。

　　要找到一位导师、合作者甚至是有同情心的同事并不容易，但这是开展研究至关重要的第一步。建立与他人的关系网络可能会很困难——你既不能害羞，也不应该过分打扰别人。有时，比如说，你与对方可能在改进模拟医学方面存在共同兴趣，那么这就会为你们之间的互动提供一个实际平台。你需要思考你能为自己参与的讨论、合作项目或伙伴关系带来什么——这将对你大有裨益。这并不是说你可能会学到什么研究技巧，而是说这可能是你接触到相关研究领域人员、得到写作资助以及（或者）参与研究项目的机会，或者说至少能够激发你的研究热情。另外，你也可以通过选修与研究方法和模拟医学研究相关的课程，或者是参与你所在地模拟医学研究领域举办的活动来获得互动机会（框 44-3）。

框 44-3　模拟研究协会举例

ASPE——标准化病人教育者协会（Association of standardized patient educators）

ASPIH——模拟医学协会（英国）（Association for Simulated Practice in Healthcare）

ASSH——澳大利亚模拟医学协会（Australian Society for Simulation in Healthcare）

PASSH——泛亚洲模拟医学协会（Pan Asian Society for Simulation in Healthcare）

SESAM——欧洲模拟医学协会（Society in Europe for Simulation Applied to Medicine）

SSH——模拟医学协会（美国）（Society of Simulation of Healthcare）

　　理想状态下，你会找到自己的导师——对研究生而言，你的导师可能就是你的学位论文指导老师（见第 39 章）。虽然与导师建立高效的师生关系并没有什么诀窍，但是一些普遍

的原则仍然可以帮到我们。作为指导过众多模拟医疗研究新手的导师，我们认为，成功的指导关系要取决于以下几个方面：

- 导师、学员都对各自提出的主题有强烈的热情。
- 导师赋予学员权利，学员愿意承担责任。这意味着学员需要勤奋和主动。导师可能并不总能优先照顾到自己的学员，因此，学员必须保持耐心，同时礼貌地推进共同的工作。导师需要有足够的时间和能力。
- 相互尊重和达成妥协的能力。双方都应该认识到自己的优缺点。
- 互惠互利，不剥削彼此（即，学员不只是向导师索取资源和信息，导师也不要求学员完成只对导师自己有利的任务）。

建议 2：查找文献，确定你想研究的课题

了解研究现状能够帮助你提高专业素养，改进研究课题。如果你先对已有文献进行彻底检索后再确定相关研究，那么你就不会重复前人已经圆满解决的课题。最重要的是，了解研究现状可以确保你的研究建立前人已有成果之上，能够推动该领域的发展[10]。这样，你的工作就能加深人们对该研究课题的理解。

在你希望研究的领域寻找已发表的研究成果是很有价值的，无论这些成果是否基于模拟医学教育都可以。阅读期刊，可以让新手研究者从概念上对研究成果有所了解[8]。对于新手而言，他们最佳的入门方式之一就是查找专业的模拟医学期刊（框 44-4）。除此之外，他们也能够在更广泛的医疗专业教育领域和临床期刊上找到模拟医学研究的相关资料。

你也可以选择通过联系在某一特定领域发表过文章的研究人员来进入该领域。有时，虽然这些研究者可能是你认识的人或者你同事的朋友，但是在其他场合下，你也可能会发邮件联系陌生的研究者。不要畏惧与陌生人打交道，因为与相关领域的专家进行讨论会帮助你设计当前的、并指导你未来的研究。

框 44-4　模拟医学期刊

Advances in Simulation——欧洲模拟医学学会开放获取式期刊

BMJ Simulation & Technology Enhanced Learning——模拟医学实践协会的订阅版期刊

Clinical Simulation in Nursing——国际护理协会临床模拟与学习订阅版期刊

Simulation and Gaming——模拟与游戏（S&G）：理论、实践和研究的国际期刊

Simulation in Healthcare——模拟医学协会订阅版期刊

建议 3：明白确定研究课题需要投入时间，并结合许多人的意见

缩小研究范围通常是一项非常艰巨的任务，有时甚至对专家而言也是如此。因此，在确立研究课题时，我们建议新手研究者投入一定比例的时间。要做好时间投入，最好方法之一就是与他人分享你的想法，并且最好是同时与你所在机构内外的人分享。然而，在分享你的想法之前，花点时间审视一下你的研究兴趣是很有帮助的。你可以提问自己：我热

爱的是什么？我为什么要做这项研究？这项研究会产生什么影响，为什么会产生这些影响？……首先，对你所有的想法进行头脑风暴，无论它们是理论的还是实际的，这样你就可以对你的所有想法进行加工筛选和优先排序。接下来，你可以选择退一步，务实地考虑一下你希望通过你的研究产生什么结果。

研究人员彼此目标各异，因此明确你想要实现的研究目标是非常实用的。对一些人而言，研究可能只是在遵循学术规范的基础上，为实现更好的模拟医学提供参考的手段；对另一些人而言，研究就意味着在知名期刊上发表文章；还有人认为，他们的研究是为了给所在机构或学科做出贡献。因此，在选择研究课题时，一个人的研究动机十分重要。例如，如果你的动机是为了向利益攸关方证明你的模拟医学工作的价值，那么林林总总的基于理论的定性研究方法可能就没有用了；如果你想在教育期刊上发表文章，那么即使在你敲定研究课题之前，教育理论的重要性也是不言而喻的。

确定一个合适的研究课题是至关重要的。一个好的研究课题是可行、有趣、新颖、具有现实意义并符合相关伦理的[11]。要评估一个研究课题的可行性，你需要判断你是否有充足的受试者、相关的专业技术，以及一定的资源。有趣、新颖并具有现实意义的研究课题将激起你所在社区同龄人的兴趣，扩展你的知识面，并为推进教育和/或临床护理提供潜在而有意义的贡献。最后，你的研究课题必须符合伦理，并得到当地人类研究伦理委员会的批准（见第34章）。在任何情况下，你都难以从一篇论文的终稿中发现研究课题。影响确定研究课题的因素包括相关文献是否充足以及研究本身的可行性。此外，学习有价值的研究课题的特征也会对确定研究课题产生影响。对这些标准泛泛而谈相当容易，但新手往往发现判断他们的研究课题是否符合这些标准是很困难的。因此，这就是为何你必须通过与他人交流来发现问题。

要提出高质量的研究课题，你很可能需要相关研究者、教育者、临床医生或是其他利益攸关方对你的课题进行审阅和评价。经过他人的审阅和评价，你的研究课题可能需要根据一些因素进行完善或修订。这些因素包括但不限于课题的新颖性、现实意义、重要性，以及（或者）可行性。有时，研究者可能提出了一个既新颖又富有现实意义的宏大课题，但当地资源（如人力资源、设备、参与者）却不足以支持该课题项目的开展。

建议4：妥善处理各种伦理问题

在教育研究中，研究者经常会遇到一些伦理问题。为解决这些问题，研究者在设计调查问卷时经常会征求被试者对这些问题的意见，如果他们不同意，就不会强迫他们接受调查。但伦理问题还经常涉及其他方面。与其他所有形式的研究一样，互相尊重、注重研究价值、讲究诚信、维护程序公平和惠及对方的核心研究原则会对研究伦理产生影响（见第34章）。例如，研究者必须有充分的理由使被试者放心参与研究，而不能不经他们的同意，通过欺骗或其他方式危及他们。开展研究的主要原因不应该过于"虚幻"，如是为了"提升"某个领域或实现"自我完善"等等。反之，你的研究应该为你所在的整个社区带来实质性的积极利益。医疗从业者往往对围绕患者护理的伦理问题感兴趣，但他们较少意识到研究被试者时会遇到的伦理问题。如果研究对象是学生、实习生或其他同事时，研究者和被试者之间往往存在着权力差异，有时或许还有利益冲突。例如，如果有研究者想要研究自己的教育项目，那么，他们可能不得不从自己的教学角色中退出，否则就可能造成一项真正的利益冲突。因此，我们强烈鼓励研究者与同事、合作伙伴和/或当地的伦理委员会讨论这些潜在的伦理问题，以确保自身不会成为开展、推进研究的障碍。

建议5：不要指望你所在研究领域的同事无所不知

对新手研究者而言，他们所面临的一项挑战是自己往往受到直接经验的限制。所以，虽然我们已经给出了"建立研究网络，与他人展开合作"的建议，但更重要的是要明白这种方法可能存在局限性，特别是在你选择合作者、对接并巩固自身的观点的时候。在某种程度上，了解你在研究的全流程之内扮演了什么角色是非常值得的。

对新手研究者而言，开拓自身的研究视野通常是非常困难的一步，因为他们一旦找到了自己的"舒适区"，就会倾向于留在其中。以我们的经验看来，处在"舒适区"的研究者一般只倾向于做一种研究，即习惯做定量研究的不愿去做定性研究，而习惯做定性研究的也不愿去做定量研究。这可能是由于许多新起的研究人员是模拟医学的专业教育者，而他们的研究目的是展示他们的项目对临床实践以及患者护理的影响。考虑到医疗专业的科学基础，以及大多数人希望"证明"他们自身工作价值的想法，有这样的结果是很自然的。但是，专注于搜集能证明自身工作价值的"证据"可能会最终导致这类研究者将一整套研究方法（定性研究或定量研究）排除在外。

研究方式和方法学是非常多样化的，因此，除了关注你当前所研究的领域，了解一下其他领域的知识也是非常值得的。一般而言，定量研究强调客观测量，而定性研究一般侧重主观体验。框44-5为那些对定量方法感兴趣的研究人员概述了一些有用的资源。框44-6为对定性方法感兴趣的研究人员概述了一些有用的资源。此外，我们还有评价研究及其相关的较新的研究方法学，比如说现实主义评价。同样，探索各种传统研究的理论框架也很重要。教育理论为教育实践提供了基本原则，但是，这些理论却往往被忽视或被视为某种理所当然的东西，甚至有时连资深研究者都不重视理论。有许多理论为模拟医学研究提供支撑，框44-7列出了与模拟教学相关的可查阅的参考文献。

如果阅读这些推荐的文献激起了你的好奇心，我们建议你与那些拥有你所缺乏的技能和经验，或者能够提供不同视角的人建立联系，从而扩展你的研究网络。尽管不同研究类型间有一些基本原则是不变的，但是，某一类型研究的专业知识并不总是能套用到另一类型的研究领域当中。所以，打造一个兼容不同观点的研究团队将是学习新技能的最好方式，因为你会看到人们如何以不同的方式处理问题。关于这一点，请参见下一条建议的内容。

框44-5　设计定量模拟研究的资源

NORMAN G，EVA K.W. Quantitative research methods in medical education. Understanding medical education：Evidence，theory and practice，2010，301-322.

CHENG A，KESSLER D，MACKINNON R，et al. Reporting Guidelines for Health Care Simulation Research：Extensions to the CONSORT and STROBE Statements. Simul Healthc，2016，11（4）：238-248.

CHENG A，KESSLER D，MACKINNON R，et al. Conducting multicenter research in healthcare simulation：Lessons learned from the INSPIRE network. Adv Simul（lond），2017，2：6.

框44-6 设计定性研究的资源

推荐的入门读物有：

- CRESWELL J W，POTH C N. Qualitative inquiry and research design：Choosing among five approaches. Sage Publications，2017.
- PATTON M. Qualitative Research and Evaluation Methods（Third ed.）. Thousand Oaks：Sage Publications Inc，2002.
- BRAUN V，CLARKE V. Successful Qualitative Research：A Practical Guide for Beginners. London：SAGE，2013.

高质量的定性研究是基于与定量研究不同的、经常受到争议的严谨性概念。有关这些概念的介绍，请参阅以下资料：

- TAI J，AJJAWI R. Undertaking and reporting qualitative research. Clin Teach，2016，13（3）：175-182.
- VARPIO L，AJJAWI R，MONROUXE LV，et al. Shedding the cobra effect：problematising thematic emergence，triangulation，saturation and member checking. Med Educ，2017，51（1）：40-50.

框44-7 理论介绍

概述

- BEARMAN M，NESTEL D，MCNAUGHTON N. Theories informing healthcare simulation practice// D.NESTEL，M.KELLY，B. JOLLY，M.WATSON（Eds.），Healthcare Simulation Education：Evidence，Theory and Practice，2018.
- BORDAGE G. Conceptual frameworks to illuminate and magnify. Med Educ，2009，43（4），312-319.

《护理临床模拟》（*Clinical Simulation in Nursing*）系列丛书探讨了模拟教育实践的理论依据

- NESTEL D，BEARMAN M. Theory and simulation-based education：definitions，worldviews and applications. Clinical Simulation in Nursing，2015，11（8）：349-354.
- HUSEBO S，O'REGAN S，NESTEL D. Reflective practice and its role in simulation. Clinical Simulation in Nursing，2015，11（8）：368-375.
- EPPICH W，CHENG A. Cultural historical activity theory（CHAT）-informed debriefing for interprofessional teams. Clinical Simulation in Nursing，2015，11（8）：383-389.
- REEDY G. Using cognitive load theory to inform simulation design and practice. Clinical Simulation in Nursing，2015，11（8）：350-360.
- SMITH C，GEPHARDT G，NESTEL D. Applying Stanislavski to simulation：Stepping into role. Clinical Simulation in Nursing，2015.

建议6：你不必事事亲力亲为

模拟医学研究通常不是通过个人努力就能完成的。因此，许多人将研究视为一项团队活动，不同的团队成员提供特定领域的专业知识，分别负责项目的不同部分[4]。你的导师、密友和感兴趣的同事并不等同于你的研究团队；在团队中，所有成员都直接参与研究过程。再次强调，每个人的情况因人而异，并且取决于每个人所处的环境。你可能足够幸运地加入了一个现成的团队，也可能需要单打独斗。如果你愿意加入一个团队，那么在选择意向团队时，你就需要考虑你和团队的共同利益、团队成员对研究的热情程度、团队成员的性格，以及你能否满足项目要求等因素 [12, 13]。

在任何情况下，你都不必包办一切。如果你缺乏统计分析方面的培训，那么找一个统计学家进行合作就是至关重要的；如果你从来没有进行过定性访谈，那么你就可以和做过定性访谈的人一起工作；如果你必须用不熟悉的语言写作，那么你就可以寻求该语言语法结构方面的编辑的建议。在你所在的机构、学院或者大学校园内，你可能总会发现有人能够提供专业知识来填补你在特定领域的空白。例如，图书管理员就能为如何搜索文献提供有价值的支持。此外，在团队中工作还有很多其他好处。比如，你可以通过利用团队中的多种研究视角来提高工作质量；团队合作也可以让你与他人分享你的成功或者与他人建立起跨学科的、持久的学术联系。

建议 7：努力理解什么是高质量研究

从新手到专家的关键能力之一，就是明白是什么让一项工作变得更加出色，以及这背后的原因是什么 [14]。那些有关定量 [8, 15, 16] 与定性 [17] 研究的成文报告标准有助于帮我们了解严谨的研究是如何开展的。然而，理解不同研究方法之间的细微差别需要一定的经验。虽然你能够从一些文献中获得帮助，但"标准"本身作为一个抽象概念可能会很难理解。所以，参考那些已经得到发表的标准文件可能是最容易的途径。

我们通常用"批判性评估"来判断一项研究是否严谨，对于相关从业者和研究者而言，该评估都是一项关键技能，因为它能够让你知道你在多大程度上可以信任某一特定出版物的研究成果。在这里我必须指出，不与他人进行互动而自学批判性评估技能是非常困难的。但是，通过与他人进行讨论和互动，你就可以进入更加复杂的学术研究领域，理解为什么一些学术上的"妥协"是可以接受的，而另外一些则不能。如果有机会的话，你甚至可以参加一个学术期刊俱乐部 [18]，只是与模拟医学相关的学术期刊俱乐部可能寥寥无几。此时，在线学术社区的作用就体现出来了，它们能帮助你检索那些以往的优秀论文。例如，"Simulcast"就运营一家在线期刊俱乐部 [18]。通过这些在线俱乐部，你同样能够获得以不同视角理解自己研究的机会，而这也就再一次超越了你自己的研究网络。

建议 8：勇于在学术会议上展示自己的成果

随着你变得越来越自信，不要忘记自己研究的最后一部分：将你的作品宣传出去（见第 41 章）。我们的最后 3 个建议将围绕如何推广作品而展开，从而使得其他人能够注意到你的研究成果。这项任务虽然一开始可能有点令人望而生畏，但是，你得这样去做，并且你会发现分享你的研究的最好的场合之一就是相关的学术会议。你可能会发现，如果你能以海报或口头研究报告的形式展示你的工作，那么你就有机会与你所在的研究领域中志同道合的人建立联系。在某些情况下，这些人可能成为你未来的合作者、学员和 / 或导师。在学术会议上展示你的工作也提供了一个你可以供你接受他人反馈的论坛，通过该论坛，你可以改进自己的项目，并为你执行研究的下一步计划提供头脑风暴的机会。在模拟医学研究方面就有许多区域级、国家级和国际级别的会议，这些会议通常由专业协会承办。这些会议将是你展示个人研究成果的绝佳机会。

建议9：将发表视为一种"说服"行为

发表是一种"说服"行为：作者必须向特定的读者提出一个论点，即，我的这些工作值得与更广泛的人群进行分享。出版与研究是略有不同的：研究的宣传属于社会维度，事实上可以被当作是在向读者传递某种"科学故事"[19]。就像所有好的故事的标准一样，你必须把握详略得当的原则，并根据不同的读者期待调整你的文章风格。但即使这样，你的研究也必须严谨、诚实、透明，并承认自身的局限性（见第42章）。

在思考和撰写研究报告时，新手研究者真正纠结的问题之一是如何向他人阐明自身研究的价值。我们经常会听说新手对某个特别的点非常感兴趣，但这与在出版物中阐明一项基本原理是不同的。在此，我们向新手推荐的是"问题-空白-挂钩"启发式方法（'problem-gap-hook' heuristic）[10]。它是一种"惯用规则"，可以帮助新手在研究报告的引言中阐明他们研究的一些基本问题。本质上，这种教学法要求研究者必须回答3个问题，即，这项研究解决的问题是什么？这项研究填补了当前研究中的哪些空白？为什么这项研究会产生影响？也就是说，为出版而写作不仅仅句型的搭建，确定文章的写作逻辑也很重要。

建议10：树立目标导向，如在期刊上发表、通过审稿环节等

对那些没有出版经验的人而言，为自己的手稿选择一份期刊进行发表是一项艰巨的任务。选定最适合发表你的作品的期刊有助于确保它能够被分享给适当的受众。为了确定最合适的期刊，我们建议：

1. 在你开始研究之前就思考哪份期刊更适合你。你需要对自己研究的最终结果可能是什么样子有一个概念。

2. 确定目标期刊的研究导向和研究范围。你通常可以在该期刊的网站上查找到这些内容。

3. 看看你的目标期刊发表过什么文章。你可以通过上网查看该期刊的档案馆了解它刊发过的文章类型和你感兴趣的主题。

4. 确定文章类型。因为不同期刊有不同的文章类型，所以你需要找到与你想发表的作品最匹配的文章类型（如创新、研究、方法学等）。

5. 确定期刊是否开放获取。在开放获取期刊上发表文章是免费的，文章一经发表就可以立即被所有人检索到，这有助于提高作品的传播效率。作者还可以保留文章的版权。但是，这些期刊经常收取出版费用。

6. 通过与有经验的人讨论，探索他人在不同期刊上发表文章的经验，可以让你了解评审过程，包括接受评审意见的时间长度以及文章发表的时间。这些信息可能会影响到你对目标期刊的最终选择。

最后，一旦你的文章被审稿人要求进行或多或少的修改，我们建议你以尊重、简洁的方式，及时回应审稿人的评论。你可能会因审稿人的点评而感到受挫、愤怒，甚至完全不接受他们的意见。这些都是自然的，是你出于本能的心理防御机制在起效。但是，我们仍然强烈建议你读完审稿人的评论，花一两天的时间平复自己的情绪，然后给审稿人做一个反馈。

在做反馈时，你可以剪切、粘贴、编辑审稿人的评论，创建一个单独的文档，并为回复他们的每条评论留出空间。回复最好简洁，因为冗长的回复会带来进一步批评的风险，同时也会给审稿人增添额外负担。你应当尽力回应所有审稿人的评论，尽管有时你可能不同意他们。你当然可以这么做。但是，你的回复应该做到尊重他人，并给出你为什么拒绝听取他们建议的理由。最后，你要做到及时回复，确保你的稿件在审稿人和编辑的头脑中保持新鲜。你可以把给审稿人的回复放在你的"待办事项"列表的最前面，这样可以确保你个人不会成为拖慢文章出版速度的因素。

结语

　　虽然你很难在别的地方检索到本章介绍的建议，但它们可以帮助你开始模拟医学研究。研究似乎令人生畏；事实上，即使当你变得更有经验时，这种感觉也会依然存在。但这种感觉也是非常有益的。本文不寻求重复已有文献中的观点，而是希望通过提供实用的建议，帮助社会方面进行模拟医学方面的研究。我们希望通过介绍研究过程中的一些隐性知识，我们可以帮助模拟医学教学者和实践者在研究和学术领域迈出第一步。模拟医学界在这一点上是非常支持的，我们也相信新手在我们的建议指导下，将会受到欢迎和鼓励。

参考文献

[1]　ISSENBERG SB. Setting a research agenda for simulation-based healthcare education: a synthesis of the outcome from an Utstein style meeting. Simul Healthc, 2011, 6(3): 155-167.

[2]　HUNT EA. Building consensus for the future of paediatric simulation: a novel 'KJ Reverse-Merlin' methodology. BMJ Simul Technol Enhanc Lear, 2016, 2(2): 35-41.

[3]　ChENG A. Designing and conducting simulation-based research. Pediatrics, 2014, 133(6): 1091-1101.

[4]　MCGAGHIE WC. Scholarship, publication, and career advancement in health professions education: AMEE Guide No. 43. Med Teach, 2009, 31(7): 574-590.

[5]　COOK DA, BECKMAN TJ. Current concepts in validity and reliability for psychometric instruments: theory and application. Am J Med, 2006, 119(2): 166 e7-16.

[6]　COOK DA, BECKMAN TJ. Reflections on experimental research in medical education. Adv Health Sci Educ Theory Pract, 2010, 15(3): 455-464.

[7]　COOK DA, WEST CP. Perspective: reconsidering the focus on "out comes research" in medical education: a cautionary note. Acad Med, 2013, 88(2): 162-167.

[8]　CHENG A. Conducting multicenter research in healthcare simulation: lessons learned from the INSPIRE network. Adv Simul, 2017, 2: 6.

[9]　BOYER EL. Scholarship reconsidered: priorities of the professoriate. Lawrenceville: Princeton University Press, 1990.

[10]　LINGARD L. Joining a conversation: the problem/gap/hook heuristic. Perspect Med Educ, 2015, 4(5): 252-253.

[11]　HULLEY SB, CUMMINGS SR, BROWNER WS. Designing clinical research: an epidemiologic approach. 2nd ed. Philadelphia: Lippincott Williams and Wilkins, 2001.

[12]　IRVING SY, CURLEY MA. Challenges to conducting multicenter clinical research: ten points to consider. AACN Adv Crit Care, 2008, 19(2): 164-169.

[13] MINNICK A. The management of a multisite study. J Prof Nurs，1996，12（1）：7-15.

[14] TAI J. Developing evaluative judgement：enabling students to make decisions about the quality of work. Higher Education，2018，6（3）：467-481.

[15] CHENG A. Reporting guidelines for health care simulation research extensions to the CONSORT and STROBE statements. Simul Healthc J Soc Simul Healthc，2016，11（4）：238-248.

[16] CHENG A. Reporting guidelines for health care simulation research：extensions to the CONSORT and STROBE statements. BMJ Simul Technol Enhanc Learn，2016，2（3）：51-60.

[17] O'BRIEN BC. Standards for reporting qualitative research：a synthesis of recommendations. Acad Med，2014，89（9）：1245-1251.

[18] Simulcast：journal club. n.d. [2018-03-19]. http://simulationpodcast.com/category/journal-club/.

[19] LINGARD L，DRIESSEN E. How to tell compelling scientific stories：tips for artful use of the research manuscript and presentation genres//Researching medical education. Hoboken：Wiley，2015：259-268.

案例研究 1：研究领域中的浪漫与现实　　第 **45** 章

Stephanie O'Regan

研究领域中的浪漫与现实

浪漫是一件危险的事。它会带给我们无法抗拒的兴奋感和吸引力，让我们看不到自己的缺点，并把遇到的困难最小化。你会把日复一日的辛劳都看作"不是问题"，并尽量灵活地安排自己的研究时间框架。我自认为我自己是作为一个浪漫主义者进入研究领域的；对于前方充满挑战的研究道路，我的内心充满了盲目的愉悦。现在，3 年已经过去了，我还是不太确定我的目标是什么——对于我这样一个需要由目标驱动的人而言，这种坦白相当可怕。我应该早就意识到这些了，因为我个人一直都在相当低调地推进我的研究（以至于大多数人都不知道我的研究）。所以，当我正在攻读博士学位的消息传出去后，我也仅仅是说我想学着做一些研究，而读博则似乎正是做研究的好机会。这当然不是事实；我只是不确定我能否在研究方面取得成果。并且，我不确定我对研究的这种浪漫主义式的热情能否持续下去。

如果你认为我的开场白是在让你放弃做研究，那你就搞错了。事实上，我希望的是通过把我的故事分享给那些紧张或者不够自信的新手研究者，从而让他们放心，他们不是孤独的，他们的感觉是真实的。研究不仅需要勇气、支持和时间，还需要经受现实的检验。千万别搞错了，这可是一项艰苦的工作。当你像我一样从零开始时，研究这座大山会非常陡峭。在本章的案例研究中，我想通过分享我的五条经验教训，分析什么对我有益，什么则没有益处。当然，对你而言，情况可能会有变化。研究有时候是一个人的旅行，有些人觉得它很容易，有些人则觉得它很有挑战性。我想通过分享我在模拟医学领域中的研究经验，特别是进入我感兴趣的研究领域的经验，提高模拟医学教育观摩者的学习效率。

了解你自己

我是一名急诊护士。现在，这仍然是我的本职工作，尽管我已经 15 年都没有在临床一线工作了。工作是我生命的一部分：我需要了解什么东西对我是有用的，什么东西对我是无用的，这对我当时的护理工作很重要，现在也仍然如此。作为一名临床护士，我阅读

S. O'Regan (✉)

Sydney Clinical Skills and Simulation Centre, Northern Sydney Local Health District, St Leonards, NSW, Australia

Faculty Medicine, Nursing and Health Sciences, Monash University, Clayton, VIC, Australia

e-mail: stephanie.oregan@health.nsw.gov.au

过最好的护理实践指南，并尝试把其中的原则运用到我的工作当中。我寻找适用于我日常工作的信息。作为一名教育工作者，我也尝试去寻找类似的信息，但我发现我在教育方面遇到的问题无法得到解答。我同样检索过最好的教育实践指南，但我发现，那些书聚焦于那些积极参与模拟研究的研究者，而对观察模拟的研究者——即观摩者，则往往关注较少。我和同事谈过这方面的问题，他们建议我在该领域做一些研究。但是，作为一名新手，如果要做研究，我想我就需要详尽地指导和研究实战方面的知识。因此，我参与并学完了定性和定量研究的短期课程，温习了自己多年以前学过的知识，为更充分地进入研究领域做好准备。虽然我所做的这一切还不够，但它们也仍然值得。当我能够做自己想做的事情的时候，我就处于最佳状态——我是一个喜欢具体事物、与深奥事物作斗争的实用主义者。我想得到答案，那些可以解决我的实践中的问题的答案。我知道我自己很没有耐心，喜欢得到结果，我曾担心（现在仍然担心）从长远来看，不够耐心可能会对我没有好处。

慎重选择你的导师

在我的研究中，我非常幸运地避免了一个重大错误。现在我意识到，这个错误可能会彻底毁掉我的研究。我曾联系了我之前所在的大学，询问校方有关研究项目的情况。校方好心地为我提供了一份可供参与的研究项目和导师的名单。固然，名单中的每名导师的专业知识都非常丰富，但这些项目或导师都不在我的研究领域或特定的主题兴趣范围之内。因此，虽然寻求之前母校的帮助这种做法相当普遍 [1]，但我知道这对我并不适用。我之所以要做研究，就是为了回答我自己的问题，而不是加入别人的项目。我个人就认识两位研究者，他们没有完成研究主要原因是没有选择匹配的导师，我不想在研究开展的第一关就栽跟头，犯这方面的错误。

我在模拟医学领域工作了很长时间，所以我有一群聪明的同事。我和一些人谈过，他们也对我的研究很感兴趣，也能给我提出一些建议。在其中一次与他们的谈话中，有人提出要做我的导师，我接受了。我最终选择在一所我几乎从未去过的大学的跨州导师那里开展研究工作。我的这种经历在模拟医学研究领域中似乎也相当常见。事实上，许多人在都在通过国际渠道开展研究，所以，如果你无法在本地找到导师，也不必感到过于绝望。

有三项重要因素决定了你的导师选择是否成功：导师在学生倾向的主题领域专业知识是否丰富？师生之间的人际工作模式是否匹配？导师有关研究方法的专业知识是否完备？我的导师给我的建议是，师生之间可以通过基于网络的游戏共同监督模式（co-supervisory model）来回答这些问题 [1]。事实证明，这条建议是很有价值的，因为这能让导师和学员之间形成合力，让彼此的观点和贡献都体现出来。然而，对我而言，最重要的是我的导师对我的研究主题的关注度，他们拓展并关注我的研究方向的能力与耐心，以及在我因为某段时间的个人问题而影响了进度时，他们能否为我提供支持。缺乏导师的支持可能是导致学员退出研究项目的主要原因。好的导师能提高学员研究项目的水平 [2]：我的导师就是通过开展合作、提供研究策略、发表文章评论和学术报告为学员提供发展和成长的机会。本文的案例研究就是这样一个机会。

选择研究课题

　　我最初的计划是通过研究得出一些策略，以指导模拟医学观摩者的学习。一定程度上，这是因为我发现这些"学习者"会通过电子设备观摩他们同事的工作。我个人有点愤世嫉俗，因此，我认为这种行为是一种分心，会干扰他们的临床工作（尽管我承认他们在观摩时可能有参考临床指南）。此外，我还觉得我的研究课题过于简单，不值得作为博士学位的课题；我在如何才能深化我的研究课题上颇感忧虑。如果我接着参看了 2011 年模拟医学研究国际共识峰会的议程，我就会发现，其中一个议程项目研究的就是学习者的特征以及如何更好地识别和满足学习需求 [3]，而对于观摩者的学习需求研究符合该议程 [4]。Mariani 和 Doolen 是该议程的创建者。他们还在报告中提到，模拟医学研究中的最恰当的学生规模和教育者扮演的角色值得关注。因此，运用该研究议程可以帮助我发现研究的切入点，并支持我的一些想法。

　　作为一个内部人士，我对观摩者的角色有着自己的理解。有趣的是，我的理解往往与他人不同。他人的想法往往令我大开眼界。例如，有些我认为的简单概念实际上往往更有深度。当时，关于观摩者研究方面的模拟医学主题的相关文献还不多。我记得我曾担忧过文献不足的问题，因为即使经过了系统的检索，我也只找到了 9 篇相关文献。但是，事实证明我得到的结果还不错。因为，在系统性检索的过程中，我学会了文献检索的技巧，明确了稿件的质量指标，懂得了如何在引用教育和其他领域理论的前提下，使我的研究显得更加有意义。我能够确定支持观摩者学习的一些关键因素，并将其应用到我的实践中，满足了我对研究即时性的需求 [5]。

　　在这一领域，我发现我并不是唯一考虑这个问题的人。我的研究真正开始步入正轨了。业内同事开始联系我，既感谢我的论文，也感谢我通过在模拟医学实践中考虑观摩者的身份，挑战了他们的理论。我被邀请就一篇关于这个主题的硕士论文提供反馈，并就一些地方的模拟项目改进提供建议。我对他人对我研究表现出的这种兴趣感到惊讶，这大大提升了我的自尊——在整个研究过程中，我的自尊都受到了严重的挑战。现在我的这篇文章已经被引用了 23 次。而且，当我启动研究第二阶段，准备调查模拟医学教育者在支持观摩者方面的实践时，我也受到了那些已经做好准备，甚至乐意提供自己观点的人的鼓舞。

记录研究的心路历程

　　做记录是一个非常好的习惯，但这个习惯也让我纠结。时间转瞬即逝，关于一时的想法、决定和相关的原因也很快会被忘却。我有一个同事，除了工作用的文件之外，他还有一个手写的笔记本，用于记录自己的思考。他认为用笔写字比在键盘上打字更加流畅。当需要以论文的形式记录你研究的心路历程时，笔记能记录下丰富的细节，因此将非常有用。在日常工作中，我自己也会做谈话记录、数据统计和读书笔记。另外，我还有一个灰色封皮的笔记本，但遗憾的是我只记了两页，一页是文字，另一页是简单的图画。

进入研究领域

我目前全职工作的大学离我家里有 1 000 000m，再加上不是本校学生，我在学校里经常不被重视。我所在的研究小组由一名博士生领导。在小组内，我们每个人都有机会展示自己的研究成果，听取其他人的意见，并定期参加时长 25min 左右的写作会议。会议形式有视频和现场会议两种，但由于个人原因，我经常错过现场会议。但我仍旧很幸运，因为毕竟我能在一个支持和鼓励学术活动和研究的环境中工作，这在一定程度上弥补了我不能参加现场会议的缺陷。

前景展望

研究的作用就是在他人工作的基础上，贡献新的知识，提出新的想法，并推动整个社会向前发展。作为一名急诊护士，我能提供一线护理服务，但我一次只能照顾一个患者；作为一名教育工作者，我鼓励临床医生去积极反思并做到最好，从而为患者护理做出间接的贡献；作为一名研究者，我开启了一项新的研究，同时可以挑战其他人的观点，考察我的研究是否为他们的实践提供启示。在模拟医学领域的工作经历激发了我个人对于研究的兴趣。该专业本身锐意创新，近些年来更是发展迅速。研究模拟医学实践的观摩者为我进入研究领域提供了入门途径，这项研究是很有意义的，同时也让我大受鼓舞。我知道到目前为止，我的研究为模拟医学领域作出了一定贡献，这一点是令我满意的。所以，如果你有问题，有想知道答案的冲动，那就去行动起来吧。如果你想知道答案，别人也会想知道的。找到一位导师，规划一条道路，在研究的道路上迈出第一步，你就能获得可以应用到工作场所的各类技能和经验 [2]。所有的学术研究都有自己的流程、纪律和严格的要求，因此，参与研究会帮助你会在工作上做得更好。请谨记：加入研究领域会增加你的个人价值，因为你能为他人作出自己的贡献。

我的研究之路还远没有走到尽头，一路上也有不少的磕磕绊绊。这是一条艰辛的路，一条充满着沮丧与喜悦的路，一条我会一直走下去的路。这一路上使我受益良多，不仅仅关于学术方面的，还有关于我自己的。我有着超乎我个人想象的能力，使我能够直面学术研究道路上面临的各种恐惧。在学术领域，虽然我仍遭受着"准冒名顶替症候群"的折磨，但让我宽慰的是，有这种感觉的不只是我自己。我的贡献是有价值的。学术研究就像一种真正的浪漫，兴奋和新鲜感最终会让你做出发展长期关系的承诺。时间会告诉我能否取得成功；但就浪漫本身而言，时间是没有意义的。

参考文献

[1]　IVES G，ROWLEY G. Supervisor selection or allocation and continuity of supervision Ph. D students progress and outcomes. Stud High Educ，2005，30（5）：535-555. https://doi.org/10.1080/03075070500249161.

[2]　PLATOW MJ. PhD experience and subsequent outcomes a look at self perceptions of acquired graduate attributes and supervisor support. Stud High Educ，2012，37（1）：103-118. https://doi.org/10.1080/03075 079.2010.501104.

[3] ISSENBERG SB, RINGSTED C, OSTERGAARD D, et al. Setting a research agenda for simulation-based healthcare education: a synthesis of the outcome from an Utstein style meeting. Simul Healthc, 2011, 6(3): 155-167. https://doi.org/10.1097/ SIH.0b013e3182207c24.

[4] MARIANI B, DOOLEN J. Nursing simulation research: what are the perceived gaps? Clin Simul Nurs, 2016, 12: 30-36. https://doi. org/10.1016/j.ecns.2015.11.004.

[5] O'REGAN S, MOLLOY E, WATTERSON L, et al. Observer roles that optimise learning in healthcare simulation education: a systematic review. Adv Simul, 2016, 1: 4. https://doi.org/10.1186/s41077-015-0004-8.

第46章　案例研究 2：定性研究入门

Sharon Marie Weldon

引言

　　研究者的哲学立场（或研究范式）对于研究的开展是至关重要的。他们的哲学"立场"，或者说他们关于本体论（世界是什么）和认识论（我们如何认识世界）的思想将贯穿他们的整套研究方法。这些思想也影响他们对理论观点的选择（实证主义、解释主义或实用主义，即我们应该采取什么方法来了解世界），而对理论观点的选择又反过来指导了研究原则（获取知识的步骤）和研究方法（获取知识的工具）。例如，实证主义者认为世界是可知的，因此他们常常提出可验证的问题和假设，并提供明确的答案；解释主义者认为世界是不停变化的，因此不能事先假设，而要在特定情境下对世界进行探索和解释。另一方面，实用主义者认为有些因素是可测、可知的，而有些因素则需要根据研究课题进行探索和解释。因此，他们会采用最有可能解决手头问题的方法，或者综合多种研究方法，来回答是什么、为什么和怎么做的问题。这样，研究者就能对其研究的主题有更全面的理解。然而，实证主义和纯粹解释主义者对世界的认知方式不一，所以他们往往不信任这种方法。确定研究中的哲学假设关乎研究的质量，也会使研究者对研究方法充满信心，让他们更具创造性。

　　医疗领域的研究主要是从实证主义或者后实证主义的视角出发来进行的，这种方法很客观，是建立在世界可知的基础之上[1]。这种方法可用于大规模的量化或实验研究，提出了与有效性、敏感性、特异性、因果关系和成本有关的问题，可以用来回答与疾病、发病率和死亡率有关的问题。这种方法很成功，自从医疗研究开始以来，因为我们对疾病和治疗方法有了更多的了解，所以大多数疾病的死亡率和发病率都在下降[2-4]。然而，这种方法往往忽略了经验，脱离了情境，产生了知识盲区，也会影响到医疗领域的研究实践。持解释或批判性视角的研究者则试图解决这些问题，并开展了一系列相关研究。

　　作为一名护士，我也习惯于采用实证主义和后实证主义视角，因而我对解释或批判性视角了解相对有限。就我个人而言，我所接触到的定性研究在操作和解释方面所讲的东西都比较基础。虽然这并不影响定性研究的意义和作用，但是，这也确实凸显了医疗领域的定性研究缺乏深度。现在，这种情况正在发生变化。在医疗领域引入解释或批判性视角，可以帮助我们回答"为什么"和"怎么做"的问题。如果越来越多的研究都能结合这种研究方法的话，那么对同一个研究课题来说，我们就能有更全面的理解[5-10]。

S. M. Weldon(✉)
Department of Education and Health, University of Greenwich, London, UK
e-mail: S.M.Weldon@greenwich.ac.uk; s.m.weldon@gre.ac.uk

为深入探讨解释或批判性视角，以及该视角可以帮助我们回答哪些问题，下面我将介绍我真实参与的第一个定性研究的案例。在该案例中，我会对这项研究进行描述，并且结合我和一位社会科学家（Terhi Korkiakangas 博士）的研究日志，给出我们的研究成果。

案例研究

我是一名护士，曾在英国的手术室工作过。我一直都对团队互动感兴趣，尤其是团队沟通。在手术室里，所有医护人员的注意力都集中在一个患者身上，因此团队沟通的好坏关系到手术能否成功。

从我个人的经验来看，手术室内的沟通并不总是天衣无缝的，我们的沟通有时可能是无效的，甚至会危害到手术的顺利进行。因此，当有研究想通过手术视频来研究手术室内的沟通，我就非常感兴趣。

我参加的这项研究有医护人员（即外科医生、麻醉师和护士）和社会科学家（即研究互动、对话和多模态分析的专家）的参与。它在本质上是探索性的（解释性的）。这意味着该研究没有具体的研究假设可以进行检验，而是通过一个指导性的框架，对英国手术室内医护人员之间的沟通进行重点关注。

我和社会学家 Terhi 一起进行这项研究。我们的工作流程包括进入手术室，征得同意在手术室内安装摄像机和麦克风，对收集到的音频或视频数据进行转录、编码、结果分析（通过识别沟通模式），最后撰写和公布研究成果。

作为一名曾在手术室工作过的护士，工作流程设置对我来说是最容易的。困难之处在于转变我的研究视角。下面的手术室日志就体现了我遇到的困难，这是我们研究日志的其中一页（也是研究的第一天）。我和 Terhi 各自保留了一份研究日志，这两份日志是同步进行的，都记录着我们同一天的研究情况。

手术室日志记录 1

日期：2012 年 5 月 17 日，星期四

记录者：Terhi

我第一次进手术室时大约是 5 岁，当时我做了一个扁桃体切除术。今天是我第二次进入手术室。Sharon 和我都穿上了蓝色的手术服（感觉比睡衣舒服）。一位手术室资深医护人员带我们参观了医院的各个楼层。我们还被允许进入手术室参观。一个小男孩被带进了手术室。手术室里到处都是穿着手术服、戴着外科口罩和手套的医护人员，还有看着有点瘆人的机器——难怪那个小男孩那么害怕。我看到那个男孩哭了，感到有点心疼。还好，他妈妈被允许进去握住他的手，直到他睡着。入睡本身就是一件很美好的事情；有麻醉师的帮助，入睡是非常顺利的。

为这个男孩做阑尾切除手术的团队包括两名外科医生、一名实习护士和她的导师、几名值班护士，以及另外几名实习生和医学生。观察手术的实际情况，以及医疗团队如何完成治疗患者的复杂任务，真的是非常有趣。让我印象深刻的一点是，即使我距离医生很近，就站在主刀医生的后面，我也很难听清这些戴着口罩的人彼此之间在说什么。然而，手术进展顺利；我对他们彼此之间是如何互动的很感兴趣，因为手术毕竟是通过交流完成的。我还注意到，不同的经验水平会影响团队成员关注他人的行为的方式，这对我这个社会互

动研究者来说是非常有趣的。一个很好的例子是，一名手术室的高级实习生对导师的目光作出了反应，当时她的导师和实习护士就站在器械车旁。她很快注意到了导师的眼神示意，迅速走近她的导师，并询问导师需要什么。这样的例子很好地说明了所谓的多模态交流的含义，即我们如何分析对方的目光、身体动作和手势，无论我们和对方之间是否有言语交谈。我期待在整个项目中对这些内容进行更仔细的研究。

手术室日志记录 2

日期：2012 年 5 月 17 日，星期四

记录者：Sharon

这是我首次以参观者的身份进入医院手术室。手术室团队的一名成员接待了我们，他很快为我们安排了必要的胸卡、储物柜和手术服，然后带我们参观了手术室，包括患者等候室、设备仓库和康复区。除了布局不同外，这一切对我来说都非常熟悉，但也有一些小的区别，如使用电子设备订购系统和灯光处理中的摄像机。

我们被问及是否想观看一个小手术，我们高兴地同意了这个提议。这个手术是为一个大约 8 岁的孩子做的阑尾切除术。这是我非常熟悉的一个手术，也勾起了我自己对于作为手术室工作人员的回忆。

负责在手术中擦洗设备的护士是一名正在接受高级护士指导的门诊部实习生。此外，手术室内还有一名值班医生、一名医学顾问和两名初级医生助理，以及麻醉师和另一名门诊部实习生。

我看到穿戴整齐的门诊部实习生进行器械和棉签计数，并准备好器械和纱布，以便外科医生能够开始手术。起初，作为一名曾在手术室工作过的护士，我觉得我似乎需要重新回到护理的角色，协助医生进行手术。现在我站在医生们的后面，这给我一种很陌生的感觉。我是在观察而不是运用我的专业技能。然而，一旦我适应了这种感觉，我就能从一个完全不同的角度来看待整个场景，并为我能够有这样的机会感到荣幸。

手术团队的一位成员非常乐于助人，他会告诉我们手术进行到哪一步了，以及我们需要在哪里做记录，而哪里不需要记录。我知道我的同事 Terhi 是第一次进入手术室观察，所以我很留意她的情况；然而，她似乎对这种体验相当着迷。手术结束后，我们查看了拭子计数，并与一名手术室的护士进行了交谈。交谈的氛围非常轻松。对方说，一旦我们开始研究，她会很乐意为我们录像。这对我们是极大的鼓励。

上面这两篇日志是一个很好的例子，说明我们两个人把不同的研究视角带到了手术室里。作为一名社会科学研究者，Terhi 在数据收集开始前就立即关注交流的各个方面（解释主义）。作为一名护士，我在社会科学方法方面经验有限，我更关注的是与我的护理角色有关的实际情况和过程，以及我认为应该如何看待和开展研究（后实证主义）。

我花了一些时间进行换位思考，意识到从解释学的角度来看，我对环境及其背景的解释与视频（音频）数据本身的收集一样，都对研究至关重要。因为，这将帮助我建立在研究后期可以被数据证实或证伪的研究模式，而这与我以往所习惯的研究方法是非常不同的。

在 6 个月的时间里，我们使用两台广角摄像机和两个无线麦克风（放置在外科医生和负责擦洗手术设备的护士的无菌服下）收集数据，对不同的手术室、手术团队和手术类型进行了拍摄，得到了超过 60h 的视频数据。我和 Terhi 确定了手术团队之间沟通的模式，并在数据收集期间通过现场笔记对手术过程进行记录。随后，以需求 - 反馈框架为指导，我们对数

据进行了转写和编码。这使得我们能够检验我们所观测到的沟通模式是否像我们所认为的那样普遍，同时也提供给了我们一些具体的案例和量化定性数据的机会，以便于我们能够观察这些沟通模式在我们收集到的数据中出现的频率（实用主义）。完成这些工作之后，我们将研究结果以视频剪辑的形式发给了那些我们在手术室拍摄的医护人员，以确认我们的结论是否正确（解释主义）。

完成之后，这项研究能非常成功地解决一些以前没有被发现或被理解的沟通问题。其中一些问题是非常实际的，如是否应该对医生的要求做出言语回应，手术器械架摆放的位置，以及手术过程中提示音的播报等；这些问题虽然看似都是小问题，但是，如果在这些问题上产生误解、分歧的话，手术团队之间就会逐渐产生挫折感、不信任感和无能感，阻碍彼此之间的良性无缝互动[11-18]。

在开展这项研究之前，我们对手术室沟通问题的研究是预先确定的（事先决定这一问题也属于后实证主义方法），并通过相关框架机制对结果进行评估。通过运用不同的视角（解释主义），我们在这项研究上有了新的发现，这增进了我们对研究课题的理解，让我们明白了该如何改善手术室的沟通问题。

随后，根据我们的研究结果，我们设计了一个模拟培训计划（视频支持的手术室交互模拟研究）。从模拟的角度来看，这项研究非常独特，因为它是基于研究，并受到研究的驱动。从研究的角度来看，模拟能够以一种同样的方式，对原始研究的数据进行编码和重新编码。这会生成一个不断扩充的（实用主义的）数据集，使专业人员得以通过它复现原始研究，并将他人的实践结果其与他们自己的模拟实践进行比较，制订最终的解决方案。在这种情况下，研究者可以从现实手术室、模拟手术室和投影手术室中获得所需数据，从而在这些手术室环境中建立一个基于视频的研究体系[19]。如果要做进一步研究，那么可能就需要我们回归手术团队在现实手术室中的实践，定性记录他们在交流模式上的变化，进而使研究更加完整。

参考文献

[1] RÖHRIG B, DU PREL JB, WACHTLIN D, et al. Types of study in medical research: part 3 of a series on evaluation of scientific publications. Dtsch Arztebl Int, 2009, 106(15): 262-268.

[2] ARMSTRONG K. Methods in comparative effectiveness research. J Clin Oncol Off J Am Soc Clin Oncol, 2012, 30(34): 4208-4214.

[3] JOHNSON ML, CROWN W, MARTIN BC, et al. Good research practices for comparative effectiveness research: analytic methods to improve causal inference from nonrandomized studies of treatment effects using secondary data sources: the ISPOR good research practices for retrospective database analysis task force report—Part Ⅲ.Value Health, 2009, 12(8): 1062-1073. https://doi.org/10.1111/j.1524-4733.2009.00602.x.

[4] FRANCIS DR. 2018. Why do death rates decline? The National Bureau of Economic Research. [2002-01-03]. https://www.nber. org/digest/mar02/w8556.html.

[5] SCOTLAND J. Exploring the philosophical underpinnings of research: relating ontology and epistemology to the methodology and methods of the scientific, interpretive, and critical research paradigms. Engl Lang Teach, 2012, 5(9): 9-16.

[6] CRESWELL JW. Research design: qualitative and mixed methods approaches. London: SAGE, 2009.

[7] CRESWELL JW, PLANO CLARK VL. Designing and conducting mixed methods research. Ohio: SAGE Publications Inc, 2018.

[8] CROTTY M. The foundations of social research. London: Sage, 1989.

[9] GRIX J. The foundations of research. London: Palgrave Macmillan, 2004.

[10] GROFF R. Critical realism, post-positivism and the possibility of knowledge. London/New York: Routledge, 2007.

[11] BEZEMER J, KORKIAKANGAS T, WELDON S-M, et al. Unsettled teamwork: communication and learning in the operating theatres of an urban hospital. J Adv Nurs, 2015, 72 (2): 361-372. http://onlinelibrary.wiley.com/doi/10.1111/jan.12835/pdf.

[12] KORKIAKANGAS T, WELDON SM, BEZEMER J, et al. Nurse-surgeon object transfer: video analysis of communication and situation awareness in the operating theatre. Int J Nurs Stud, 2014, 51 (9): 1195-1206. https://doi.org/10.1016/j. ijnurstu.2014.01.007.

[13] KORKIAKANGAS T, WELDON SM, BEZEMER J, et al. Videosupported simulation for interactions in the operating theatre (ViSIOT). Clin Simul Nurs, 2015, 11 (4): 203-207. https://doi.org/10.1016/j.ecns.2015.01.006.

[14] KORKIAKANGAS T. Mobilising a team for the WHO surgical safety checklist: a qualitative video study. BMJ Qual Saf, 2017, 26 (3): 177-188.

[15] KORKIAKANGAS T, WELDON S-M, BEZEMER J, et al. "Coming Up!": why verbal acknowledgement matters in the operating theatre//CARTMILL SWJ. Communication in surgical practice. Sheffield: Equinox, 2016.

[16] WELDON SM, KORKIAKANGAS T, BEZEMER J, et al. Communication in the operating theatre: a systematic literature review of observational research. Br J Surg, 2013, 100 (13): 1677-1688. https://doi.org/10.1002/bjs.9332.

[17] WELDON SM, KORKIAKANGAS T, BEZEMER J, et al. Music and communication in the operating theatre. J Adv Nurs, 2015, 71 (12): 2763-2774.

[18] WELDON SM, KORKIAKANGAS T, BEZEMER J, et al. Transient teams in the operating theatre. Oper Theatre J, 2012, 261 (1): 2.

[19] WELDON SM, KORKIAKANGAS T, BEZEMER J, et al. Video analysis of bodily conduct in teamwork within the operating theatre. Int J Qual Methods, 2012, 11: 895-896.

案例研究3：定量方法的应用　第**47**章

Gregory E. Gilbert　Aaron W. Calhoun

引言

在研究过程中，也许研究方法是最重要的内容之一。在本章中，我们将集中介绍定量方法（虽然其中的一些原则也适用于定性研究）。如果没有合理的研究方法，那么一项研究能够解决其最初提出的问题的可能性是相当低的，同时也将极大影响它被同行评审期刊接受的可能性。

尽管运用合适的研究方法是必要的，但是，由于课题领头人与统计者在专业术语和观点上可能存在着差异，整个研究过程也可能误区重重，特别是当课题领头人统计知识相对匮乏的时候。因为，研究者关心的主要是问题的临床意义，因此他们能直观地明白自身想要从数据中得到什么，而统计者的关注点却在数据本身的结构上。如果双方没有意识到这一点的话，那么双方就会产生误解。因此，对双方而言，重要的就是阐明各自的基本立场，消除双方可能存在的误解，从而使研究走上正确的立足点。统计者应尽可能从研究设计一开始就参与进来。

以下案例研究就可以说明这一点。

案例研究

课题领头人：你好，非常感谢你今天来见我。我想做一个研究项目，研究我发明的一种新的基于模拟干预（simulation-based intervention）的教育方法，增强交通运输人员的非技术技能（non-technical skills of transport personnel），更好地处理心脏停搏的情况。

统计者：你再说清楚一点。具体说来，你说的"交通运输人员的非技术技能"和"心脏停搏"是什么意思？

课题领头人：是这样。前些天，我正在国际模拟医学大会的返程航班上，头等舱有人心脏病发作了。空乘人员请求内科医生帮助，所以我就去帮忙。

统计者：是这样？那个人还好吗？

课题领头人：还好，乘务员和我在 3min 的胸外按压之后把他救了回来。我们不得不在

G. E. Gilbert
SigmaStats® Consulting, LLC, Charleston, SC, USA

A. W. Calhoun (✉)
Department of Pediatrics, University of Louisville School of Medicine, Louisville, KY, USA
e-mail: aaron.calhoun@louisville.edu

飞机上使用除颤器，但他的病情最终稳定下来了，飞行员才得以紧急着陆。他随后被送往医院。据我所知，他现在已经完全康复了。虽然这件事情已经告一段落，但是，整个事件让我想到，我们可以用更好的方法来培训非专业医护人员的救生技术。

统计者：我觉得这是个不错的主意。我见到过不少类似的技术性研究，整个航空业以及军队内部都是如此。你有注意过相关研究是否有知识缺口吗？

课题领头人：你说的"知识缺口"是什么意思？

统计者：我的意思是，这个领域的研究现状如何。如果它已经被"研究到穷尽"了，那么你的研究课题可能已经有了一个完美的答案。如果这样的话，那么你的工作已经完成了，你可以直接引用已有的成果。现在你明白了吗？例如，我知道有很多关于如何处理飞机上紧急情况的文献，而且空乘人员基本都接受过心肺复苏的训练。我有 20 多篇关于这个主题的文章，我可以寄给你一些最近的。你的研究的独特性在什么地方？

课题领头人：不是，我的关注点是空乘人员的非技术技能。我已经找过了，目前这个领域还处于空白状态。

统计者：很好，所以我们确实需要填补一个知识空白。我想，我们可以先做个试点研究项目。但我还是不确定，你说的"非技术技能"是什么意思？是空乘人员的心肺复苏做得不对吗？

课题领头人：不是。实际上，在我看来，他们的技术水平相当不错。或许我需要重新组织一下我的措辞：对医生而言，"非技术技能"是指在某种情况下，如何把单个的成员组织成一个有凝聚力的团队。我明白了，这种说法会让人有点摸不着头脑。或许我们可以用"团队合作"这个词来代替？

统计者：不错，我感觉好点了。那么，更具体点，你对团队合作的担忧是什么？

课题领头人：我的想法是，空乘人员可能彼此之间并不熟识，并且他们可能几乎没有一起做心肺复苏的经验。我还怀疑，对他们中的许多人来说，上一次接受心肺复苏训练可能已经是很早以前的事情了。我想法的核心在于，如何让空乘人员在紧急情况下更有效地进行协作。我刚才说了，我脑子里已经有了一套基于模拟的教育方法。

统计者：现在我明白了。让空乘人员作为一个团队更有凝聚力地一起工作，可能真的会产生不同的效果。我认为，第一步应该是证明你的教育方法可以有效地提高团队合作水平，这是我们医疗教育成果转化研究的第一阶段；如果我们做到了这一点的话，那么我们就可以联系航空公司，看看培训是否能提高航班紧急情况发生时患者的生还率。这是我们的第二阶段。你可以查找德罗莱、洛伦齐等人的文章，了解更多有关基于模拟成果转化研究（simulation-based translational research）的知识[1, 2]。

课题领头人：太棒了！我们什么时候可以开始收集数据？

统计者：不要着急。我们首先需要向伦理委员会提交一份明确的研究方案，这样我们就可以不必为研究中出现的伦理问题而担心。此外，我们还需要有明确的方案、清晰的问题、可行的设计和数据分析计划，这样，我们的研究结果就会更透明，也更容易复现。我们需要提供足够的信息，以便其他感兴趣的研究者能够准确重现整个研究。其他研究者也应该能够获取我们的数据并得到相同的结果，这称为可重复结果范式。

课题领头人：你说得有道理。因此，似乎我们应该从明确研究课题开始。

统计者：完全正确！一个明确的研究课题会让我们走上正轨。我喜欢用 PICO 框架来创建研究课题。PICO 来自循证医学，是一个首字母缩略词。P 代表患者（patient）、研究对象（population）或问题（problem）；I 代表干预（intervention）；C 代表比较（comparison）或对照试验组（comparison group）；O 代表结果（outcome）[3]。你能确定我们试点研究的 PICO 吗？

课题领头人：可以。我们的研究对象是商业航空公司的空乘人员；干预就是我提到的基于模拟的教育方法；实验对照组是没有接受过我的教育训练的、商业航空公司的空乘人员；实验结果预计将是比较理想的。这个 PICO 怎么样？

统计者：好吧，我认为前三个要素对我来说是有意义的，但我对结果衡量有点担心。我完全同意实际的临床结果将会比较理想，但是数据表明，在所有的航班紧急情况中，心脏停搏只占 0.1%～0.6%，所以我们将很难获得所需的样本量[4, 5]。

课题领头人：你的意思是？

统计者：我们统计人员一般把结果分为两类：具有统计学意义的结果，以及具有临床或实际意义的结果。具有统计学意义的结果源自统计检验，但这些结果并不总是有意义的。只有临床显著结果，或者说实际显著结果，对于你们临床医生而言是有意义的。

课题领头人：我可能还需要你再解释解释。

统计者：举一个简单的例子，假设我们在用一种新的降压药（antihypertensive medication）做研究。我们招募患者，让他们服用药物，一周后测量他们的平均动脉压，发现患者之间存在有 1mmHg 的差异。作为临床医生，这 1mmHg 对你而言意义大吗？

课题领头人：不，当然不大。

统计者：没错，但这个结果可能具有统计学意义。平均动脉压也可能存在 20mmHg 的差异，而这在统计学意义上可能也并不显著，但我认为这对你们而言是有意义的。

课题领头人：啊，我明白了。在对我们的结果进行验收的时候，你可能会发现我的教育方法对患者护理没有任何意义，或者说"意义重大"。

统计者：你现在明白了。所以，为了能够检测到真正的显著变化，我们需要检测足够多的样本，以便能够区分随机的变化和教育导致的实际变化。除非我们找到一家经常发生心搏骤停的航空公司（但是，这样我们很有可能就不会选择乘坐该公司的航班了），否则，我们可能就需要创建一个模拟环境来测试这个问题，并确定一个我们可以在所有情况下进行结果评估的衡量标准。

课题领头人：你说得不错。好的，我想把 PICO 改成这样：研究对象是商业航空公司的空乘人员；干预就是我提到的基于模拟的教育方法；实验对照组是没有接受过我的教育训练的、商业航空公司的空乘人员；结果是通过团队合作评估工具，在模拟环境中测算得到的分数。

统计者：很好，这样很不错。在我们进一步讨论之前，让我们把它变为一个研究课题吧。我的这个课题拟得怎么样？

研究课题：在商业航空公司的空乘人员之间，与接受常规训练的空乘人员相比，参与一种基于模拟的、以培养团队合作精神为重点的新型教育课程的空乘人员能否提高他们应对模拟中的心脏病突发情况的反应效率？

这个课题符合你想调查的内容吗？

课题领头人：符合。我也见过这样的基于特定目标的课题。我认为这项研究的一个很好的具体目标是：

具体目标：评估一种新的基于模拟的教学干预措施（simulation-based educational intervention）对空乘人员应对飞行中心搏骤停情况时的团队合作技能的影响。

统计者：不错的目标。如果你想为研究项目申请拨款的话，通常除了研究课题之外，你还需要制订一个具体目标。这是个好习惯。

课题领头人：太好了！那我们现在可以开始收集数据了吗？我已经迫不及待地想把这种教育方法付诸实践了！

统计者：还不行，我仍然不清楚我们具体的结果衡量标准是什么。我记得你提到了团队合作评估工具，你想用哪一种？这会影响到我们使用何种统计检验方法以及我如何进行样本容量计算。

课题领头人：好吧，我想还是先计划一下比较好。

统计者：我同意。现在，我手头正好有一些可能用得上的团队技能评估工具，包括团队应急评估量表（team emergency assessment measure，TEAM）、领导力管理简明评估（concise assessment of leadership management，CALM）和团队领导力评估工具（team leadership tool）[6-10]。从你的描述来看，我觉得这三个中有一个可能有用。你看看哪一个是比较合适的。如果都不合适，通过查找文献，我们还有很多其他可用的工具。

课题领头人：嗯，让我看看。

（过了几分钟……）

课题领头人：我比较喜欢团队紧急评估工具。我认为，我的教育培训真正想要提高的是团队的整体合作和应对紧急情况的流程。这个应该最合适。

统计者：很好，现在我们知道如何分析数据并计算样本大小了。

课题领头人：好的。我过去做过一些非教育性的研究。通过团队应急评估量表，似乎我们可以把得到的分数取平均值，然后进行 t 检验。你觉得这样行吗？

统计者：我对这种方法有些担心。因为我们得到的答案会有点技术性，涉及生成数据的分布。团队紧急评估措施工具使用的是李克特量表，并不生成钟形曲线（即正态分布）数据，但 t 检验假设数据呈正态分布。只有当我们做非参数或无假设测试（assumption-free tests）时，我们才可以忽略正态分布的问题。

课题领头人：好吧，你建议做什么类型的检验？

统计者：先别急着考虑这个。我们先谈谈研究设计怎么样？我们的研究设计将影响我们用哪种检验方法。

课题领头人：好的，我们来讨论一下设计。似乎我们既需要一个试验组，也需要一个对照组，这样，我们才能确保我们考虑到了其他可能影响我们研究结果的重要影响因素。在我们做其他事情之前，我们应该衡量两个小组的基本团队合作技能，以确保它们大致相同。如果我们不这样做的话，我们可能就会错过影响研究结果的群体之间的重要差异。我们还需要在模拟培训之后测试试验组的表现，看看我们的教育方法是否奏效。由于我们没有对对照组进行培训，所以似乎我们对他们的基础应急知识进行评估就足够了。你觉得怎么样？

统计者：问题是你需要使用模拟来进行评估，对吧？他们有可能在这个过程中自然而然地学到一些有用的东西。所以，对照组的基础应急知识评估和试验组的模拟培训后评估并没有严格的可比性。另外，似乎你更感兴趣的是模拟对团队行为的影响，而不仅仅是知识，对吗？

课题领头人：是的。

统计者：好的，那我们可以考虑给对照组提供一个不是基于模拟的、关于他们当前训练的复习回顾，通过这种方式，我们可以将实际模拟体验的效果（同时影响行为和知识）与只提供信息的培训（主要影响知识）区别开来。

课题领头人：你说得不错。我的确对团队行为更感兴趣。总之，我们将先从两组的基础应急知识出发，对他们进行评估。随后，我们对试验组进行模拟培训，并为对照组提供常规的复习训练，最后对两组进行再次评估。

统计者：我完全同意你的想法。

课题领头人：现在我明白了。回到前面的问题，我们应该使用哪些统计检验方法？

统计者：好的。如果我们只有一组受试者，我会建议使用威尔科克森（Wilcoxon）符号秩次检验，因为我们的数据不是正态分布的。然而，现在我们有两组受试者，所以我们有两个变量需要考虑。其一，每个参与者在前置测试中的表现如何；其二，试验组的表现。我们可以用协方差分析（analysis of covariance，ANCOVA）。你可能听说过方差分析，协方差分析就是方差分析加上一个连续变量。还有一个问题就是，因为数据是非参数的，所以我们需要使用非参数协方差分析。

课题领头人：那么分析会是怎样的呢？听起来很复杂。

统计者：可能真的会很复杂，但是，也不一定。我认为我们应该做的是开展这项研究，在分析数据时，根据参与者的测试后得分对他们进行排序，我们统计人员称之为排名转换。然后，我们可以对数据进行"常规"参数协方差分析，自变量表示被试是否在试验组，协变量是被试测试前的分数。用这种方法，我们就只用做1次测试，而不是4次。从统计角度来看，这种方法也更强大，因为当确实存在差异时，我们就将有更大的可能性发现对照组和试验组的差异。

课题领头人：听起来挺不错。

统计者：当然，我们必须根据经过秩变换的数据得出结论，统计原始数据集合的中位数和四分位数范围。我会给你一个结果部分的草稿，我们可以对它进行微调。但是记住，数据不是正态分布的，所以均值和标准差不是集中趋势和分散的最好衡量方式。

课题领头人：好吧，你说得在理。你觉得我们需要多少受试者？

统计者：我们可以计算一下我们的统计功效（statistical power）。假设我们在做参数协方差分析，然后把结果乘以1.15。对于合理的样本量，如20或30，非参数测试不需要比等效参数测试多15%的受试者[11]。首先，我需要知道你认为有临床意义的两组受试者之间的差异，对标准偏差的估计，以及受试者基础应急知识和结果变量之间的预期相关性。我们可以通过查找文献了解相关知识[1]。如果我们没有在文献中查到的话，我们可以使用一个小值，如0.10作为保守估计的样本量。保守估计意味着我们需要更大而不是更小的样本量。我们还需要判定显著性水平和研究功效的高低。通常，80%的研究功效就足够了。至于显著性水平，我们可以定在0.05。

课题领头人：我不理解，你所说的"有临床意义的差异"是什么意思？

统计者：要真正回答这个问题，你需要再陈述一遍你的问题，这一次是以假设的形式来预测你的教育方法会给你的实验对象的表现带来多大的变化。

课题领头人：这个"多大的变化"我怎么去衡量？

统计者：很大程度上，这取决于你认为的"有意义的改变"的程度。既然我们使用的是团队紧急评估工具，我认为，最好的方法就是仔细检查这个工具，问问你自己，你认为总体得分的差异会对你试图解决的问题的临床效果产生什么影响。我不能回答你的问题，因为临床方面是你的专长。

课题领头人：让我看看……

（几分钟过去了……）

课题领头人：好吧，这个工具有一个 11×5 的李克特量表，分数区间是 $0 \sim 4$，可以用来评估单个团队的行为，最后有一个单独的 10 分的全局得分评价。我的想法是把 11 个行为项目的中位数作为主要结果。如果分数提高 20%，那么它就具有临床意义了，中位数分数也将提高 1 分。我也想比较一下全局得分，但我认为我们应该基于行为得分来支持这项研究。对我来说，这些分数似乎更具体，也更有临床意义。综上所述，我的假设如下：

假设：我们假设，与未接受教育培训的对照组相比，基于模拟的试验组将使团队应急评估量表获得的中位数行为得分提高 20%。

统计者：这个假设太棒了，我觉得我已经可以着手开始工作了。至于全局得分，我们也可以对它进行单独的协方差分析，但这不会是我们的主要结果。在这一点上，我认为我们已经具备了开始制订研究计划所需的一切。

课题领头人：太好了。不如我开始写导论和文献综述，而你负责研究功效的计算和研究方法写作部分。

统计者：这是个好计划。但是在我们开始之前，我们还需要做最后一组分析。你看，统计显著性本身并不能说明全部情况，而只能真实地告诉我们，我们观察到的差异是否可能存在于我们获得样本的被试当中。为了真正展示研究的全貌，我们还需要衡量我们研究效应的大小。

课题领头人：我不是太明白你的意思。

统计者：假设你正在研究一种治疗癌症的新药。你可以得到数以千计的样本，结果显示，药物显著延长了患者寿命，假设值为 0.001。然后，你决定量化试验组的寿命到底有多长，你就会发现这种药物平均延长了患者 2d 的寿命。这就引出了该药物临床意义大小的问题。你明白我的意思了吗？虽然假设值是一个非常小的数字，但临床意义还与观察到的变化的绝对大小有关。我们有很多不同的量化方法，可以统称为效应大小的度量[12]。

课题领头人：现在我明白你的意思了。那么，在这项研究中我们应该使用哪种效应测量方法呢？

统计者：对协方差分析而言，偏 ETA 平方值测量最为常用，也最容易计算[13]。这个数字告诉我们，在统计结果中变量的变化幅度在多大程度上可以归因于我们的干预，所以越高越好。它不是完美的，但如果结合分数的实际变化来解释，它应该能很好地让我们估计干预的效用[14]。我会把这个添加到分析计划中。

课题领头人：太棒了！

统计者：还有最后一件事我想说一下。为了提高效率，取得更多研究成果，我喜欢在研究一开始就利用团队的力量，完成论文初稿的背景和介绍部分。我们可以用需要递交给伦理委员会的申请书作为模板。我会写申请书的研究方法部分，以便于我们把它复制粘贴到论文初稿当中。你可以先完成结论和讨论部分。

课题领头人：那结论和讨论应该先写哪部分呢？

统计者：结论部分很容易，只要把"结论"放在该放的地方就行了。如果你想在手稿里加表格，那就去加，但是不要在其中添加任何数字。然后再写讨论部分。

课题领头人：讨论部分？

统计者：是的，因为我们的假设不一定正确。你需要运用你的知识，写出讨论部分。我们可能需要彻底修改这个部分，但这样会提高稿件的质量。然后，我的工作就是就处理好你发给我的数据，立即得出我们整个论文的 Word 文档！

课题领头人：真的吗？就像是即时传送那样？

统计者：是的，如果说一切顺利的话。如果没得到期望的结果，那么当然，我们就需要更多的反思和努力。尽管如此，对于我们而言，这也是一项很好的锻炼，可以提高我们将来的研究效率。不过，如果成功的话，我可以在收到数据的 5min 内将论文的最终草稿发送给你。然后，你可以用电子邮件把它发给同事，让他们在一个星期内给你回复——如果他们这样做了，那就太棒了！我把这套工作流程称为 B^2G 模型（B^2G model），这是我同事教给我的。

课题领头人：听起来非常不错！如果这样做的话，我估计我们会很有效率。太好了，我们的这次会面非常成功。感谢你的帮助！

统计者：我也谢谢你这么早就让我加入进来。在我们研究的早期阶段，这一点真的很重要。

课题领头人：嗯嗯。那么，让我们开始收集数据吧！

统计者：你又忘记给伦理委员会的申请书了。

课题领头人：哈哈，好吧。

结语

综上所述，上述案例研究解决了定量研究中的一些重要问题，包括以下几点：

1. 使用 PICO 框架进行基本研究设计。
2. 选择合适的评估方法。
3. 适当使用参数与非参数统计检验方法。
4. 进行适当的研究功效计算。
5. 确定研究课题，提出假设。
6. 确定研究效应的大小。
7. 在研究开始时使用 B^2G 模型，以便更好地利用时间。

除此之外，我们还希望上述模式下的交流能够清楚地阐明研究者与统计者进行早期合作讨论的价值。通过早期合作讨论，课题领头人可以获得一份他们急需的、富有洞见的研究设计，而统计者也可以获得面向临床研究的导向意识。

参考文献

[1] DROLET BC, LORENZI NM. Translational research: understanding the continuum from bench to bedside. Transl Res, 2011, 157（1）: 1-5.

[2]　MCGAGHIE WC. Medical education research as translational science. Sci Transl Med，2010，2（19）：19cm8.

[3]　DA COSTA SANTOS CM，DE MATTOS PIMENTA CA，NOBRE MR. The PICO strategy for the research question construction and evidence search. Rev Lat Am Enfermagem，2007，15（3）：508-511.

[4]　HARDEN RM，GRANT J，BUCKLEY G，et al. BEME guide no.1：best evidence medical education. Med Teach，1999，21（6）：553-562.

[5]　PETERSON DC，MARTIN-GILL C，GUYETTE FX，et al. Outcomes of medical emergencies on commercial airline flights. N Engl J Med，2013，368（22）：2075-2083.

[6]　CANT RP，PORTER JE，COOPER SJ，et al. Improving the non-technical skills of hospital medical emergency teams：the Team Emergency Assessment Measure（TEAM）. Emerg Med Australas，2016，28（6）：641-646.

[7]　COOPER S，CANT R，CONNELL C，et al. Measuring teamwork performance：validity testing of the Team Emergency Assessment Measure（TEAM）with clinical resuscitation teams. Resuscitation，2016，101：97-101.

[8]　COOPER SJ，CANT RP. Measuring non-technical skills of medical emergency teams：an update on the validity and reliability of the Team Emergency Assessment Measure（TEAM）. Resuscitation，2014，85（1）：31-33.

[9]　NADKARNI LD，ROSKIND CG，AUERBACH MA，et al. The development and validation of a concise instrument for formative assessment of team leader performance during simulated pediatric resuscitations. Simul Healthc，2018，13（2）：77-82.

[10] GRANT EC，GRANT VJ，BHANJI F，et al. The development and assessment of an evaluation tool for pediatric resident competence in leading simulated pediatric resuscitations. Resuscitation，2012，83（7）：887-893.

[11] COHEN J. Statistical power analysis for the behavioral sciences. 2nd ed. Hillsdale：Lawrence Erlbaum Associates Publishers，1988.

[12] SULLIVAN GM，FEINN R. Using effect size-or why the p value is not enough. J Grad Med Educ，2012，4（3）：279-282.

[13] IALONGO C. Understanding the effect size and its measures. Biochem Med，2016，26（2）：150-163.

[14] LEVINE TR，HULLETT CR. Eta squared，partial eta squared，and misreporting of effect size in communication research. Hum Commun Res，2002，28（4）：612-625.

案例研究 4：博士研究生视角下的模拟　第**48**章
医学研究同行评审流程

Jessica Stokes-Parish

引言

对新手研究者而言，他们最艰巨的任务之一也许就是提交自己论文的手稿并发表。当我反思做过的研究的时候，我记起之前有一位导师曾悄悄暗示我说，研究生阶段的学习还不足以支撑我发表学术论文。这让我的内心有点受伤，我很困惑，自己该怎么做才能达到高质量学术写作的标准呢？我们要如何提交自己的论文，寻求同行评审，并按照发表的要求对论文进行修改呢？在本章的案例研究中，我将与你分享我自己从准备提交手稿、接受审稿人反馈、对论文进行修改，直到最终论文出版的经历。

我想引用以下概念来说明我的观点：文本创作既是一种真实意义上的写作，也是一种对作者身份的塑造[1]。因此，提交一份稿件就是在展示作者的身份，展示了作者在学术界的地位。卡姆勒和汤姆森[1]认为，创作本身就是一个塑造作家身份的过程："作家经常经历写作困难，因为他们在同时协调创作中的文本问题和他们自己的身份问题。"上述观点的可贵性在于，它们揭示了作者在创作过程中可能会遇到的种种矛盾，作者需要在社会传统身份的模式与框架下检验自身知识水平的高低和自身观点的正确与否。所以，投稿本身就是一件值得肯定的事情。如果你这样做了，那么你也就相当于同意接受了对你的写作的批评，他人也会有机会对你世界观的定位提出挑战。另外，我们还能从各类论文写作指导中得到自己所需的信息。论文写作指导可能会篇幅巨大，而且经常包含（感觉上）看似无关紧要的细节。但是，这些写作指导确实能提高论文写作的连贯性，使论文能更顺利地得到出版，因此阅读它们是非常必要的[2, 3]。不同期刊或学术组织一般都有不同的使命、追求与目标，而写作指导中通常也会收录不同征稿方对稿件的要求。

就根本而言，审稿的过程是一种反馈。作者与审稿人之间需要保持良好的沟通，包括个人情况的沟通。我有时会思考的一个问题是，审稿人是否会根据自己自身的情况，而不是根据稿件具体的内容给作者提意见。在审稿过程中，作者和审稿人无法像面对面的交流那样，通过彼此介绍建立起融洽的关系。因此，作为作者，如果审稿人能够制订一个清晰的反馈框架，告知自己在论文的哪些方面可以得到改进，那将是很有帮助的。作为审稿人，你需要明确自己想给作者哪方面的反馈，比如内容、理论、写作结构、分析或上下文框架等，这些都是各类期刊对于来稿的基本要求。

J. Stokes-Parish(✉)
School of Medicine & Public Health, University of Newcastle, Callaghan, NSW, Australia

案例研究

例 1 是一个很好的例子，它向我们展示了模拟医学期刊的审稿人是如何对来稿进行反馈的。审稿人能够立即发现来稿主题的现实意义和优点，并能够围绕来稿"最大的问题"展开清晰的论述。

例 1：

感谢您就与模拟医学领域高度相关的主题提交了一篇论文。首先，您论文的背景部分令我深受启发，简明扼要地概述了您所要研究的问题；其次，您提出了有价值的观点作为您论文的背景，我相信您的这篇论文有充分的参考价值。您对文中出现的术语也做了明确的定义，如现实性、逼真性和保真度等。在我看来，您的这篇论文是非常切合实际的，会给我们期刊的读者带来启发。

但是，我认为这篇论文最大的问题就是，在相对缺乏文献的情况下，系统性评价是不是一种合适的研究方法。您的文章似乎更适合叙述性评价。如果把文章限制在系统性评价的框架之内，那么您能找到的相关文献将寥寥无几，而这样可能会影响文章的创新性。

另一位审稿人（例 2）也认为论文的研究主题贴近现实，但他的反馈不是很清晰，无法让作者（我）在收到反馈后明白，自己需要在什么地方改进论文。

例 2：

感谢您给我机会审阅您的稿件。您的论文是一个重要的课题，还需要做进一步研究。我在下面提供了反馈和建议。

例 2 中，为了便于作者在收到反馈后为改稿做好准备，审稿人可以明确说明自己想给作者哪方面的建议，提供一个关于自己如何做反馈的介绍性框架，以及自己希望作者能在哪些方面做出改进（见"修改后的例 2"中添加了下划线标记的文本）。这样的话，作者和审稿人就能更好地交流，双方就可以通过文字反馈建立起彼此之间融洽的关系。

修改后的例 2

感谢您给我机会审阅您的稿件。您的论文是一个重要的课题，还需要做进一步研究。在审阅您的文章时，我对您的文章进行了逐行点评，考虑了您就现有证据做出的假设，并关注了您的语法和句法。

例 3（稿件内容有修改）来自另一份期刊，审稿人总结了论文的内容，并对自己的反馈做了一个总体陈述。但是，在总体陈述中，审稿人并没有把自己的意思说明白。因此，对于作者而言，因为他搞不懂审稿人究竟是什么意思，所以这份反馈也很难被认为是有价值的。根据作者的意图推断，我们对文本会有着不同的理解，而我们的世界观和人生经验也会影响我们对文本的解读[4, 5]。因此，审稿人的反馈应该是具体的[6]，并且有例证的支持。例如，在理想状态下，例 3 中的审稿人可以就文章中的重复现象、文章结构不清晰等问题给出具体的建议。

例 3：

本文是一篇理论性评论文章，回顾了医疗印模这一主题，并对模拟医学界发起挑战，以研究印模的使用给模拟带来的影响。本文作者认为，在模拟医学中使用印模是昂贵的，但是本文并没有研究印模造价对现实以及模拟医学学习者的影响。针对印模有效性的为数不多的研究是本文关注的重点。总体而言，本文略显冗长，需要对文章结构进行优化，以减少话题与概念的重复。

另外一位审稿人在原稿中向作者提供了具体的语法方面的建议（连词"和"的用法）。作者（我）接受了审稿人的建议，去掉了文章中的"和"，消除了原句的歧义。这对我而言是极有帮助的。

由于文本创作包含真实写作与作者个人身份塑造两个层面，因此，对审稿人而言，了解这一概念将是非常实用的。审稿人不仅仅是在给论文做反馈，他们同时也是在给写论文的学者提供反馈。反馈时，审稿人需要考虑的是作者的观点和概念是否符合对应学科领域的社会约束。例 4 是某期刊总编辑给某论文原稿修改版的反馈意见，从中我们可以明显看出反馈效应的二重性。有些审稿人可能不是某领域的内部人士，他们可能并不关注论文作者研究理论的发展过程和后续对稿件的修改，而把重点放在与作者进行沟通交流上。但是，这类审稿人的观点通常会带给你一种别开生面的视角，因此也是非常有用的。与他们的交流会显著影响你的论文研究方法和指导思想。

例 4：

我并不是说迪克曼方法（Dieckmann approach）比你的更好，而是说在模拟的"现实性""逼真性"和"仿真度"等方面，你的研究引发了我与迪克曼研究的共鸣。我觉得你还没有完全进入模拟研究领域，还不够了解模拟医学成像的概念基础。

例 5 是另外一个可以让我们得到启发的例子。期刊总编辑清楚地指出了稿件做得好、没问题和有问题的地方。为帮助作者，他也重复了某些具体的反馈意见。例 6 中的审稿人也认为稿件的内容是"不合适的"，但是他并没有说清楚为什么修改稿比之前"更加不可接受"。在这种情况下，稿件就等于被拒绝了。

例 5：

感谢您的来稿……非常遗憾，这份稿件不适合用于发表……

这不是对……方法的批评，而是由于论文内容单薄、研究方法质量差，以及本文不能得出任何有意义的结论……

然而我们相信，您的论文的确为模拟研究……开辟了重要的主题领域。

例 6：

本文将系统性评价的研究方法重新定义为叙述性评价的做法并没有奏效。从某种程度上说，现在的它比以前更加不可接受。所以，稿件目前的形式不适合发表。但在本质上，本文也确有一定的出彩之处。总之，就本文目前的状态而言，它是绝对无法出版的。

作为我们学术生涯的一部分，同行评审环节对医疗教育和临床证据研究的发展而言都是必不可少的，而这也将推进医疗领域进一步的研究和发现[7]。作为论文的写作者，这既可以挑战我们作为学者的身份，也能丰富我们的个人技能。对于审稿人而言，他们将会有机会塑造学者的学术观点，并能为学者的作品提供其他视角。为了最大限度地发挥反馈的作用，审稿人应该考虑在书面反馈中使用一定的策略，比如清晰地描述自己的反馈计划、指示作者在哪里需要做出修改、在必要的地方给出修改示例等。作为论文的写作者，接受对于我们学术工作的批评和评论是有益的，这将有助于我们的发展和进步，以及我们论文的成功出版[8, 9]。

关键信息

对写作者而言：

（1）没有什么在一开始就是完美的。你只需要写作，然后提交你的论文。每次修改都会让你的论文变得更好。

（2）在你希望提交的期刊中，找几篇由现任编辑审阅过的样例论文进行阅读。借此，你可以明确你的作品是否适合该期刊的风格，了解该期刊现行的出版标准是什么。

对审稿人而言：

（1）为你的审稿方法制订一个清晰的框架。

（2）对稿件出现中的问题提供可能的解决方案。

（3）牢记审稿同时是一个塑造相应学者学术观点的过程。

参考文献

[1]　KAMLER B，THOMSON P. Helping doctoral students write: pedagogies for supervision. Hoboken: Taylor & Francis，2014.

[2]　KIMMERLY-SMITH J. Navigating the peer review process: what you need to know. [2024-07-08]. https://www.scribendi.com/advice/peer_review_process.en.html.

[3]　WILEY. The peer review process. [2024-07-08]. https://authorservices.wiley.com/Reviewers/journal-reviewers/what-is-peer-review/the-peer-review-process.html.

[4]　JANKS H. Critical discourse analysis as a research tool. Discourse Stud Cult Polit Educ，1997，18（3）：329-342. https://doi.org/10.1080/0159630970180302.

[5]　NESTEL D，BEARMAN M. Theory and simulation-based education: definitions，worldviews and applications. Clin Simul Nurs，2015，11（8）：349-354. https://doi.org/10.1016/j.ecns.2015.05.013.

[6]　RAMANI S，KRACKOV SK. Twelve tips for giving feedback effectively in the clinical environment. Med Teach，2012，34（10）：787-791. https://doi.org/10.3109/0142159X.2012.684916.

[7]　YARRIS LM，GOTTLIEB M，SCOTT K，et al. Academic primer series: key papers about peer review. West J Emerg Med，2017，18（4）：721-728. https://doi.org/10.5811/westjem.2017.2.33430.

[8]　STOKES-PARISH JB，DUVIVIER R，JOLLY B. Does appearance matter? Current issues and formulation of a research agenda for moulage in simulation. Simul Healthc J Soc Med Simul，2016，12（1）：47-50.

[9]　STOKES-PARISH JB，DUVIVIER R，JOLLY B. Investigating the impact of moulage on simulation engagement - a systematic review. Nurse Educ Today，2018，64：49-55. https://doi.org/10.1016/j.nedt.2018.01.003.

索引